MAN IST WAS DIE GROßMUTTER ISST

KVM – DER MEDIZINVERLAG

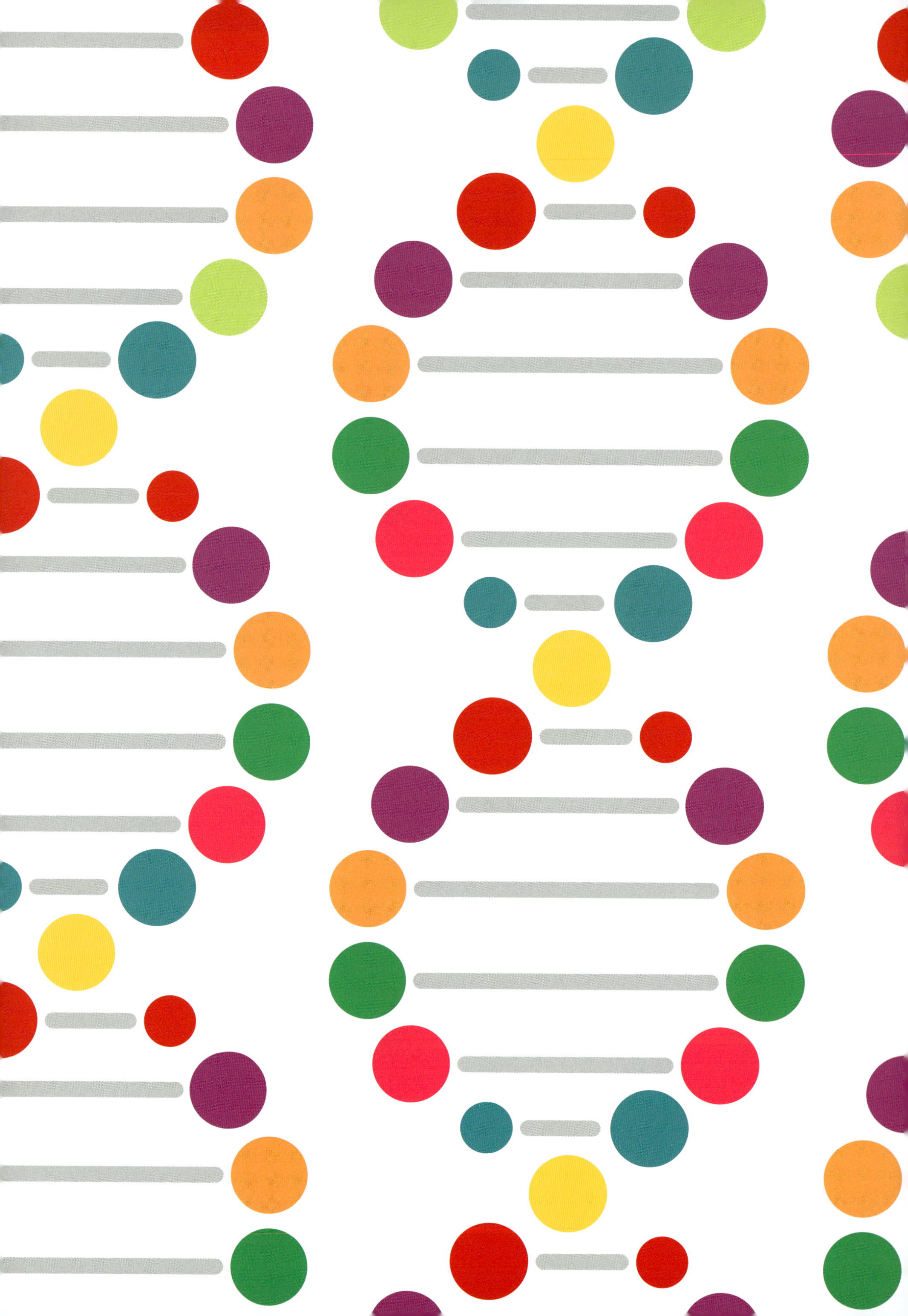

Der 100-Jahre-Effekt

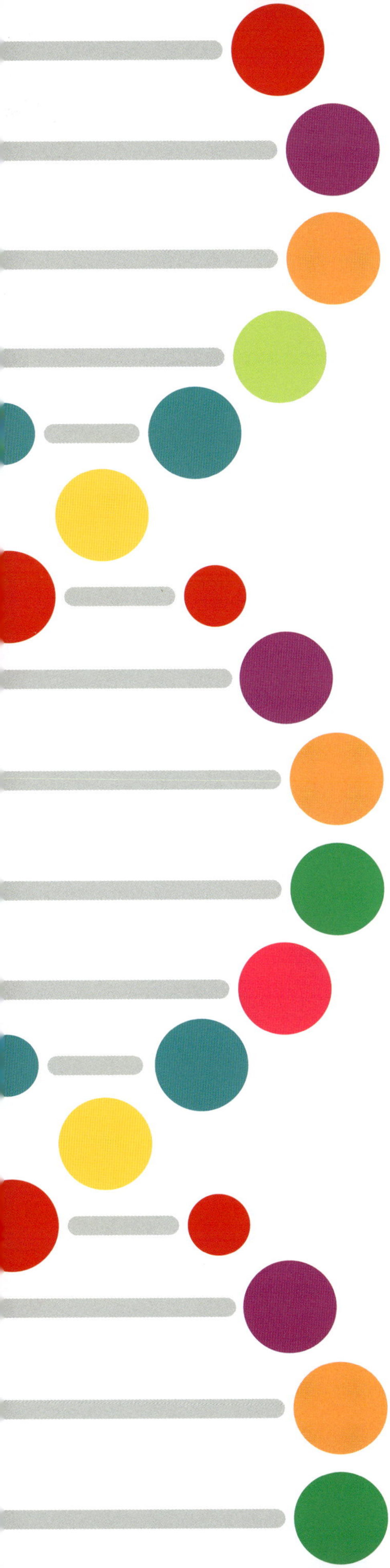

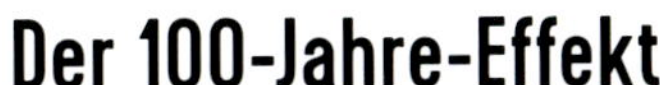

MAN IST WAS DIE GROßMUTTER ISST

Was Sie über Ernährung,
vererbbare Erfahrungen,
Epigenetik und die
Herkunft chronischer
Erkrankungen wissen müssen

JUDITH FINLAYSON

Vorwort von Dr. Kent Thornburg

Die Deutsche Nationalbibliothek verzeichnet diese Publikation in der Deutschen Nationalbibliografie; detaillierte bibliografische Daten sind im Internet über *http://dnb.d-nb.de* abrufbar.

TITEL (ORIGINAL):
You Are What Your Grandparents Ate: What You Need to Know About Nutrition, Experience, Epigenetics & the Origins of Chronic Disease

THE ORIGINAL ENGLISH LANGUAGE WORK HAS BEEN PUBLISHED BY:
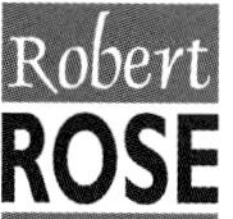

Robert Rose Inc.
120 Eglinton Avenue East | Suite 800 | Toronto | Ontario | Canada M4P 1E2
Tel: (416) 322-6552 | Fax: (416) 322-6936 | www.robertrose.ca

WICHTIGE HINWEISE:
Wie jede Wissenschaft ist die Medizin ständigen Entwicklungen unterworfen. Forschung und klinische Erfahrung erweitern unsere Erkenntnisse. Soweit in diesem Werk Anwendungsempfehlungen gegeben werden, darf der Leser darauf vertrauen, dass Autoren, Herausgeber und Verlag große Sorgfalt darauf verwandt haben, dass diese Angabe dem Wissensstand bei Fertigstellung des Werkes entspricht. Für Angaben über Anwendungsformen, -techniken und -häufigkeiten kann vom Verlag jedoch keine Gewähr übernommen werden.

Sämtliche Personenbezeichnungen gelten grundsätzlich für jederlei Geschlecht.

Ein Unternehmen der Quintessenz-Verlagsgruppe
Ifenpfad 2–4, 12107 Berlin

www.kvm-medizinverlag.de

1. Auflage 2019

Übersetzung: Sarah Henter, San Javier/Spanien
Redaktion: Viola Lewandowski, Berlin
Design: Laura Palese, Toronto
Satz: Janina Kuhn, Berlin
DNA Icons: shutterstock.com © Marish
Gesamtproduktion: KVM – Der Medizinverlag, Berlin
Druck: GZH d.o.o. (www.gzh.hr), Zagreb
ISBN: 978-3-86867-484-2

Printed in Croatia

Für Charlee Moore,
deren Glaube an die Kraft unserer Ernährung,
der Ursprung dieses Buchs war.

INHALT

VORWORT

Ich lade Sie dazu ein, dieser Geschichte zu lauschen, die noch nie in ihrer Ganzheit erzählt wurde. Sie deckt auf, wie unsere Sichtweise auf das Entstehen von Krankheit sich in nur drei Jahrzehnten dramatisch geändert hat.

DIE MEDIZIN BERUHT, WIE die meisten Forschungsgebiete, auf Dogmen. Medizinische Dogmen sorgen für ein festgefügtes Verständnis der Ursprünge von Krankheiten, deren Behandlung und darüber, wie relevantes Wissen an die nächste Generation weitergegeben wird. Aber diese Glaubenssätze können auch dazu führen, dass wir allzu zufrieden mit dem Status Quo werden. Wir alle möchten gerne glauben, dass wir die gesamte Bandbreite an Erkrankungen des Menschen bereits verstehen. Werden unsere Glaubenssätze infrage gestellt, wird das schnell als Bedrohung angesehen. Jeder einzelne Forscher weiß jedoch, dass unser Unwissen unser Wissen bei weitem übersteigt. Gerade deshalb ist dieses Buch so spannend: Es deckt neue medizinische Erkenntnisse auf, die die aktuelle Sichtweise auf die Ursprünge von Krankheiten hinterfragen und zeigt uns die allerneusten Ideen zur Entwicklung chronischer Erkrankungen.

Vor 30 Jahren stellte David J. P. Barker, ein mutiger Arzt und Epidemiologe, die damals herrschenden Meinungen zur Herkunft menschlicher Erkrankungen infrage. Er fragte sich, wieso in Nordengland sowohl eine hohe Sterblichkeitsrate bei Neugeborenen als auch eine hohe Rate an Herzerkrankungen bei Erwachsenen vorlagen, während beides in Südengland nicht der Fall war. Dr. Barker hätte die üblichen Verdächtigen dafür verantwortlich machen können: Infektionserreger, Chemikalien oder die Gene der Patienten. Aber er lehnte diese Erklärungen ab. Stattdessen nahm er an, dass viele Babys im Norden noch im Mutterleib körperliche Einschränkungen erlebten, was auf eine schlechte Ernährung der Mutter und die Belastungen der Arbeiterklasse zurückzuführen war. Seiner Theorie zufolge waren Babys derart davon betroffen, dass es später im Erwachsenenalter zu Herzerkrankungen kommen konnte. Am Ende konnte Dr. Barker seine Theorie beweisen. Somit konnte das Dogma, dass „schlechte" Gene allein für die Entwicklung von Krankheiten verantwortlich sind, widerlegt werden.

Der weltweit massive Anstieg von Diabetes, Adipositas und Bluthochdruck in den letzten Jahren ist ein Beweis für Umweltfaktoren, die zur Entwicklung dieser Krankheiten beitragen. Gleiches gilt für die geografische Verteilung dieser Leiden. Aber kann der genetische Code sich schnell genug anpassen, um das Phänomen zu erklären? Haben etwa die Menschen im Süden der USA, wo die Zahl chronisch Kranker weltweit am höchsten ist, einfach die meisten schlechten Gene?

Die Antwort auf beide Fragen lautet „Nein“. Der starke Anstieg dieser Erkrankungen muss mit Umweltfaktoren in Zusammenhang stehen. Eine schlechte Ernährung und Stress können dafür anfällige Gene verändern. Dies ist die Grundlage der Epigenetik, ein kürzlich anerkannter Mechanismus, der die Grundlage von Gesundheit und Krankheit darstellt.

Es wäre ein Fehler zu denken, dass unsere Gene mit dem Risiko der Entwicklung einer chronischen Krankheit nichts zu tun haben. Je mehr die Forschung voranschreitet, desto klarer wird, dass unser genetischer Aufbau den Grad bestimmt, zu dem unsere frühkindliche Umgebung unser Krankheitsrisiko als Erwachsene beeinflusst. Weder Natur noch Erlernung allein sind des Rätsels Lösung. Nur wenn wir sie als Einheit sehen, kommen wir der Lösung auf die Spur.

Seit Dr. Barkers Entdeckung hat sich unser Verständnis von Krankheiten, die auf „Umweltfaktoren“ beruhen, dramatisch geändert. Wir wissen, dass eine Fehlernährung einen Embryo in der Entwicklung negativ beeinflussen kann, bevor die zukünftige Mutter auch nur als schwanger angesehen wird. Wir wissen, dass Veränderungen in der Genexpression, die durch Stress und Fehlernährung hervorgerufen werden, über Generationen an den Nachwuchs weitergegeben werden. Diese Erkenntnisse haben unsere Sichtweise auf die menschliche Fortpflanzung geändert.

Geschichten über medizinische Themen sind schwer zu erzählen. Die Handlung kann schnell kompliziert werden, wenn die wissenschaftlichen Details uns Kopfschmerzen bereiten oder – noch schlimmer – wenn nur die Oberfläche angekratzt wird und die Genauigkeit abhanden kommt. Judith Finlayson kennt sich mit der Wissenschaft des frühkindlichen Wachstums und mit Ernährung bestens aus und weiß um die lebenslangen Konsequenzen, die damit zusammenhängen. Sie erklärt schwierige medizinische Konzepte auf eine klare, freundliche Weise, ohne dabei an Genauigkeit einzubüßen. Es gibt viele Gesundheitsbücher, die wissenschaftlich argumentieren, um die eigenen Ideen zu verkaufen, aber nur wenige beruhen auf solch gut recherchierten Informationen wie Judith Finlaysons Faktensammlung.

Was Sie in den Händen halten, ist nicht einfach das nächste Gesundheitsbuch, das gerade in Mode ist. Es erklärt, warum wir momentan die größte Gesundheitsepidemie der menschlichen Geschichte erleben, warum wir vollwertigere Nahrung kaufen müssen, warum wir bessere Lebensmittelrichtlinien und -gesetze brauchen und wieso wir unser Augenmerk auf die Gesundheit und Ernährung junger Frauen und Männer legen müssen, die gerade zur nächsten Generation heranwachsen. Judith Finlayson zeigt uns eine neue und spannende Sicht darauf, wie wir zu unserem heutigen Zustand schlechter Gesundheit gekommen sind und was wir dagegen in der Zukunft tun können.

Kent L. Thornburg, PhD
M. Lowell Edwards Chair, Professor für Medizin, Knight Cardiovascular Institute
Director, Bob and Charlee Moore Institute of Nutrition and Wellness
Oregon Health & Science University

EINLEITUNG

David Barker war im Jahr 1969 ein junger Arzt, der in Kampala, Uganda lebte und dort die Buruli-Ulkus-Erkrankung erforschte. Damals glaubte man, dass diese entstellende Krankheit durch Stechmücken übertragen wird.

NACHDEM DR. BARKER ABER die örtlichen Flussufer erkundet hatte, stellte er fest, dass die Erkrankung in Wirklichkeit durch kleine Wunden in den Körper eintrat, die durch messerscharfe, am Nilufer wachsende Gräser verursacht wurden. Es war wohl nicht das erste Mal, dass seine Meinung von der seiner Ärztekollegen abwich, aber dieser relativ kurze afrikanische Abstecher war der Auslöser für eine Karriere, die alle Paradigmen sprengen sollte und für ein Leben, das er der Entschlüsselung des Ursprungs chronischer Erkrankungen widmen würde. Sein intellektueller Freigeist legte den Grundstein für eine neue Herangehensweise an chronische Krankheiten, die darauf basiert zu untersuchen, wie Babys sich zunächst im Mutterleib und später als Kleinkinder entwickeln und wachsen.

In meiner Jugend herrschte noch die alte Denkweise vor. Damals besagte die Doktrin des Gesundheitswesens (und zu einem großen Teil tut sie das auch heute noch), dass Erkrankungen wie Adipositas, Diabetes, Herzerkrankungen und sogar Krebs durch den Lebensstil im Erwachsenenalter hervorgerufen werden: eine zu kalorienreiche und nährstoffarme Ernährung, Zigaretten, Alkohol und zu wenig Bewegung.

All diese Dinge tragen sicherlich zur Entstehung dieser Krankheiten bei, aber David Barker hat uns gezeigt, dass ihre Wurzeln woanders zu suchen sind: in den ersten 1.000 Tagen unseres Lebens ab der Empfängnis und auch noch viel früher. Wer hätte gedacht, dass unser Risiko, eine chronische Krankheit zu bekommen, dadurch beeinflusst werden könnte, wie unsere Großmütter sich ernährten, ob unsere Großväter schon früh mit dem Rauchen begannen oder unsere Eltern ein Kindheitstrauma erlitten, lange bevor wir überhaupt geboren wurden. Nicht einmal David Barker ahnte, was ihn erwartete, als er seine Forschungen begann und sprichwörtlich über die entwicklungsbedingten Ursprünge von Krankheit und Gesundheit stolperte.

Der Epidemiologe David Barker verstarb im Jahr 2013 und seine Arbeit bildet die Grundlage für dieses Buch. Seine frühen Arbeiten deckten eine Verbindung zwischen dem Wohnort von Menschen und der Wahrscheinlichkeit, bestimmte Krankheiten zu bekommen, auf. Über die Jahre führte ihn seine Forschung zur Epigenetik, die damals noch in den Kinderschuhen steckte. Heute steht dieser Bereich der genetischen Forschung hoch im Kurs, da eine

Verbindung zu allem besteht, was wir tun: wie wir uns ernähren, wie viel Sport wir treiben oder wie schnell wir altern. Grob gesagt ist die Epigenetik die Verbindungen zwischen unseren Genen und unserer Umwelt.

Stark vereinfacht kann man sagen, dass viele Erlebnissen einen Einfluss auf das haben, was wir als Genexpression kennen. In den letzten Jahrzehnten haben Wissenschaftler immer mehr darüber herausgefunden, wie unsere Gene auf äußere Stimulation, wie etwa die Ernährung, die unser Körper als Embryo im Mutterleib erhält, reagieren. Unsere DNA ändert sich zwar nicht an sich, aber Stressfaktoren, wie eine schlechte Ernährung, können Reaktionen auslösen, die die Genexpression verändern, wodurch das Risiko für chronische Erkrankungen, von Herzkrankheiten und Diabetes bis zu einigen Krebsarten, erhöht wird. Einige dieser Veränderungen, die im Mutterleib (in utero) stattfinden, könnten an zukünftige Generationen weitergegeben werden.

ICH MÖCHTE MEIN BUCH mit der Geschichte einiger früher Forschungsarbeiten von Dr. Barker beginnen, die bestimmte Regionen mit Herzerkrankungen in Verbindung brachten. In dem Jahrzehnt, in dem er seinen Atlas of Mortality from Selected Diseases in England and Wales, 1968 to 1978 herausgab, nahm man gemeinhin an, dass vor allem gut betuchte Patienten an Herzerkrankungen litten. Wie kam es also, fragte er sich, dass seine Karten zeigten, dass Männer in den ärmeren Regionen Englands deutlich häufiger an der Erkrankung litten? Es reichte Dr. Barker nicht aus, einfach nur statistische Diskrepanzen aufzuzeichnen. Er wollte wissen, was dahintersteckte. Er war sich sicher, dass er etwas Bedeutendem auf der Spur war, als er herausfand, dass die Regionen mit einem erhöhten Risiko für Herzerkrankungen auch höhere Kindersterblichkeitsraten aufwiesen. Hatten die Herzerkrankungen etwa mit einer Anfälligkeit zu tun, die noch aus der Kindheit stammte? Falls dies so war, musste er mehr darüber erfahren, was diese Menschen als Babys und Kleinkinder erlebt hatten.

Nun tritt Ethel Margaret Burnside, ihres Zeichens Hauptgesundheitsbeauftragte und Hebammenprüferin von Hertfordshire (und einer meiner Lieblingscharaktere dieser erstaunlichen Geschichte) auf den Plan. E. Margaret, wie sie sich gern nennen ließ, begann ihre Arbeit im Jahr 1911. Sie fuhr mit ihrem Fahrrad übers Land und wachte über ihre Gruppe von Krankenschwestern und Hebammen, die sie alle eigenhändig darauf getrimmt hatte, sorgfältig relevante Informationen zu allen Geburten und Babys der Grafschaft aufzuzeichnen. Es war die Entdeckung dieser Aufzeichnungen, die es David Barker ermöglichte, den ersten großen Schritt in Richtung der Identifizierung fötaler Ursprünge chronischer Krankheiten zu unternehmen. Die Informationen aus diesen Dokumenten führten Barker zu einer Hypothese, die 1986 in der Zeitschrift The Lancet veröffentlicht wurde. Unglücklicherweise wurde seine Idee, dass Herzerkrankungen das Ergebnis eines langen Prozesses sind, der bereits mit schlechter Ernährung im Mutterleib beginnt, von den meisten seiner Kollegen nur müde belächelt.

Einige Forscher (von denen mindestens einer später ein geschätzter Kollege und Freund wurde) setzten sich sogar daran zu beweisen, dass Barker sich irrte – doch ohne Erfolg. In der Zwischenzeit arbeitete Dr. Barker weiter mit mehreren Kollegen an seinen Forschungen und veröffentlichte zahlreiche Studien, die schlechte Ernährung in der Schwangerschaft mit langfristig negativen Folgen für die Gesundheit des Nachwuchses in Verbindung brachten.

Für Dr. Barker wendete sich das Blatt um die Jahrtausendwende. Im Jahr 2000 veröffentlichten einige prominente und zuvor skeptische amerikanische Forscher einen Artikel in der Zeitschrift Paediatric and Perinatal Epidemiology, in dem sie aussagten, dass sie sich doch von seinen Ideen überzeugt hatten. Einige Jahre später wurde David Barker eingeladen, vor den prestigeträchtigen U.S. National Institutes of Health (NIH), der größten biomedizinischen Forschungsbehörde der Welt, zu sprechen. Mit dieser ehrenvollen Aufgabe wurde anerkannt, dass seine Forschungsergebnisse zu den fötalen Ursprüngen von Krankheiten nicht länger nur eine Hypothese darstellten. Seine Ergebnisse wurden als bewiesene Fakten angesehen.

Über die Jahre bauten viele weitere Forscher auf Dr. Barkers Arbeit auf, indem sie die Methoden der Epidemiologie nutzten, um Verbindungen zwischen Faktoren wie Geburtsgewicht, Voranschreiten des Kindeswachstums und chronischen Erkrankungen wie Diabetes und Herzerkrankungen herzustellen. Heute gibt es eine beachtliche Menge an Forschungsarbeiten, die Ihre Erfahrungen im Mutterleib (und die Ihrer Eltern und Großeltern) mit der Wahrscheinlichkeit, eine chronische Krankheit zu entwickeln, in Verbindung bringen. Die Mechanismen, die hierfür verantwortlich sind, sind zahlreich und komplex. Sie beginnen in utero und haben nicht nur mit den Genen zu tun, die Sie von Ihren Eltern erben, sondern auch damit, wie Ihre Organe sich je nach angemessener oder unangemessener Ernährung entwickeln, sowie mit dem komplexen Prozess, den wir Genexpression nennen.

Der 100-Jahre-Effekt handelt von diesem relativ neuen Erklärungsansatz zu chronischen Erkrankungen, der nun als „entwicklungswissenschaftliche Ursprünge von Gesundheit und Krankheit (Developmental Origins of Health and Disease, DOHaD)“ bekannt ist und der auf der Arbeit von David Barker beruht. Dr. Barkers Analyse der Daten aus Hertfordshire war nur die erste von vielen Studien, die zeigen, dass eine Mangelernährung während der Schwangerschaft den Metabolismus derart verändert, dass das Risiko für bestimmte Krankheiten später im Leben erhöht wird. Seine Ideen bilden heute die Grundlage für viele Forschungskooperationen auf der ganzen Welt, die die Zusammenhänge zwischen dem Leben im Mutterleib und einer Anzahl chronischer Krankheiten untersuchen. Die Wissenschaftler konnten wiederholt einen Zusammenhang zwischen chronischer Krankheit im Erwachsenenalter und fötalen Erlebnissen im Mutterleib nachweisen und zwar nicht nur aufgrund schlechter Ernährung, sondern auch durch andere Faktoren wie Traumata und Kontakt mit Giftstoffen.

Dieses Buch ist in drei grundlegende Teile gegliedert. Die Kapitel 1 bis 4 sorgen für ausführliches Hintergrundwissen: Enthalten ist unter anderem die bemerkenswerte Detektivgeschichte, ganz à la Agatha Christie, die Dr. Barkers Entdeckung der Daten dokumentiert, die er zur Aufstellung seiner grundlegenden Prinzipien benötigte. Kapitel 2 erkundet die Evolution der Genetik und der Epigenetik, die einen der wichtigsten Schritte zur Aufdeckung des Zusammenhangs zwischen fötaler Erlebniswelt und Gesundheit im Erwachsenenalter darstellt. Kapitel 3 konzentriert sich auf die Vererbung, einschließlich der Vorgänge, die bei der Weitergabe familiärer Erlebnisse ablaufen und die biologisch auf die nächste Generation übertragen werden. Insbesondere wird der sogenannte „100-Jahre-Effekt" besprochen, der erklärt, inwiefern die Ernährungsgewohnheiten Ihrer Großmutter das genetische Material, aus dem Sie bestehen, beeinflusst haben. In Kapitel 4 werden diese Themen vertieft, wobei das Augenmerk auf nicht die Ernährung betreffenden Krankheitsauslösern liegt, wie traumatische Erlebnisse, Aussetzung gegenüber Giftstoffen sowie soziale und ökonomische Stressbedingungen.

Im zweiten Teil des Buchs, in den Kapiteln 5 bis 8, wird die Entwicklungsgesundheit durch die verschiedenen Lebensabschnitte hindurch, von der Schwangerschaft und frühen Kindheit bis zur Pubertät, dem Erwachsenen- und Greisenalter hin, betrachtet. Im Allgemeinen kann man sagen, dass die ersten 1.000 Tage, ab dem Moment der Empfängnis bis zum zweiten Geburtstag eines Kindes, den Lebensabschnitt darstellen, der über das verfügt, was die Experten „maximale Entwicklungsplastizität" nennen. Ein Fötus ist überaus empfindlich gegenüber Einflüssen negativer Umweltfaktoren. Wie Sie sich im Mutterleib entwickeln, hat einen enormen Einfluss auf Ihren Gesundheitszustand für viele Jahrzehnte. In der Kindheit und Jugend können Wachstumsmuster und das Timing bestimmter Entwicklungsschritte, wie der Pubertät, Veränderungen darstellen, die auf Störungslinien hinweisen, wodurch das Risiko für zukünftige Gesundheitsprobleme vorhergesagt werden kann.

Die Kapitel 7 und 8 betrachten genau die wichtigsten chronischen Erkrankungen unserer Zeit. Es bestehen offensichtlich Zusammenhänge zwischen all diesen Krankheiten, von denen viele auf Entwicklungsprogrammierung zurückgeführt werden können. Hier geht es hauptsächlich um die lebenslangen Konsequenzen, die sich aus den Erfahrungen im Mutterleib und während der frühen Kindheit ergeben, sowie um intergenerationelle Vererbung und den negativen Einfluss von Faktoren wie einer obesogenen Umgebung. Die gute Nachricht ist, dass sogar kleine Änderungen der Ernährung und von Bewegungsmustern zu positiven Veränderungen in der Genexpression führen können, die dabei helfen, den Herausforderungen für den Körper entgegenzuwirken.

Kapitel 9 konzentriert sich auf das interessante Universum der Bakterien, die auf und in unserem Körper leben. Diese Bakterien und ihre Gene sind als Mikrobiom bekannt, eine Einheit, die eine so wichtige Rolle für unsere Gesundheit und unser Wohlbefinden spielt, dass sie häufig „zweites Genom" genannt wird. David Barker verstarb zu dem Zeitpunkt, als das Mikrobiom als ernstzunehmendes Forschungsgebiet wahrgenommen wurde. Auch er hatte in seinen Arbeiten bereits auf das Potenzial des Mikrobioms hingewiesen und ich nehme an, dieses bakterielle Ökosystem hätte sein Interesse geweckt. Wir wissen inzwischen, dass das Mikrobiom wahrscheinlich im Mutterleib angelegt wird und dass sein Einfluss systemisch ist, also den ganzen Körper betrifft. Unsere bakteriellen Begleiter spielen eine wichtige Rolle in verschiedenen Körpersystemen, wie dem Metabolismus, dem Immunsystem und sie sind sogar für unser Gehirn von Bedeutung. Da Dr. Barker ein Epidemiologe war, nehme ich an, er wäre fasziniert davon gewesen zu erfahren, dass es z. B. auch an unserem Wohnort liegt, welche Bakterien in unserem Darm vorkommen. Und ich bin mir sicher – er hätte sich in die Forschungen vertieft, die Unausgeglichenheiten der bakteriellen Zusammensetzung mit chronischen Erkrankungen wie Übergewicht, nicht alkoholischer Fettleber und sogar Allergien in Zusammenhang bringt. Es würde ihn wohl auch kaum überraschen zu erfahren, dass das Mikrobiom das Epigenom beeinflusst, von dem er annahm, dass es die Voraussetzungen für chronische Krankheiten schafft.

BEVOR ICH David Barkers Arbeit entdeckte, war auch ich dem konventionellen Wissen verschrieben, dass chronische Krankheiten mehr oder weniger das Ergebnis der Gene, die wir von unseren Eltern erben, und des Lebensstils, den wir wählen, sind. Nun sehe ich das Konzept von Krankheit und Wohlbefinden in einem vollkommen anderen Licht. Natürlich, unsere Gene spielen eine Rolle. Vielleicht können wir sie uns wie Schauspieler in einem Film vorstellen. Aus der Genomperspektive ist Ihr Epigenom der Regisseur: Es gibt an, wann eine Szene anfängt und sagt jedem Gen, was es zu tun hat.

Traditionell haben wir über die relativen Einflüsse von Natur und Erlernung diskutiert, als handele es sich um zwei sich bekämpfende Lager. Doch heute wissen wir dank der Epigenetik, dass unser Lebensstil zwar eine wichtige Rolle bei der Entwicklung chronischer Krankheiten spielt, aber doch nicht so, wie wir uns das vorgestellt hatten. Natur und Erlernung sind eng miteinander verbunden – denken Sie nur an das Bild der Doppelhelix. Wie diese beiden Parallelstränge der DNA interagieren Natur und Erlerntes und wirken sich somit auf alle Aspekte Ihres Lebens aus. Und es geht noch weiter: Ihre Auswirkungen beschränken sich nicht auf Sie oder Ihre Eltern, sondern ziehen sich durch Generationen hinweg. Einige Informationen in diesem Buch sind nicht gerade gute Neuigkeiten. Aber zum Glück wissen wir, dass epigenetische Veränderung umgekehrt und Risiken abgeschwächt werden können. Dazu habe ich viele praktische Informationen mit in das Buch aufgenommen, z. B. zu guter Ernährung während der Vorbereitung auf eine Schwangerschaft.

Ich glaube, die Ideen in diesem Buch können jedem zugutekommen. Auch wenn die wissenschaftlichen Fakten oft komplex sind, habe ich doch mein Bestes getan, um sie auf verständliche Weise zu erklären und die relevanten Informationen aus der großen Menge von Forschungsarbeiten auszuwählen. Da ich mir denke, dass Sie vielleicht ein wenig Unterstützung bei der Erklärung der Bedeutung einiger Begriffe benötigen, habe ich an das Ende des Buches ein Glossar angehängt. Ich hoffe, ich habe es geschafft, wenigstens einen Teil der Begeisterung wiederzugeben, die ich selbst bei der Erforschung dieses faszinierenden Themas verspürt habe, und dass die Informationen, die ich mit Ihnen teilen möchte, Sie dabei unterstützen werden, positive Veränderungen für Ihre Gesundheit umzusetzen.

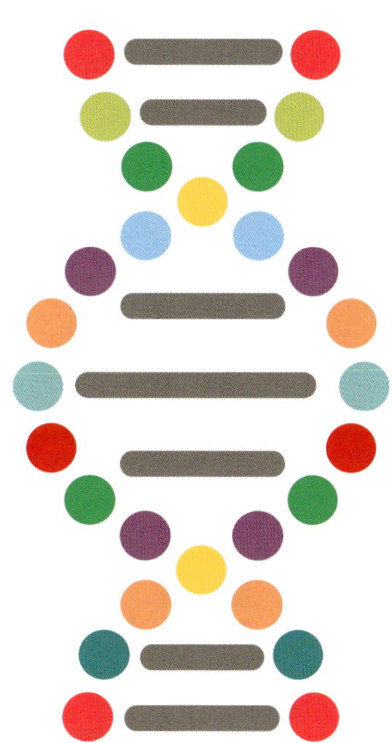

DAVID BARKER

UND DIE

EPIDEMIOLOGIE

> Der Mensch bringt alles, was er hat oder haben kann,
> mit sich in die Welt. Der Mensch wird geboren wie ein Garten,
> bereits fertig gepflanzt und gesät.
>
> — WILLIAM BLAKE

IHRE SCHÖPFER NANNTEN SIE „Anfälligkeitskarte", eine bunt kolorierte Grafik, die auf einen Blick zeigte, wie sich das Auftreten von Krankheiten über England verteilte. Im Jahr 1984, nach Jahren der Arbeit am Atlas of Mortality from Selected Disease in England and Wales, 1968 to 1978 konnten David Barker, ein Epidemiologe, und Clive Osmond, ein Statistiker, Wohlstand (bzw. das Nicht-Vorhandensein desselben) mit bedeutenden Gesundheitsunterschieden in Verbindung bringen. Was Herzerkrankungen betraf, waren in bestimmten Landesteilen – und zwar in den ärmsten – weite Bereiche rot eingefärbt. Dieses Ergebnis war zunächst verwirrend, wurden Herzerkrankungen doch jeher mit Wohlstand in Verbindung gebracht. Dennoch bestätigte ihre Forschung, dass in einem Zeitabschnitt von 50 Jahren Menschen, die wegen ihres Wohngebiets als arm betrachtet wurden, signifikant höhere Raten an Herzerkrankungen hatten. Sie starben auch früher als ihre Zeitgenossen. Bei näherem Hinsehen fanden die Wissenschaftler heraus, dass 50 Jahre zuvor dieselben Regionen auch höhere Kindersterblichkeitsraten verzeichnet hatten, als es die Norm war.

Die Frage war: Inwiefern hat Armut mit Kindersterblichkeitsraten und Herzerkrankungen im späteren Leben zu tun? Barker vermutete, dass das Verbindungsglied irgendeine Art von Anfälligkeit im Kindesalter sein musste. War es vielleicht die Armut? War es möglich, dass arme Menschen einfach anfälliger für die Widrigkeiten des Lebens waren? Mit der Zeit, und teils durch puren Zufall, sammelte Dr. Barker die Daten, die es ihm ermöglichen sollten, die kausale Lücke zwischen einem Lebensbeginn in Armut (und zwar ab dem Zeitpunkt der Empfängnis) und chronischen Erkrankungen im Erwachsenenalter zu schließen.

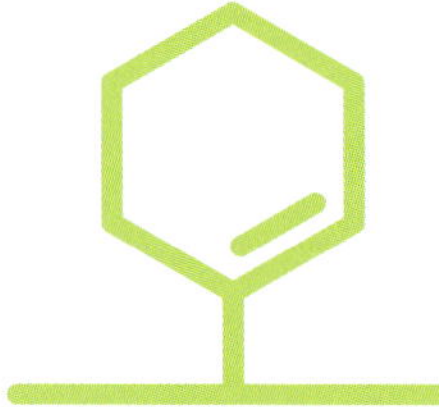

Epidemiologie:
Das Studium von Krankheitsmustern in verschiedenen Personengruppen im Hinblick auf die Identifizierung zugrundeliegender Krankheitsursachen. Durch die Untersuchung von Bevölkerungsgruppen statt Einzelpersonen hat die Epidemiologie den Grundstein für öffentliche Gesundheitsinterventionen gelegt, die darauf ausgerichtet sind, die Gesundheit großer Personengruppen zu verbessern.

Wie alles begann

Vereinfacht gesagt identifiziert die Epidemiologie Gruppen von Personen, die auf Grundlage spezifischer Kriterien ein erhöhtes Risiko haben, an einer Krankheit zu leiden. In Dr. Barkers Fall waren das die ökonomischen Konditionen, die den Lebensraum bestimmten. Epidemiologen können Ihnen ein Lied davon singen, dass eines ihrer größten Probleme die Migration ist. Der Gesundheitszustand von Migranten reflektiert zwar nicht den Langzeitzustand einer bestimmten Region, aber sie hat statistische Auswirkungen auf die Gesamtergebnisse. Wenn Sie z. B. hohe Raten an Kindersterblichkeit aufgrund der Informationen im Atlas erwarten würden, diese aber nicht auftreten, würden Sie sich wahrscheinlich fragen, ob Migration etwas damit zu tun hat. Und eine solche Anomalität ist tatsächlich auch das, was Barker und Osmond in einer der Regionen, die sie untersuchten, vorfanden. In den Slums der Londoner City war die Kindersterblichkeit zwischen 1921 und 1925 erstaunlich niedrig.

Kindersterblichkeit im viktorianischen London

Wie jeder, der Charles Dickens gelesen hat, weiß, lebten am Ende des 19. Jahrhunderts viele verarmte Londoner in überfüllten, unhygienischen Verhältnissen. Erinnern Sie sich noch an Oliver Twist und seine herzzerreißende Bitte nach mehr Schleimsuppe? Trotz dieser entsetzlichen Zustände starben nur wenige Babys vor der Geburt.

Der Sozialreformer Charles Booth dokumentierte das Leben der Londoner Arbeiterklasse in dieser Epoche und seine Forschungen wiesen auf eine Erklärung der überraschend niedrigen Kindersterblichkeitsraten hin. Er beobachtete, dass die meisten der jungen Menschen, die aus den umliegenden Dörfern nach London zogen, die widerstandsfähigsten Mitglieder der Gemeinden waren. Ebenso wie viele Immigranten aus anderen Ländern hatten sie ihr Zuhause verlassen, weil sie auf der Suche nach einem besseren Leben waren – nach einem „bekannten wirtschaftlichen Vorteil", wie Booth es nannte. Robuste Teenager-Mädchen, die auf Bauernhöfen gesundes Essen bekommen hatten, wurden als Haushaltshilfen angestellt. Für diese Arbeit in der feinen Londoner Gesellschaft wurden sie vielleicht schlecht bezahlt, aber sie waren weiterhin gut genährt. Und wenn sie schwanger wurden, bekamen sie gesunde Babys, die mit großer Wahrscheinlichkeit überlebten.

Eine Vorahnung von Zusammenhängen

David Barker begann zu vermuten, dass es eine Verbindung zwischen Lebensumständen, fötaler Ernährung und Herzerkrankungen im späteren Leben gab. Er wusste, es gab Forschungen, die seine Annahme unterstützten. Im Jahr 1973 ergab eine Studie unter Mitarbeitern der Firma Bell System, dass diejenigen Mitarbeiter, deren Eltern Angestellte waren, eine geringere Wahrscheinlichkeit hatten, Herzerkrankungen zu bekommen, als solche, deren Eltern aus Arbeiterfamilien stammten. Ein norwegischer Arzt mit dem Namen Anders Forsdahl arbeitete ebenfalls in diesem Feld. 1977 veröffentlichte er einen Bericht auf Grundlage von Statistiken, die er von seiner Regierung erhalten hatte, der einen Zusammenhang zwischen Armut in der Kindheit und Herzkrankheiten im Erwachsenenalter herstellte. Auch er vermutete, dass ein niedriger sozialer und wirtschaftlicher Status in der Kindheit eine lebenslange Anfälligkeit für schlechte Gesundheit verursacht.

In den 1970er Jahren erforschte eine Reihe von Sozialwissenschaftlern die sozialen Ursprünge von verschiedenen Erkrankungen körperlicher und geistiger Art. Doch obwohl seine Vermutungen nun langsam Anhänger fanden, hatte Barker nicht genug Beweise, um die Ernährung in den ersten Jahren mit Erkrankungen im Erwachsenenalter in Verbindung zu bringen. Er wusste, dass seine Theorie einer genauen Prüfung nicht standhalten würde, bis er mehr Informationen zu Babys analysieren konnte. Er benötigte harte Fakten zu Geburten und sozialen Gegebenheiten und wie gut (oder schlecht) es den Kindern in den ersten Lebensjahren erging.

Eine neue Hypothese

Um die Wende zum 20. Jahrhundert war die Regierung Großbritanniens höchst besorgt über die immer schlechter werdende Gesundheit der Briten. Eines von 10 Kindern erlebte seinen ersten Geburtstag nicht. Presseberichten zufolge wurden ganze zwei Drittel der jungen Männer, die sich als Freiwillige für den Burenkrieg meldeten, abgelehnt, da sie gesundheitlich nicht fit genug waren. Der zuständige Amtsarzt des Gesundheitswesens in Hertfordshire, einer Grafschaft im Südosten von England, entschloss sich, etwas gegen diesen mitleidserregenden Zustand zu unternehmen: Er benannte die erste „Hauptgesundheitsbeauftragte und Hebammenprüferin von Hertfordshire“, Ethel Margaret Burnside. Er hatte keine Ahnung, wie wichtig diese Benennung noch sein sollte – nicht nur für Hertfordshire, sondern für Menschen auf der ganzen Welt und fast ein ganzes Jahrhundert später.

E. Margaret, wie sie sich gerne nannte, war von hoher Gestalt (fast 1,80) und eine recht imposante Person. Sie nahm ihre Arbeit im Jahr 1911 auf und hatte schon bald eine regelrechte Armee von Helferinnen rekrutiert, die wir heutzutage als Hebammen und Pflegekräfte im öffentlichen

Gesundheitsbereich bezeichnen würden. Ihr Job war es, Geburtshilfe zu leisten und Ratschläge zur richtigen Kleinkindpflege zu erteilen, sobald die Kinder einmal auf der Welt waren. Es war außerdem erforderlich, dass sie ihre Arbeit genauestens dokumentierten. E. Margaret war eine praktisch veranlagte Verwalterin, die auf ihrem Fahrrad in der Grafschaft herumfuhr und dafür sorgte, dass ihre Schwestern ihre Aktivitäten bis ins kleinste Detail aufzeichneten. Nach nur einem Jahr zeigte der Kilometerzähler an ihrem Rad 4.700 Kilometer an.

Es heißt, dass der Bezirkssekretär von Hertfordshire aufgrund der beeindruckenden Persönlichkeit Burnsides zustimmte, dem Hebammenteam 60 Federwaagen zur Verfügung zu stellen. Die Schwestern wurden angewiesen, die Babys zum Zeitpunkt der Geburt und zum ersten Geburtstag zu wiegen. E. Margaret sorgte dafür, dass diese Informationen, zusammen mit genauen Details zu Krankheiten und jeglicher Sorge über die Entwicklung, sorgfältig auf Karteikarten eingetragen wurden. Zum ersten Geburtstag des Babys wurde die jeweilige Karteikarte bei der Grafschaftsverwaltung abgegeben, wo die Informationen in die Bücher übertragen wurden.

Die Hertfordshire-Aufzeichnungen

Die Aufzeichnungen aus Burnsides Arbeit wurden bis 1948 gut verwahrt, dem Jahr, in dem der englische National Health Service gegründet wurde. Danach wurden sie in einem öffentlichen Gebäude gelagert, wo sie langsam aber sicher verstaubten und in Vergessenheit gerieten. Springen wir vor in die 1980er Jahre: David Barker hatte begonnen, sich systematisch mit den örtlichen Gesundheitsbehörden in Kontakt zu setzen, um die Geburtsaufzeichnungen zu finden, die er so dringend brauchte. Aber es lief zunächst nicht gut. Doch dann kam ein Glückstreffer: eine Antwort von der Grafschaft Hertfordshire, die ihn darüber benachrichtigte, dass man dort einige alte Ordner gefunden hatte, die ganz versteckt in einem Abstellraum unter der Treppe gelegen hatten. Diese Register dokumentierten die Geburten tausender Kinder von 1911 bis 1945 sowie deren Wachstumsmuster und wie sie bis zum ersten Geburtstag ernährt worden waren. Ganz im Geiste E. Margarets enthielten die staubigen, übergroßen Bücher detaillierte Kommentare zu den Babys, ihren Müttern und den sozialen Umständen der Familien. Um genau zu sein, enthielten sie derart viele persönliche Daten, dass die Behörde Dr. Barkers Bitte, auf die Aufzeichnungen zugreifen zu dürfen, zunächst aus Datenschutzgründen ablehnte.

Zum Glück war das Schicksal auf seiner Seite. Die Ordner enthielten Informationen zu Babys, die in dem Dorf Much Hadham geboren worden waren, einem Ort, den David Barker nur zu gut kannte. Während des Zweiten Weltkriegs waren er und seine Mutter, wie viele britische Frauen und Kinder, aufs Land evakuiert worden, um sie vor den Luftangriffen auf London zu schützen. Much Hadham war genau das Dorf, in dem er und seine Mutter aufgenommen worden waren und wo auch seine Schwester geboren wurde. Da die Aufzeichnungen seiner eigenen Schwester in den Büchern eingetragen waren, erhielt Dr. Barker Zugriff auf das Material.

Im Sommer 2018 habe ich einen Ausflug nach Southampton gemacht, wo die Bücher heute aufbewahrt werden. Ich fand sie überaus faszinierend, nicht nur wegen der darin enthaltenen

Informationen, sondern auch, weil sie so ganz offensichtlich aus einer anderen Zeit stammen. Sie sind mit Feder und Tinte verfasst und sehen aus wie Artefakte aus der Zeit Charles Dickens', wie die Bücher eines Finanzbuchhalters mit Spalten für Einnahmen und Ausgaben. Wenn man sie sozusagen live sieht, ist es schwer zu begreifen, dass sie die Grundlage einer der bedeutendsten Entdeckungen auf dem Gebiet des Gesundheitswesens des 20. Jahrhunderts sind.

Aufdeckung der Zusammenhänge

Nachdem er Zugang zu den Büchern bekommen hatte, brauchte Dr. Barker ein System, um die Informationen darin auch nutzbar zu machen. Die Aufzeichnungen wurden an seine Abteilung der University of Southampton weitergeleitet, wo das Material in aufwändiger Kleinstarbeit in Computer eingegeben wurde. Nachdem dieser Schritt abgeschlossen war, wurden Sterblichkeitsstudien auf Grundlage der Informationen durchgeführt. Zu diesem Zeitpunkt kam Dr. Caroline Fall ins Team, eine Ärztin, die an ihrer Doktorarbeit zum Thema Epidemiologie arbeitete. Ihre Aufgabe war es, die Männer und Frauen aufzuspüren, deren Geburtsdaten in den Ordnern aufgezeichnet worden waren. Hierzu nutzte das Team einen zweiteiligen Ansatz, bei dem zum einen die Personen identifiziert werden sollten, die bereits verstorben waren, indem ihre Sterbeurkunden lokalisiert wurden. Im zweiten Teil sollten die noch lebenden Personen gefunden werden. „Als Forscher waren wir glaubwürdig, und es war uns möglich, diejenigen Personen zu identifizieren, deren Geburten in den Ordnern aufgezeichnet worden waren, sie anzusprechen und einfach zu fragen, ob sie an einer Folgestudie teilnehmen würden“, kommentierte Dr. Fall. Sobald sie einmal gefunden waren, wurden die Teilnehmer dazu eingeladen, sich in Kliniken, die über das ganze Land verteilt waren, einzufinden. Dort wurden sie genauestens zu ihrem Gesundheitszustand im Erwachsenenalter befragt.

Das erste Ergebnis der Studie war die sogenannte Barker-Hypothese, die 1986 im Lancet, einer angesehenen medizinischen Zeitschrift, veröffentlicht wurde. Durch die Auswertung der Hertfordshire-Aufzeichnungen waren Dr. Barker und sein Team in der Lage, einen Zusammenhang zwischen einer suboptimalen Umgebung im Mutterleib, einem geringen Geburtsgewicht (unter 2,5 kg) und einem Risiko für Herzerkrankungen im späteren Leben herstellen.

Von der Hypothese zum akzeptierten Fakt

Würde ich sagen, dass Dr. Barkers Hypothese zunächst auf Skepsis stieß, wäre das noch untertrieben. Zum einen stand seine Hypothese im Gegensatz zu den damals aktuellen Informationen der öffentlichen Gesundheitsbehörden, die Ernährung und Lebensstil für Herzerkrankungen verantwortlich machten. Einige Experten setzten sich daran, seine Hypothese zu wiederlegen, aber mit der Zeit kam immer mehr Evidenz zum Vorschein, die Dr. Barkers Ideen stützte. Am Ende wechselten viele Zweifler zur Gegenseite über.

Der Wendepunkt kam im Jahr 2000 als der Epidemiologe Matthew W. Gillman von der Harvard Medical School und Janet W. Rich-Edwards, die an der groß angelegten Nurses' Health Study mitarbeitete, den Artikel The Fetal Origins of Adult Disease: From Sceptic to Convert veröffentlichten.

Sie gestanden ihre frühere Resistenz gegenüber Dr. Barkers Ergebnissen und räumten ein, dass sie sich am Ende durch die „Dutzenden von Studien", die seine Ideen bestätigten, hatten überzeugen lassen.

Der niederländische Hungerwinter

Irgendwann Mitte der Neunzigerjahre führte Dr. Barker ein Gespräch mit einem niederländischen Geburtshelfer, der ihn darauf hinwies, dass ein wahrer Schatz an Geburtsinformationen in Amsterdam versteckt sei: die Gesundheitsdokumentation über Frauen, die im Wilhelmina Gasthuis zu einer bestimmten Zeit im Zweiten Weltkrieg ein Kind bekommen hatten. Die Ursprünge des Gasthuis lagen weit in der Vergangenheit – seine Geschichte geht zurück bis in die Zeit um 1600, als es ein Krankenhaus für Pestopfer war. Jahrzehntelang war es das wichtigste Lehrkrankenhaus Amsterdams und im Zweiten Weltkrieg hatte es auch als Entbindungsklinik gedient. Die Liebe der Niederländer fürs Detail führte dazu, dass für jede Schwangere genauste Aufzeichnungen zum Schwangerschaftsverlauf, zur Geburt und zu wichtigen Informationen über die Nachkommenschaft geführt wurden.

Tessa Roseboom, Professorin für frühkindliche Entwicklung an der Universität Amsterdam, arbeitet seit mehr als 20 Jahren mit diesen Daten. Wie sie mir in einem Interview mitteilte, werden medizinische Aufzeichnungen in den Niederlanden üblicherweise nach 15 Jahren vernichtet. Aus unbekannten Gründen entgingen die Dokumente des Wilhelmina Gasthuis diesem Schicksal und landeten stattdessen auf dem Dachboden des Gebäudes. Als in den frühen Neunzigerjahren ein neues Krankenhaus als Teil des hochmodernen Academisch Medisch Centrum gebaut wurde, kamen die Aufzeichnungen wieder zum Vorschein und wurden ins Stadtarchiv verbracht. Das waren die Materialien, von denen Dr. Barker gehört hatte. Er erkannte ihr Potenzial und schritt zur Tat.

1996 war Tessa Roseboom noch Doktorandin. Sie war Teil eines Teams, das sich mit den Dokumenten des Wilhelmina Gasthuis beschäftigte, als der Forschungsleiter unvorhergesehen seine Arbeit beendete. So wurde sie von einem Tag auf den anderen zur Leiterin des Forschungsprojekts. Sie begann mit David Barker an der sogenannten Dutch Famine Birth Cohort Study (Kohortenstudie zu den Geburten im niederländischen Hungerwinter) zu arbeiten. Die Ursprünge des Materials gehen auf tragische Ereignisse während des Zweiten Weltkriegs zurück. Im Winter 1944 erkannten die deutschen Befehlshaber, dass sie kurz vor der Niederlage gegen die Alliierten standen. Sie beschlossen, durch eine Sperrung der Eisenbahnverbindung die Nahrungslieferungen in Teile der Niederlande, unter anderem nach Amsterdam, zu unterbrechen. Dieses Embargo, das als „Verschwörung, um eine gesamte Nation verhungern zu lassen" bezeichnet worden ist, dauerte sieben Monate, bis zum Mai 1945, als das Land von alliierten Truppen befreit wurde.

Es war ein besonders harter Winter und die zuvor wohlgenährte Bevölkerung stand in kürzester Zeit knapp vor dem Hungertod. Die tägliche Energieaufnahme fiel unter 1.000 Kalorien. Auf dem Höhepunkt der Hungersnot war die Verpflegung so knapp, dass die Menschen weniger als

400 Kalorien am Tag zu sich nahmen. Manche Menschen waren so hungrig, dass sie Tulpenzwiebeln aßen. Durch die Kälte, den Hunger und die andauernde Sorge hatten ansteckende Krankheiten leichtes Spiel und auch die Sterblichkeitsrate stieg an. Die Belastung war unerträglich. Frauen waren oft allein während der Schwangerschaft, da ihre Männer nicht zuhause waren – vielleicht sogar im Konzentrationslager. Manche hatten ihre größeren Kinder bereits fortgeschickt, da sie kein Essen für sie hatten.

Der niederländische Hungerwinter, wie er heute genannt wird, war jedoch ein fruchtbares Feld für die Forschung. Zum einen dauerte er nur wenige Monate. Zum anderen war eine genau definierte Gruppe davon betroffen – alle Menschen im westlichen Teil der Niederlande – die alle genau zur gleichen Zeit Hunger litten. So konnten die Forscher die Auswirkungen einer Hungersnot auf spezifische Abschnitte der Schwangerschaft untersuchen. Die Niederländer sind weltweit als hervorragende Landwirte bekannt, und vor der Hungersnot waren die Frauen wohlgenährt. Sobald die alliierten Truppen das Land befreit hatten, gingen sie auch wieder zu ihrer früheren Ernährungsweise über. Wie Tessa Roseboom kommentiert, „erkannten die Leute sofort, dass es sich um eine einzigartige Möglichkeit handelte, die Auswirkungen von Hungersnöten auf die Schwangerschaft und den Nachwuchs zu erforschen. Dies wurde zum ersten Mal bereits 1947 in dem Artikel The Effect of Wartime Starvation in Holland Upon Pregnancy and Its Product (Die Auswirkungen der Kriegshungersnot in Holland auf Schwangerschaft und Schwangerschaftsergebnis) beschrieben."

Als Tessa Roseboom begann, mit Dr. Barker zu arbeiten, war bereits ein halbes Jahrhundert vergangen. Die Kinder, deren Mütter während der Hungersnot schwanger gewesen waren, waren nun 50 Jahre alt. Der Beweis für die Theorie, dass der Grundstein für chronische Erkrankungen im Mutterleib gelegt wird und diese sich langsam über Jahrzehnte hinweg entwickeln, war irgendwo unter dieser Probandengruppe zu finden. Tatsächlich waren sie als Gruppe deutlich weniger gesund als die Vergleichsgruppe. Menschen, deren Mütter während der Hungersnot schwanger gewesen waren, hatten eine doppelt so hohe Wahrscheinlichkeit, an Herzerkrankungen zu leiden und auch die Wahrscheinlichkeit für Übergewicht, Diabetes, hohen Blutdruck und einen hohen Cholesterinspiegel war höher als bei Personen, deren Mütter unter normalen Umständen schwanger gewesen waren.

Die Helsinki-Verbindung

Wie bereits gesagt, waren in den Neunzigerjahren die meisten Mitglieder der wissenschaftlichen Gemeinde davon überzeugt, dass Barkers Hypothese falsch war. Einer dieser Wissenschaftler war Johan Eriksson, ein Epidemiologe aus Helsinki. „Ich hörte zum ersten Mal von Barkers Hypothese auf einer großen europäischen Diabetes-Konferenz. Bei der Konferenz lachten die Leute über die Idee, dass ein geringes Geburtsgewicht einen Risikofaktor für Herzerkrankungen darstellen sollte", erzählte er mir in einem Interview. „Da wurde mir klar, dass ich Zugang zu Geburtsaufzeichnungen von Krankenhäusern und anderen Daten hatte, von denen ich sicher war, dass sie zeigen würden, dass David Barker falsch lag."

Um 1993, bevor er seine Kritik an Dr. Barkers Arbeit abschließen konnte, nahm Dr. Eriksson an einer kleinen, von der Europäischen Union organisierten Zusammenkunft teil. Es waren Experten aus dem Bereich der entwicklungswissenschaftlichen Ursprünge von Krankheiten eingeladen worden, und auch David Barker war vor Ort. „Der Veranstalter tauchte nicht auf, also gingen David und ich zusammen zum Mittagessen", erinnerte sich Dr. Eriksson. „Dann haben wir noch ein Bier oder zwei auf dem Flughafen getrunken." Als die beiden Männer sich kennenlernten, wurden zwei Dinge schnell klar: Sie waren sich persönlich überaus sympathisch und Dr. Eriksson hatte Zugriff auf ein riesiges Informationsvolumen, das sehr nützlich sein konnte, um eine genauere Verbindung zwischen der Entwicklung von Krankheiten im Erwachsenenalter und frühkindlichen Erfahrungen herzustellen. „Davids Hertfordshire-Aufzeichnungen endeten mit dem ersten Lebensjahr der Babys", sagte mir Dr. Eriksson. „In Finnland konnten wir das Wachstum während der gesamten Kindheit überprüfen. David interessierte sich sehr dafür und lud mich nach Southampton ein, wo der Hauptteil seiner Forschungen durchgeführt wurde."

Im nächsten Jahr lud Dr. Eriksson David Barker nach Finnland ein. Sie machten es sich auf einer Dachterrasse gemütlich, wo sie einen Antrag für eine bedeutsame Subvention der British Heart Foundation ausfüllten. Auf Grundlage von Dr. Erikssons Schatz an finnischen Daten wurde der Antrag angenommen. Die Studie konzentrierte sich nicht nur auf die Wichtigkeit des vorgeburtlichen Wachstums, sondern auch auf die Beziehung zwischen Wachstum im Kindheitsalter und koronaren Herzerkrankungen. Die erste von vielen Veröffentlichungen auf Grundlage der Helsinki Birth Cohort Study (HBCS) erschien 1997 im British Medical Journal. Danach veröffentlichen die beiden mehr als 120 Studien gemeinsam. „Ohne David und ohne die British Heart Foundation hätte die Helsinki Birth Cohort Study nie die Bedeutung erlangt, die ihr letztendlich zugekommen ist", kommentierte Dr. Eriksson.

Die Helsinki Birth Cohort Study

Aus verschiedenen Gründen verfügt Finnland über eine lange Geschichte schlechter Gesundheit, die sich in der Vergangenheit in hoher Kindersterblichkeit, einer hohen Sterblichkeit der männlichen Bevölkerung sowie hohen Raten an Typ-1-Diabetes und anderen Markern zeigte. Das Land hat aber auch traditionell starke Sozial- und Gesundheitseinrichtungen. 1934 wurden Kliniken für das Kindheitswohl in Helsinki eingerichtet und Mitarbeiter des Gesundheitssystems begannen, das Geburtsgewicht von Neugeborenen aufzuzeichnen. In dieser ersten Datenaufzeichnungswelle wurden Informationen zu 13.000 Kindern erfasst. Danach wurden Gewicht und Wachstum dieser Kinder bis zum elften Geburtstag regelmäßig überprüft.

Für Leute wie David Barker waren diese Aufzeichnungen Gold wert. In seinem Buch Nutrition in the Womb (Ernährung im Mutterleib) bezieht er sich auf ihre Bedeutung: Zum ersten Mal konnten Forscher untersuchen, ob Menschen, die einen Schlaganfall erlitten hatten oder an Herzkrankheiten oder Diabetes litten, anders herangewachsen waren und sich entwickelt hatten als andere. Die Antwortet lautete „Ja".

DIE BEDEUTUNG DER DATEN

Ist es ein Wunder, dass Finnland über einen der stärksten Gesundheitstechnologiesektoren der Welt verfügt? Dieses kleine Land im Norden Europas hat sich weltweit an der Spitze im Bereich der High-Tech-Aufzeichnung und Nutzung von Gesundheitsinformationen positioniert. Wieso sind die Finnen in diesem Feld anderen so weit voraus? Vielleicht liegt es daran, dass öffentliche Gesundheitsinitiativen und die Aufzeichnung von persönlichen Gesundheitsdaten in dem Land so tief verwurzelt sind. Seit 1964 erhält jedes in Finnland geborene Baby eine persönliche Identifikationsnummer entweder sofort bei der Geburt oder in den ersten drei Lebensjahren. Für jeden neugeborenen Bürger und jede neugeborene Bürgerin besteht eine detaillierte Akte, die ihre Gesundheitsinformationen enthält, wie zum Beispiel Aufzeichnungen zu ihren Krankheiten, verschriebenen Medikamenten, Krankenhauseinweisungen usw. Dieses Material ist zu einer Ressource von unschätzbarem Wert für Forscher geworden, die versuchen, die Verbindungen zwischen frühkindlichen Erfahrungen und der Entwicklung chronischer Krankheiten aufzuzeigen.

Finnland hat auch eine lange Geschichte starker Sozialprogramme wie kostenlose Schulen und öffentliche Gesundheitssysteme. In den 1920er Jahren wurde beispielsweise ein Programm zur Schwangerschaftsvorsorge für Frauen in den Städten eingeleitet; in den 1940er Jahren wurde dieses Programm auf Frauen in ländlichen Gegenden ausgeweitet. 1938 wurden die sogenannten Mutterschaftspakete ins Leben gerufen, die Müttern aus einkommensschwachen Haushalten helfen sollten, da zu der Zeit die Kindersterblichkeit groß war. Etwa 65 von 1.000 Babys starben im ersten Lebensjahr. Das Programm wurde derart gut angenommen, dass es 1949 auf alle Mütter erweitert wurde. Jede Mutter eines Neugeborenen erhält unabhängig von ihrem Einkommen ein Paket mit Kleinkindzubehör wie Kleidung, Bettlaken und Spielzeug. Die Kiste selbst kann als Bettchen benutzt werden und kommt komplett mit Matratze. Die Initiative wird mit dafür verantwortlich gemacht, dass Finnland eine der niedrigsten Kindersterblichkeitsraten der Welt erreicht hat: Heute sterben laut World Bank nur noch etwa 2,3 von 1.000 Babys. Die Kindersterblichkeitsrate in den USA liegt laut derselben Institution bei 6,5 von 1.000.

Im Sommer 2018 habe ich Professor Mika Gissler interviewt, einen Epidemiologen des finnischen nationalen Instituts für Gesundheit und Wohlfahrt in Helsinki. Er zählte mir einige bedeutende Faktoren der finnischen Erfolgsgeschichte auf, unter anderem die Einführung einer nationalen Krankenversicherung in den Sechzigern und technische Innovationen wie die persönliche Identifikationsnummer, die es möglich macht, Personen während des ganzen Lebens nachzuverfolgen. Diese Innovationen stellen politischen Entscheidungsträgern eine Fülle detaillierter Gesundheitsinformationen der finnischen Bürger zu verschiedenen Lebensabschnitten zur Verfügung und ermöglichen es der Regierung, die Umstände, die zu Krankheit oder Gesundheit führen, in weiten Teilen der Bevölkerung zu identifizieren und umfangreiche Korrekturen durchzuführen.

Das Nordkarelien-Projekt, das als eine der erfolgreichsten öffentlichen Gesundheitsinitiativen der Welt anerkannt ist, dient uns als Fallbeispiel. In den frühen Siebzigerjahren hatte der nördliche Teil der Provinz Karelien eines der höchsten Vorkommen von Herzkrankheiten der Welt, was auf hohe Raten von Zigarettenkonsum und schlechte Ernährungsgewohnheiten zurückgeführt wurde. „In den 1940er Jahren war dieser Teil des Landes recht arm. Die Ernährung basierte hauptsächlich auf der Landwirtschaft und nach dem Krieg kam es einige Jahre lang zu einer Lebensmittelknappheit“, erzählte mir Professor Gissler. „Aber sobald die Wirtschaft sich erholt hatte, begannen die Menschen, sich weniger gesund zu ernähren und es gab mehr Fett und Zucker. In den 1960er Jahren schossen dann die Herzkrankheits- und Sterblichkeitsraten in die Höhe.“

1972 wurde ein Pilotprogramm eingeleitet, das Herzerkrankungen vorbeugen sollte. Es handelte sich um eine umfangreiche Intervention auf Gemeindeebene, die sich auf Lebensstilfaktoren bezog und versuchte, den Tabakkonsum zu senken und die Ernährung zu verbessern. Die Ergebnisse sind gut dokumentiert. Zwischen 1970 und 1995 ging die Sterblichkeitsrate durch Herzerkrankungen der männlichen Bevölkerung von Nordkarelien im Alter von 30 bis 64 Jahren um 73 Prozent zurück.

Wie erwähnt ist das Land seit langem einer qualitativ hochwertigen Schwangerschaftsvorsorge verschrieben, die auch die Ernährung umfasst. Die Finnen nennen ihre Schwangerschaftszentren Neuvola, und schwangere Frauen und Kinder können sich dort kostenlos beraten lassen. Die Bedeutung gesunder Ernährung wird nicht nur während der Schwangerschaft betont, sondern auch bei den Vorsorgeuntersuchungen, wenn das Baby erst einmal auf der Welt ist.

Erikssons und Barkers Artikel von 1997 bestätigte, dass Babys, deren Wachstum im Mutterleib durch eine schlechte Ernährung der Mutter eingeschränkt war, als Erwachsene ein höheres Risiko für Herzerkrankungen hatten. In weiteren Studien untersuchten sie Wachstum und Übergewicht in der Kindheit und es zeigte sich, dass die höchsten Raten von Herzkrankheiten bei männlichen Probanden auftraten, die bei der Geburt sehr leicht gewesen waren und dann in der Kindheit schnell an Gewicht zugenommen hatten. Im Verlauf ihrer Arbeit nutzten Eriksson und Barker weiterhin die Daten der HBCS, um frühkindliche Entwicklungsmuster aufzuzeigen, die Menschen identifizierten, die ein höheres Risiko für Krankheiten wie Diabetes und Schlaganfälle hatten.

Dr. Barker bemerkte, dass keines dieser Kinder im Alter von 11 Jahren von seinen Klassenkameraden zu unterscheiden gewesen wäre, aber dennoch waren sie alle gefährdet, im späteren Leben krank zu werden. Es gibt nur eine Möglichkeit, ein solches Risiko früh genug aufzudecken, um Präventivmaßnahmen einzuleiten: Forscher müssen detaillierte Informationen zu Variablen wie Geburts- und Plazentagewicht, Wachstumsmuster und Entwicklung während der gesamten Schulzeit der Kinder aufzeichnen. Aktuelle Informationen verschaffen uns Einsicht in die Zusammenhänge zwischen zu viel, zu wenig oder falscher Ernährung und der Wahrscheinlichkeit, im späteren Leben eine chronische Krankheit zu entwickeln. Wir erfahren auch immer mehr über andere Faktoren, die einen Einfluss auf das Wachstum haben, wie etwa Gene und Hormone sowie soziale und psychische Belastung.

Die Oregon-Verbindung

1988 lud ein Kollege Kent Thornburg ein, auf einer Konferenz zu sprechen, die er gerade in Italien organisierte. Zu der Zeit war Dr. Thornburg ein Entwicklungsphysiologe, der sich besonders für Herzerkrankungen interessierte und an der Oregon Health & Science University (OHSU) in Portland arbeitete. Sein Kollege legte ihm nahe, die Reise zu unternehmen, da er, wie er sagte, jemanden einladen würde, den Dr. Thornburg interessant finden würde. Dieser jemand war David Barker, und Dr. Thornburg hörte hier zum ersten Mal von dessen Arbeit.

„Ich war sehr skeptisch", sagte mir Dr. Thornburg in einem Interview. „Ich untersuchte biologische Prozesse und die Rolle der Plazenta bei der Entwicklung von Krankheiten im späteren Leben. Mir waren schlicht keine Mechanismen bekannt, die diese Theorien in irgendeiner Form bestätigen konnten. David schlug eine Zusammenarbeit vor, um herauszufinden, ob sie der Wahrheit entsprachen. Inzwischen weiß ich, dass er mich nur herumbekommen wollte. Er wusste schon, dass die Theorien stimmten, aber er wollte mich an seinen Forschungen teilhaben lassen, weil er verstand, dass ich über Erfahrung verfügte, die sie voranbringen konnten."

Dies war der Beginn einer langen Freundschaft und einer intensiven Arbeitsbeziehung, die sich über viele Jahre entwickelte. „Wir waren uns einig, dass die Plazenta wichtig sein musste", erzählte mir Dr. Thornburg. „David wollte ihre Verbindung mit Herzerkrankungen und Geburtsgewicht verstehen. Zu diesem Zeitpunkt schaute ich mir diese Dinge im Labor an, aber ich führte keine Humanstudien durch." Die beiden Forscher blieben in engem Kontakt, und als Dr. Thornburg Anfang der Neunziger Herausgeber der Zeitschrift Plazenta wurde, war es ihm wichtig, Dr. Barker nach Portland einzuladen, um ihre gemeinsamen Interessengebiete zu besprechen.

„David kam nun regelmäßig zu Besuch und brachte stets unveröffentlichte Rohdaten direkt von Clives Schreibtisch mit. Clive Osmond ist das statistische Gehirn hinter Davids Arbeit. David wollte herausfinden, wieso es zu diesen Verbindungen kam. Wir verbrachten fast die ganze Zeit, die wir zusammen waren, damit, zu verstehen, was Clives Daten mit Biologie zu tun hatten. Wir wussten z. B., dass es eine statistische Verbindung zwischen einem geringen Geburtsgewicht und kardiovaskulären Erkrankungen gab. Was wir nicht wussten war, wieso eine solche Verbindung zustande kommen sollte."

Kurz gesagt versuchten beide, die Regulatoren der menschlichen Entwicklung im Mutterleib zu verstehen. Dr. Thornburg verstand die biologischen Hintergründe und Dr. Barker war den epidemiologischen Zusammenhängen auf der Spur. Über die Jahre zementierte dieser Erfahrungsaustausch ihre Beziehung. „Irgendwann um 2003 wurde David eingeladen, an den National Institutes of Health zu sprechen. Nach dieser Anerkennung hörten die Leute bald auf, seine Arbeit

DIE GROSSE CHINESISCHE HUNGERSNOT

In der Mitte des 20. Jahrhunderts gab Mao Zedong einen neuen Fünfjahresplan bekannt, der Teil einer Strategie war, um China in das moderne Zeitalter zu katapultieren: der „große Sprung nach vorn". Ganz plötzlich und ohne Vorwarnung wurden Millionen von Menschen entwurzelt und in landwirtschaftliche Genossenschaften entsendet, wo sie Bauern werden sollten. Eines der Ergebnisse war eine lange Hungersnot.

Der niederländische Hungerwinter dauerte nur 6 Monate und betraf die Hälfte der Bevölkerung eines sehr kleinen Landes. Ganz anders war die Lage in China, wo die Hungersnot drei Jahre lang dauerte und von mehr als einer halben Milliarde Menschen erlitten wurde.

Forscher der Brown University in den Vereinigten Staaten und der Harbin Medical University in China entschlossen sich, zu erforschen, ob sich diese langfristige Mangelernährung auf die Glukosetoleranz und somit auf das Vorkommen von Typ-2-Diabetes ausgewirkt hat. Die hieraus hervorgegangene Studie wurde 2017 im American Journal of Clinical Nutrition veröffentlicht. Die Daten basieren auf Menschen, deren Mütter während der Hungersnot schwanger gewesen oder die kurz nach deren Ende empfangen worden waren; in manchen Fällen waren beide Elternteile von der Hungersnot betroffen gewesen. Die Forscher nahmen Blutproben von mehr als 3.000 Einwohnern ländlicher Gegenden in China. Insgesamt fanden sie erhöhte Raten von Hyperglykämie (hohem Blutzucker) und Typ-2-Diabetes bei Menschen, deren Mütter während der Hungersnot schwanger waren. Überraschenderweise zeigte sich ein erhöhtes Risiko für Hyperglykämie beim Nachwuchs von Personen, die in utero mangelernährt gewesen waren. Sie fanden auch heraus, dass diejenigen, deren Mütter kurz nach Ende der Hungersnot schwanger geworden waren, ein erhöhtes Risiko für beide Erkrankungen hatten.

Die Studie schloss, dass die mütterliche Mangelernährung nicht der einzige Faktor war, der wahrscheinlicherweise den Stoffwechsel des Nachwuchses beeinflusste. Auch die Väter waren wichtig. In der Versuchsgruppe befanden sich 332 Personen, deren Eltern nicht von der Hungersnot betroffen gewesen waren. Die Inzidenz von Hyperglykämie in dieser Gruppe lag bei 5,7 Prozent. Dieser Prozentsatz stieg auf 11,3 bei den Personen, bei denen beide Eltern der Hungersnot ausgesetzt waren. Aber was vielleicht am interessantesten ist, ist die Tatsache, dass bei den Personen, bei denen nur die Mutter Hunger gelitten hatte, die Häufigkeit bei 10,6 Prozent lag – nicht viel höher als die 10 Prozent bei denjenigen, bei denen nur die Väter von der Hungersnot betroffen waren.

Diese Ergebnisse decken sich zwar mit anderen Studien zu Hungersnöten, zeigten aber auch, dass die negativen Auswirkungen von Mangelernährung bis in die nächste Generation weitergegeben werden können. Die Autoren sagten dazu: „Soweit wir wissen, [stellt die Studie] den ersten direkten Beweis dar, der das Verständnis, dass eine vorgeburtliche Aussetzung gegenüber einer negativen Ernährungsumgebung bedeutende Auswirkungen auf den Glukosestoffwechsel hat und ein Diabetes-Risiko über mehrere Generationen hinweg darstellt, stützt."

infrage zu stellen“, sagte mir Dr. Thornburg. „Er war in den Staaten sehr beliebt und wir haben hier am OHSU eine hervorragende Forschungsinfrastruktur. Als ich ihn einlud, nach Oregon zu ziehen, kam er.“

Zur selben Zeit begannen die beiden, zusammen an Studien zu arbeiten. „David arbeitet wirklich auf allerhöchster Ebene und viele seiner Einsichten sind nicht veröffentlicht“, kommentierte Dr. Thornburg. „Zusätzlich zu den bloßen wissenschaftlichen Fakten, arbeiten wir auch hart daran, die Ernährung von Frauen und Mädchen zu verbessern. Eines unserer Ziele ist es, die Leute dazu zu ermuntern, ihre Ernährung zu ändern, um die Auswirkungen einer schlechten vorgeburtlichen Ernährung auszugleichen.“

Zehn Jahre lebte David Barker sein Leben zwischen Portland und England, wo er jeweils ein halbes Jahr verbrachte. 2013 verstarb er dann plötzlich.

In der Zwischenzeit

Als David Barker sich in der Frühphase seiner Entdeckung der fötalen Ursprünge von Krankheiten im Erwachsenenalter befand, war er damit nicht allein. Andere Forscher waren ebenfalls interessiert an der Möglichkeit, dass das Leben vor der Geburt unsere künftige Gesundheit mitformt. Lars Olov Bygren, ein Spezialist für präventive Gesundheit am Karolinska-Institut Stockholm, begann in den frühen 1980er Jahren, sich für das Thema zu interessieren. Dr. Bygren wurde in Överkalix in Nordschweden geboren. Mehrere Generationen seiner Familie hatten in dem Dorf gelebt, und er kannte die Lokalgeschichte, die ihn faszinierte, überaus gut. In guten Jahren wurde ein landwirtschaftlicher Überschuss produziert, von dem ein Großteil genutzt wurde, um den Winter durchzustehen. Aber nicht alle Jahren waren gut. Wenn die Ernte schlecht ausfiel, hatten die Menschen nicht genug zu essen und mussten während der harten Winter hungern. Dr. Bygren begann sich zu fragen, ob diese Zyklen von Überfluss und Hungersnot die Gesundheit der Bewohner beeinflussten. Zum Glück zeichnete das Dorf nicht nur bevölkerungstechnische Daten auf, sondern führte auch genaue landwirtschaftliche Aufzeichnungen. Er identifizierte 99 Bürger und verfolgte ihre Geschichte bis in die vorletzte Generation zurück. Indem er die Lebenserwartung der Menschen, die in den Jahren 1890, 1905 und 1920 geboren waren, verglich, deckte er interessante Verbindungen zwischen Überfluss, Hunger und langfristiger Gesundheit auf. Männliche Probanden, deren Großväter ein Jahr mit reichlichen Ernten kurz vor der Pubertät (wenn sich die Spermienzellen ausbilden) erlebt hatten, starben sechs Jahre früher, als solche, deren Großväter während desselben Entwicklungsabschnitts eine Hungersnot erlitten hatten.

Genau wie bei David Barker wurden Dr. Bygrens Arbeiten zunächst nicht positiv aufgenommen. Obwohl seine statistischen Auswertungen glaubwürdig waren, wollte keine angesehene Zeitschrift seine Studie veröffentlichen. Dann tat er sich mit dem britischen Genetiker Marcus Pembrey zusammen. Dr. Pembreys eigene Arbeit warf Fragen zu der Möglichkeit auf, dass die Lebenserwartung genetisch über Generationen hinweg vererbt wird. Als er die Daten aus Överkalix

FÖTALE ENTWICKLUNG UND CHRONISCHE KRANKHEIT

Im Laufe ihrer Forschungen seit den 1980er Jahren haben David Barker und andere gezeigt, dass die Anfälligkeit gegenüber Krankheiten mit schlecht ernährten Föten zusammenhängt. Als sie die ersten Ergebnisse sahen, konnten die Forscher diese zunächst nicht erklären. Sobald die Wissenschaft der Epigenetik auf den Plan trat, identifizierte sie bestimmte genbezogene Prozesse, die einen Einfluss auf die fötale Entwicklung hatten. Schlechte Ernährung und verschiedene andere Arten von Belastung können die Genexpression von Föten in der Entwicklung verändern. Dank der Arbeit von Lars Bygren, Marcus Pembrey und anderen wissen wir, dass einige dieser Veränderungen an die Nachkommen weitergegeben werden. Diese Modifikationen sind vielleicht minimal, aber ihre Bedeutung nimmt im Laufe des Lebens zu, was die Anfälligkeit erhöht. Die Epigenetik schließt einige der Wissenslücken bezüglich des Zusammenhangs zwischen fötaler Erlebniswelt, Veränderungen der Genexpression und Krankheitsentwicklung im späteren Leben.

sah, erkannte Dr. Pembrey, dass sie seine Vermutungen stützten. Unter Nutzung einer erweiterten Version von Bygrens Daten konnten die Wissenschaftler nun ihre ursprünglichen Ergebnisse bestätigen.

Die Epigenetik-Verbindung

Während David Barker noch an seiner Hypothese arbeitete, erforschten Wissenschaftler, die ein neues, in der Zellbiologie und Embryologie verwurzeltes Konzept untersuchten, die Verbindung zwischen fötaler Entwicklung und dem Prozess, der als Genexpression bekannt ist. Einige Studien (die zum damaligen Zeitpunkt noch ausschließlich im Labor stattfanden) begannen, eine Mangelernährung im Mutterleib mit systemischen Veränderungen der Nachkommenschaft in Verbindung zu setzen. Die heute weltberühmte Agouti-Maus-Studie stellte fest, dass diesen Veränderungen eine DNA-Methylierung zugrunde lag, ein Mechanismus, den Zellen nutzen, um die Genexpression zu beeinflussen. Im Lauf der Zeit waren die Forscher in der Lage, ähnliche Muster beim Menschen nachzuweisen. Bestimmte Umweltfaktoren, wie eine Mangelernährung, können beispielsweise die Genexpression verändern, wodurch Abläufe im Körper beeinflusst werden. Marcus Pembrey fand heraus, dass einige dieser Veränderungen an die nächste Generation weitergegeben werden können. Diese Entdeckungen untermauert die Wissenschaft der Epigenetik. (Siehe Kapitel 2 für weitere Informationen zu Agouti-Mäusen, Methylierung und Epigenetik.)

Viele aktuelle Studien nutzen die Epigenetik, um zu zeigen, dass die fötale Erfahrung die langfristige Gesundheit beeinflusst. Eine 2014 in Nature Communications veröffentlichte Studie zu Individuen, die während des Niederländischen Hungerwinters gezeugt wurden, betrachtet z. B. Personen, deren Mütter in der frühen Schwangerschaft von der Hungersnot betroffen waren. Diese Individuen hatten ein höheres Geburtsgewicht als solche, die vor oder nach der Hungersnot geboren worden waren und hatten später im Leben ein höheres Risiko für ein „ungünstiges metabolisches Profil“ – einen höheren Body-Mass-Index (BMI) sowie erhöhten Blutzucker, erhöhtes LDL-Cholesterin („schlechtes Cholesterin“) und einen erhöhten Gesamtcholesterinspiegel. Bei ihnen war auch die DNA-Methylierung reduziert. Interessanterweise war die DNA-Methylierung bei Individuen, deren Mütter sich während der Hungersnot in späten Schwangerschaftsstadien befanden, nicht auf dieselbe Weise betroffen, was wahrscheinlich darauf zurückzuführen ist, dass in der frühen Schwangerschaft der Fötus sensibler gegenüber Umwelteinflüssen ist.

DIE ENTWICKLUNGSWISSENSCHAFTLICHEN URSPRÜNGE VON GESUNDHEIT UND KRANKHEIT

Die Idee, dass negative Gegebenheiten in utero eine lebenslange Auswirkung über mehrere Generationen haben könnten, erfasste die wissenschaftliche Gemeinschaft um das Jahr 2000. Kurz davor (1999) hatte Dr. Kent Thornburg eine internationale Konferenz, die Fetal Origins of Adult Disease, in San Diego einberufen, bei der das Interesse an der Gründung einer globalen Organisation angesprochen wurde. 2003 wurde die International Society for the Developmental Origins of Health and Disease gegründet. Heute ist das Bob and Charlee Moore Institute for Nutrition & Wellness an der OHSU unter der Leitung von Dr. Thornburg eines der weltweit wichtigsten Zentren für Forschungen im Bereich der entwicklungswissenschaftlichen Ursprünge von Gesundheit und Krankheit (Developmental Origins of Health and Disease, DOHaD). Das Moore Institute verfügt heute über Forschungskooperationen auf der ganzen Welt, die die Zusammenhänge zwischen dem Leben im Mutterleib und einer Anzahl chronischer Krankheiten untersuchen. Die Forschung bestätigt wiederholt eine Verbindung zwischen Faktoren in utero – wie eine Über- oder Unterernährung und Aussetzung gegenüber Toxinen und verschiedenen anderen Belastungen – und chronischen Erkrankungen im Erwachsenenalter. Durch die Fortschritte der genetischen Forschung in den letzten zwei bis drei Jahrzehnten haben Wissenschaftler nun weit mehr Werkzeuge zur Hand als David Baker, als alles begann.

2

DIE ENTSTEHUNG DER EPIGENETIK

> Es gibt nicht nur ein einziges Gen, sondern viele verschiedene und was sie tun, hängt davon ab, was andernorts im Körper geschieht. Gene funktionieren auf eine Weise im Körper eines Menschen und auf andere im Körper eines anderen. Sie sind Teil einer Demokratie.
>
> — DAVID BARKER, *NUTRITION IN THE WOMB*

SIE DENKEN WAHRSCHEINLICH, DASS wir Menschen das fortschrittlichste Genom haben. Aber das stimmt so nicht. Was unsere Genanzahl angeht (etwa 26.000 und mit Voranschreiten der Genetik werden es immer weniger) sind wir vielen anderen Spezies unterlegen. Sogar ein Reiskorn hat fast zweimal so viele Gene wie Sie (46.000) und zusammengenommen haben die unsichtbaren Bakterien, die in Ihrem Darm leben, mehrere Billionen mehr an Genen als Sie. Was die schiere Menge angeht, können Sie es kaum mit einem Erdwurm aufnehmen. Der Unterschied, wie es der Genetiker und Autor Siddhartha Mukherjee in seinem Buch The Gene: An Intimate History (Das Gen: Eine sehr persönliche Angelegenheit) ausdrückt, liegt in Folgendem: Nur wir Menschen können ein Meisterwerk malen. Er bemerkt daher: „Es geht nicht darum, was sie haben … sondern darum, was sie damit tun."

In anderen Worten: Ihre Gene allein bestimmen nicht, wer Sie werden. Das genetische Erbe, das Sie von Ihren Eltern erhalten haben, ist zwar permanent, aber wir wissen, dass unsere Gene stets in einem dynamischen Austausch mit unserer Umwelt stehen. Viele verschiedene Faktoren, wie etwa Ernährung und Stress, wirken sich auf die Genexpression aus. Die Genexpression ist wichtig, da sie eine wichtige Rolle für Ihre Gesundheit und Ihr Wohlbefinden spielt und Sie letztendlich zu der Person werden lassen, die Sie sind. Ihr Einfluss kann bis in den Mutterleib zurückverfolgt werden: Veränderungen in der Genexpression sind eine der Möglichkeiten, die Föten haben, um auf Umwelteinflüsse zu reagieren.

Wie Sie Sie selbst werden

Stark vereinfach gesagt, läuft das Ganze so ab: Ihre beiden Eltern tragen gleichermaßen zur Bildung Ihres Genoms bei der Empfängnis bei. Die Spermien Ihres Vaters und die Eizelle Ihrer Mutter verbinden sich zu einer einzigen Zelle (oder Zygote) mit 46 Chromosomen, jeweils 23 von jedem Elternteil. Diese Chromosomen enthalten Ihre Gene. Jedes einzelne Ihrer Gene enthält zwei Versionen, die Allele, eines von Ihrem Vater und eines von Ihrer Mutter.

Während Sie sich im Bauch Ihrer Mutter entwickeln, beginnt die Zygote sich zu teilen, und ein mehrzelliger Organismus entsteht – der Embryo. Auch wenn diese Zellen praktisch alle dieselben 23 Chromosomenpaare haben, fangen sie an einem bestimmten Punkt der Entwicklung an, sich voneinander zu unterscheiden, wobei verschiedene Zelltypen entstehen, die bestimmte Funktionen haben: Gehirnzellen, Leberzellen, Stammzellen, Mastzellen und so weiter. Deshalb haben Sie hunderte verschiedene Zelltypen, von denen jeder seine eigene Aufgabe hat.

Aber wie entwickelt der Embryo all diese verschiedenen Zellarten, die er braucht, um als menschliches Wesen zu funktionieren? Auch das ist stark vereinfacht, aber alle seine Zellen enthalten DNA, eine chemische Zusammensetzung, die genetische Informationen enthält und die manchmal als eine Art biologische Version einer Programmiersprache bezeichnet wird. Die DNA enthält die Anleitungen, die den Herstellungsprozess eines jeden Zelltyps beschreiben, und sie erteilt diese Anweisungen, indem sie bestimmte Gene sozusagen an- oder ausschaltet.

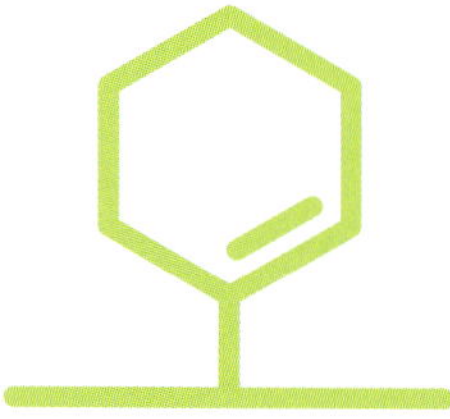

Epigenetisch:
Sich beziehend auf oder beteiligt sein an Veränderungen der genetischen Funktion, die keine Veränderung der DNA-Sequenz umfassen.

Epigenetik:
Ein biologischer Vorgang, aus dem sich vererbbare Veränderungen ergeben (die bei der Zellteilung auf denselben Zelltyp übertragen werden), die an zukünftige Zell- oder Nachwuchsgenerationen weitergegeben werden.

Die epigenetische Landschaft

Conrad Waddington, ein britischer Wissenschaftler, soll den Begriff Epigenetik im Jahr 1942 erfunden haben. 15 Jahre später setzte er sich daran, ein metaphorisches Bild zu entwickeln, das die Komplexität der Zelldifferenzierung beschreiben sollte. Damals dachten viele Wissenschaftler tatsächlich, dass Embryos eine Art Mini-Erwachsene sind – mit allen Merkmalen eines Erwachsenen ab dem Zeitpunkt der Empfängnis. Andere glaubten, dass Babys das Ergebnis eines Entwicklungsprozesses sind, der eine lange Reihe von Interaktionen zwischen verschiedenen Bestandteilen umfasst. Waddington, der dieser letzten Gruppe angehörte, veröffentlichte 1957 ein konzeptuelles Gerüst, das seine Theorien illustrierte.

Sein interessanter Vergleich wird als Waddingtons epigenetische Landschaft bezeichnet und beschreibt mehrere Entwicklungswege, auf denen eine Zelle sozusagen in Richtung Differenzierung schreiten kann, was jeweils zu einem anderen Ergebnis führen würde. Waddington zeichnete die Zygote als einen Ball auf dem Gipfel eines Berges, der von mehreren Tälern durchbrochen wird, die horizontal über die Landschaft verlaufen. Jedes Tal steht für eine Wegkreuzung. Während der Ball den Berg herunterrollt (oder die Zelle sich entwickelt), kommt er an verschiedenen Orten vorbei, und jede Erfahrung wird auf dem Ball (oder der DNA der Zelle) eingeprägt, was mit der Zeit zu Veränderungen (einer zunehmenden Differenzierung) führt. Am Fuße des Berges ist die Zelle schließlich zur Summe all dessen, was ihr wiederfahren ist, geworden.

An diesem Punkt angelangt, hat sich die einzelne Zelle so oft geteilt und differenziert, dass all die verschiedenen Zellen (Herz, Gehirn, Leber usw.) gebildet werden konnten, die zur Entstehung menschlichen Lebens notwendig sind. Die differenzierten Zellen haben sich in ihren jeweiligen Mulden (den Tälern) abgelegt. Die Zelle verfügt immer noch über das ursprüngliche genetische Material, aber die Expression dieser Gene hat sich verändert.

Waddington entwickelte sein Modell, bevor es zu einem tieferen Verständnis epigenetischer Mechanismen kam, aber die meisten Wissenschaftler scheinen sich einig zu sein, dass es sich um eine nützliche Metapher zur Erklärung des Ablaufs der Zelldifferenzierung handelt. Es ist ein epigenetisches Phänomen, das sich aus Veränderungen der epigenetischen Landschaft ergibt und nicht aus genetischer Vererbung. Den Ball bergaufwärts zu rollen, würde eine Rückkehr zum Stammzellzustand bedeuten, eine überaus herausfordernde Prozedur, mit der wir in den Bereich des Klonens gelangen würden.

Die ersten Genetiker

Die Summe aller Gene stellt Ihr Genom dar. Ihre Gene selbst sind Abschnitte Ihrer DNA, der chemischen Zusammensetzung, die sich durch Ihr ganzes Genom zieht und wichtige grundlegende Informationen trägt. Die DNA wurde 1953 entdeckt, aber das sollte uns nicht zu dem Glauben verleiten, dass die Genetik eine hochmoderne Wissenschaft ist. Tatsächlich haben im Laufe der Geschichte Forscher aus vielen verschiedenen Bereichen – Mathematiker, Chemiker und Biologen, um nur ein paar zu nennen – sich daran gesetzt zu untersuchen, wie wir zu uns selbst werden. Auf den ersten Blick würden Sie den griechischen Philosophen Aristoteles wahrscheinlich nicht in die Reihe dieser Forscher aufnehmen. Seine Idee, dass Kinder die Merkmale beider Eltern erben, war jedoch zu einer Zeit, in der angenommen wurde, dass der männliche Samen die fundamentale Lebenskraft und somit die einzige Quelle von Erbinformationen darstellte, weltbewegend. Frauen wurden quasi als nahrungsspendende Behälter angesehen. Viele

Details warf Aristoteles zwar durcheinander, aber seine allgemeine Sicht der Vererbung als eine Weitergabe von Informationen stellte einen Paradigmenwechsel in der Welt der Wissenschaft dar. Später wurde sogar vorgeschlagen, dass er als Entdecker des Prinzips der Vererbung durch die Eltern anerkannt werden solle, die durch die DNA erklärt werden konnte. Wenn es aber um vererbte Eigenschaften geht, so sind wahrscheinlich Gregor Mendels Erbsenstudien der bedeutendste wissenschaftliche Sprung in Richtung eines neuen Verständnisses. Tatsächlich wird dieser Prozess der genetischen Vererbung heute als Mendelsche Gesetze bezeichnet (siehe „Der geduldige Gärtner: Mendels Erbsen“, Seite 39).

Die klassische Mendelsche Vererbung basiert auf dem Prinzip, dass Merkmale von den Eltern auf ziemlich direkte Weise über die Gene weitergegeben werden. Das Ergebnis nannte er Phänotyp, der aus unserem Genom zusammen mit der Genexpression besteht. Der Phänotyp ist ein kompliziertes Konzept, aber vereinfacht gesagt, sind Sie selbst Ihr Phänotyp – Ihre Körperform, Ihre Persönlichkeit, Ihre Stimmungen und teilweise auch Ihr Verhalten. Die Gene bestimmen zwar Ihren Phänotyp, aber sie werden durch epigenetische Mechanismen reguliert, die durch Umwelteinflüsse modifiziert werden. Die Vererbung von Eigenschaften ist also nicht ganz so simpel, wie Mendel sich das vorstellte. Wie Kent Thornburg mir sagte, hatte „Mendel Glück, dass er auf die Farbe von Erbsenblüten als Indikator der Genexpression stieß, denn die meisten Phänotypeigenschaften sind viel komplizierter in ihrer Expression.“

Es geht um mehr als nur Gene

Erinnern Sie sich noch an den schwedischen Epidemiologen Lars Bygren und den britischen Genetiker Marcus Pembrey aus Kapitel 1? Ihre Arbeit bestätigte, dass bestimmte Lebenserfahrungen Ihrer Großeltern genetisch an Sie weitergegeben werden können. Durch die Nutzung historischer Daten aus der schwedischen Stadt Överkalix war Dr. Bygren in der Lage, die Erlebnisse einer Generation mit der Gesundheitsentwicklung der nächsten in Verbindung zu bringen. Das Problem war, dass niemand seine Arbeiten veröffentlichen wollte, obwohl seine Daten solide zu sein schienen. Die Wissenschaftler, die seinen Artikel prüften (und ablehnten) hatten zwar nichts gegen seine statistischen Auswertungen einzuwenden, aber seine Schlussfolgerungen erschienen ihnen schlicht unmöglich.

Immer mehr Zeitschriften lehnten Bygrens Forschungsergebnisse ab, und er begann, die wissenschaftliche Literatur nach jemandem zu durchsuchen, der womöglich ähnliche Entdeckungen gemacht hatte wie er selbst. Im Jahr 2000 stieß er auf Marcus Pembrey, einen klinischen Genetiker am Institute of Child Health in London. Dr. Pembrey erforschte Krankheiten bei Kindern, die mit einem fehlenden Teil der DNA-Sequenz von Chromosom 15 zu tun hatten. Zu diesem Zeitpunkt stieß Pembrey so langsam an die Grenzen der Mendelschen Genetik. Die Daten aus Överkalix interessierten ihn, denn er war über seine eigenen Ergebnisse ebenso erstaunt. Er untersuchte zwei verschiedene Krankheiten, die sich nur dadurch unterschieden, ob die DNA auf dem väterlicherseits oder dem mütterlicherseits vererbten Chromosom 15 fehlte. Wenn die DNA-Deletion vom Vater vererbt worden war, hatten die Kinder das Prader-Willi-Syndrom, was ein unstillbares Hungergefühl hervorruft und zu extremem Übergewicht führt. Aber wenn dieselbe DNA-Deletion von der Mutter stammte, litt der Nachwuchs am Angelman-Syndrom, einer schweren geistigen Behinderung, bei der die Kinder motorische Probleme haben und nicht sprechen können.

Dr. Pembrey erkannte, dass die DNA-Deletion auf Chromosom 15 irgendwie aufgezeichnet haben musste, ob sie von der Mutter oder vom Vater stammte. Aber wie konnte das möglich sein? Es gab keinen Unterscheid zwischen den DNA-Sequenzen, es musste sich also um etwas anderes – eine Art Erinnerung daran, woher das Chromosom stammte – handeln, das weitergegeben wurde. Die Överkalix-Daten enthielten Evidenz für eine ähnliche transgenerationale Vererbung. Beide Wissenschaftler hatten den Eindruck, dass außer dem schieren DNA-Code noch etwas anderes an die nächste Generation weitergegeben wurde.

Dr. Bygren und Dr. Pembrey entschlossen sich, zusammen eine zweiteilige Studie durchzuführen, um tiefer in die Fragestellung einzutauchen, ob Lebenserfahrungen über Generationen weitergegeben werden konnten. Für einen Teil der Studie nutzte das Team die England's Avon Longitudinal Study of Parents and Children (ALSPAC), in der die Gesundheit und die Entwicklung tausender Kinder ab der Entstehung in utero aufgezeichnet worden waren. Im ALSPAC waren Daten von 5451 Vätern aufgezeichnet, die Raucher waren. Von ihnen hatten 166 schon vor der Pubertät mit dem Rauchen begonnen, als ihre Spermien, die in der Zukunft ihr genetisches Material übertragen würden, sich gerade bildeten. Die Söhne dieser Männer waren schwerer als der Durchschnitt und sogar im Vergleich zu den Söhnen von Männern, die zwar regelmäßig rauchten, aber erst damit begonnen hatten, nachdem die sensible Phase, in der die Hoden mit der Spermienproduktion beginnen, abgeschlossen war. Wieder schien es, dass bestimmte Erfahrungen (in diesem Fall Kontakt mit bestimmten Giftstoffen) zu einem spezifischen Zeitpunkt eine Art Markierung auf genetischem Material hinterließ, das weitergegeben wurde.

Im zweiten Teil der Studie erweiterten die Forscher die Överkalix-Daten derart, dass sie sowohl Männer als auch Frauen aus verschiedenen Geburtsjahren einschlossen, und was sie sahen war abermals bemerkenswert. Wie Bygren bereits zuvor bemerkt hatte, hatten die Enkelsöhne derjenigen Männer, die kurz vor der Pubertät ein fruchtbares Erntejahr erlebt hatten, ein bedeutend erhöhtes Risiko eines früheren Todes. Aber sie fanden auch heraus, dass die Enkeltöchter derjenigen Frauen, die während der Schwangerschaft Hunger gelitten hatten, ebenfalls ein bedeutend erhöhtes Risiko eines früheren Todes hatten. Anders gesagt setzten Großväter, die überernährt waren, als ihre Spermienproduktion einsetzte, ihre Enkelsöhne einem Risiko für einen verfrühten Tod aus, und Großmütter, die während der Schwangerschaft (als die Eizellen ihrer Töchter gebildet wurden) unterernährt waren, setzten ihre Enkeltöchter demselben Risiko aus. Nun lautete die Frage, wie diese nicht-genetischen Informationen vererbt werden konnten.

EPIGENETISCHE VERERBUNG

Marcus Pembreys Entdeckung, dass eine DNA-Deletion auf Chromosom 15 unerklärlicherweise aufzeichnen konnte, ob sie aus männlichem Sperma oder einer weiblichen Eizelle stammte, spielte eine wichtige Rolle für das revolutionäre Konzept der transgenerationalen epigenetischen Vererbung. Dr. Pembreys ursprüngliche Arbeit identifizierte zwar nur den Prozess der Prägung, bei der eine Kopie des Gens im Nachwuchs epigenetisch ausgeschaltet wird, aber sie ebnete der Möglichkeit den Weg, dass ein breiteres Spektrum epigenetischer Vererbung existieren könnte.

Obwohl Professor Pembreys Arbeit hoch geschätzt wird und nachfolgende Forschungen darauf hindeuten, dass einige epigenetische Marker von der Nachkommenschaft geerbt werden könnten, wird die Idee, dass bestimmte Erfahrungen chemische Markierungen auf den Genen hinterlassen, die an künftige Generationen weitergegeben werden, immer noch von Genetikern angefochten, auch, weil sie der Annahme widerspricht, dass Merkmale durch unveränderliche DNA weitergegeben werden. Dieser Forschungsbereich wandelt sich praktisch täglich. Dem aktuellen Wissensstand zufolge verschwinden die meisten Methylierungsmarker in der zygotischen Phase, aber viele epigenetische Modifikationen, die sich aus anderen Prozessen ergeben, sind erblich.

Einige der aktuellen Forschungsprojekte konzentrieren sich darauf, Mechanismen zu identifizieren, durch die die Gesundheit von Männern zum Zeitpunkt der Empfängnis die Gesundheit des Nachwuchses beeinflusst. Es hat sich gezeigt, dass Faktoren wie etwa das Alter des Vaters, seine Ernährung und sein Gewicht eine Rolle für das Wohlbefinden des Babys spielen könnten. Wie Marcus Pembreys Studie zu den Rauchgewohnheiten junger Männer zeigte, kann ein Kontakt mit Giftstoffen eine biologische Erinnerung hinterlassen, die an die nächsten Generationen weitergegeben werden kann. Schauen wir uns nun einmal an, wie das tatsächlich ablaufen könnte.

Charles Darwins Hinterlassenschaft

Traditionell wurde angenommen, dass Ihr Genom – das vollständige DNA-Paket, mit dem Sie geboren wurden – während Ihrer gesamten Lebenszeit beständig bleibt. Die Frage ist nun: Können wir diese Vorstellung aufrechterhalten? Die Antwort lautet „Jein“. Erinnern Sie sich noch an Charles Darwin? Er lebte vor der Ära der Genetik, aber schon vor 200 Jahren war er ihr auf der Spur. Seine intellektuelle Hinterlassenschaft bestand darin, die Natur nicht als etwas Statisches zu sehen, sondern vielmehr als ein Phänomen, das in einem kontinuierlichen Prozess langsamer, stetiger Veränderung begriffen ist. Er wusste es zwar nicht, aber seine Evolutionstheorie beruht lose auf der DNA und wie diese sich mit der Zeit ändert.

Vielleicht wissen Sie noch, dass Charles Darwin von seinen Reisen einen wahren Schatz an unterschiedlichen Proben mitbrachte, unter anderem solche, die er mehreren Vogelarten zuordnete. Bei näherem Hinsehen stellte sich heraus, dass es sich um verschiedene Finkenarten handelte, die jedoch über so unterschiedliche Merkmale verfügten, dass man kaum die grundlegenden Gemeinsamkeiten erkennen konnte. Ihre Merkmale unterschieden sich je nach Lebensraum, aber da es sich bei allen um Finken handelte, schlussfolgerte Darwin, dass sie von einem gemeinsamen Vorfahren abstammten. Ihre Anpassung an den jeweiligen Lebensraum hätte sich ergeben, damit ihr Überleben in den verschiedenen Umgebungen gewährleistet sei. Über Generationen hätten die Vögel ihre nützlichsten Züge an ihre Nachkommen weitergegeben und diese Adaptionen sicherten das Überleben der Art. Darwin war nicht der einzige, der seine Theorien zur Evolution hatte. Jean-Baptiste Lamarck war ein französischer Wissenschaftler, der seine Theorie der Vererbung angenommener Eigenschaften im Jahr 1801 veröffentlichte. Er glaubte, dass, wenn Tiere sich an ihre Umgebung anpassen, diese Veränderungen an die nächsten Generationen weitergegeben werden. Eine seiner Theorien lautete, dass Giraffen zunächst einmal kurze Hälse hatten. Aber da ihre Nahrungsquelle weit oben auf den Baumkronen zu finden war, mussten sie ständig ihre Hälse recken. Mit der Zeit wurden ihre Hälse länger und sie gaben dieses körperliche Merkmal an die Nachkommenschaft weiter. Seine Ideen wurden bis vor kurzer Zeit von der wissenschaftlichen Gemeinde abgelehnt, als klar wurde, dass ihre Grundlage durch die Epigenetik erklärt werden konnte. Nach Lamarcks Theorie erben menschliche Nachkommen epigenetische Veränderungen, die sich aus Umwelteinflüssen wie Mangelernährung ergeben, genauso, wie die Giraffen ihre neuen, verlängerten Hälse vererbten. Darwin und die anderen Wissenschaftler seiner Zeit kannten natürlich das Konzept der Zucht. Bauern wendeten es seit Jahrhunderten an, um etwa eine höhere Milchproduktion zu erzielen, und Liebhaber von Haustieren wie Hunden und Meerschweinchen paarten ihre Tiere so, dass bestimmte Merkmale wie eine gewünschte Fellfarbe oder langes Haar entstanden. Die meisten Menschen verstanden, dass Eltern Merkmale an ihre Kinder weitergeben, sowohl emotionale als auch körperliche. Das Verständnis, wie das Ganze ablief, war zu Darwins Zeiten jedoch noch unvollständig.

Der geduldige Gärtner: Mendels Erbsen

Zwanzig Jahre nachdem Charles Darwin von seinen Seereisen zurückgekehrt war, pflanzte Gregor Mendel, ein österreichischer Mönch, seine ersten „reinrassigen“ Erbsen. War Darwin über alle Länder gereist, um seine wertvollen Exemplare zu sammeln, so war Mendel ein enttäuschter Mann, der im heimischen Garten Trost suchte, nachdem er die Lehramtsprüfung in Wien nicht bestanden hatte. Ganz anders als Darwin war er kein hochintelligenter Mann mit großartigen Visionen. Das radikalste, was er jemals tat, waren wahrscheinlich seine frühen Arbeiten zum Paarungsverhalten von Mäusen, die dem für sein Kloster zuständigen Bischof jedoch zu anzüglich waren und somit eingestellt werden mussten. Daraufhin wendete Mendel sein Interesse den Erbsen zu und begann, verschiedene Hybridtypen zu züchten. Das war eine langsame, mühsame Arbeit, die in einer Zeitspanne von 8 Jahren um die 30.000 Erbsenpflanzen hervorbrachte. Die Erbsen zu pflanzen und zu pflegen war jedoch erst der Anfang. Waren die Pflanzen erst einmal herangewachsen, begann die wirkliche Arbeit. Diese bestand aus unzähligen kleinen Einzelheiten – der rigorosen Aufzeichnung und wiederholten Überprüfung seiner Ergebnisse – die letztendlich die zugrundeliegenden Vererbungsmuster aufdeckten.

Ein Großteil der Arbeit war langwierig, aber durch sein geduldiges Beobachten und sorgfältiges Buchführen erreichte Mendel einen wahren Durchbruch für unser Verständnis der Vererbung. Der gesunde Menschenverstand würde uns womöglich denken lassen, dass die elterlichen Merkmale in der Nachkommenschaft gemischt werden. Durch die Kreuzbestäubung reinrassiger Pflanzen, die entweder gelbe oder grüne Schoten und sehr verschiedene andere Merkmale (z. B. kleine oder große Varianten) hatten, entdeckte Mendel, dass die Dinge in Wirklichkeit ganz anders lagen: Bei der Weitergabe von individuellen Zügen an die nächste Generation, gibt es bestimmte Züge, die dominant auftreten.

Der kuriose Fall eineiiger Zwillinge

Seit Mendels Tagen haben wir viel über Gene und ihr Verhalten in Erfahrung gebracht, nicht nur im Labor, sondern auch durch das Studium von Lebewesen in ihrer natürlichen Umgebung, wie etwa bei Honigbienen, großen Gruppen von Menschen und Individuen. Einige der wichtigsten Dinge, die wir gelernt haben, stammen aus der Beobachtung von eineiigen Zwillingen.

Viel ähnlicher als identische (oder monozygotische) Zwillinge wird es nicht. Da sie sich aus derselben Eizelle entwickeln, haben sie bei der Geburt praktisch dieselbe DNA. Sie haben dieselbe vorgeburtliche Umgebung geteilt und die chemischen Signale, die ihre Gene an- und ausschalten sind gleich, was auch für die meisten frühkindlichen Erlebnisse zutrifft. Dadurch werden sie zu idealen Kandidaten für das Studium der Beziehung zwischen Natur und Erlerntem, was auch die Grundlage der Epigenetik ist.

Wenn wir eineiige Zwillinge miteinander vergleichen, ist es naheliegend anzunehmen, dass sie ein gleich hohes Risiko haben, bestimmte Krankheiten zu entwickeln. Wie sich herausstellt, ist das aber nicht unbedingt der Fall. Ihre 23 Paare übereinstimmender Chromosomen sind jeweils nur für einen bestimmten Prozentsatz des Risikos für eine gegebene Erkrankung zuständig. Nehmen wir zum Beispiel einmal Schizophrenie. Es wird angenommen, dass die Schizophrenie eine starke genetische Komponente hat, aber die Forschung zeigt, dass wenn ein Zwilling an der Krankheit leidet, die Wahrscheinlichkeit, dass der andere Zwilling sie ebenfalls entwickelt bei weniger als der Hälfte liegen. Die statistischen Daten für andere Erkrankungen sind sogar noch dramatischer: Wenn ein Zwilling an einer Herzkrankheit leidet, liegt die Wahrscheinlichkeit dafür, dass der andere Zwilling diese auch bekommt, bei nur 30 Prozent. Bei rheumatoider Arthritis, einer Autoimmunkrankheit, liegt die Ziffer bei nur etwa 15 Prozent. Um genau zu sein haben Forschungen des

King's College London in England sogar gezeigt, dass eineiige Zwillinge nur selten an derselben Krankheit sterben.

Womit wir wieder bei der uralten Frage sind, zu welchem Teil unsere Gesundheit und unser Wohlbefinden tatsächlich von unserer Natur (unseren Genen) abhängt und wie viel Erlerntes (die Umgebung) damit zu tun hat. Wir wissen inzwischen, dass ein breiter Fächer an Umwelteinflüssen – Lebensstilfaktoren wie Ernährung und Sport, Aussetzung gegenüber Giftstoffen und Stress – einen Einfluss darauf haben kann, ob identische Zwillinge einer bestimmten Erkrankung gegenüber anfällig sind und, falls es zu einer Erkrankung kommt, wie schwerwiegend diese ausfällt. Wenn die Zwillinge älter werden und weniger Zeit miteinander verbringen, ändert sich auch ihr Leben. Sie erleben verschiedene Dinge, essen andere Mahlzeiten und mögen unterschiedliche Aktivitäten. Mit der Zeit kann es sogar sein, dass sie sich immer weniger ähnlich sehen. Wenn Zwillinge Ende siebzig sind und einer von beiden Alzheimer bekommt, sollte der andere nicht unbedingt annehmen, dass es ihn auch treffen wird. Dies geschieht nur in etwa 40 Prozent der Fälle. Im Hinblick auf eine Quantifizierung der Auswirkungen dieser Differenzierung wertete eine Gruppe australischer Forscher Zwillingsstudien aus, die in den letzten 50 Jahren durchgeführt wurden. Die Ergebnisse wurden 2015 in Nature Genetics veröffentlicht und besagten, dass Gene für 49 Prozent der untersuchten Merkmale verantwortlich waren und 51 Prozent von Umweltfaktoren abhingen.

Vergleichbare Umstände, anderes Ergebnis

Wie können wir also das rätselhafte Phänomen der monozygotischen Zwillinge erklären, genetisch identischen Individuen mit einer ähnlichen Erziehung und doch ganz unterschiedlichen Lebensverläufen? Die Forschung zeigt, dass ihre epigenetischen Marker zu einem bestimmten Zeitpunkt anfangen, sich zu ändern, was bedeutet, dass ihr Genverhalten sich an die unterschiedlichen Lebensumstände anpasst. Diese Veränderungen umfassen verschiedene chemische Prozesse. Die drei wichtigsten sind DNA-Methylierung, Histonmodifikation und RNA-Signalisierung. Diese Mechanismen, die Zellen nutzen, um die Genexpression zu beeinflussen, unterliegen einer Vielzahl von Einflüssen wie der Ernährung, Krankheiten, Medikamenten, Giftstoffen und Stress, um nur ein paar zu nennen.

Im Fall der DNA-Methylierung hängt sich eine Methylgruppe – ein Kohlenstoffatom plus drei Wasserstoffatome – an die DNA an, wodurch das Gen sozusagen „leiser" oder „lauter" gestellt wird. Eine spanische Studie zu eineiigen Zwillingen entdeckte, dass diese sich im frühkindlichen Alter recht ähnlich waren, was die DNA-Niveaus an Methylierung und Histonacetylierung anging. Mit zunehmendem Alter mehrten sich jedoch die Unterschiede. Die Variationen traten am deutlichsten hervor, wenn die Zwillinge lange an unterschiedlichen Orten gewohnt hatten.

Forschungen zu identischen Zwillingen, die von Dr. Tim Spector am Department of Twin Research am King's College London geleitet werden, zeigen eine Verbindung zwischen bestimmten Krankheiten, wie Brustkrebs und Diabetes, und der Methylierung der DNA, die bestimmte

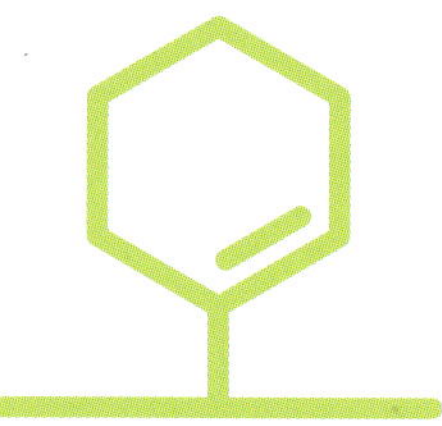

DNA-Methylierung:

Eine Methylgruppe ist eine strukturelle Einheit, die sich in den Zellen lebender Organismen findet. Bei der Methylierung handelt es sich um eine chemische Reaktion, die in Zellen stattfindet, wenn eine Methylgruppe sich an die DNA bindet, was normalerweise die Expression des Gens unterbindet, an das sie sich heftet.

Histonmodifikation:

Histone sind Proteine, die in engem Zusammenhang mit der DNA stehen. Sie können durch verschiedene Moleküle und Methylgruppen modifiziert werden. Diese Modifikationen sind dynamischer als die, die durch Methylierung entstehen. Die Erforschung der Histonmodifikation hat erst in jüngster Zeit begonnen und ist nun ein aktiver Bereich der epigenetischen Forschung. Es gibt verschiedene Typen von Histonmodifikationen (incl. Acetylierung, Methylierung und Phosphorylierung), mit diversen biologischen Auswirkungen, die sowohl das Aktivieren als auch das Stummschalten von Genen und die Reparatur von DNA umfassen.

Gene kodifiziert. Die Wissenschaftler hoffen, bald in der Lage zu sein, beispielsweise vorauszusagen, welcher Zwilling wahrscheinlicher eine Krankheit bekommt, indem sie bestimmen, ob eine Gruppe spezifischer Gene ein- oder ausgeschaltet ist. Es ist wohl bekannt, dass Rauchen die DNA-Methylierung beeinflusst, und Studien haben einen Zusammenhang zwischen Tabakkonsum und der Entwicklung eines bestimmten Typs Hautkrebs bei weiblichen Zwillingen, die Raucherinnen sind, zeigen können. Unterschiede im Lebensstil, wie etwa die Entscheidung zu rauchen oder keinen Sport zu treiben, beschleunigen bekannterweise epigenetische Veränderungen bei Zwillingen. Die gute Nachricht ist, dass Studien auch belegen, dass der Methylierungs-Status sich verbessert, sobald eine Person mit dem Rauchen aufhört. Letztendlich bedeutet dies aber möglicherweise nicht viel, da die Gesamt-Methylierung kein besonders guter Indikator für ein Krankheitsrisiko ist. Viel wichtiger ist es, welche Gene methyliert werden und in welchem Umfang.

Im Hinblick darauf, wie schnell genetisches Verhalten modifiziert werden kann, haben finnische Forscher 10 eineiige Zwillingspaare untersucht, die bis zum Erwachsenenalter sehr ähnliche Lebenserfahrungen hatten. Mit Anfang 20 änderten sich ihre sportlichen Gewohnheiten. Innerhalb von 3 Jahren zeigten diejenigen Zwillinge, die einen sitzenden Lebensstil führten, besorgniserregende Symptome: verringerte Ausdauer, ein höherer Körperfettanteil und Hinweise auf Insulinresistenz. Noch überraschender war, dass die fehlende Aktivität die Entwicklung des Gehirn beeinflusste. Die Hirne der aktiveren Zwillinge funktionierten besser, besonders in den Bereichen, die mit motorischen Fähigkeiten und Koordination zu tun haben.

Wir verstehen zwar noch nicht ganz, wie das tatsächlich abläuft, aber auch andere Forscher haben epigenetische Veränderungen, die sich aus körperlichen Übungen ergaben, mit einer verbesserten mentalen und körperlichen Gesundheit in Verbindung bringen können. Ein Beitrag von

2017 in der skandinavischen Zeitschrift Acta Physiologica berichtete, dass in Mausstudien gezeigt werden konnte, dass der positive Nutzen einer gesunden Ernährung und adäquater Bewegung sowohl von männlichen als auch weiblichen Elternteilen an die Nachkommen weitergegeben werden können. Wenn Jean-Baptiste Lamarck das noch erlebt hätte!

Haustierliebhaber

Zu Darwins Zeiten waren Meerschweinchen und Mäuse beliebte Haustiere. Beide wurden so gezüchtet, dass sie die Merkmale entwickelten, die den Leuten am besten gefielen, wie leuchtend oranges Fell oder langes, lockiges Haar. Mendels genetischem System zufolge handelt es sich hierbei um „festverdrahtete" Merkmale, die als relativ vorhersagbare Muster von Generation zu Generation weitergegeben werden.

Viktorianische Nagetierliebhaber wünschten sich Mäuse mit orangegelbem Fell, so leuchtend und hell wie nur möglich. Sie verstanden ihre Arbeit zwar nicht auf genetischer Ebene, aber um das gewünschte Ergebnis zu erzielen, züchteten sie Mäuse mit einem mutierten Gen, das sich nach und nach auf die Tiere ausbreitete. Als Wissenschaftler anfingen, die Tiere zu untersuchen, konzentrierten sie sich bald auf das Agouti-Gen, welches zusammen mit anderen Funktionen die Fellfarben und -muster von Säugetieren bestimmt (ja, auch Menschen haben ein Agouti-Gen). Es stellte sich heraus, dass die „hübschesten" Tierchen – die mit den breitesten, leuchtendsten Farbstreifen – eine Variation des Agouti-Gens trugen, die als „lethal yellow" (tödliches Gelb) bekannt wurde. Diese Mäuse waren kränklich und starben tendenziell früh. Nicht ganz so wunderschöne aber immer noch „hübsche" Mäuse trugen eine andere Variante, das „viable yellow" (lebensfähiges Gelb). Diese Mäuse lebten länger, waren aber anfällig für Krankheiten wie Adipositas, Diabetes und manche Krebsarten.

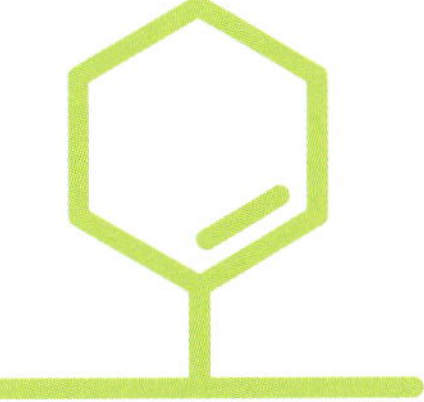

RNA-Signalisierung:
RNA steht für Ribonukleinsäure, ein Molekül, das eine wichtige Rolle bei der Genregulierung und -expression spielt. Sie umfasst mehrere Unterklassen, zum Beispiel Boten-RNA (messenger RNA, mRNA) und lange nichtkodierende RNA (long non-coding RNA, lncRNA), die verschiedene Funktionen ausführen, die von der Informationsweitergabe von der DNA an andere Zellteile über die Regulierung der Genexpression reicht.

Folat: Die Spitze des epigenetischen Eisbergs

Haben Sie schon einmal Marmite oder das Schweizer Pendant Cenovis probiert? Diese Aufstriche auf Hefebasis rufen starke Reaktionen hervor. Die meisten Briten lieben ihr Marmite, aber andere sind sich da nicht so sicher. Sogar die Hersteller sagen, dass man ihr Produkt entweder liebt oder hasst. Egal, was Sie selbst denken, vielleicht überrascht es Sie zu erfahren, dass Marmite einen ganz besonderen Platz in der Geschichte der Ernährungswissenschaft innehat. Beinahe durch Zufall konnte es direkt mit erfolgreichen Anstrengungen, die Inzidenz potenziell tödlicher Geburtsfehler zu reduzieren, in Zusammenhang gesetzt werden. Dank Lucy Wills, einer jungen Hämatologin, die in den frühen 1930er Jahren in Indien arbeitete, leistete Marmite einen bedeutenden Beitrag zu einer der umfassendsten Ernährungsinterventionen der Welt.

Dr. Willis war eine Pionierin der medizinischen Forschung und studierte perniziöse Anämie bei schwangeren Frauen, eine Erkrankung, die sich durch eine zu niedrige Anzahl roter Blutkörperchen auszeichnet und besonders stark in Indien vorkam, wo sie unter der armen Bevölkerung oft zum Tod führte. Sie interessierte sich bald für die Ernährung der Frauen, die hauptsächlich auf Reis beruhte und nährstoffarm war. Nachdem sie verschiedene Ernährungslösungen in Erwägung gezogen und oftmals irreführenden Spuren gefolgt war, verfütterte sie an einen ihrer anämischen Versuchsaffen (wohl zufällig) etwas Marmite. Der Affe erholte sich umgehend und vollständig. Daraufhin begann Dr. Wills auch ihren schwangeren Patientinnen Marmite anzubieten, und diese erholten sich auf ebenso unglaubliche Weise.

Folat und Schwangerschaft

Obwohl nicht ganz geklärt ist, ob der Ernährungsfaktor in der Marmite-Paste, der diese beeindruckenden Ergebnisse hervorbrachte, tatsächlich Folat war – es werden aktuell noch Studien hierzu durchgeführt, und einige Experte glauben es lag eher am Vitamin B12 – war dies aus mehreren Gründen der erste Schritt, um diesen Nährstoff zu identifizieren. Nachdem Dr. Wills nach England zurückgekehrt war, behandelte sie weiterhin erfolgreich anämische Patientinnen mit Hefeextrakten. Später waren Wissenschaftler in der Lage, Folat aus Hefe zu isolieren und 1941 eine synthetische Version herzustellen, die als Folsäure bekannt ist.

Und nun kommen wir dazu, warum Folat so wichtig für schwangere Frauen ist: Wenn Zellen sich sehr schnell teilen, was charakteristisch für fötales Wachstum ist, brauchen sie Folat sehr schnell auf. Wenn schwangere Frauen keine ausreichende Menge dieses Nährstoffs bekommen, kommt es häufig zu einer perniziösen Anämie. Ein erhöhtes Risiko für bestimmte Arten von Geburtsfehlern kann ebenfalls auf einen Folatmangel zurückgeführt werden.

Seit den 1990er Jahren läuft ein umfangreiches Experiment, das auf der ganzen Welt durchgeführt wird. Zu diesem Zeitpunkt begannen viele Länder damit, bestimmte Getreideprodukte mit Folsäure anzureichern. Das Ziel war es, die Inzidenz von Geburtsfehlern, die das Rückenmark betreffen, zu senken, und in diesem Sinne scheint die Anreicherung mit Folsäure erfolgreich gewesen zu sein. Offensichtlich senkt sie auch die Inzidenz von perniziöser Anämie bei schwangeren Frauen. Das Problem ist nur, dass wir nicht wissen, ob tatsächlich jeder einen Vorteil aus der Folsäureanreicherung zieht. Menschen mit einem unzulänglichen B12-Spiegel, die Nahrungsergänzungsmittel mit Folsäure einnehmen, bekommen anomal hohe Spiegel der Aminosäure Homocystein, was das Risiko für Schlaganfälle und Herzerkrankungen erhöht. Darüber hinaus weisen die Forschungsergebnisse inzwischen darauf hin, dass zu viel Folsäure in Form von Nahrungsergänzungsmittel die Symptome eines Vitamin B12-Mangels überdecken könnte.

Folat und Methylierung

Was wir aber wissen, ist, dass Folat ein Methylspender ist. Die Studien, die an den Agouti-Mäusen durchgeführt wurden, zeigen, dass Methylspender wie Folat die Funktion spezifischer Gene unterstützt.

Aber wie gesagt, wir wissen nicht, inwiefern diese den allumfassenden metabolischen Hintergrund, vor dem unsere Gene funktionieren, beeinflussen. Die Interaktion ist überaus komplex. Manche Gene (wie das Agouti-Gen) müssen methyliert werden, um die Gesundheit des Trägers zu gewährleisten, während andere unangemessen gehemmt werden, wenn es zu einer Übermethylierung kommt. Davon unabhängig benötigt der Körper aber einen konstanten Zufluss von Methylgruppen, und die Experten sind der Meinung, dass wir uns keine Sorgen um eine „zufällige" Übermethylierung machen müssen.

Die gute Nachricht ist, dass ein breites Spektrum an Methylspendern, einschließlich Folat, in vielen Nahrungsmitteln vorkommt, wie etwa in grünem Gemüse, Zwiebeln, Knoblauch, Rüben und Vollkorn, besonders in Weizen, Gerste und Roggen. Bevor Sie Nahrungsergänzungsmittel anwenden, ist es besser, die DNA-Methylierung Ihres Körpers zu unterstützen, indem Sie eine abwechslungsreiche Ernährung mit nährstoffreichen Vollwertprodukten zu sich nehmen.

Heutzutage ist die Methylierung wohl der meist erforschte Prozess im Hinblick auf die Interaktion zwischen Ernährung und Genen. Die Methylierung ist jedoch nur die Spitze des Eisbergs. Forscher betrachten derzeit auch andere genbezogene Prozesse, Interaktionen zwischen Ernährung und Genen und individuelles Ansprechen auf bestimmte Nahrungsmittel. Eine relativ neue Wissenschaft, die Nutrigenomik, die die Beziehung zwischen Nährstoffen, Genen und Gesundheit erforscht, ist gerade im Aufkeimen begriffen.

Wie kam es dazu? Nun, zunächst einmal bestimmte das Agouti-Gen die Fellfarbe durch Einflussnahme auf die Funktion des Pigments Melanin im Körper. Das Problem ist, dass Melanin in Zellen im ganzen Körper vorkommt, nicht nur in solchen, die die Fell- bzw. Haarfarbe bestimmen. Wenn Agouti-Gene Methylgruppen verlieren (als Hypomethylierung bekannt), wirkt sich dieser Mangel auf Organe wie Leber und Nieren aus. Daher starben Mäuse mit der Lethal-Yellow-Mutation und die mit der Viable-Yellow-Mutation litten wahrscheinlich an bestimmten Krankheiten.

Wissenschaftler erkannten schnell, dass die Fellfarbe der Mäuse mit der Viable-Yellow-Mutation stark variierte und von leuchtendem Orange-Gelb bis zu verschiedenen Brauntönen reichte. Die bräunliche Färbung nannten sie Pseudo-Agouti. Genau wie bei der tödlichen gelben Variante zeigte die Färbung der Mäuse deren Gesundheit an. Je gelber die Mäuse waren, desto weniger gesund waren sie. Den Pseudo-Agouti-Mäusen hingegen ging es prächtig.

Durch das Studium der Fellfarben von „Agouti-Mäusen“ erreichten die Wissenschaftler einen bedeutenden Durchbruch für unser Verständnis davon, wie die Ernährung positive Veränderungen in der Genexpression hervorrufen kann und wie diese Veränderungen an die nächste Generation weitergegeben werden. Die Forscher Rob Waterland und Randy Jirtle von der Duke University verfütterten eine Diät mit Vitamin B12, Folsäure, Cholin und Betain an weibliche gelbe Agouti-Mäuse. Hierbei handelt es sich um Nährstoffe, von denen bekannt ist, dass sie Methylgruppen enthalten und dadurch die Methylierung verbessern. Die Ergebnisse ihrer Arbeit veröffentlichten sie 2003. Die Mäuse gebaren in der nächsten Generation braune Mäuse. Bemerkenswerterweise wurden diese Vorteile erreicht, ohne den chemischen Code der DNA zu verändern. Obwohl die Nachkommen immer noch die Variante des Gens in sich trugen, die für ein gelbes Fell verantwortlich ist, hatte ihre nährstoffreiche Ernährung dessen Expression durch Gen-Methylierung ausgeschaltet. Und was vielleicht noch überraschender ist: Als die Nachkommenschaft selbst Nachwuchs bekam, waren diese Babys gesund, und zwar auch ohne weitere Nahrungsergänzung. Die gelbe Variante war immer noch da, aber sie wurde abgeschwächt, und dieser gedämpfte Effekt wurde vererbt.

Elastische Gene: Die Honigbienensage

Auch wenn Mendels wichtigster Beitrag zur Genetik die Identifizierung der Vererbungsmuster bei der Erbsen-Reproduktion war, so begann seine Karriere doch mit dem Studium von Honigbienen. Das Problem war, dass er die Bienen nicht dazu bringen konnte, sich auf Kommando zu paaren, obwohl er sogar einen speziellen Paarungskäfig für die „lieben kleinen Tierchen“ gebaut hatte. Das war natürlich ein harter Schlag für seine Erforschung der Bienenreproduktion. Wenn er ihr Paarungsverhalten nicht kontrollieren konnte, konnte er nicht beobachten, wie Bienen ihre Vererbungsmerkmale weitergaben.

Aus heutiger Sicht war das wahrscheinlich auch besser so. Honigbienen sind aus genetischer Sicht viel komplizierter als Erbsen und wären wahrscheinlich nicht besonders gut für die langwierigen, detaillierten Aufzeichnungen geeignet gewesen, die Mendel so gerne durchführte.

Andererseits sind sie aber auch viel interessanter als Erbsenpflanzen, und wenn Mendel das Leben im Bienenstock hätte erforschen können, hätte das sicher etwas Licht in sein eher eintöniges Leben gebracht.

Bienenstöcke funktionieren zwar kooperativ und wie geschmiert, aber wenn ich an sie denke, erinnern sie mich irgendwie auch an Seifenopern. Denken Sie nur mal an die Bienenkönigin. Ihr Leben könnten wir als lang und luxuriös beschreiben. Sie lebt etwa 20-mal länger als ihr Volk, wird gefüttert, gehegt und gepflegt, und ihre Arbeiterbienen verschreiben sich ganz ihrem Wohlbefinden. Wenn sie sich einmal gepaart hat, was recht früh in ihrem Leben stattfindet, verlässt sie den Bienenstock nicht mehr. Und dann beginnt ihre wirkliche Arbeit: Sie legt so viele Eier wie möglich, etwa 2.000 am Tag. Wenn ihre Produktivität unter ein bestimmtes Niveau fällt, wird sie vom Thron gestoßen und durch eine neue Königin ersetzt. Überaus dramatisch das Ganze.

In der Zwischenzeit halten ihre Anhänger den Bienenstock am Summen. Die Arbeiterbienen (und eine Unterabteilung derselben, die Ammen), verrichten die sichtbaren Arbeiten der Kolonie. Diese Bienen bauen den Bienenstock, suchen Nahrung und kümmern sich um all die kleinen Babybienen, die die Königin produziert.

Durch diese auf dramatische Weise unterschiedlichen Rollen, wäre die Annahme naheliegend, dass Bienenköniginnen sich genetisch stark vom Rest des Bienenstocks unterscheiden. Aber der Fall liegt ganz anders. Trotz der Unterschiede im Erscheinungsbild – Bienenköniginnen sind z. B. größer, haben längere Beine und einen verlängerten Leib – haben alle diese Bienen im Bienenstock identische Gensequenzen (es stimmt allerdings, dass die Männchen nur 16 Chromosomen haben, während es bei den Weibchen 32 sind). Wodurch werden Körperbau, Verhalten und Rollen von Bienen also bestimmt?

Ihre Ernährung ist ein wichtiger Faktor. Außer in den ersten paar Tagen ihres Daseins als Larven konsumieren Arbeiterbienen Honig, den sie aus dem Nektar herstellen, den sie in den Blumen finden. Honig ist überaus nahrhaft und die Arbeiterinnen blühen mit dieser Ernährung regelrecht auf. Wegen ihrer einzigartigen Rolle wird die Königin jedoch mit noch reichhaltigerer Nahrung gefüttert. Ab der Geburt und während ihrer gesamten Lebenszeit nimmt sie Gelée royale zu sich, ein Sekret, das von weiblichen Arbeiterbienen hergestellt wird und das sogar noch mehr Nährstoffe enthält als Honig (und deshalb bekommen auch die Arbeiterlarven zunächst einen Schuss Gelée royale, um ihnen zu einem guten Start zu verhelfen). Aus diesem Grund wachsen Bienenköniginnen schnell, haben einige einzigartige physische Merkmale, leben besonders lang und sind überaus fruchtbar.

Die Beziehung zwischen Arbeiterinnen und Ammen ist ebenfalls sehr interessant. Indem sie gleichalte Bienen untersuchten, fanden Forscher heraus, dass diese sich die Arbeit aufteilen, wobei einer Gruppe die Nahrungssuche und einer anderen die Pflege der Larven zukommt, je nachdem, was der Stock gerade braucht. Zum Zeitpunkt der Aufgabenverteilung fanden die Wissenschaftler spezifische DNA-Methylierungsmuster bei Vergleichsbienen, die mit ihrer jeweiligen Rolle zu tun hatten. Sie konnten 155 Regionen identifizieren, in denen sich die DNA-Marker von Ammen und

Sammelbienen unterschieden. Änderten sich die Bedürfnisse der Bienengemeinschaft jedoch – wenn z. B. mehr Ammenbienen gebraucht wurden – gingen manche Sammelbienen einfach hin und änderten ihren Beruf. Die Wissenschaftler wollten wissen, ob ihre DNA-Marker sich mit dem Jobwechsel ebenfalls änderten, und die Antwort lautete „Ja". Fingen die Sammelbienen an, sich wie Ammen zu verhalten, änderten sich die DNA-Marker in 107 Regionen.

Wenn Bienen ihre DNA-Methylierungsmarker ändern können, indem sie sich anders verhalten, dann scheint es doch naheliegend zu glauben, dass Menschen das auch können. Wir wissen, dass die Genaktivität durch den Prozess der DNA-Markierung reguliert wird, was bedeutet, dass Änderungen an Ihrem Lebensstil Veränderungen auf Moleküllevel hervorrufen können. In anderen Worten: Sie können ändern, wie Ihre Gene sich verhalten.

IMMER JUNG

Wieso lebt die Bienenkönigin so viel länger als alle anderen Bienen? Der Theorie nach verlängert ihre Gelée-Royale-Diät ihre Lebenszeit. Die Idee ist, dass dieses Nahrungsmittel eine Art magische Zutat oder eine Kombination von Zutaten enthält, die für Langlebigkeit sorgen. Gelée royale ist reich an bestimmten Substanzen (z. B. mittelkettigen Fettsäuren), die schon lange mit verschiedenen gesundheitlichen Vorteilen in Zusammenhang gebracht wurden, und wird in Asien seit Jahrhunderten verwendet. In jüngerer Vergangenheit ist es zu einem beliebten Zusatz für Hautpflegeprodukte geworden und soll entzündungshemmend wirken und die Haut heilen. Natürlich wird uns auch erzählt, dass es Falten vorbeugt.

Nun wäre es leicht, das Ganze als einen Hype der Beauty-Industrie abzutun, aber auch die Wissenschaft untersucht das Gelée royale. Und raten Sie mal: Es könnte tatsächlich was dran sein an der Geschichte. (Ein kleiner Vorbehalt: Manche Menschen könnten allergisch reagieren.) Ich möchte hier nicht auf technische Details eingehen, aber im Wesentlichen kann man sagen, dass Gelée royale Gene reaktivieren kann, die zuvor epigenetisch gedämpft wurden und die mit Langlebigkeit in Zusammenhang stehen. Es könnte die Kollagenherstellung antreiben, wovon manche behaupten, dass es die Haut jünger aussehen lässt. Es scheint auch die DNA-Methylierung zu reduzieren und für gute Gesundheit zu sorgen, indem es die Entwicklung nützlicher Bifidobakterien begünstigt. Es gibt noch mehr, aber mit dieser kleinen Übersicht können Sie sich schon mal ein Bild machen. Gelée royale, mit seiner langen Erfolgsgeschichte in der Bienenköniginnenernährung, könnte in der Tat in der Lage sein, Ihre Gene bei ihrer konstanten und überaus geschäftigen Arbeit zu unterstützen.

Die falsche Idee der Festverdrahtung

Mendel hat einen wichtigen Beitrag zu unserem Verständnis der Vererbung geleistet. Er war zum allerersten Mal in der Lage, die Wahrscheinlichkeit einer bestimmten Farbe in der nächsten Generation auf Grundlage der von der Elterngeneration vererbten Eigenschaften vorauszusagen. Seine Arbeit stellt auch heute noch die Grundlage der Vorhersage genetischer Vererbung basierend auf dem elterlichen Genotyp dar. Aber genau wie seine Zeitgenossen war er der Ansicht, dass die biologische Vererbung „festverdrahtet" ist. In unserer heutigen Zeit, in der alles und jeder mit allem verbunden ist, ist es viel einfacher zu erkennen, dass sich viele verschiedene Mechanismen auf unsere Gene auswirken und dass sie vielmehr einer hektischen Freihandelszone gleichen. Der Networking-Theoretiker Nicholas Christakis ging sogar so weit, anzunehmen, dass Genetik und Kultur nicht unabhängig voneinander arbeiten, sondern sich vielmehr in einer kontinuierlichen Dialektik befinden.

Denken Sie mal darüber nach: Der Historiker Edmund Russell weist darauf hin, dass die ersten Menschen als Spezies von Natur aus laktoseintolerant waren. Seiner Theorie nach ist unsere Fähigkeit, Milchprodukte zu uns zu nehmen, eine adaptive genetische Variation, die sich in Menschengruppen ergab, die zu einem bestimmten geschichtlichen Zeitpunkt mit dem Halten von Herdentieren begannen. Er sieht Laktosetoleranz als einen entwicklungstechnischen Vorteil, der es den menschlichen Herdehaltern ermöglichte, die Menge und den Umfang der ihnen zur Verfügung stehenden Ernährung zu erweitern. Besonders praktisch wurde dies in Zeiten mit schlechter landwirtschaftlicher Ausbeute. Ein hoher Anteil von Menschen afrikanischer Herkunft ist zwar laktoseintolerant, aber auch hier entwickelten die Nachkommen von Menschen, die Herdenvieh hielten, die Fähigkeit zur Verdauung von Laktose.

Mit Beginn des 20. Jahrhunderts und dem Bau von Verbindungsnetzwerken wie Autobahnen, Eisenbahnen, Telegraphen und Telefonleitungen auf der ganzen Welt, begannen Mendels Nachkommen, das Konzept der Vererbung dynamischer anzugehen. Anfang des 20. Jahrhunderts half Thomas Hunt Morgan, ein Zellbiologe der Columbia University, der Fruchtfliegen untersuchte, dabei, Mendels Konzept der Vererbung in ein moderneres Verständnis der Wirkungsweise von Genen umzuwandeln. In seinem Labor war er in der Lage gewesen, eine Fruchtfliege mit weißen Augen hervorzubringen. Aber wie konnte er das Phänomen erklären? Morgan hatte im Prinzip das Konzept mutierter Allele entdeckt, spezifische Gendefekte, von denen bekannt ist, dass sie mit einer Vielzahl von chronischen Krankheiten in Zusammenhang stehen. Er schlussfolgerte letztendlich, dass Gene eben doch nicht unveränderlich waren. Ihm wurde klar, dass Gene, die in der Entwicklung begriffen sind, sich an die Bedürfnisse des wachsenden Organismus anpassen können. Dieses Verständnis half dabei, der Epigenetik den Weg zu ebnen.

Etwa zur selben Zeit untersuchte Sewall Wright, ein Doktorand der Harvard University, Meerschweinchen. Und zwar genauer gesagt den Agouti-Lokus, der für die speziellen Fellfarben zuständig ist, die die Züchter so gerne hatten und versuchten, bei ihren Tieren hervorzurufen

Ernährungs-Epigenetik: Eine neue Wissenschaft

Brauchen Sie morgens auch erstmal eine schöne Tasse Kaffee, um in die Puschen zu kommen? Oder hält auch das kleinste bisschen Koffein Sie die ganze Nacht wach? Vielleicht ist Ihnen das nicht klar, aber Ihre Reaktion auf das braune Gebräu liegt in Ihrem Genom. Wir Menschen bauen Kaffee ganz unterschiedlich schnell ab, und dabei geht es um mehr als nur unterbrochenen Schlaf. Viele verschiedene Gene haben eine Auswirkung darauf, wie Ihr Körper Kaffee metabolisiert, was erklären könnte, warum Studien zu den möglichen Vorteilen von Kaffeeprodukten widersprüchliche Ergebnisse liefern. Des Rätsels Lösung ist nicht einheitlich, da zu viele genetische Variablen involviert sind.

Interessanterweise metabolisiert mindestens eines der Gene, die an der Verarbeitung von Kaffee im Körper beteiligt sind, auch mehrere Medikamente. Genetische Unterschiede helfen dabei zu erklären, warum viele Menschen negative Reaktionen auf ihnen verschriebene Medikamente zeigen. Pharmakogenomische Untersuchungen werden immer üblicher, wahrscheinlich, weil Nebenwirkungen von Medikamenten eine der wichtigsten Todesursachen in der westlichen Gesellschaft darstellen. Genetische Tests können dabei helfen, vorauszusagen, ob ein Arzneimittel wahrscheinlich wirken wird oder potenziell gefährlich ist.

Dasselbe gilt auch für alles, was wir zu uns nehmen. Salz- und Alkoholkonsum haben ganz andere Auswirkungen auf uns als zum Beispiel grüner Tee. Eine Studie zeigt, dass Frauen, die ihrem Genotyp nach eine hohe Aktivität des Angiotensin-konvertierenden Enzyms (Angiotensin Converting Enzyme, ACE) hatten, ihr Brustkrebsrisiko senken konnten, wenn sie regelmäßig grünen Tee tranken. Bei Frauen mit einer niedrigen ACE-Aktivität senkte der Grünteegenuss das Brustkrebsrisiko hingegen nicht. Anders ausgedrückt haben nur Frauen mit einem bestimmten Genotyp etwas von der Schutzkraft des Getränks gegen Krebs. Dieses Wissen ermöglicht es uns, Ernährungsempfehlungen an die Personen auszugeben, die am meisten davon profitieren können. Ihre genetischen Variationen können auch Ihre Ernährungsbedürfnisse bestimmen, was erklärt, warum verschiedene Ernährungsansätze nicht für uns alle gleichermaßen funktionieren.

Der genetische Einfluss auf die Nährstoffzufuhr

Haben Sie sich schon einmal gefragt, warum manche Menschen tonnenweise Kalorien zu sich nehmen können, während andere schon dick werden, wenn sie ein Pomme frite nur anschauen? Der Zusammenhang zwischen der genetischen Konstitution einer Person und der Anfälligkeit dafür, an Gewicht zuzunehmen, ist zwar komplex, aber die Differenzen könnten eine Reflektion ihrer Gene darstellen, die die Körperantwort auf verschiedene Nährstoffe und/oder Nahrungsmittel bestimmen. Wissenschaftler haben beispielsweise herausgefunden, dass Variationen des APOA2-Gens einen Einfluss darauf haben, ob Sie an Gewicht zunehmen oder sich Ihr BMI erhöht, nachdem Sie gesättigte Fette zu sich genommen haben.

Derzeit entsteht gerade ein ganz neues wissenschaftliches Feld. Die Nutrigenomik (auch Nutrigenetik genannt) basiert auf der Idee, dass genetische Variationen erklären können, warum Individuen verschiedene Ergebnisse als Reaktion auf bestimmte Nährstoffe zeigen. Das Studium der Interaktion zwischen Genen und Nährstoffen erforscht, wie Ihre einzigartigen genetischen Variationen oder Einzelnukleotid-Polymorphismen (Single-Nucleotide Polymorphisms, SNPs) sich auf die Aufnahme, Lagerung und Nutzung von Nährstoffen durch Ihren Körper auswirkt.

Der Einfluss der Nährstoffe auf die Gene

Die Nutriepigenomik untersucht, wie Nährstoffe und Nahrungsmittel die Genexpression beeinflussen. Es gibt noch viel zu tun in diesem Forschungsgebiet, zum Teil, weil wir noch nicht genau wissen, wie Nährstoffe in der Schwangerschaft von der Mutter über die Plazenta übertragen werden. Es arbeiten jedoch viele Forscher daran, die verschiedenen Wege zu identifizieren. Um die Nährstoff-Gen-Interaktion zu verstehen, ist es sehr wichtig zu wissen, dass die Grundfunktionen Ihres Körpers durch Proteine gesteuert werden. Proteine transportieren Sauerstoff durch Ihr Blut und helfen dabei, Nahrungsmittel in Nährstoffe umzuwandeln, die Ihren Körper am Laufen halten. Proteine werden durch Prozesse gebildet, die durch Ihre Gene reguliert werden. Diese Prozesse können durch Umwelteinflüsse verändert werden und so Ihre Genexpression ändern. Die Transkription ist der erste Schritt der Genexpression. Einige Nährstoffe wie Vitamin A, Vitamin D und Zink beeinflussen diese Stufe der Proteinproduktion direkt. Eine Aussetzung gegenüber bestimmten Nahrungsmitteln und Nährstoffen (oder ein Nährstoffmangel) zu wichtigen Zeitpunkten während der Entwicklung kann sich stark auf die Funktion des Organsystems auswirken. Ein gut bekanntes Beispiel ist der Zusammenhang zwischen unzureichender Folatzufuhr während der Schwangerschaft und Neuralrohrdefekten des Nachwuchses. Stoffwechselprozesse wie Methylierung, Histonmodifikation und RNA-Expression können stark beeinflussen, zu welchem Grad ein Gen an- oder ausgeschaltet wird, und diese Prozesse können wiederum durch Nährstoffe beeinflusst werden. Wie der Hauptautor Kent Thornburg in einem Artikel von 2010 schrieb, wird es „langsam klar, dass viele diätetische Verbindungen und Schemata als Methylspender oder Inhibitoren enzymatischer Aktivität agieren, was zur Regulierung epigenetischer Modifikationen genutzt werden kann." Wir wissen zum Beispiel, dass Sulforaphan, eine schwefelhaltige Verbindung, die in Kreuzblütlern wie Brokkoli und Rosenkohl vorkommt, die Histonacetylierung in Darmkrebszellen beeinflusst, indem sie Gene unterstützt, die das Tumorwachstum eindämmen. Es ist wohl bekannt, dass eine Ernährung, die reich an diesen Gemüsearten ist, helfen kann, das Krebsrisiko zu senken, aber die Epigenetik kann nun auch erklären, warum das so ist.

Wir sehen zwar, dass bestimmte Dinge zusammenhängen, aber meistens gibt es keinen direkten Zusammenhang zwischen Ursache und Wirkung. Wir wissen jedoch, dass die Nährstoffversorgung der Zellen die Genexpression beeinflusst.

Kann Ihre Ernährung Ihre DNA verändern?

Wenn wir als Grundannahme akzeptieren, dass unser Stoffwechsel in konstanter Kommunikation mit der Außenwelt begriffen ist, und zwar oftmals durch die Nahrungsmittel, die wir zu uns nehmen, stellt sich die Frage: Ist man wirklich, was man isst? Kann Ihre Ernährung Ihre DNA verändern? Ganz einfach ausgedrückt scheint die Antwort erstmal „Nein" zu sein. Wir wissen jedoch seit einiger Zeit, dass die Genexpression den Stoffwechsel beeinflusst.

Zellen verarbeiten Nährstoffe aus zwei Gründen: um die Energie herzustellen, die Sie im Alltag brauchen, und um die fortlaufenden Prozesse, die mit Wachstum, Teilung und Instandhaltung zu tun haben, zu unterstützen. Eine ausreichende Nährstoffzufuhr hilft dabei, diese chemischen Reaktionen aufrecht zu erhalten. Eine Studie, die 2016 in Nature Microbiology veröffentlicht wurde, deutet darauf hin, dass die Ernährung auch eine wichtige Rolle dabei spielen könnte, wie bestimmte DNA-Sequenzen exprimiert werden. Die Studie zeigte, dass das Verhalten unserer Gene stark durch die Nahrungsmittel beeinflusst wird, die wir zu uns nehmen. Aber trotzdem sind wir noch weit entfernt von einer personalisierten Medizin, die definitive Ernährungstherapien umfasst und ein breites Spektrum an Erkrankungen behandeln kann.

(siehe „Haustierliebhaber“, Seite 43). Er kam ursprünglich aus dem Bereich der Physiologie, weshalb er sich besonders dafür interessierte, wie Gene sich als Teil des gesamten Organismus verhielten. Durch seine Arbeit konnten zusätzliche genetische Faktoren identifiziert werden, die die Fellfarbe beeinflussen, aber er erkannte auch, dass einige Variationen nicht durch Gentransmission allein erklärt werden konnten. Wright begann zu vermuten, dass Umweltfaktoren eine Rolle bei der Vererbung spielen könnten.

In den 1950er Jahren erforschten zwei französische Wissenschaftler, Jacques Monod, der zusammen mit Thomas Morgan Fruchtfliegen in den Vereinigten Staaten untersucht hatte, und François Jacob, der zunächst begonnen hatte, Mathematik und Physik zu studieren, um dann auf Medizin umzusatteln, zusammen mit ihrem Partner Arthur Pardee, einem amerikanischen Genetiker, die Möglichkeit, dass Gene eine dynamische Komponente haben könnten. Monod wusste aus seinen Studien zu Escherichia coli, dass dieses Bakterium verschiedene Enzyme produziert, um die Nahrung zu verarbeiten, die es bekommt, und er vermutete, dass Gene die Fähigkeit haben könnten, ihre Stoffwechselumgebung anzupassen. Mit der Zeit führte seine Arbeit mit den anderen Wissenschaftlern zu einem Paradigmenwechsel in der Genetik. Gene konnten nicht nur gedämpft oder verstärkt werden. Vielmehr wurde der ganze Prozess durch eine Art Hauptschalter koordiniert und reguliert.

Monods und Jacobs Vorstellung zufolge setzte sich das Genom aus Genen zusammen, die wie eine Reihe von Blaupausen agierten und einem koordinierten Programm und spezifischen Prozessen folgten, die wiederum bestimmten, wie dieses Programm auszuführen war. 1965 wurden sie zusammen mit André Lwoff für ihre Pionierarbeit in dem Feld, das wir nun Genregulierung nennen, mit dem Nobelpreis in Physiologie oder Medizin ausgezeichnet. Es gibt viele verschiedene Arten von Genregulierung und nicht alle nutzen vererbbare Mechanismen, die nun klar als Epigenetik definiert sind. Einige nutzen vielmehr den üblichen Ansatz des „An- und Ausschaltens“ von Genen, je nachdem, ob sie gebraucht werden oder nicht.

Unbegrenzte Möglichkeiten

Die Wissenschaft hinter Genregulierung und Genexpression hat sich zu einem riesigen Studiengebiet entwickelt. Wir verstehen nun etwa die vielen verschiedenen Möglichkeiten, auf die Zellen ihr ultimatives Schicksal erfüllen. Denken Sie einmal darüber nach: Alle Zellen enthalten dieselbe genetische Information und haben dennoch ganz einzigartige Aufgaben. Manche werden zu Hirnzellen, andere landen in Ihrer Leber. Unsere Gene sagen unseren Zellen (zusammen mit anderen Faktoren), wo sie gebraucht werden. Nehmen wir mal ein Beispiel, das gerne von Genetikern verwendet wird: Eine Raupe und ein Schmetterling verfügen über ein identisches Genom, aber dennoch findet in der Gestalt diese Verwandlung statt. Wie funktioniert das?

Gene sind vielleicht „Blaupausen“, aber sie sind nicht statisch. Um genau zu sein, sagen uns die Wissenschaftler inzwischen, dass sie ziemlich unvorhersehbar sind. Sie passen sich an ihre Umgebung an und tun sich mit anderen Genen und anderen Substanzen zusammen, um Anweisungen zu Entwicklungsprozessen auszugeben. Manchmal wurden sie mit Regieanweisungen und Drehbüchern verglichen, bei denen dieselben Worte und Hinweise auch zu ganz unterschiedlichen Ergebnissen führen können. Auch Rezeptbücher hat man als Vergleich herangezogen, da sie erklären, was mit einer Zutatenliste passieren soll. Wenn es um Gene geht, haben wir es allerdings mit viel mehr Variablen zu tun, als ein Rezept je benötigen würde.

In anderen Worten: Es ist unmöglich genau vorauszusagen, wie Gene sich entwickeln werden. Wie es die Nobelpreisträgerin und Genetikerin Barbara McClintock ausdrückt, variieren Gene „je nach Art der Anforderungen, die an sie gestellt werden.“ In einem Artikel, der die Epigenetik mit der Theorie der Quantenmechanik vergleicht, zeigt der Genetiker Richard A. Jorgensen diese Komplexität: Obwohl wir viel über ein bestimmtes Gen in Erfahrung bringen können, werden wir nie alles über sein „Feld potenzieller Möglichkeiten“ herausfinden. Er schrieb: „Es wird unmöglich sein, für jedes Gen alle möglichen Umständen vorauszusagen, die sich für einen Organismus ergeben könnten.“

Was das genau für Ihre Gesundheit und Ihr Wohlbefinden bedeutet, ist schwer zu sagen. Aber die Wissenschaft ist inzwischen soweit fortgeschritten, dass sie einige klare Hinweise geben kann: Ihre Gene mit nährstoffreichen Lebensmitteln zu ernähren und ein gesunder Lebensstil können Ihnen dabei helfen, das Risiko einer chronischen Erkrankung zu senken – und das Ihrer Nachkommen auch.

IHRE FAMILIE, IHRE GENE, IHRE ERNÄHRUNG UND IHRE GESUNDHEIT

> Fahrzeuge gehen aus zwei verschiedenen Gründen kaputt. Entweder werden sie auf unebenen Straßen gefahren oder sie sind nicht richtig zusammengesetzt. Wenn es keine Baufehler gibt, können sie auf allen Straßen fahren. Ihr Körper ist da nicht anders. Chronischen Krankheiten kann durch eine Verbesserung des Wachstums und der Entwicklung von Babys vorgebeugt werden.
>
> — DAVID BARKER, NUTRITION IN THE WOMB

ERINNERN SIE SICH AN Ihre Großmutter? Wenn Sie das Glück hatten, eine liebevolle, fürsorgliche Oma zu haben, haben Sie wahrscheinlich viele schöne Erinnerungen an Momente, in denen Sie Zeit mit ihr verbracht haben. Ihr Einfluss hat Ihnen vielleicht dabei geholfen, eine hilfsbereite Person zu werden. Hat sie Ihnen womöglich beigebracht, im Bus oder Zug ihren Sitzplatz einer schwangeren Frau oder älteren Mitfahrern anzubieten? Die nette Nachbarin zu sein, die Familien, die neu in die Nachbarschaft gezogen sind, Willkommensgeschenke bringt? Auch wenn Sie mit Ihrer Großmutter nur wenig zu tun hatten, sind Sie vielleicht das einzige Kind in Ihrer Familie, das ihre strahlend blauen Augen geerbt hat. Unabhängig davon, wie die Vererbung sich zeigt, können Sie wahrscheinlich körperliche oder Persönlichkeitsmerkmale an sich und Ihren Geschwistern feststellen, die Sie mit der vorletzten Generation verbinden.

Was Ihnen vielleicht nicht klar ist, ist das diese familiären Verbindungen viel tiefer gehen als unsere identifizierbaren körperlichen oder Verhaltenszüge. Ihre Großmutter ist fest in Ihr Genom eingebunden und das Erbe, das sie Ihnen durch Gene und, was vielleicht noch wichtiger ist, deren Expressionsmuster hinterlassen hat, wirkt sich auf viele verschiedene Weisen auf Ihre Gesundheit und Ihre Persönlichkeit aus. Als Konzept ist es nur schwierig zu erfassen, aber die Eizelle, aus der Sie entstanden sind – diejenige, die sich mit den Spermien Ihres Vaters zusammengetan und sich im Bauch Ihrer Mutter entwickelt hat, bis Sie daraus entstanden – bildete sich in den Eierstöcken Ihrer Mutter, während sie noch im Bauch Ihrer Großmutter war. Anders als bei Männern, die erst mit Erreichen der Pubertät Spermien produzieren, werden Frauen bereits mit allen Eizellen geboren, die sie im ganzen Leben zur Verfügung haben werden. Die Erfahrungen Ihrer Großmutter während der Schwangerschaft spielten eine wichtige Rolle für die Entwicklung Ihrer Mutter als Fötus. Und was aus Ihrer Sicht noch wichtiger ist: Diese Einflüsse wirkten sich auch auf die Eizelle aus, aus der Sie später entstehen sollten, weshalb sie einen wichtigen Teil Ihres biologischen Erbes darstellen.

DER 100-JAHRE-EFFEKT

Wenn Sie zufällig genau wie Kent Thornburg um die 70 sind, dann sind Sie, wie er es gerne ausdrückt, etwa 100 Eizelljahre alt. Dr. Thornburg nennt das den „100-Jahre-Effekt". Damit bezieht er sich auf das genetische Material aus dem Sie gemacht wurden (was auch den Beitrag Ihres Vaters und seines Vaters umfasst) und die Tatsache, dass dieses sich lange bevor Sie überhaupt empfangen wurden schon gebildet wurde. Kurz gesagt haben gesunde Enkelkinder ihren topfitten Großeltern einiges zu verdanken.

Und so funktioniert das Ganze. Schon bei der Geburt verfügen die Eierstöcke eines Mädchens über die Eizellen, die eines Tages zu ihren Kindern werden könnten. Diese Eizellen wurden gebildet und genährt, während sie sich im Mutterleib befand. Das bedeutet, dass die Eizelle, aus der Sie gewachsen sind, in den Eierstöcken Ihrer Mutter gebildet und genährt wurde, während Ihre Großmutter schwanger mit ihr war. Die Nahrungsmittel, die Ihre Großmutter zu sich nahm, die Luft, die sie atmete und mögliche Belastungen, denen sie vielleicht während der Schwangerschaft ausgesetzt war, haben einen bleibenden Eindruck auf der Eizelle hinterlassen, die sich später mit dem Sperma Ihres Vaters vereinen sollte, wodurch Sie dann schlussendlich entstanden sind. Und vergessen Sie nicht, dass das Sperma Ihres Vaters ebenfalls epigenetische Eigenschaften transportierte, die mit seiner ganz eigenen Familiengeschichte in Zusammenhang stehen. Erinnern Sie sich noch an die verblüffenden Ergebnisse von Lars Bygren (siehe „In der Zwischenzeit", Seite 29)? Seine Forschungen zeigten, dass die Enkel von Männern, die zu der Zeit, zu der sich ihre Spermien vor der Pubertät bildeten, zu viel aßen, ein höheres Risiko hatten, jung zu sterben.

In anderen Worten: Ihre Gesundheit beginnt nicht erst mit Ihnen. Und wenn Sie Nachwuchs haben, hört sie auch nicht mit Ihnen auf. Ihre Gesundheit ist in vielerlei Hinsicht eine Hinterlassenschaft. Ihre Grundlage hängt davon ab, wie gut sich Ihre Organe im Mutterleib entwickelt haben. Bei Ihrem Genom handelt es sich um eine Kombination Ihrer Gene (die Sie direkt von beiden Elternteilen geerbt haben) und frühkindlichen Modifikationen, die sich aus verschiedenen Umwelteinflüssen ergeben haben und die wiederum die Genexpression beeinflussen. Obwohl auch andere Faktoren eine Rolle spielen, wissen wir, dass die epigenetischen Veränderungen, die in der frühen Entwicklungsphase stattfinden, den größten Einfluss auf die langfristige Gesundheit haben.

Und wie gesagt, wenn Sie selbst Kinder haben, bezieht sich „langfristig" nicht nur auf Ihre eigene Gesundheit. Genauso wie Ihre Gesundheit in den Erfahrungen Ihrer Vorfahren verankert ist, ist die Gesundheit Ihrer Enkelkinder schon in Ihnen angelegt. Achten Sie also darauf, was Sie zu sich nehmen. Es wird sich auf das Leben Ihrer Enkelkinder auswirken.

Das Barker-Paradigma

Kent Thornburg ist Teil eines Teams der OHSU, das zusammen mit anderen weltweit führenden Forschern das relativ neue naturwissenschaftliche Feld der entwicklungswissenschaftlichen Ursprünge von Gesundheit und Krankheit (Developmental Origins of Health and Disease, DOHaD) bearbeitet. Dieses Modell baut auf der sogenannten Barker-Hypothese auf, die 1986 erstmals im Lancet veröffentlicht wurde. David Barkers wichtigste Nachricht war, dass das, was uns im Mutterleib widerfährt, uns das ganze Leben lang beeinflusst. Diese Erfahrungen legen den Grundstein für gute Gesundheit oder die Entwicklung chronischer Erkrankungen im späteren Leben.

Barkers ursprüngliche Forschungen konzentrierten sich auf die Bedeutung der fötalen Ernährung und fand Zusammenhänge zwischen einem niedrigen Geburtsgewicht und einem erhöhten Risiko für Herzerkrankungen im Erwachsenenalter. Er begann auch zu erkennen, dass die negativen Auswirkungen schlechter Ernährung mehrere Generationen betreffen können. Eine Person, die bei der Empfängnis, Entwicklung und Geburt einem nährstoffarmen Umfeld ausgesetzt war, hat ein höheres Risiko, eine chronische Erkrankung zu entwickeln, als jemand aus derselben Gruppe der vorangegangenen Generation. Wenn Sie sich Generationen mangelernährter Personen anschauen (wie es in China und Indien der Fall ist), zeigt sich, dass diese als Gruppe viel wahrscheinlicher bestimmte Erkrankungen wie Typ-2-Diabetes bekommen.

DIE BARKER-HYPOTHESE

„Als Gruppe betrachtet bleiben Menschen, die bei der Geburt oder in der Kindheit klein waren, ihr ganzes Leben lang biologisch anders als ihre Zeitgenossen. Sie haben höheren Blutdruck und eine höhere Wahrscheinlichkeit, Typ-2-Diabetes zu bekommen. Sie haben andere Blutlipidmuster, eine verringerte Knochendichte, veränderte Belastungsreaktionen, verdickte linke Ventrikelwände, weniger elastische Arterien und veränderte Hormonprofile, und sie altern schneller. Aus diesen Beobachtungen ist die Hypothese der fötalen Ursprünge entstanden, die besagt, dass kardiovaskuläre Erkrankungen sich aus den Antworten eines Fötus oder Kleinkindes auf eine Unterernährung ergeben, die die Körperstrukturen und -funktionen nachhaltig verändern.“

— DAVID BARKER, IN D.J. BARKER UND C. OSMOND, „INFANT MORTALITY, CHILDHOOD NUTRITION AND ISCHAEMIC HEART DISEASE IN ENGLAND AND WALES“, THE LANCET, 1986.

Unsere Gesundheit wird schlechter

Dank der Fortschritte in verschiedenen Bereichen wie der medizinischen Forschung und Verbesserungen des öffentlichen Gesundheitswesens ist die menschliche Lebenserwartung zwischen 1900 und 2000 um 30 Jahre gestiegen. Das Problem ist, dass wir dabei nicht gesünder werden. Um genau zu sein ist eher das Gegenteil der Fall. Kent Thornburg drückt dies in seinem TED-Talk von 2015 wie folgt aus: „Unsere Gesundheit ist in den letzten 25 Jahren schlechter geworden ... [denn] immer mehr Menschen sind übergewichtig, mehr Menschen leiden an Diabetes, mehr Menschen haben einen unkontrollierten Blutdruck und diese drei Dinge sind die Grundlage für Herzerkrankungen."

Die Statistiken sind erschreckend. 1960 hatte eine von 100 Personen Diabetes; heute ist es eine von acht. Experten sagen inzwischen voraus, dass bis 2050 eine von drei Personen an der Erkrankung leiden wird, wenn die Tendenz sich wie bisher hält. Und was noch schlimmer ist: 70 Prozent der Personen, die Diabetes haben, bekommen höchstwahrscheinlich auch ein Herzleiden. Haben Sie sich schon einmal gefragt, warum die Krankenversicherungskosten immer höher werden? Nun, ein Grund ist, dass Herzerkrankungen die weltweit teuersten Krankheiten in der Behandlung sind. Aber es wird noch schlimmer. Diese Entwicklungen der öffentlichen Gesundheit stellen medizinische Forscher nun vor die unglaubliche Einsicht, dass die jungen Leute von heute die erste Generation sein werden, die eine kürzere Lebenserwartung haben wird als ihre Eltern. Davor warnen sie schon seit der Jahrtausendwende.

Wie konnte es dazu kommen? Kent Thornburg weiß ganz genau, wo der Schuldige zu suchen ist: in der amerikanischen Fast-Food-Kultur. Er weist darauf hin, dass die Vereinigten Staaten mit die schlechteste Ernährung aller Industriestaaten hat. Drei Generationen von US-Amerikanern wurden bereits mit der sogenannten amerikanischen Standardernährung (Standard American Diet, SAD) aufgezogen, die kalorienreich und nährstoffarm ist und vor allem stark verarbeitete Nahrungsmittel enthält. Das Ergebnis ist eine schlechte Ernährung mit zu vielen Kalorien. Traurigerweise erleben wir nun die Langzeitauswirkungen dieser Ernährung: eine rasant steigende Zahl chronisch kranker Patienten.

Man ist, was die Großmutter isst

Heutzutage wissen die meisten werdenden Mütter, dass eine nährstoffreiche Ernährung während der Schwangerschaft wichtig ist, damit sich ein gesundes Baby entwickeln kann. Sie achten auch darauf, Umweltgifte zu vermeiden, und die meisten beachten Warnungen zu möglichen Risikofaktoren wie Alkoholkonsum. Was vielen wohl nicht klar ist, ist, dass ein Baby, das im Mutterleib einer Mangelernährung oder anderen Arten von Stress ausgesetzt war, im Erwachsenenalter eine höhere Anfälligkeit für Krankheiten wie Adipositas, Diabetes und Herzerkrankungen haben kann. Diese Anfälligkeiten werden Teil der genetischen Hinterlassenschaft, die sie wiederum an ihre eigenen Kinder weitergeben und so weiter und so weiter, immerfort an die nächste Generation.

Die gesunde Entwicklung ist beeinträchtigt

Eine werdende Mutter muss genug Nährstoffe zu sich nehmen, um sich selbst und ihr Baby zu ernähren. Traditionell wird angenommen, dass ein wachsender Fötus alle Nährstoffe, die er braucht, (zusammen mit ausreichend Sauerstoff) über die Plazenta erhält. Es kann jedoch während seiner Entwicklung zu bestimmten Widrigkeiten kommen, die dies verhindern können.

MANGELERNÄHRUNG DER MUTTER

Vereinfacht kann man sagen, dass eine Frau, die unterernährt ist, nicht über ausreichend Nährstoffe verfügt, um sich und ihren Fötus ausreichend zu versorgen. Und aus Studien in Ländern, in denen die Mangelernährung sich über mehrere Generationen zieht, wie etwa Indien und China, wissen wir auch, dass der ernährungstechnische Zustand einer Mutter zu Beginn der Schwangerschaft später eine Rolle in der Gesundheit ihrer Kinder spielen wird. Man könnte auch sagen, dass der Verlauf der Schwangerschaft von einigen Faktoren abhängt, die schon davor begonnen haben.

Auch die Bewohner der Industriestaaten leiden unter einer falschen Ernährung, auch wenn sie mit der jahrhundertealten Mangelernährung in Ländern wie China und Indien nichts gemein hat. Diese Art der unvorteilhaften Nährstoffzufuhr ist als kalorienreiche Fehlernährung bekannt und durch einen Kalorienüberschuss und fehlende Nährstoffe gekennzeichnet. Mütter, die mit dieser Art der Fehlernährung leben, sind wahrscheinlich nicht in der Lage, ausreichend ausgewogene Nährstoffe zur Verfügung stellen, die für ein optimales Wachstum des Fötus erforderlich sind.

GESUNDHEIT DER MUTTER

Viele Erkrankungen können die Nährstoffzufuhr des Fötus durch die Mutter unterbrechen, was zu einem geringen Geburtsgewicht führen kann. Leidet die Mutter an einer Krankheit wie Diabetes, kann ihr Gesundheitszustand sich nicht nur darauf auswirken, wie die Nährstoffe an den Fötus weitertransportiert werden, sondern auch zu einer Überernährung führen, was wiederum ein zu schnelles Wachstum hervorruft, also dem genauen Gegenteil des Problems der Unterernährung, was aber genauso problematisch ist.

PROBLEME MIT DER PLAZENTA

Die Plazenta ist die Versorgungslinie, durch die Nährstoffe an den Fötus weitergeleitet werden. Die Plazenta produziert auch Hormone und schützt das Baby vor schädlichen Giftstoffen. Wie gut sie das macht, wirkt sich auf das fötale Wachstum (zu viel oder zu wenig) aus und beeinflusst die gesundheitliche Programmierung des Babys.

STRESS

Epidemiologische Daten stützen die Annahme, dass eine soziale Belastung während der Schwangerschaft genauso schädigend sein kann wie eine mangelhafte Ernährung des Fötus. Diese beiden Arten der Belastung treten darüber hinaus häufig zusammen auf.

Gefährlicher Tausch

Der Embryo setzt sich in der Gebärmutterwand acht Tage, nachdem die Eizelle befruchtet wurde, ab und beginnt somit seine Beziehung mit dem Körper der Mutter. Während der Entwicklung des Fötus entwickeln sich unzählige Zellen. Es handelt sich um eine überaus wichtige Phase. David Barker nutzte das Wort „plastisch“ (ein wissenschaftlicher Begriff, der sich darauf bezieht, dass die sich bildenden Gewebe sich an Änderungen ihrer Umwelt anpassen können), um die Periode zu beschreiben, in der sich Organe, Drüsen und Gewebe formen.

Da ein Fötus im wahrsten Sinne des Wortes mit seiner Mutter verbunden ist, ist er den Unbeständigkeiten ihres Lebens gegenüber extrem empfindlich. Wenn etwas mit ihr nicht stimmt, ist das ein ganz schönes Problem für den Fötus, da er vollkommen abhängig von der Plazenta ist. Während der Entwicklung übernimmt die Plazenta die Arbeit mehrerer Organe seines Körpers. Wenn sie zum Beispiel nicht genug entsprechende Nahrung zur Verfügung stellt, wodurch seine Entwicklung aufs Spiel gesetzt werden kann, beginnt der Fötus sich anzupassen, um sein Überleben zu sichern. Hierzu priorisiert er das Wachstum einiger Organe und stellt das anderer hintenan, wenn deren Funktionen nicht überlebenswichtig sind.

Zu Anfang der Schwangerschaft entstehen viele Zelltypen (Leber-, Nieren-, Herz- und Lungenzellen, um nur ein paar aufzuzählen). Sind Nährstoffe spärlich gesät – das heißt, es sind nicht genügend „Ressourcen“ vorhanden, um alle Aspekte dieses dynamischen Wachstums aufrecht zu erhalten – beginnt der Fötus damit, das Wachstum eines Körperteils gegen das eines anderen einzutauschen, wobei besonderer Wert auf das Wachstum des Herzens und vor allem des Gehirns gelegt wird.

Zum Beispiel die Nieren. In der Welt eines ungeborenen Babys sind die Nieren nicht so wichtig wie nach der Geburt, da ihre Funktionen vom Körper der Mutter übernommen werden. Aus der fötalen Perspektive können die Nieren recht schnell abgeschrieben werden, wenn das Wachstum insgesamt auf dem Spiel steht. Erhält der Fötus nicht genug Nahrung, spart er Ressourcen, indem er zum Beispiel weniger Schichten an Nephronen herstellt. Nephrone filtern das Blut, und nach der Geburt muss eine Niere mit weniger Nephronen sich übermäßig anstrengen, um seine Arbeit zu erledigen, was das Risiko für Bluthochdruck und Nierenerkrankungen steigert.

Epidemiologische Daten zeigen eindeutige Verbindungen zwischen schlechter fötaler Ernährung und Erkrankungen der Nieren. Eine niedrige Nephronenzahl hängt mit niedrigem Geburtsgewicht zusammen und beide treten in sozial benachteiligten Gemeinden häufiger auf. Wie David Barker in Nutrition in the Womb beschreibt, sind nicht nur die Raten für Leberversagen in den Vereinigten Staaten in South Carolina am höchsten (einem traditionell eher „armen“ Staat), sondern sie treten auch fünfmal häufiger bei Afroamerikanern als bei Weißen auf.

Der Schlaganfallgürtel

South Carolina liegt auch mitten im sogenannten Schlaganfallgürtel, einer Gruppierung von Staaten im Südosten der Vereinigten Staaten, in denen das Schlaganfallrisiko besonders hoch ist – etwa 50 Prozent über dem nationalen Durchschnitt. Schlaganfälle sind besonders häufig unter jungen Afroamerikanern, und diese Personen bekommen auch viel früher und viel ernsteren Bluthochdruck als ihre weißen Mitbürger.

Was ist an den südlichen US-Staaten so einzigartig, dass diese Diskrepanzen erklärt werden könnten? Nun, zum einen erlebte diese Region nach dem Bürgerkrieg tiefgreifende soziale und ökonomische Einbrüche, unter anderem Nahrungsmittelknappheiten. 1902 wurde der erste Pellagra-Fall in Atlanta, Georgia, diagnostiziert. Die Krankheit führte bei den Patienten zu Durchfall, einer schwächenden Hautentzündung und Demenz. Bis zum Jahr 1920 hatte die Pellagra epidemische Ausmaße erreicht, wobei sie in 15 der südlichen Staaten besonders stark ausgeprägt war. Eine Viertelmillion neuer Fälle wurden jährlich diagnostiziert, und jedes Jahr starben 7.000 Personen an der Krankheit.

Schlussendlich entdeckten Wissenschaftler, zu weiten Teilen dank der Pionierarbeit der ersten Epidemiologen, die in Kleinstarbeit die falsche Annahme demontierten, Pellagra sei eine übertragbare Krankheit, dass sie durch eine Mangelernährung hervorgerufen wurde. Im Grunde ist Pellagra das Ergebnis eines Niacinmangels, einem B-Vitamin. Ein wichtiges Forschungsergebnis, das zu dieser Erkenntnis verhalf, ergab sich aus einer Studie, die ein gehäuftes Auftreten von Krankheiten in verschiedenen Einrichtungen untersucht hatte. Eine Pellagra-Epidemie war in einer Institution in Alabama ausgebrochen, in der psychisch kranke Patienten untergebracht waren. Es stellte sich heraus, dass die Ausbreitung der Krankheit auf die Patienten begrenzt war, deren nährstoffarme Ernährung hauptsächlich aus Maisprodukten bestand. Keiner der Pfleger, die nährstoffreichere Nahrung und mehrere verschiedene Lebensmittel zu sich nahmen, war von der Epidemie betroffen.

Aber die Pellagra-Epidemie machte nur einen Teil der Situation im Schlaganfallgürtel aus. Wegen der dort vorherrschenden widrigen sozialen und wirtschaftlichen Bedingungen, leben seit langer Zeit in den südlichen US-Staaten mehr arme Familien als in anderen Regionen. Den Umständen geschuldet haben die Personen in diesem Teil des Landes ein besonders hohes Risiko für eine Fehlernährung und auch für damit zusammenhängende Stressfaktoren wie Armut und Trauma. Diese Faktoren beeinflussen allesamt die Genexpression auf eine Art und Weise, die erblich ist (siehe Kapitel 4). Zusammen bilden sie die Grundlage für das epidemiologische Phänomen, das wir nun den Schlaganfallgürtel nennen.

Diese Menschen sind nicht anfälliger für Schlaganfälle wegen ihres Lebensstils oder ihrer Gene. Der Schlaganfallgürtel ist tatsächlich ein soziales Phänomen. Er ist das Ergebnis langer Armutszyklen, sozialer Störungen, chronischer Belastung und natürlich von Fehlernährung. Auch Nierenerkrankungen und Bluthochdruck treten in dieser Region häufiger auf. All diese Erkrankungen können mit einer suboptimalen fötalen Entwicklung und Veränderungen in der Genexpression in Zusammenhang gesetzt werden, die sich aus den Umwelteinflüssen von Armut und Trauma ergeben.

Die Umsetzung von Nahrungsmitteln

Als einer der Autoren des Atlas of Mortality from Selected Diseases in England and Wales waren David Barker die britischen Schlaganfallstatistiken wohl bekannt. Der zuverlässigste Faktor, um Schlaganfälle vorauszusagen, war in allen Regionen die Sterberate von Frauen 70 Jahre bevor der Schlaganfall tatsächlich stattfand. Auf Grundlage dieser Erkenntnis und anderer Informationen kam er schließlich zu dem Schluss, dass das Schlaganfallrisiko schon vor der Geburt angelegt wird. Dr. Barkers Forschung deutete auf eine Mangelernährung der Mutter als Schlüsselverbindung in der Kette der Faktoren, die zu einer Entwicklung der Krankheit führten, hin. Ein Fötus ist nicht, wie oft angenommen, „ein überaus erfolgreicher Parasit, wie eine Zecke oder ein Blutegel, der es schafft, von der Mutter alles zu bekommen, was nötig ist, um seine moderaten Bedürfnisse zu stillen", schrieb er in Nutrition in the Womb. Er ist vielmehr von der Mutter abhängig, die ihm die breite Vielfalt an Nährstoffen zur Verfügung stellt, die er für ein korrektes Wachstum benötigt. Wie bekommt der Fötus die Nahrung, die er braucht, um sich zu entwickeln und zu wachsen? Vereinfacht kann man sagen, dass die Mutter Nahrungsmittel zu sich nimmt und die Plazenta die Nährstoffe daraus filtert und an den Fötus weitergibt. Der Körper der Mutter stellt dem Fötus die Bausteine zur Verfügung, die er braucht, um zu einem gesunden Baby zu werden. Als ich zum wiederholten Male Barkers Gedanken zu den Körpern von Müttern als eine Art Umsetzungs- und Wiederaufbereitungsfabriken las, faszinierte es mich besonders, dort Bezugnahmen auf die Rolle des Mikrobioms (siehe Kapitel 9) zu finden, das bei diesen Abläufen eine Rolle spielt. Wieder einmal war Dr. Barker seiner Zeit voraus. Nützliche Bakterien tun mehr als nur Nahrung abzubauen; sie wandeln sie auch in wertvolle Substanzen wie Vitamine, Fettsäuren und Aminosäuren um. Er erkannte, dass Mütter die Hilfe dieser Bakterien benötigten, um die Versorgung des Fötus mit Nährstoffen zu unterstützen. Barker sagte jedoch auch: „Ein Baby lebt nicht nur von dem, was die Mutter während der Schwangerschaft isst. Es kommt auch darauf an, was sie bereits vorher zu sich genommen hat." Eine Frau, die ihr ganzes Leben lang mangelernährt war, verfügt über weniger Reserven für eine gesunde Schwangerschaft. Zusätzlich zu den Nahrungsmitteln, die die Mutter zu sich nimmt, greift ein Fötus fortwährend auf die Nährstoffe zu, die bereits im Körper der Mutter gespeichert sind: Eisen aus ihrem Knochenmark, Kalzium aus ihren Knochen, Aminosäuren aus den Muskeln und so weiter. Barker bezeichnete dies als „flexibles System", das sich in einem konstanten Zustand der Erneuerung befindet. Frauen, die nicht genug Reserven zur Verfügung haben, sind in ihrer Fähigkeit eingeschränkt, Nahrungsmittel umzusetzen und haben es dadurch schwerer, die Ernährungsbedürfnisse ihres Babys zu erfüllen. Ein solcher Mangel baut sich auf Grundlage der Ernährungserfahrungen einer Frau während der gesamten Lebenszeit auf und, so wie Barker es sah, auch auf den kumulativen Erfahrungen der vorangegangenen Generationen. Es handelt sich um eine biologische Antwort auf ein Leben in Armut und die damit verbundenen Belastungen. Wenn man es so sieht, „reflektiert der Schlaganfallgürtel die Weitergabe einer Nahrungsmittelumsatzfähigkeit, die durch Vorkommnisse, die vor über einem Jahrhundert stattfanden, eingeschränkt wurde", wie er in Nutrition in the Womb schreibt.

ES GEHT UM MEHR ALS EIN NIEDRIGES GEBURTSGEWICHT

In bestimmter Hinsicht stellte David Barkers Arbeit einen Paradigmenwechsel dar, denn er hatte, wahrscheinlich ohne sich darüber im Klaren zu sein, begonnen, die epigenetische Landschaft aufzuzeichnen. Indem er ein geringes Geburtsgewicht als signifikanten Faktor für die Entwicklung chronischer Krankheiten erkannte, setzte er einen wichtigen Meilenstein. Aber das war nur der Anfang. Wie Kent Thornburg mir in einem Interview sagte, ist „das Geburtsgewicht ein ziemlich grober Indikator für ein Krankheitsrisiko. Trotzdem ist es ein sehr wichtiger. Wir bringen immer mehr in Erfahrung und unser Verständnis der verschiedenen Entwicklungsfaktoren, die sich auf Krankheitsrisiken auswirken, erweitert sich stetig." Diese Faktoren umfassen epigenetische Modifikationen, die möglicherweise vererbbar sein könnten. Wir verstehen nun, dass viele Belastungsfaktoren für den Fötus zu einem Risiko für chronische Erkrankungen führen können, ohne das Geburtsgewicht zu beeinflussen. Schauen wir uns zum Beispiel einmal eine Studie an, die Tessa Roseboom und David Barker zusammen mit anderen Forschern durchgeführt haben. Sie fanden heraus, dass einige Erwachsene, deren Mütter während des Niederländischen Hungerwinters in der Frühphase der Schwangerschaft gewesen waren, mit einem akzeptablen Geburtsgewicht zur Welt gekommen waren. Dennoch war ihr Risiko, an einem Herzleiden zu erkranken, doppelt so hoch wie bei Personen, deren Mütter normale Schwangerschaften gehabt hatten. Es gibt zahlreiche Beispiele für erhöhte Risiken, bestimmte Krankheiten zu bekommen, die nichts mit einem niedrigen Geburtsgewicht zu tun haben. Auch wenn wir den Mechanismus dahinter noch nicht verstehen, so wissen wir zum Beispiel, dass das Plazentawachstum das Krankheitsrisiko beeinflusst. Bestimmte Veränderungen der Größe und Form der Plazenta konnten mit einem erhöhten Risiko für hohen Blutdruck, Herzinfarkt und Lungenkrebs in Verbindung gebracht werden, selbst bei Babys mit einem akzeptablen Geburtsgewicht. Daraus können wir schließen, dass die Dicke und Dimension der Plazenta mit unabhängigen biologischen Abläufen in Zusammenhang stehen könnten, die die fötale Entwicklung beeinflussen. Auf ähnliche Weise erhöhen bestimmte Eigenschaften der Mutter, wie eine geringe Körpergröße und ein hoher BMI, das Risiko für chronische Krankheiten beim Nachwuchs. Ein hohes Geburtsgewicht ist ein weiterer Risikofaktor, der die Anfälligkeit für Adipositas, Typ-2-Diabetes und Krebs erhöht. Kent Thornburg weist darauf hin, dass der genetische Hintergrund auch den Effekt des Geburtsgewichts auf eine mögliche Krankheitsentwicklung modifizieren kann. In einer Studie aus dem Jahr 2002 untersuchten Johan Eriksson und andere Forscher Variationen bestimmter Gene bei 152 älteren Menschen. Sie bemerkten eine erhöhte Insulinresistenz und -konzentrationen nur bei Personen mit bestimmten Einzelnukleotid-Polymorphismen (SNPs), die auch ein niedriges Geburtsgewicht gehabt hatten.

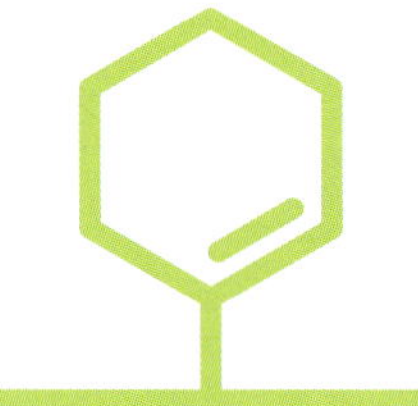

Transgenerationale genetische Vererbung:

Eine Übertragung genetischer Informationen von einer Generation auf die andere durch den genetischen Code, der in der DNA der Eizelle bzw. des Spermas der Eltern abgelegt ist. Durch das Studium des Auftretens von Krankheiten über Generationen hinweg oder in großen Probandengruppen haben Genetiker hunderte von Gendefekten entdeckt, die einen Einfluss auf die Entwicklung von Krankheiten haben. Außerdem ist es inzwischen wohlbekannt, dass normale, kleinere Variationen des genetischen Codes eine Person mehr oder weniger anfällig gegenüber einer Krankheitsentwicklung werden lassen können. Die Genetiker arbeiten derzeit daran, diese Variationen zu identifizieren, indem sie große Bevölkerungsgruppen untersuchen.

Ihr genetisches Erbe

Medizinische Fragebögen fragen stets nach Ihrer familiären Krankengeschichte, da manche Krankheiten innerhalb einer Familie gehäuft auftreten können. Zwar tragen viele Faktoren zu Häufungen von Krankheitsentwicklungen bei, aber es kann angenommen werden, dass eine genetische Komponente ebenfalls beteiligt ist. Die Ausprägung dieser Verbindung hängt von vielen Faktoren ab, von der Art der Krankheit und dem Gen, das für sie zuständig ist, bis zu viel breiter gefächerten Einflüssen wie Lebensstil, Umwelt und natürlich der Lebenserfahrungen der vorangegangenen Generationen.

Würde man sich Gene in einem Vakuum ohne all diese anderen Einflüsse anschauen, so gibt es tatsächlich einige Krankheiten, wie Sichelzellenanämie und Hämophilie, die aus spezifischen Genmutationen resultieren. Diese werden von den Wissenschaftlern monogenetische Erkrankungen genannt und die Verbindung ist eindeutig: Wenn Sie das mutierte Gen von einem Elternteil erben, bekommen Sie irgendeine Art von Krankheit.

Als nächstes finden wir auf dem Intensitätsspektrum die sogenannten Gene mit hoher Penetranz. In diese Kategorie fällt zum Beispiel das BRCA1-Gen, das mit Brust- und Eierstockkrebs in Verbindung gebracht wird. Derzeit ist das Gen im Gespräch, weil einige prominente Frauen mit dieser Mutation eine Doppelmastektomie (Entfernung beider Brüste) und sogar Oophorektomien (Entfernung der Eierstöcke) haben durchführen lassen, bevor sie an Krebs erkranken konnten. Wenn Sie dieses Gen erben, beträgt ihr Risiko während Ihrer Lebenszeit an Brustkrebs zu erkranken 60 Prozent und das Risiko für Eierstockkrebs beträgt 15 Prozent. Diese Raten sind zwar statistisch signifikant, aber es sollte auch beachtet werden, dass 40 Prozent der Frauen mit dem Gen die Krankheit nicht bekommen.

Trotzdem ist es sicher erstmal ein Schock zu erfahren, dass Sie die BRCA1-Mutation haben. Glücklicherweise funktioniert die Mehrheit der Gene, die etwas mit der Entwicklung häufiger Krankheiten zu tun haben, nicht auf diese Weise. Hunderte verschiedene Gene sind normalerweise in den Prozess involviert und jedes leistet seinen eigenen kleinen Beitrag.

Diese Krankheiten nennen die Wissenschaftler multifaktorielle Krankheiten. Man kann im Grunde sagen, dass bestimmte SNPs eine Anfälligkeit für einige Krankheiten hervorrufen. Wir konnten noch nicht alle Zusammenhänge erkennen, aber wir wissen, dass einige SNPs mit der Umwelt interagieren. In diesen Situationen hängt die Entwicklung einer Krankheit von einer Kombination aus Genen und epigenetischen Einflüssen ab.

Zu dem Zeitpunkt, an dem eine chronische Erkrankung erste Symptome zeigt, war sie schon einige Zeit latent in Ihrem Körper vorhanden. Wenn Sie zum Beispiel an koronarer Herzkrankheit leiden, so ist diese nicht einfach über Nacht aufgetaucht. Die Krankheit hat sich vielmehr über einen jahrelangen Zeitraum entwickelt und könnte das Ergebnis einer Erkrankung wie etwa einer chronischen Entzündung sein, von der die Wissenschaft zunehmend vermutet, dass sie in engerem Zusammenhang mit Herzerkrankungen steht als hohes LDL-Cholesterin. Wie viel Ihre Gene nun wirklich damit zu tun haben, ist Gegenstand einer hitzigen Debatte. Forscher haben fast 50 verschiedene genetische Verbindungen mit Herzerkrankungen aufgedeckt. Sie sind in der Lage, Risikofaktoren für koronare Herzkrankheit, wie etwa Bluthochdruck und chronische Entzündungen, mit spezifischen Variationen Ihres Genoms in Verbindung zu setzen. Aber wenn es um multifaktorielle Krankheiten wie Herzerkrankungen geht, ist der „festverdrahtete" Teil Ihres Genoms (Ihre Gene) nur ein kleiner Teil des Gesamtbilds. Was wirklich wichtig ist, ist die Programmierung – Ihr Epigenom.

Menschen, deren Mütter während des niederländischen Hungerwinters schwanger gewesen waren, hatten als Erwachsene eine doppelt so hohe Wahrscheinlichkeit, ein Herzleiden zu entwickeln. In späteren Studien stellten Forscher eine Verbindung zwischen einer Aussetzung gegenüber einer Hungersnot mit Veränderungen der Genexpression verschiedener Gene her, die für Wachstum und Stoffwechsel zuständig sind, wodurch letztendlich der Weg zu einer Herzerkrankung bereitet wurde, und zwar wahrscheinlich über den Umweg eines Diabetes. Anders gesagt: Zu dem Zeitpunkt, an dem eine Herzerkrankung erstmals auffällig wird, gibt es bereits eine lange Vorgeschichte verschiedener Faktoren.

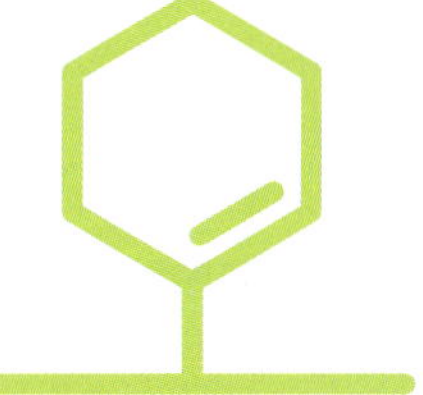

Epigenom:
Das Verbindungsnetzwerk, das unsere Gene umgibt. Anders als das feste Genom interagiert das Epigenom mit der Umwelt und stellt als Reaktion auf externe Einflüsse die Gene „lauter" oder „leiser", bzw. „an" oder „aus".

Gene und das Schlaganfallrisiko

Falls Ihr Vater einen Schlaganfall hatte, fragen Sie sich vielleicht, ob das die Wahrscheinlichkeit erhöht, dass Sie ebenfalls einen erleiden. Die kurze Antwort ist: nicht besonders. Wir wissen aus Studien zu eineiigen Zwillingen, die ja praktisch mit demselben Genom geboren werden, dass nur wenige Krankheiten wirklich genetisch vererbbar sind. Und hier kommt die lange Antwort: Ihr Vater hat die Hälfte Ihres genetischen Grundmaterials beigesteuert, was dazu führen kann, dass er Variationen bestimmter Gene an Sie weitergegeben hat, die Ihr Risiko für einen Schlaganfall erhöhen können. Darüber hinaus könnte er Ihnen epigenetische Veränderungen vererbt haben, die sich aus einem Einfluss zu sensiblen Zeitpunkten seiner eigenen Entwicklung ergeben haben, wie etwa eine Aussetzung gegenüber Giftstoffen. Viel wahrscheinlicher ist es aber, dass sich die Qualität der Schwangerschaft Ihrer Mutter und der ihrer eigenen Mutter davor Ihre Anfälligkeit für einen Schlaganfall erhöhen. Faktoren wie der Nährstoffgehalt ihrer Ernährung und wie stark belastet sie waren könnten sich ebenfalls auf Ihr Schlaganfallrisiko auswirken.

Schlaganfälle sind die zweithäufigste Todesursache weltweit. Etwa 85 Prozent sind ischämisch, was bedeutet, dass ein Blutgefäß im Gehirn durch ein Blutgerinnsel verstopft wird. Das Schlaganfallrisiko steigt mit Ihrem Alter und tritt häufiger bei Männern und bei Menschen afroamerikanischer Herkunft auf (siehe „Der Schlaganfallgürtel", Seite 61, für mehr Informationen zum Thema). Diabetes, Adipositas und hoher Blutdruck konnten mit einem erhöhten Schlaganfallrisiko in Verbindung gesetzt werden, und diese Erkrankungen steigen immer mehr an, besonders unter der jüngeren Bevölkerung. Daher sehen wir inzwischen auch ein vermehrtes Auftreten von Schlaganfällen bei Personen zwischen 15 und 49.

Einige ungewöhnliche Abweichungen in Zusammenhang mit einzelnen Genen konnten zwar mit Schlaganfällen verbunden werden, aber von einem genetischen Standpunkt aus ist das Schlaganfallrisiko über viele verschiedene Gene in Ihrem ganzen Körper verteilt. Und die Art und Weise der Genexpression dieser Gene könnte wiederum durch viele verschiedene Faktoren beeinflusst werden. Bestimmte Erkrankungen – wie zum Beispiel Bluthochdruck, Diabetes, Atherosklerose und andere Erkrankungen, die das Herz und die Blutgefäße betreffen – können Ihr Risiko einen Schlaganfall zu erleiden erhöhen. Ein unzureichendes Wachstum vor der Geburt spielt ebenfalls eine Rolle. Eine Unterentwicklung der Leber und eine schlechte Regulierung der Gerinnungsfaktoren erhöhen beide das Schlaganfallrisiko.

Viele Forschungsergebnisse weisen auf einen Zusammenhang zwischen einem gesunden Lebensstil und einem reduzierten Schlaganfallrisiko hin. Es ist also wahrscheinlich keine Überraschung, dass eine Ernährung mit der amerikanischen Standardernährung (Standard American Diet, SAD), die reich an stark verarbeiteten Nahrungsmitteln ist, das Risiko für einen Schlaganfall erhöhen kann. Mineralien wie Kalium und Magnesium wurden insbesondere mit einem reduzierten Risiko für ischämische Schlaganfälle in Verbindung gebracht, aber Mineralien werden bei der Nahrungsmittelverarbeitung verringert: Weißmehl verfügt nur über etwa 15 Prozent des Magnesiums und nicht viel mehr als 20 Prozent des Zinks, Kaliums und Eisens, das in Vollkornmehl zu finden ist.

Magnesium ist essenziell für alle wichtigen Körpersysteme, aber Experten warnen davor, dass es in der SAD kaum vorkommt. Aber die SAD ist nicht die einzige Ernährungsweise, von der bekannt ist, dass sie die allgemeine Gesundheit stark beeinträchtigt. Für mehr als die Hälfte der Weltbevölkerung, besonders für Menschen, die in Asien leben, ist Reis das Grundnahrungsmittel. Ende des 19. Jahrhunderts verbreitete sich über ganz Asien eine Krankheit, die Beriberi genannt wurde. Je nach Ausprägung der Krankheit wirkt sie sich auf das Herz- und Kreislaufsystem oder das Nervensystem aus. Die Anzahl der Erkrankten war beachtlich. Beispielsweise wurde Beriberi in Japan als Nationalkrankheit angesehen. Schlussendlich konnte Beriberi auf einen Thiaminmangel zurückgeführt werden, ein B-Vitamin, das bei der Verarbeitung von Reis verlorengeht.

Genau wie raffinierter Weizen hat weißer Reis ebenfalls viel weniger Mineralien, die mit einem verringerten Risiko für ischämische Schlaganfälle in Verbindung gebracht werden. Im Vergleich zu braunem Reis verfügt weißer Reis nur über die Hälfte des Eisens und Kaliums, etwa 25 Prozent weniger Zink und fast 75 Prozent weniger Magnesium. Es gibt zwar keine Studien, die eine Verbindung zwischen Schlaganfällen und dem Konsum von weißem Reis herstellen konnten, es ist jedoch interessant, dass Schlaganfälle die häufigste kardiovaskuläre Erkrankung in ganz Asien sind.

Viele Menschen verfügen über genetische Variationen, die die Methylierung beeinflussen, wodurch sie eine höhere Wahrscheinlichkeit für erhöhte Spiegel der Aminosäure Homocystein haben. Wenn der Homocystein-Spiegle erhöht ist, besteht eine größere Wahrscheinlichkeit für Blutgerinnsel, was wiederum das Risiko für einen ischämischen Schlaganfall erhöht. Die Vitamine B12, B6 und Folat spielen allesamt eine wichtige Rolle bei der Verstoffwechselung von Homocystein. Hervorragende Folatquellen sind zum Beispiel Blattgemüse, Hülsenfrüchte, Artischocken, Broccoli und Spargel. Vitamin B12 kommt natürlicherweise in tierischen Lebensmitteln vor, weshalb es für Veganer schwierig ist, genug B12 aufzunehmen, es sei denn, sie reichern Ihre Ernährung mit dem Vitamin an. Ein Mangel an Vitamin B12 tritt bei bestimmten Bevölkerungsgruppen wie Veganern und älteren Menschen häufiger auf. Besteht ein solcher Mangel an B12, ist eine Nahrungsergänzung mit Folsäure problematisch: Sie könnte die Symptome einer Anämie verdecken, bei der es sich um eines der ersten Warnhinweise für den Mangelzustand handelt. Dadurch könnten sich mittelfristig schwerwiegendere Erkrankungen entwickeln.

Eine andere Möglichkeit, um sich gegen einen Schlaganfall zu wappnen, ist es, mehr Nahrungsmittel zu sich zu nehmen, die die Wahrscheinlichkeit von Blutgerinnseln verringern. Dazu gehören zum Beispiel dunkelgrüne Blattgemüse, Traubensaft oder Rotwein (in Maßen natürlich), Granatapfelsaft, Tomaten, Chilischoten und Beeren. Nahrungsmittel, die reich an Omega-3-Fettsäuren (vor allem in fettreichem Fisch wie Lachs oder Forelle) und Vitamin E (wie in Vollkornhafer und -weizen) sind, tragen auch dazu bei, das Blut dünnflüssig zu halten.

Wenn Sie denken, dass Ihr Risiko für einen Schlaganfall erhöht ist und Sie ein echtes Interesse daran haben, dies zu verhindern, ist eine Ernährung mit Vollwertkost wie Obst, Gemüse und Vollkorn ein guter erster Schritt in die richtige Richtung. Diese Nahrungsmittel versorgen Sie nicht nur mit wichtigen Nährstoffen, die das Schlaganfallrisiko senken können, sondern eine Ernährung auf Pflanzenbasis kann auch Entzündungen kontrollieren, die mit vielen chronischen Erkrankungen in Zusammenhang gebracht wurden. Vom Sofa runter zu kommen ist auch eine super Idee. Die Forschung zeigt, dass regelmäßiger Sport das Schlaganfallrisiko um etwa 25 Prozent senken kann.

Wenn Sie jetzt denken, dass Sie auch einfach Nahrungsergänzungsmittel einnehmen können, statt zu einer nährstoffreicheren Ernährung zu wechseln, sollten Sie das vielleicht noch einmal überdenken. Ergänzungsmittel wie Vitamin C und B-Komplex-Vitamine sind nicht so wirksam bei der Schlaganfallprävention wie eine Aufnahme derselben Nährstoffe durch eine gesunde Ernährung. In der Natur kommen Nährstoffe nicht in isolierter Form vor wie in Ergänzungsmitteln. Es handelt sich vielmehr um Kombinationen, die zusammenarbeiten, um Ihre Gesundheit zu erhalten und Erkrankungen zu verhindern. Außerdem schafft die Aufnahme von Nährstoffen über unsere Nahrung Synergien. Verschiedene Nährstoffe interagieren mit den Organen, Geweben und Zellen, und die Nahrungsmittelkomponenten interagieren wiederum miteinander, was zu Vorzügen führt, die mehr als nur die Summe ihrer individuellen Teile sind. Anders gesagt schafft die Aufnahme von Nährstoffen über eine Vielzahl von Vollwertnahrungsmitteln einen synergetischen Effekt, der den individuellen Nutzen jedes Nahrungsmittels verstärkt.

Krankheitsentwicklung ist komplex

Eine Veranlagung für bestimmte Krankheiten könnte mit Ihrem Genom zu tun haben. Sie könnte auch das Ergebnis einer suboptimalen Organfunktion sein, da diese Organe während der fötalen Entwicklung zu kurz gekommen sind. Oder es könnte an Änderungen der Genexpression liegen, die sich als Antwort auf Umweltbelastungen in utero ergeben haben. Oder es ist eine Kombination aller drei Faktoren.

Wir wissen, dass Umweltfaktoren wie zu viel oder zu wenig Nahrung zu bestimmten Entwicklungszeitpunkten in der Kindheit oder Jugend sich auch auf Krankheitsrisiken auswirken können. Es sind vielmehr solche Bedingungen, die die meisten Menschen anfälliger für chronische Krankheiten werden lassen, als Gendefekte oder zu viele Burger mit Pommes frites. Die gute Nachricht ist, dass Anpassungen des Lebensstils, wie etwa eine bessere Ernährung und vermehrte körperliche Aktivität, dabei helfen können, dies auszugleichen.

Wieso ist unsere Ernährung so wichtig?

Das meiste, das wir über Ernährung und fötale Entwicklung vor der Jahrtausendwende wussten, ist ganz nett in einem Artikel aus dem Jahr 1998 von Dr. Alan Lucas zusammengefasst, einem Professor für Ernährung im Kindesalter an der University of London. Sein Artikel erschien im Journal of Nutrition und erklärte den klinischen und historischen Kontext der entwicklungswissenschaftlichen Ursprünge von Gesundheit und Krankheit. Zu diesem Zeitpunkt wurde klar, dass Ereignisse, die zu „sensiblen" Entwicklungsmomenten stattfinden, einen lebenslangen Einfluss auf Gesundheit und Langlebigkeit haben können.

Lucas prägte den Begriff nutritionale Programmierung und legte damit den Grundstein für etwas, das uns heute als ein grundlegender Baustein in der Anfälligkeit für Krankheiten bekannt ist. Wie gut ernährt Sie im Mutterleib waren, wird Ihre Gesundheit Ihr ganzes Leben lang beeinflussen. Oder wie Dr. Lucas in einem Artikel aus dem Jahr 2005 schrieb: „Der aktuelle Fokus der Ernährungswissenschaft will nicht mehr nur bestimmte Bedürfnisse erfüllen, sondern versucht nun, die biologischen Auswirkungen zu bestimmen, die unsere Ernährung auf unsere unmittelbare und langfristige Gesundheit haben." Das Konzept der Programmierung ist besonders interessant. Hierbei handelt es sich um die Idee, dass „ein Stimulus oder eine Beeinträchtigung während einer kritischen oder sensiblen Entwicklungsperiode einen langfristigen oder lebenslangen Effekt auf den Organismus haben kann."

FÖTALE PROGRAMMIERUNG

Hier kommt eine Zusammenfassung der Funktionsweise der nutritionalen Programmierung: Zunächst einmal spielt die Ernährung eine wichtige Rolle dabei zu bestimmen, wie gut Ihre Organe angelegt werden. Wie bereits gesagt erhält ein Baby im Bauch nicht die richtige Ernährung, wenn seine Mutter sie nicht zu sich nimmt. Als Reaktion darauf entwickelt der Fötus eine Taktik, bei der er sich entscheiden muss, welche Organe wachsen dürfen, was oft zu Ungunsten der Nieren, der Bauchspeicheldrüse und sogar des Herzens ausfällt, da das Wachstum des Gehirns am wichtigsten ist. Menschen, die mit „benachteiligten" Organen geboren werden, haben eine Prädisposition für bestimmte Krankheiten und müssen ihr ganzes Leben lang gegen diese Unausgeglichenheit ankämpfen. Das heißt nicht, dass sie diese Krankheit unbedingt bekommen werden; es bedeutet nur, dass sie sich stärker anstrengen müssen, um sie zu vermeiden. Es gibt einen alten Witz über Ginger Rogers und Fred Astaire der sagt, dass Ginger einfach nur machte, was Fred vorgab, aber rückwärts und in High Heels. Der zweitwichtigste Einfluss ergibt sich aus epigenetischen Modifikationen, die in utero entstehen. Diese Modifikationen beeinflussen die Genfunktion und sie können permanente Markierungen auf zuvor plastischen Zellen hinterlassen. Mit der Zeit können diese Veränderungen, je nach den weiteren Erfahrungen einer bestimmten Person, noch verstärkt werden. Erinnern Sie sich an die eineiigen Zwillinge (siehe „Der kuriose Fall eineiiger Zwillinge", Seite 40). Diese Individuen, die sich aus einer einzigen befruchteten Eizelle entwickelt haben, sind genetisch identisch und dennoch leiden sie nicht unbedingt an denselben Krankheiten. Forscher haben gezeigt, dass ihre Epigenome bereits im Mutterleib beginnen sich zu unterscheiden. Diese Veränderungen werden mit zunehmendem Alter der Zwillinge immer stärker sichtbar und treten am stärksten hervor, wenn sie eine Zeit lang getrennt voneinander gelebt haben.

Geneexpression

Wissenschaftler wissen, dass ein Fötus in der Entwicklung „plastisch" ist. Er passt sich kontinuierlich an seine Umstände an. Zellen leben in einer extrem dynamischen und komplexen Umgebung und Stressfaktoren wie zum Beispiel eine ungenügende Ernährung führen dazu, dass sie sich durch eine Veränderung ihrer Genexpression daran anpassen. Die Veränderungen sind von besonderer Bedeutung, wenn sie zu kritischen Zeitpunkten während der fötalen Entwicklung auftreten. Dieser Prozess ist sehr viel komplexer und schwieriger vorauszusagen als die Organbildung. Das Resultat kann jedoch langanhaltend sein und potenziell an die nächsten Generationen weitergegeben werden. Zusammen mit der Epidemiologie hilft die Wissenschaft der Epigenetik uns dabei, die Zusammenhänge zwischen Babys, die bei der Geburt gesund erscheinen, ihren Erlebnissen im Mutterleib und guter Gesundheit oder Erkrankungen im späteren Leben aufzuklären.

Analysen der Aufzeichnungen zum Niederländischen Hungerwinter haben klare Verbindungen zwischen Mangelernährung in der Schwangerschaft und der Inzidenz chronischer Krankheiten im Erwachsenenalter aufgezeigt. Neuere Forschungen, die auf diesen Daten aufbauen, haben die Auswirkungen der Hungersnot auch mit epigenetischen Veränderungen in Zusammenhang gebracht (genauer gesagt mit den Mustern der DNA-Methylierung), die bis zur Frühphase der Schwangerschaft zurückverfolgt werden können. Außer der Ernährung können noch viele weitere Umweltfaktoren die Genexpression beeinflussen, und zwar sowohl auf positive als auch auf negative Weise. Es konnten zum Beispiel epigenetische Veränderungen des Fötus mit der geistigen Gesundheit und dem sozialen Umfeld der Mutter sowie mit einer Aussetzung des Vaters gegenüber Giftstoffen in Verbindung gesetzt werden. Beide Elternteile können die fötale Entwicklung durch Tabak- und Alkoholkonsum beeinträchtigen. Überraschenderweise behält der Fötus eine Art biologische Erinnerung dieser Erfahrungen, die an zukünftige Generationen weitergegeben werden könnte.

Wie kommt es dazu? Nun, in der Schwangerschaft (wie in allen anderen Lebensphasen) passt das Epigenom sich konstant an, damit alles so reibungslos wie möglich abläuft. Normalerweise handelt es sich hierbei um kleine Anpassungen, aber sie können sich mit der Zeit anhäufen. Und manche Situationen, wie der Niederländische Hungerwinter, können katastrophale Folgen haben. Wenn die Mutter kurz vor dem Verhungern ist, besonders in den frühen Stadien der Schwangerschaft, wenn sich die Organe bilden, kann dies zu einer erheblichen systemischen Störung führen und eine Kaskade von Ereignissen mit erheblichen Auswirkungen in Gang setzen. Wie Tessa Roseboom sagt, die sich intensiv mit den niederländischen Daten beschäftigt hat, ist das Epigenom nicht nur das wahrscheinlich beste Archiv dieser vorgeburtlichen Erfahrung, sondern „ihre Auswirkungen können transgenerational weitergegeben werden, sowohl auf mütterlicher als auch auf väterlicher Seite.“

MEHR ALS NUR ERNÄHRUNG

> Einer der besten Prädiktoren für die Gesundheit von Männern und Frauen im Alter von 65 Jahren ist die Antwort auf die einfache Frage: „Geht es Ihnen gut?". Eine positive Antwort sagt eine bessere Gesundheit in den nächsten zwanzig Jahren voraus.
>
> — DAVID BARKER, NUTRITION IN THE WOMB

HABEN SIE SICH SCHON einmal gefragt, warum bestimmten Nationen bestimmte Persönlichkeitszüge nachgesagt werden? Denken Sie nur einmal an die charmanten Iren, die friedliebenden Schweden und die pünktlichen Deutschen, um nur drei zu nennen. Gesellschaftliche Normen spielen sicher eine wichtige Rolle, genauso wie andere Faktoren wie z. B. selektive Migration. Das bedeutet, dass Menschen mit ähnlichen Attributen entscheiden, sich an ähnlichen Orten niederzulassen, was dann wiederum ihren Charakter zementiert. Aber auch andere Elemente könnten eine Rolle spielen – z. B., was Sozialwissenschaftler „soziale Ansteckung" nennen. Hierbei handelt es sich um das Phänomen, dass Menschen mit der Zeit den Menschen, mit denen sie sich umgeben, immer ähnlicher werden.

Es ist nicht überraschend, dass Ihre Lebenserfahrungen Ihre Persönlichkeit formen. Wir verstehen diesen Mechanismus zwar noch nicht ganz, aber wir wissen beispielsweise, dass unsere Erfahrungen die Entwicklung unseres Gehirns beeinflussen. Im Prinzip modifizieren Ihre Erfahrungen Ihre Genexpression, wodurch die Körpersysteme auf eine Weise neu kalibriert werden, die lebenslange Effekte haben kann, und zwar auch auf die Persönlichkeit und das körperliche Wohlbefinden. Das wirft die Frage auf: Wenn große Gruppen von Menschen über eine lange Zeitspanne dieselben Erfahrungen haben, beginnen Sie dann, dieselben Persönlichkeitszüge zu zeigen? Und wirkt sich das auf die Gesundheit und das Wohlbefinden der gesamten Gruppe aus? Neue Erkenntnisse legen nahe, dass die Antwort „Ja" lautet.

NEGATIVE ERFAHRUNGEN

Aber beginnen wir doch am Anfang. Ein umfangreicher Korpus an Forschungsarbeiten verbindet widrige Erlebnisse im frühkindlichen Alter mit schlechter Gesundheit in der Zukunft. Zum Beispiel können die hohen Raten von Schlaganfällen in bestimmten Gebieten im Süden der Vereinigten Staaten mit langen Perioden sozialer und wirtschaftlicher Widrigkeiten in Verbindung gesetzt werden, die nach dem Bürgerkrieg eingesetzt haben (siehe „Der Schlaganfallgürtel“, Seite 61). Dieses Phänomen fällt in einen wissenschaftlichen Bereich, der als die „sozialen Ursprünge von Krankheiten“ bekannt ist. Die Adverse Childhood Experiences Study (Studie zu negativen Kindheitserfahrungen) aus dem Jahr 2014, ein großes Forschungsprojekt in den Vereinigten Staaten, untersuchte diesen Bereich. Im Laufe von fast 20 Jahren haben Wissenschaftler mehr als 17.000 Erwachsene interviewt, um sie zu ihren Erfahrungen zu Missbrauch, Vernachlässigung und häuslicher Gewalt zu befragen. Wie es uns an diesem Punkt wahrscheinlich nicht mehr überrascht, fanden sie heraus, dass frühe Traumata einen starken Einfluss sowohl auf die körperliche als auch die geistige Gesundheit hatten. Sie fanden ebenfalls heraus, dass die Auswirkungen solcher Erfahrungen vom Umfang derselben abhängen: Je mehr negative Kindheitserfahrungen (NKE) die Befragten erlebt hatten, desto schlechter war ihr Gesundheitszustand im Erwachsenenalter. Viele Krankheiten konnten mit diesen frühen Erlebnissen in Verbindung gebracht werden, von chronisch obstruktiver Lungenerkrankung und Hepatitis bis hin zu Depressionen und Suizid. Wie gesagt: Je mehr NKE, desto stärker die Auswirkungen. Wenn die NKE z. B. auf einen Score von sieben oder mehr anstiegen, verdreifachte dies das Risiko der Befragten, im Laufe ihres Lebens Krebs oder ischämische Herzerkrankungen zu bekommen.

Was hat das Ganze jetzt mit gesellschaftsbasierten Persönlichkeitszügen zu tun? Schauen wir uns einmal eine neue Studie an, die Daten aus England und Wales untersucht hat. Die Forscher fanden heraus, dass eine verlängerte Notsituation, die sich aus einem Wohnsitz in bestimmten Regionen dieser Länder ergab, einen Einfluss auf die Persönlichkeiten der gesamten Bevölkerung hatte.

Das Erbe der Kohle

Die Ursprünge der Industriellen Revolution sind im frühen 19. Jahrhunderts in ländlichen Gebieten Englands zu finden. Die Industrialisierung verbreitete sich rasend schnell, Fabriken entstanden überall und die zuvor ländliche Umgebung war nun durchsetzt mit Geysiren aus Rauch und Dampf. Mit künstlerischer Voraussicht hielt der Dichter William Blake das Rätselhafte dieses Fortschritts in seinem Gedicht „Jerusalem“ fest, das später als eine Hymne bekannt wurde. Die Interpretation seines Werks wird zwar heiß diskutiert, aber es ist dennoch wahrscheinlich, dass die „dunklen satanischen Mühlen“, die er in seinem Gedicht erwähnt, sich auf die ausgebrannten Ruinen der Albion Mühle in seiner

Nachbarschaft bezogen. Das Bild des schwarzen Wracks, die Verderbnis des zuvor „weißen Lamms", könnte seine Vorstellung geformt haben, die Mühlen mit der Hölle in Zusammenhang zu bringen. Zu Blakes Zeiten hatten die Menschen gerade mit dem jahrhundertelangen Prozess der Abwanderung in die industriellen Zentren auf der Suche nach einem besseren Leben begonnen. Das Problem war, dass sie dadurch den widrigen Lebensumständen, die sie hinter sich zu lassen versuchten, nicht entkommen konnten. Ganz im Gegenteil. Zu großen Teilen ließen sie ihr Landleben hinter sich, um eine neue Identität zu begründen: die Arbeiterklasse. Und nicht nur ihr eigenes Leben war noch immer von Schwierigkeiten gezeichnet. Auch ihre Nachkommen würden noch ein schweres Leben haben. Die Arbeiter, die in die Gegenden Großbritanniens zogen, die zu Zentren der Kohleindustrie wurden, setzten einen Prozess in Gang, der bei der Ausformung unserer heutigen Gesellschaft half. Für fast ein ganzes Jahrhundert erlitt die neue Arbeiterklasse schwerwiegende soziale und wirtschaftliche Benachteiligungen. Die Menschen zogen in diese Regionen, um in den Fabriken zu arbeiten, und als die Kohleindustrie nach und nach zerfiel, wurden sie arbeitslos. Nach kurzer Zeit lebten sie in einer Region, die in einem Artikel, der 2017 im *Journal of Personality and Social Psychology* veröffentlicht wurde, als „eine der wirtschaftlich am stärksten benachteiligten Gegenden in den Industriestaaten" beschrieben wurde. Leider betraf diese schwierige Situation nicht nur die Menschen selbst. Viele ihrer Nachkommen leben immer noch mit den Spätfolgen. Die Autoren des Artikels nennen dies „das versteckte Erbe der Kohle". Die Studie, die den Namen „Im Schatten der Kohle" trägt, konnte „langanhaltende psychologische Konsequenzen, die das Wohlbefinden der heutigen Bewohner der alten Kohleregionen beeinflussen" identifizieren. Die Wissenschaftler untersuchten einen umfangreichen Korpus an Forschungsergebnissen, die chronische wirtschaftliche Schwierigkeiten mit Wohlbefinden und Gesundheit in Zusammenhang bringt, und stellten fest, das psychische Probleme in den betroffenen Regionen stark verwurzelt sind. Dies zeigt sich nicht nur im eigentlichen Gesundheitszustand der Menschen, wie die Forscher betonten, sondern auch in Persönlichkeitszügen, die mit dem Wohlbefinden zu tun haben. Ganz allgemein ausgedrückt kann man sagen, dass die Menschen, die über die Jahre in diesen Regionen blieben, hohe Punktzahlergebnisse für Marker haben, die mit negativen psychischen Zuständen zusammenhängen. Diese Marker wurden mit Persönlichkeitszügen in Verbindung gebracht, die Psychologen nutzen, um allgemeine Dimensionen einer Personalität zu bestimmen, wie etwa die Unfähigkeit mit Problemen zurechtzukommen (was die Wahrscheinlichkeit für Angstzustände und Depressionen erhöht), schlechte Organisationsfähigkeiten und niedrigere Lebenszufriedenheit. Im Großen und Ganzen korrelieren sie mit einem allgemeinen Fehlen psychischen Wohlbefindens und sie beeinflussen viele verschiedene sozioökonomische Gesundheitsfaktoren, unter anderem die Lebenserwartung.

Die Autoren der Kohlestudie konzentrierten sich auf Regionen in England und Wales, weil diese Aufzeichnungen ihnen eben vorlagen. Sie wiesen aber auch darauf hin, dass es recht wahrscheinlich ist, dass sich Ähnliches finden würde, würde man Industrieregionen in anderen Teilen der Welt untersuchen, wie etwa das Ruhrgebiet in Deutschland oder Teile Chinas. Vergleichbare historische Daten waren zwar für die Vereinigten Staaten nicht vorhanden, aber durch die Untersuchung anderer Marker stellten sie fest, dass dasselbe Problem auch im sogenannten Rust Belt (Rostgürtel) in den USA vorliegt.

BESTIMMENDE FAKTOREN UNSERER GESUNDHEIT

Die Vorstellung, dass wirtschaftliche und soziale Konditionen die Gesundheit beeinflussen, wird seit Jahrzehnten diskutiert und inzwischen von einem umfassenden Korpus an Forschungsarbeiten gestützt. Wir wissen, dass unser Wohlbefinden mit Faktoren wie Einkommen, Bildung, Sozialsystem und Arbeitsbedingungen zusammenhängt. Auch die ethnische Abstammung und Zugehörigkeit oder eine Aussetzung gegenüber Giftstoffen können wir nicht außer Acht lassen. Zusammen beeinflussen diese einzelnen Marker unser Leben und das hat einiges mit unserem körperlichen und mentalen Gesundheitszustand zu tun. Auch die Politik hat einen Einfluss, denn sie wirkt sich auf Faktoren wie Bildung, frühkindliche Entwicklung, Nahrungsmittelsicherheit und Zugang zum Gesundheitssystem aus.

Alle unsere Lebenserfahrungen sind einflussreich, aber die aktuellen Erkenntnisse zeigen, dass es nicht nur um uns selbst geht. Ihre Erfahrungen können verändern, wie sich Ihre Gene verhalten. Und diese Veränderungen können vererbbar sein, das heißt, Sie geben Sie an Ihre Kinder weiter. Nehmen Sie nur einmal Stress. Zahlreiche Studien, sowohl an Tieren als auch an Menschen, haben gezeigt, dass gestresste Mütter ihre Stressreaktionen an den Nachwuchs weitergeben. Die Resultate umfassen weitreichende Veränderungen der Genexpression und sich daraus ergebende Belastungsreaktionen in der Nachkommenschaft. Wie Kent Thornburg mir sagte, unterstützen epidemiologische Daten nun die Idee, dass sozialer Stress während der Schwangerschaft genauso schädlich für den Fötus ist wie eine Belastung aufgrund der Ernährung. Leider sind beide Negativfaktoren oft bei derselben schwangeren Frau vorhanden.

Gestresst

Kommen Sie manchmal einfach nicht über bestimmte Dinge hinweg? Es kann in der Tat sein, dass Sie negativen Erfahrungen gegenüber einfach verletzlicher sind als Ihr bester Freund oder Ihre beste Freundin oder sogar als Ihre Geschwister. Verschiedene Dinge, die geschahen, als Sie sich noch im Mutterleib befanden, oder auch zu anderen wichtigen Zeitspannen in Ihrem Leben könnten Sie körperlich beeinflusst haben. Dies könnte sich z. B. auf die Entwicklung Ihres Gehirns auswirken oder auf die Expression bestimmter Gene, die mit Ihren allostatischen Systemen, wie die Experten das nennen, zu tun haben. Diese umfassen Ihr Nerven-, Hormon- und Immunsystem, die alle anfällig für Stress sind. Wenn diese Regulatoren aus der Bahn geraten, kann das Einiges damit zu tun haben, warum Sie mit Ihren Emotionen vielleicht mehr zu kämpfen haben als andere. Man kann tatsächlich sagen, dass manche Menschen einfach widerstandsfähiger sind als andere, und Psychologen bestätigen inzwischen, dass dies wahrscheinlich außerhalb unserer Kontrolle liegt.

Egal ob kurz aber akut oder chronisch und langanhaltend: Stress wirkt sich auf bestimmte Hormone aus, wie etwa auf das Cortisol. Wenn eine Frau schwanger ist, wird der Cortisolspiegel, der in ihrer Nebenniere produziert wird, in den Blutkreislauf ausgeschüttet und durch die Plazenta an den Fötus weitergegeben. Es ist bekannt, dass ein erhöhter Cortisolspiegel der Mutter den sich entwickelnden Fötus beeinträchtigt, und auch wenn diese Auswirkungen bei der Geburt vielleicht noch nicht spürbar sind, wissen wir, dass sie langanhaltend sein werden. Wahrscheinlich können sie auch an die nächste Generation weitergegeben werden.

Die Auswirkungen traumatischer Ereignisse

Über die Jahre haben Wissenschaftler Teile der Helsinki Birth Cohort Study (siehe Seite 24) analysiert, um verschiedene gesundheitsbezogene Zustände zu untersuchen, darunter auch die Auswirkungen der Winterinvasion Finnlands durch russische Truppen im Jahr 1939. Die Finnen kämpften tapfer, waren den Angreifern aber zahlenmäßig unterlegen und es gab viele Tote. Die Forscher verglichen 167 Kinder, deren Väter getötet worden waren, als die Mutter schwanger war, mit 168 Kindern, die schon auf der Welt, aber noch jünger als ein Jahr waren, als ihre Väter starben. Sie fanden viel höhere Raten von Schizophrenie und Verhaltensstörungen bei den Kindern, die noch im Mutterleib waren, als ihre Väter starben.

Ein ähnliches Muster konnte in einer Studie zu den Auswirkungen des arabisch-israelischen Sechstagekriegs von 1967 identifiziert werden. Dort fanden die Forscher heraus, dass der Nachwuchs von Frauen, die zu jenem Zeitpunkt im zweiten Monat schwanger waren, eine zwei- bis dreimal so hohe Wahrscheinlichkeit hatten, als Erwachsene Schizophrenie zu entwickeln. Und es geht noch weiter: Es gibt Hinweise darauf, dass Frauen noch nicht einmal schwanger sein müssen, um Traumaerfahrungen an ihren Nachwuchs weiterzugeben. Eine Studie von 2017 untersuchte den Nachwuchs von finnischen Frauen, die im Zweiten Weltkrieg als Kinder nach Schweden evakuiert worden waren. Es stellte sich heraus, dass deren weibliche Nachkommen eine doppelt so hohe Wahrscheinlichkeit hatten, eine psychiatrische Erkrankung zu bekommen, und eine viermal so hohe Wahrscheinlichkeit für bipolare Störungen oder Depressionen hatten als eine Kontrollgruppe, deren Mütter nicht umgesiedelt worden waren. Hierbei handelt es sich um eine Studie mit mehr als 45.000 Kindern, die im *Journal of the American Medical Association* (*JAMA*) veröffentlicht wurde und die außerdem bedeutende Unterschiede zwischen den Geschlechtern aufdecken konnte. Es war nicht nur so, dass die männlichen Kinder umgesiedelter Mütter nicht dieselben psychischen Probleme bekamen, sondern sowohl männliche als auch weibliche Kinder von Vätern, die als Jungen evakuiert worden waren, zeigten ebenfalls keinerlei Nachwirkungen dieser Erfahrung. Natürlich ist ein Krieg nicht die einzige Katastrophe, die einem Menschen widerfahren kann. Heutzutage sind Naturkatastrophen wie Waldbrände, Erdbeben und Hurrikans immer häufiger, und auch sie hinterlassen einen Pfad der Zerstörung. Neben persönlichen Verletzungen und Todesfällen konnten Naturkatastrophen mit

Ernährung und Stress

Vielleicht können Sie nicht auf alles Einfluss nehmen, das Sie überwältigt, aber Sie können Ihrem Körper dabei helfen, die negativen Auswirkungen von Stress zu kontrollieren, indem Sie sich gesund und vollwertig ernähren. Zunächst einmal sind Ihr Verdauungstrakt und Ihr Gehirn so eng miteinander verbunden, dass der Darm manchmal als das zweite Gehirn bezeichnet wird (siehe Seite 275). Die Forschungen hierzu sind noch in der Anfangsphase, aber wir wissen bereits, dass eine gesunde Ernährung Ihnen dabei helfen kann, ausgeglichen zu bleiben, indem sie zur Versorgung der nützlichen Bakterien in Ihrem Darm beiträgt. Wir wissen auch, dass bestimmte Nährstoffe die Fähigkeit des Körpers, mit Stress umzugehen, fördern. Zum Beispiel sind Vitamine wie Folat und bestimmte B-Vitamine für die DNA-Methylierung notwendig, was wiederum die Expression bestimmter Gene beeinflussen kann, die mit Ihrer Stressreaktion zusammenhängen.

Essen Sie regelmäßig

Wenn Sie den Stress wirklich in den Griff bekommen wollen, überspringen Sie keine Mahlzeiten. Essen Sie ein kräftiges Frühstück mit nährstoffreicher Vollwertnahrung, um den Blutzuckerspiegel über den ganzen Tag ausgeglichen zu halten. Ist Ihr Blutzucker unausgeglichen, reagiert Ihr endokrines System, indem es die Hormonproduktion, zum Beispiel von Insulin und Cortisol, anpasst, was zu einem wahren Teufelskreis führen kann. Ein hoher Spiegel dieser Stresshormone kann Ihr Empfinden, unter Druck zu stehen, noch verschlimmern und Ihre Widerstandsfähigkeit verringern, wodurch Sie wiederum anfälliger für neue Stressfaktoren werden. Wenn wir schon beim Frühstück sind: Schon eine einzige Tasse Kaffee (oder noch mehr) ist wahrscheinlich eine eher schlechte Idee. Kaffee enthält sehr viel Koffein, was die Spiegel von Cortisol und anderen Stresshormonen bei sensiblen Personen erhöht. Es regt auch die Säureproduktion im Magen an und kann zu Irritationen der Speiseröhre führen, besonders, wenn der Kaffee auf leeren Magen getrunken wird. Wenn Ihre Hormone vom vielen Stress sowieso schon verrückt spielen, verschlimmert der Konsum mehrerer Tassen Kaffee über den Tag verteilt das Problem noch weiter. Kaffee trägt zu einer wahren Achterbahnfahrt von Gemütsschwankungen und Energiehoch und -tiefs bei. Dieser Effekt kann Sie auch nachts noch beeinträchtigen und einen tiefen, erholsamen Schlaf unmöglich machen (und auch der Schlaf an sich hilft Ihnen gegen Stress). Vielleicht haben Sie von den kürzlich veröffentlichten Studien gehört, die besagen, dass drei bis fünf Tassen Kaffee am Tag Ihr Risiko, an Typ-2-Diabetes oder Herzerkrankungen zu sterben, senken kann. Dieser Vorteil könnte mit Polyphenolen zusammenhängen, Chemikalien, die auf natürliche Weise in der Kaffeepflanze vorkommen. Diese Substanzen verringern zwar bekannterweise Entzündungen (die auch mit Stress zu tun haben), aber wenn Sie an chronischem Stress leiden, ist es sinnvoller, Getränke zu wählen, die auch über die gesunden Polyphenole verfügen, aber nicht so viel Koffein beinhalten, wie zum Beispiel grüner oder schwarzer Tee oder koffeinfreier Kaffee.

Eine ausgeglichene Ernährung für bessere Laune

Eine weitere Strategie, um mit Stress besser zurechtzukommen, besteht darin, bei jeder Mahlzeit Proteine, Fett und Ballaststoffe zu sich zu nehmen, vor allen Dingen beim Frühstück. Diese „langsamen Brennstoffe“ helfen Ihnen nicht nur, Ihren Blutzuckerspiegel auszugleichen, sondern stellen Ihnen auch Ernährungsbausteine zur Verfügung, die in Neurotransmitter umgewandelt werden und Ihre Stimmung verbessern. Qualitativ hochwertige Proteinquellen – wie Fleisch, Geflügel, Fisch, Eier, Hülsenfrüchte (einschließlich Erdnussbutter) und Milchprodukte – sind reich an der Aminosäure Tyrosin, die Dopamin herstellt, ein Neutrotransmitter, der Nachrichten an Ihr Gehirn weitergibt und Sie motiviert, konzentriert und positiv werden lässt.

Gesunde Fette, wie Omega-3-Fettsäuren, sind auch gemütsfreundliche Nährstoffe, die Ihnen helfen, Stress besser zu bewältigen und Depressionen in Schach zu halten. Leider sind diese Fette in der westlichen Ernährung spärlich gesät. Die beste Quelle für Omega-3-Fettsäuren sind fetthaltige Fischsorten wie Lachs, Sardinen und Kabeljau. Achten Sie darauf, Omega-3-Fette in Ihre Ernährung aufzunehmen. Wenn fette Fischsorten keine Option sind, versuchen Sie es vielleicht einmal mit pflanzlichen Quellen wie Chia und Leinsamen, die sie ganz einfach in Ihrem allmorgendlichen Smoothie verstecken können. Heutzutage sind auch Proteinpulver auf Pflanzenbasis, die Omega-3 beinhalten, leicht erhältlich. Sie können Smoothies oder Backwaren hinzugefügt werden, um Proteine und andere wichtige Nährstoffe zu liefern.

Komplexe Kohlenhydrate werden seit langem mit guter Laune in Zusammenhang gebracht (ganz anders als ihre nährstoffarmen raffinierten Verwandten). Unter anderem helfen sie Ihrem Körper dabei, Serotonin herzustellen, eine hirn- und nervensystemfreundliche Chemikalie, die als Antidepressivum gut bekannt ist. Serotonin wird oft als „Gute-Laune-Neurotransmitter" bezeichnet und hilft Ihnen sich entspannt und ruhig zu fühlen. Es unterdrückt auch auf natürliche Weise das Hungergefühl. Wenn Sie hochwertige Proteine zu sich nehmen, hilft das Ihrem Körper bei der Serotoninherstellung, genauso wie die essentielle Aminosäure Tryptophan.

Viele Vollkornprodukte sind besonders gute Quellen für Tryptophan. Deshalb ist es eine gute Idee, Ihren Tag mit einer Schüssel Vollkornzerealien oder einer schönen Scheibe Vollkornbrot zu beginnen. Um gesund weiterzumachen, genießen Sie später am Tag Vollkornnudeln, grobkörniges Maismehl oder nährstoffreiches stärkehaltiges Wurzelgemüse wie Süßkartoffeln oder Karotten. Vermeiden Sie raffinierte Getreide- und Mehlsorten, die in den meisten Keksen, Kuchen und Broten enthalten sind. Sie können Ihre Stimmung kurzzeitig verbessern, sind jedoch mit langfristigen Kosten verbunden.

HUNGERATTACKEN

Wo wir gerade von kurzzeitig wirksamen Gemütsverbesserern sprechen: Falls Sie sich gestresst fühlen und Heißhungerattacken auf süße oder fettreiche Nahrungsmittel wie Schokoladenkekse oder Chips bekommen – womöglich sogar mitten in der Nacht – dann sind Sie damit nicht allein. Studien haben gezeigt, dass bekümmerte Menschen (und Tiere) sogenannte „überschmackhafte" (hyperpalatable) Nahrungsmittel bevorzugen, sogar dann, wenn sie gar nicht hungrig sind. Nahrungsmittel, die reich an Zucker, Mehl, Salz und Fett sind, stimulieren das Belohnungssystem im Gehirn. Das bedeutet, Sie bieten Ihnen eine leicht zugängliche Form der Selbstmedikation, wenn Sie sich gestresst fühlen. Der mit dem Pulitzer-Preis ausgezeichnete Journalist Michael Moss unterstreicht in seinem Buch Das Salz-Zucker-Fett-Komplott: Wie die Lebensmittelkonzerne uns süchtig machen, dass die großen Unternehmen in der Nahrungsmittelherstellungsindustrie sehr wohl über Ihre Anfälligkeit Bescheid wissen und hart daran arbeiten, damit Geld zu verdienen. Im Laufe der letzten fünfzig Jahre haben die Hersteller verarbeiteter Lebensmittel Ihre Produkte mit Vorsatz derart manipuliert, dass sie genau den Punkt erreichten, an dem Textur und Geschmack Sie dazu verleiten, immer mehr zu wollen (siehe „Esssucht", Seite 148, für mehr Informationen zu dem Thema).

WARUM WIR SO AUF JUNK FOOD STEHEN

Chronischer Stress macht Sie anfälliger für die Verlockungen von Junk-Food, und jetzt erkläre ich Ihnen auch, wieso das so ist: Akuter Stress ist eine kurzfristige Angelegenheit; er ist eine Direktantwort auf eine unmittelbar bevorstehende Bedrohung. Wenn Ihr Gehirn diese Bedrohung spürt, sendet es Signale an Ihre Nebennieren (die hormonproduzierenden Drüsen, die auf Stress reagieren), damit diese Adrenalin ausschütten, was den Appetit (und die Libido) herunterfährt. Ihr Gehirn arbeitet für Sie, indem es die Ressourcenverteilung im Körper, wie etwa den Blutfluss oder den Energieverbrauch, anpasst, damit Sie sich besser auf die Situation einstellen können. Und das funktioniert ganz gut, solange der Stress nur kurzfristig ist. Das Problem entsteht, wenn der Stress andauert und chronisch wird, denn dann wird die Kommunikation zwischen Ihrem Gehirn und Ihren Nebennieren aus der Bahn geworfen. In diesem Fall könnten Sie sich in einem kontinuierlichen

Kampf gegen Heißhungerattacken auf süße, fettige Nahrungsmittel wiederfinden. Ihr Gehirn erledigt immer noch seine Arbeit, indem es auf Stresssignale reagiert, aber es hat einen Kurzschluss im System gegeben, der nun dazu führt, dass Sie die angenehme Erfahrung dieser Speisen suchen. Chronischer Stress verändert auch die Art und Weise, auf die Ihr Gehirn Serotonin und Dopamin aufnimmt, die sich auf den Gemütszustand, die Motivation und das Behagen auswirken. Wenn Sie gestresst sind, ist es nicht ungewöhnlich, depressive oder Angstzustände zu erleiden. „Frustessen" ist schon ein passender Ausdruck. Süßes, wie Kuchen, Kekse und Eiscreme führen zu einem tatsächlichen Wohlgefühl im Gehirn und erzeugen eine kurzfristige Erleichterung, wenn Sie sich betrübt, einsam oder ängstlich fühlen. Vielleicht bemerken Sie auch, dass sich Ihr Schlafmuster verändert: Sie schlafen schlecht oder wachen morgens zu früh auf. Für viele Menschen führt zu wenig oder schlechter Schlaf zu einem Teufelskreis von Heißhungerattacken, die dazu führen, dass sie zu viele süße, fettige und nährstoffarme Nahrungsmittel zu sich nehmen.

Nährstoffe und Stress

Bestimmte Mikronährstoffe helfen Ihrem Körper dabei, sowohl mit den körperlichen als auch den mentalen Auswirkungen von chronischem Stress zurechtzukommen. Zum Beispiel konnte in Studien gezeigt werden, dass eine hohe Aufnahme von Vitamin C (mindestens 1.000 mg am Tag) dabei helfen, Stress besser auszuhalten. Wenn Sie diese Menge an Vitamin C zu sich nehmen wollen, brauchen Sie wahrscheinlich ein Ergänzungsmittel. In diesem Fall sollten Sie sich mit medizinischen Fachpersonen absprechen. Versuchen Sie es auch einmal mit natürlichen Vitamin-C-Quellen, wie zum Beispiel Camu-Camu-Beeren, die auch noch über viele andere Nährstoffe verfügen, die zusammen für eine gute Gesundheit sorgen. Die Verbindung zwischen einem Folatmangel und Depressionen sind in der psychiatrischen Gemeinde wohl bekannt. Es ist zwar nicht ganz klar, ob das fehlende Folat zur Depression führt oder andersherum, aber eine folatreiche Ernährung oder ein Ergänzungsmittel mit Folsäure (etwa 400 mcg täglich) kann Ihnen dabei helfen, einer Depression vorzubeugen oder diese besser zu überstehen. (Falls Sie an einem Vitamin-B12-Mangel leiden, denken Sie bitte daran, dass ein Folsäure-Ergänzungsmittel Ihnen schaden könnte). In manchen Gegenden werden Nahrungsmittel wie Brot, Getreide und Nudeln mit Folsäure angereichert. Es ist jedoch wahrscheinlich, dass diese Produkte aus raffinierten Getreiden hergestellt werden, die nicht zu empfehlen sind. Falls notwendig, nehmen Sie ein Folsäureprodukt zu sich, oder noch besser, achten Sie bewusst auf eine folatreiche Ernährung. Gute Nährstoffquellen für Folat sind zum Beispiel dunkle Blattgemüse, Zitrusfrüchte, Hülsenfrüchte, Nüsse und Samen. Niedrige Zinkspiegel stehen auch im Zusammenhang mit Depressionen. Kürbiskerne, rotes Fleisch und Austern können für die tägliche Zinkzufuhr in der Nahrung sorgen. Magnesium ist ein weiterer Nährstoff, der besonders wertvoll ist, wenn Sie mit Stress zurechtkommen müssen. Stress verbrennt die Magnesiumquellen Ihres Körpers (dasselbe passiert, wenn Sie Alkohol trinken). Immer wieder bestätigen Studien, dass eine erhöhte Magnesiumzufuhr im Zusammenhang mit einer Verbesserung verschiedener Gemütsstörungen, von Depressionen und Angstzuständen bis zu Schlafstörungen, steht. Magnesium hilft auch dabei, die angespannten Muskeln, die mit chronischem Stress ebenfalls einhergehen, zu entspannen. Magnesiumreiche Nahrungsmittel umfassen dunklen Spinat, Mangold, Kürbiskerne, Mandeln, schwarze Bohnen, Avocados und dunkle Schokolade (die außerdem Kakaoflavanole enthalten, die die geistige Funktionsfähigkeit in stressigen Momenten verbessern können). Vollkornprodukte, wie Vollkornreis, Buchweizen und die „alten" Getreidearten (einschließlich Amaranth, Hirse und Quinoa), sind auch eine gute Option, wenn Sie gegen Stress kämpfen. Zusätzlich zu Magnesium verfügen sie über Anti-Stress-Verbindungen wie Folat, Zink und viele andere hilfreiche Nährstoffe, die alle synergetisch zusammenarbeiten, um für Ihr Wohlbefinden zu sorgen. Wenn Sie eine Ernährung auf Grundlage vieler verschiedener nährstoffreicher Nahrungsmittel zu sich nehmen, ist dafür gesorgt, dass Ihr Bedarf an Nährstoffen langfristig abgedeckt ist.

einem breiten Spektrum negativer Auswirkungen auf die Gesundheit in Verbindung gebracht werden, unter anderem mit dem Ausgang von Schwangerschaften. Es ist z. B. bekannt, dass die Anzahl von Frühgeburten während eines Hurrikans ansteigen. Offensichtlich hat dies mit einem Abfall des Luftdrucks zu tun, was Wehen hervorrufen kann. Es gibt außerdem zwei Studien, die die Effekte verschiedener Erdbeben untersuchten und eine klare Verbindung zwischen dem Stress des Ereignisses und einem verfrühten Geburtsbeginn herstellen konnten. Beide bestätigen, dass diejenigen Frauen, die am wahrscheinlichsten eine Frühgeburt haben, die sind, die zur Zeit des Erdbebens noch im ersten Schwangerschaftstrimester waren, und eine konnte zeigen, dass sie Babys mit einem etwas geringeren Geburtsgewicht zur Welt brachten, auch wenn die Babys vollständig ausgetragen wurden.

DAS AUSMASS WIRKT SICH AUF DEN EFFEKT AUS

Extremen Wetterbedingungen ausgesetzt zu sein, ist Stress. Eine Studie aus dem Jahr 2008 – basierend auf der Erkenntnis, dass die Dosis negativer Erfahrungen ihren Wirkungsgrad beeinflusst – ergab, dass die Schwere des Sturms der Schlüsselfaktor für das Ausmaß von gesundheitlichen Beeinträchtigungen ist. Die Studie definierte eine „hohe Hurrikan-Aussetzung" als drei oder mehr zermürbende Erfahrungen, wie die Gefährdung des eigenen Lebens oder große Schäden am eigenen Haus. Danach wurden die Daten für verschiedene Variablen angepasst. Die Forscher fanden heraus, dass Frauen, die während Hurrikan Katrina schwanger gewesen oder kurz danach schwanger geworden waren und dem Hurrikan massiv ausgesetzt waren, ein erhöhtes Risiko für Frühgeburten und Kinder mit niedrigem Geburtsgewicht hatten. Die Frauen mit hoher Hurrikan-Aussetzung litten wahrscheinlicher an einer posttraumatischen Belastungsstörung (PTBS) als Frauen, die weniger stark betroffen waren (13,8 Prozent im Vergleich zu 1,3 Prozent), und die Häufigkeit der Babys mit zu niedrigem Geburtsgewicht war höher bei Frauen mit PTBS (23,1 Prozent) als bei Frauen ohne PTBS (9,1 Prozent). Eine andere Studie, die die Auswirkungen von Hurrikan Sandy untersuchte, bestätigte diese Ergebnisse. Sie konnte auch zeigen, dass langfristige Gesundheitsbeeinträchtigungen damit zusammenhingen, wie intensiv die Menschen den Sturm erlebt hatten. Diejenigen, deren Erfahrung stärker gewesen war, litten wahrscheinlicher an Depressionen, Angstzuständen und PTBS. In dieser Studie war die Unterbringung ein Schlüsselindikator für langfristige Leiden. Menschen, die bei Familie und Freunden Unterschlupf fanden, entwickelten weniger wahrscheinlich PTBS als solche, die in öffentlichen Notunterkünften untergebracht wurden.

Posttraumatische Belastungsstörung

Rachel Yehuda, Professorin für Psychiatrie und Neurowissenschaft am Mount Sinai Medical Center in New York City, ist Expertin für PTBS. Das Interesse an diesem Thema entstand während ihrer Arbeit mit Überlebenden des Holocausts. Als Doktorandin interessierte sie sich für Studien, die eine Verbindung zwischen Stresshormonen und der Entwicklung des Gehirns aufgedeckt hatten. Mit dem Plan, ihre Forschungsarbeiten aus dem Labor heraus in die Öffentlichkeit zu bringen, gründete sie in den frühen 1990er Jahren eine Klinik für Holocaust-Überlebende. Stellen Sie sich einmal ihre

Überraschung vor, als auch einige der erwachsenen Kinder der Patienten vorstellig wurden. Genau wie ihre Eltern hatten viele von ihnen Symptome einer PTBS wie Schlafstörungen und Alpträume.

Dieses Erlebnis weckte ihre Neugier, Dr. Yehuda begann sich zu fragen, ob PTBS vielleicht erblich sei. Wurden biologische Veränderungen traumatisierter Eltern auf unbekannte Weise an ihre Kinder weitergegeben? Kann der Körper sich irgendwie an ein Trauma erinnern? Am 11. September 2001, als die Türme des World Trade Centers von Terroristen angegriffen wurden, war Dr. Yehuda Leiterin der Traumatic Stress Studies Division am Mount Sinai. Nach der Attacke wurde die Klinik von Anrufen überflutet, unter anderem von schwangeren Müttern. Sie bat 38 werdende Mütter, an einer Studie über die Auswirkungen der Erlebnisse während des Anschlags teilzunehmen.

WIDERSPRÜCHLICHE ERGEBNISSE

Ihre Ergebnisse waren in mancher Hinsicht überraschend. Zum einen entwickelten nicht alle Teilnehmerinnen eine PTBS; einige waren schlicht widerstandsfähiger als andere. Zum anderen waren die Cortisolspiegel in der Gruppe, die PTBS entwickelte, überraschend. Wie bereits erwähnt, ist Cortisol ein Stresshormon, und in belastenden Situationen sollte der Cortisolspiegel erfahrungsgemäß ansteigen. Die Frauen, die PTBS bekamen, hatten aber vielmehr einen niedrigeren Cortisolspiegel als einen erhöhten. Den Zusammenhang zwischen dem Cortisolspiegel und PTBS zu erkennen, war ein riesiger Schritt, um die Erkrankung besser zu verstehen. Ein Jahr später maßen die Forscher die Cortisolspiegel bei den Babys der Teilnehmerinnen, die an PTBS litten, und wiederum zeigten sich erstaunliche Unterschiede. Waren die Mütter zum Zeitpunkt des Anschlags im zweiten oder dritten Schwangerschaftstrimester gewesen, hatten die Babys niedrigere Cortisolspiegel. Irgendwie war die Erinnerung an das traumatische Erlebnis an den Fötus weitergegeben worden. Die Frage war nur: wie? Yehuda arbeitet derzeit an der Beantwortung dieser Frage. Ganz allgemein ausgedrückt, deuten ihre Forschungen darauf hin, dass ein Trauma bleibende biologische Auswirkungen hervorrufen könnte. Traumata verändern die Genexpression und traumatisierte Patienten können diese Veränderungen möglicherweise an ihren Nachwuchs weitergeben. Der Prozess bewegt sich auf derselben Ebene wie die transgenerationale Vererbung, die Marcus Pembrey dokumentieren konnte (siehe „Epigenetische Vererbung“, Seite 38), aber in diesem Fall ist es die Erinnerung an ein Trauma, das an die nächste Generation weitergegeben wird.

DIE AUSWIRKUNGEN SIND SYSTEMISCH

Es sollte auch beachtet werden, dass die Cortisolspiegel bei Personen mit PTBS zwar unter dem Durchschnitt liegen, aber nicht vollkommen davon abweichen, weshalb der Cortisolspiegel zur Diagnose ungenügend ist. Aber Yehuda konnte auch zeigen, dass Menschen mit PTBS nicht nur niedrigere Cortisolspiegel nach einem traumatischen Erlebnis haben, sondern dass auch das Enzym, das Cortisol abbaut in niedrigeren Mengen vorhanden ist. Diese Anpassung hilft effektiv dabei, Cortisol beständig im Körper zirkulieren zu lassen. Es könnte sich um eine biologische Adaptation handeln: die Art und Weise, auf die der Körper mit anhaltenden Bedrohungen umgeht.

BULLYING

Bullying ist leider keine seltene Erfahrung. Heutzutage ist besonders das sogenannte Cyperbullying zu einer ernsthaften Besorgnis geworden. Mehr als 40 Prozent der Jugendlichen geben an, bereits online gemobbt worden zu sein, was zu einem niedrigen Selbstwertgefühl, Angstzuständen, Depressionen und tragischerweise sogar zu Selbstmorden führen kann. Es überrascht daher nicht, dass eine Studie aus dem Jahr 2013 den chronischen Stress des Bullyings mit Auswirkungen in Verbindung setzen konnte, die denen einer PTBS glichen.

Forscher aus Kanada und dem Vereinigten Königreich untersuchten 28 Paare eineiiger Zwillinge, ein Teil einer Gruppe, die bereits seit einem Alter von fünf Jahren beobachtet wurde. In dieser Untergruppe hatte jeweils einer der beiden Zwillinge später Bullying erlebt. Als die Forscher die gemobbten Zwillinge untersuchten, die inzwischen 10 Jahre alt waren, fanden sie erhebliche Veränderungen in ihrer Genexpression. Diese Zwillinge hatten eine höhere Methylierung von Serotonintransporter-Genen (SERT), ein Prozess, der die Aktivität der SERT-Gene herunterfährt. Sie hatten auch niedrigere Cortisolspiegel, wenn sie sich in Stresssituationen befanden, Wie die Kinder, die Rachel Yehuda untersucht hatte, hatte sich ihr Epigenom angepasst, um sie vor den Auswirkungen des Bullyings zu schützen, indem es ihre Reaktion auf beständigen Stress herabsetzte.

Interessanterweise ist das Cortisolabbau-Enzym auch an bestimmten Stoffwechselaspekten beteiligt, die dem Körper helfen, wenn er einem verlängerten Hungerzustand ausgesetzt ist. Das Problem ist, dass diese biologische Strategie über einen längeren Zeitraum hinweg zu Schäden führt. Die niedrigen Cortisolspiegel im Blut von Kindern, deren Eltern an PTBS litten, macht sie anfälliger für Stress, einschließlich ihrer Fähigkeit, Hungerperioden auszuhalten. In einer Umgebung, in der Nahrungsmittel reichlich vorhanden sind, kann dies auch zu einem erhöhten Risiko für Krankheiten wie Adipositas führen. Studien haben gezeigt, dass Menschen mit PTBS eine höhere Wahrscheinlichkeit haben, krankhaft dick zu werden, und die Forschung untersucht derzeit, wie diese Erkrankungen zusammenhängen könnten.

ANDERER STRESS, ANDERES ERGEBNIS

Die wissenschaftlichen Grundlagen sind zwar überaus komplex und die Forscher verstehen die zugrundeliegenden Mechanismen noch nicht vollständig, aber mütterlicher Stress in der Schwangerschaft führt zu verschiedenen Auswirkungen bei der Nachkommenschaft, und dies hängt von einem Parameter ab, den man vielleicht als Grad bezeichnen könnte. Frauen (und Männer), die an PTBS leiden, bekommen Kinder, die während ihres ganzen Lebens unterdurchschnittliche Cortisolspiegel haben und anfälliger dafür sind, selbst eine PTBS zu entwickeln, wenn ihnen ein Unglück geschieht.

Auf der anderen Seite haben Frauen, die zwar nicht an PTBS leiden, aber chronisch gestresst sind, typischerweise erhöhte Cortisolspiegel. Ihre Kinder haben beeinträchtigte Organe und übertriebene Stressreaktionen. Wenn das Stressniveau der Mutter zu hoch ist, ist das Cortisolabbau-Enzym in der Plazenta überwältigt und Cortisol gelangt ohne Einschränkung zum Baby. Das Problem wird durch äußere Einflüsse, die die Bildung des Abbauenzyms in der Plazenta beeinträchtigen, wie z. B. eine Mangelernährung, noch verstärkt.

Wie gesagt, die Mechanismen, die diesem Prozess zugrunde liegen sind überaus komplex, aber es gibt kaum Zweifel daran, dass Veränderungen der Genexpression eine wichtige Rolle spielen. Yehuda vermutet auch eine genetische Komponente: Bestimmte häufig auftretende Allele könnten die Empfänglichkeit erhöhen. Außerdem untersucht sie, was Experten als allostatische Überbelastung bezeichnen, der körperliche und geistige Verschleiß, der durch die langfristigen Auswirkungen von chronischem Stress hervorgerufen wird. Vereinfacht gesagt: Wer zu lange zu viel mit sich herumschleppt, verliert an Widerstandsfähigkeit. Das Leben von uns Menschen ist komplex und dynamisch. Mit der Zeit wirkt sich das Zusammenspiel zahlreicher Faktoren auf die Stressreaktion unseres Körpers aus und beeinflussen die Widerstandskraft oder die Anfälligkeit für die Auswirkungen von Traumata. Die gute Nachricht ist, dass Studien auch zeigen, dass viele relativ einfache Änderungen unseres Lebensstils, wie eine bessere Ernährung, Achtsamkeitsübungen und Sport, einige dieser epigenetischen Veränderungen verbessern oder gar ganz umkehren können.

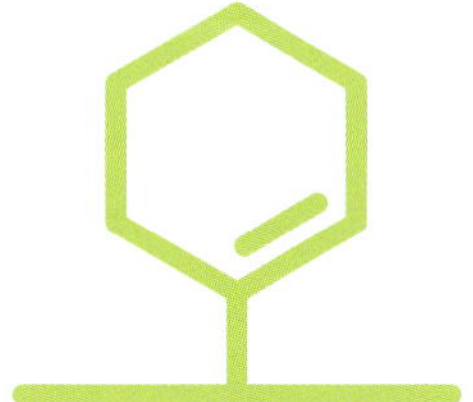

Allostatische Systeme:
Die Allostase ist der Prozess der Erreichung von Stabilität durch Veränderung. Die Körpersysteme, die Ihren Körper bei der Reaktion auf Umwelteinflüsse wie Stress auf Kurs halten, werden oft allostatische Systeme genannt.

Allostatische Überbelastung:
Die körperlichen Langzeitfolgen einer Anpassung an negative Erfahrungen wie etwa chronischen Stress, die bei Personen eine Prädisposition für die Entwicklung chronischer Erkrankungen verursachen kann.

Broken Social Scene

„Broken Social Scene“ ist der clevere Name einer kanadischen Indie-Band, aber ein „kaputtes soziales Umfeld“ funktioniert auch als Metapher für schwierige Erlebnisse in der Kindheit, die Sie Ihr ganzes Leben lang beeinflussen können. Studien haben gezeigt, dass bestimmte Aspekte einer schwierigen Kindheit uns nicht nur psychisch, sondern auch körperlich beeinträchtigen. Je höher Sie auf der sozioökonomischen Leiter stehen, desto besser ist wahrscheinlich auch Ihre Gesundheit – sowohl körperlich als auch mental. Menschen, die weiter unten auf der Leiter stehen, sterben statistisch gesehen jünger und leiden häufiger im Laufe ihres Lebens an Krankheiten. Sie haben auch eine höhere Wahrscheinlichkeit für das, was Soziologen „schlechte soziale Ergebnisse" nennen. Unter anderem haben sie weniger Freunde, weniger soziale Interaktionen und sind schlechter in ihr Umfeld eingebunden. Viele verschiedene Erklärungen wurden für dieses Phänomen vorgeschlagen, unter anderem eine mangelhafte Ernährung und Bildung, eine instabile Beschäftigungssituation und unzureichender Zugang zu medizinischer Versorgung. Der sozioökonomische Status (SÖS) ist definiert als eine umfassende Messung Ihrer Lebenssituation, was Beruf, Bildung, wirtschaftlichen und sozialen Stand mit einbezieht. Forscher waren in der Lage, den SÖS direkt mit der Inzidenz verschiedener Erkrankungen in Zusammenhang zu bringen. Zum Beispiel untersuchten einige Wissenschaftler unter Nutzung der Helsinki Birth Cohort Study den Lebensverlauf einiger Kinder, die zwischen 1934 und 1944 in Helsinki in öffentlichen Geburtskliniken geboren worden waren. Diese Daten deckten einen Zusammenhang zwischen einem niedrigen SÖS und Herzerkrankungen auf, der in anderen Studien bestätigt werden konnte.

Es wurde diskutiert, ob der Zusammenhang zwischen einem niedrigen SÖS und schlechter Gesundheit nur auf den eingeschränkten Zugang zu medizinischer Versorgung zurückzuführen ist. Aber in Kanada, wo staatliche Gesundheitsversorgungsprogramme einen relativ guten Zugang zu medizinischer Fürsorge sichern, konnte ebenfalls gezeigt werden, dass Kanadier mit niedrigeren Einkommen anfälliger für kardiovaskuläre Erkrankungen sind und daher auch häufiger jünger sterben. Dieses Phänomen tritt in allen Ländern der Welt mit öffentlichen Gesundheitssystemen auf. In den Vereinigten Staaten hat sich herausgestellt, dass Gelder, die von der US-amerikanischen öffentlichen Krankenversicherung Medicare umgeleitet wurden, um Menschen mit einem niedrigen SÖS zu unterstützen, mehr zur Reduzierung chronischer Erkrankungen beitrugen, als eine ähnliche Investition in tatsächliche medizinische Angebote. Eine schöne Bestätigung des Sprichworts „Vorsicht ist besser als Nachsicht". Eine Studie von 2006, die am Johns Hopkins Hospital in Baltimore durchgeführt wurde, fügte ein interessantes Detail zu den Daten, die SÖS mit Herzerkrankungen in Zusammenhang stellen, hinzu. Über einen Zeitraum von vierzig Jahren beobachtete die Studie eine Gruppe von Medizinstudenten, die an der Johns Hopkins University immatrikuliert waren. Diese Studenten, mit verschiedenen sozioökonomische Hintergründen, wurden zu Elite-Ärzten. Sie waren gebildet und wohlhabend, aber als sie 50 wurden, begannen sich ihre Kindheitserlebnisse in ihrer Gesundheit widerzuspiegeln. Diejenigen, die als Kinder arm gewesen waren, hatten eine 2,4-mal so hohe Wahrscheinlichkeit, eine Herzerkrankung zu bekommen, als diejenigen, die in wohlhabenderen Umständen aufgewachsen waren.

Unsere Erfahrungen wirken sich auf die Biologie aus

Neurowissenschaftler Tomas Paus, der inzwischen an der University of Toronto arbeitet, ist einer von immer mehr Wissenschaftlern, die die Art und Weise untersuchen, auf welche unsere Erfahrungen sich auf die Biologie unseres Körpers auswirken. Sein besonderes Augenmerk liegt auf der Beziehung zwischen der Entwicklung des Gehirns in der Pubertät und dem sozialen Status. 2017 veröffentlichte er eine Studie in der Zeitschrift Scientific Reports, die den sozialen und wirtschaftlichen

Status von fast 1.000 Mädchen untersuchte und ihre Position in dieser Hierarchie mit der Nachbarschaft abglich, in der sie lebten. Die Mädchen wurden in zwei Gruppen eingeteilt: Haushalte mit niedrigem Einkommen und Haushalte mit hohem Einkommen. Paus fand im Grunde heraus, dass es je nach ihrem ökonomischen Status Unterschiede in der Entwicklung des Gehirns der Mädchen gab.

Die Mädchen, die am stärksten betroffen waren, waren diejenigen, die in armen Familien lebten, aber in Nachbarschaften, in denen auch wohlhabendere Familien wohnten (was in großen Städten nicht ungewöhnlich ist). Sie zeigten eine kortikale Ausdünnung, eine Maßeinheit im Zusammenhang mit dem Hirnwachstum, die mit einem erhöhten Risiko für Depressionen unter anderen Erkrankungen in Verbindung gebracht werden konnte. Da sie in einer Nachbarschaft mit einer großen Bandbreite von Haushaltseinkommen lebten, sahen die Mädchen sich kontinuierlich Zeitgenossinnen gegenüber, die wirtschaftlich viel besser situiert waren als sie selbst, und dieses Bewusstsein ihrer eigenen niedrigeren Position in der sozialen Hierarchie beeinflusste, wie sich ihr Gehirn entwickelte. Dies verdeutlicht ganz klar die hohen Kosten von Einkommensungleichheit, wobei die meisten Experten sich einig sind, dass sie zu den wichtigsten sozialen Problemen gehört.

Dr. Paus' Team begann daraufhin zu untersuchen, ob Stress und Sexualhormone etwas mit dem Problem zu tun hatten. In der Gruppe mit den Mädchen aus einkommensschwachen Haushalten und kortikaler Ausdünnung fanden sie einen starken Zusammenhang mit der Expression zweier Gene: dem Glukokortikoidrezeptor NR3C1 und dem Androgenrezeptor (AR), die beide wiederum mit bestimmten stressbezogenen Hormonen verbunden sind. Die Forscher identifizierten auch Verbindungen zwischen dieser genetischen Aktivität und einer kortikalen Verdickung. Sie schlossen daraus, dass die Erfahrungen der Mädchen und ihre Auswirkungen auf deren Gehirnwachstum diese potenziell anfälliger für mentale Erkrankungen im Erwachsenenalter werden ließen. Interessanterweise waren männliche Jugendliche von der Einkommensunausgeglichenheit nicht gleichermaßen betroffen. Eine mögliche Erklärung dafür könnte sein, dass deren höhere Testosteronspiegel sie weniger anfällig für die Hormone sein lässt, die durch sozialen Stress aktiviert werden.

All diese Arbeiten sind zwar noch in der Frühphase, aber es zeichnet sich schon eine eindeutige Botschaft ab: Die tägliche Belastung eines psychisch anstrengenden Lebens kann biologische Pfade beeinträchtigen. 2017 konnten Forscher der Duke University in North Carolina bestätigen, dass Jugendliche mit einem auch nur mittelmäßig ausgeprägten Armutshintergrund ein größeres Risiko für Depressionen aufgrund von epigenetischen Veränderungen hatten. Sie identifizierten eine Verbindung zwischen sozialem Status und Unterschieden dabei, wie ein Gen, das mit der Serotoninherstellung zu tun hat, methyliert wird. Andere Studien haben die Zusammenhänge von sozialem Stress, Genexpression und dem Risiko für geistige Erkrankungen untersucht. Der deutsche Neurowissenschaftler Gunther Meinlschmidt hat beispielsweise herausgefunden, dass Stress die Methylierung des Oxytozinrezeptor-Gens verändern kann, das mit dem Selbstvertrauen und Stressbewältigungsmechanismen zu tun hat. Das Gute ist, dass Wissenschaftler wie Dr. Meinlschmidt auch dem Gedanken folgen, dass soziale Unterstützung den biologischen Effekt von Stress mildern kann, und es gibt immer mehr Beweise dafür, dass dies tatsächlich so ist.

Verhaltensepigenetik

Die unlöschbare Markierung, die Ihre Erfahrungen auf Ihrem Epigenom hinterlassen, definiert das aufkeimende Feld der Verhaltensepigenetik. Zwei kanadische Wissenschaftler der Montreal's McGill University stehen an vorderster Front dieser Forschungen. 1992 trafen sich Michael Meaney, ein Neurowissenschaftler, und Moshe Szyf, ein Genetiker, bei einer Konferenz in Madrid und stellten fest, dass sie beide herausfinden wollten, wie Gene auf Lebenserfahrungen reagieren. Das Interesse der beiden Wissenschaftler wurde von der damals noch radikalen Annahme geweckt, dass diese Reaktionen an den Nachwuchs weitergegeben werden könnten. Sie wussten, dass Ernährung und Giftstoffe das Epigenom beeinträchtigen können, aber ihr Interesse lag in der Identifizierung eines Zusammenhangs mit weniger „fassbaren" Erfahrungen wie elterliche Vernachlässigung und Pflege. Die Wissenschaftler bildeten eine Forschungsgemeinschaft und führten 1999 ein Experiment an Ratten durch, das eine Verbindung von mütterlicher Pflege und der körperlichen Fähigkeit, mit Stress umzugehen, herstellte. Bei Ratten wird die Elternpflege durch den Umfang des Leckens und Putzens der Mutter bestimmt. Die Forscher nutzten zwei Gruppen von Rattenmüttern; die erste Gruppe war aufgeregt und unaufmerksam, während die zweite Gruppe ruhig und liebevoll war. Und in der Tat zeigte sich ein Zusammenhang zwischen mütterlicher Zuwendung und epigenetischen Veränderungen. Wurde der Nachwuchs nur selten von der Mutter geleckt und geputzt, so wurden die Jungen ängstlicher, als diejenigen, die von einer liebevolleren Mutter aufgezogen worden waren. Bei näherem Hinsehen fanden die Forscher Unterschiede in der DNA-Methylierung zwischen Rattenjungen mit liebevollen Müttern und solchen mit distanzierten Müttern. Um genau zu sein unterdrückte eine unzureichende Pflege die Aktivität eines bestimmten Gens. Mit einem einfachen Schritt konnten die Forscher diese Programmierung umkehren – indem sie den vernachlässigten Jungen eine fürsorgliche Mutter zur Seite stellten. Nachdem sie von einer stärker in die Pflege involvierten Mutter adoptiert worden waren, beruhigten sich die zuvor ungeliebten Babys und wenn sie selbst Mütter wurden, wurden sie zu aufmerksamen Müttern. Spätere Studien zeigten, dass ein liebevolleres Verhalten auch an die eigenen Nachkommen weitergegeben wurde.

Die Luftqualität und Ihre Gesundheit

Gehen Sie manchmal vor die Tür, atmen tief ein und fragen sich, ob die Luft, die Sie atmen, vielleicht schlecht für Ihre Gesundheit ist? Oder noch schlimmer, dass sie sogar schädliche Langzeitfolgen haben könnte, die an Ihre Kinder weitergegeben werden? Je nachdem, wo Sie leben, ist Ihre Besorgnis womöglich gerechtfertigt. Mehrere Studien auf der Grundlage von Daten aus verschiedenen Regionen – Nordengland, Lanzhou in China und dem San Joaquin Valley in Kalifornien, um nur drei zu nennen – haben Luftverschmutzung mit einem höheren Vorkommen von Geburtsfehlern in Verbindung bringen können. Verschmutzte Luft kann Ihre Augen, Ihren Rachen und Ihre Lunge reizen. Was aber noch viel schlimmer ist: Abgase und andere Umweltschadstoffe stehen im Zusammenhang mit vielen Krankheiten von Asthma und anderen Atemwegserkrankungen bis hin zu Schlaganfällen, Herzinfarkten und Alzheimer. Eine langfristige Aussetzung gegenüber Benzol, das in Benzin enthalten ist, wird mit Krebserkrankungen in Verbindung gebracht. Es ist auch gar nicht nötig, einer hohen Konzentration dieser Schadstoffe ausgesetzt zu sein, um diese negativen Auswirkungen zu erleiden. Ein Artikel, der 2017 in der Zeitschrift JAMA veröffentlicht wurde, belegte eine Verbindung zwischen angeblich „akzeptablen" Niveaus an Luftverschmutzung mit einer erhöhten Sterblichkeitsrate bei älteren Personen. Und die Konsequenzen umfassen auch nicht nur körperliche Gebrechen. Mindestens eine Studie erkannte eine Verbindung zwischen Luftverschmutzung und depressiven Verhaltensweisen sowie beeinträchtigter kognitiver Funktionsfähigkeit bei älteren Menschen.

Langsam aber sicher stellt die Forschung einen Zusammenhang zwischen verschmutzter Luft und epigenetischen Veränderungen fest. Ein Beispiel ist ein Artikel von 2018, der in der Zeitschrift Nature Communications veröffentlicht wurde. Wissenschaftler untersuchten 1.000 Menschen französisch-kanadischer Abstammung, von denen die meisten Nachkommen einer kleinen Siedlergruppe waren, die Quebec ab 1608 kolonisiert hatte. Nachdem sie die Teilnehmer auf Grundlage ihrer geografischen Isolation in drei Gruppen eingeteilt hatten, sequenzierten die Forscher ihr Genom und untersuchten daraufhin die RNA-Modulierung, ein Vorgang, der mit der Genexpression zu tun hat. Die Wissenschaftler gingen zunächst davon aus, dass die Genome der Teilnehmer bestimmen würden, bei welchen Genen eine Genexpression stattfand. Aber sie entdeckten etwas ganz Anderes: Die Forscher stellten zwar fest, dass genetische Modifizierungen die Reaktion auf das Einatmen verschmutzter Luft verändern können, aber sie bemerkten auch, dass Unterschiede bei der Genexpression am stärksten mit der eingeatmeten Menge von Abgasen zusammenhingen. Ihre Schlussfolgerung: Umwelteinflüsse sind stärker als genetisches Erbe. Einige Studien haben auch eine Verbindung zwischen Veränderungen in der Genexpression und einer Aussetzung gegenüber Luftverschmutzung während sensibler Entwicklungsphasen aufgedeckt. Zum Beispiel fanden Forscher in einer Studie zu Kindern mit Asthma heraus, dass es einen Zusammenhang zwischen einer Aussetzung gegenüber Luftverschmutzung im ersten Lebensjahr und Veränderungen der Methylierung eines bestimmten Gens und einer Asthma-Diagnose im Alter von sieben Jahren gibt. Eine weitere Analyse zeigte, dass Frauen, die während der Schwangerschaft in der Nähe von Autobahnen wohnten, eine höhere Wahrscheinlichkeit hatten, Kinder mit Asthma zu bekommen. Weitere Studien, die die Verbindung von verkehrsbedingter Luftverschmutzung und Asthma im Kindesalter untersuchten, haben auch einen Zusammenhang zwischen Veränderungen der Genexpression und bestimmten Umwelteinflüssen, wie etwa chronischem Stress, aufgedeckt. Zum Beispiel sind Kinder mit niedrigem sozialen und wirtschaftlichen Status anfälliger dafür, Asthma zu bekommen, wenn sie in einer Umgebung mit starker Luftverschmutzung leben.

Ein giftiges Gebräu

Zusätzlich zu verschmutzter Luft können auch viele toxische Substanzen, die in unser tägliches Leben bestens integriert sind, wie etwa Medikamente und bestimmte Chemikalien, einen langfristigen Effekt auf die menschliche Entwicklung haben. Viele Menschen denken bei dem Wort „Giftstoff" vielleicht an Industrieabfälle, die nur wenig mit unserem Alltag zu tun haben, und an

BITTE NICHT RAUCHEN

Die Zusammenhänge zwischen dem Rauchen von Zigaretten und schlechter Gesundheit sind gut dokumentiert. Rauchen erhöht Ihr Risiko für viele Krebsarten, einschließlich Lungen-, Bauchspeicheldrüsen-, Eierstock- und Blasenkrebs. Da wir aber bis vor Kurzem nicht die Werkzeuge hatten, um die Zusammenhänge vollständig zu verstehen, waren einige der zugrundeliegenden Mechanismen dieser Folgen nicht ganz klar. Rauchen ist der größte Risikofaktor für Lungenkrebs, aber nicht alle Raucher erkranken daran. Wieso hat das Rauchen nicht auf alle Menschen denselben Effekt? Ihre Gene und, was vielleicht noch wichtiger ist, Ihr Epigenom haben einiges mit der Erklärung hierfür zu tun.

Heute können wir bestimmte Gene mit der Wahrscheinlichkeit, dass Sie an Lungenkrebs erkranken, in Verbindung setzen. Falls Sie die Krankheit tatsächlich bekommen, können wir sogar voraussagen, wie lange Sie wahrscheinlich überleben werden. Derartige Studien konzentrieren sich auf Ihr Genom, die genetischen Karten, die Ihnen sozusagen bei der Geburt ausgeteilt wurden. Andere Studien, wie die von David Barker, Kent Thornburg und Johan Eriksson, veröffentlicht im Jahr 2010 im American Journal of Human Biology, haben die Verbindungen zwischen fötaler Entwicklung und Lungenkrebs untersucht. Unter Nutzung von Daten aus Finnland fanden die Forscher heraus, dass die Körpergröße bei der Geburt und die Körpergröße der Mutter zusammen mit Gewicht und Form der Plazenta die Entwicklung von Lungenkrebs bei Rauchern und Nichtrauchern vorhersagen könnten. Sie gaben an, dass oxidativer Stress (eine Entzündungskomponente) wahrscheinlich der Schuldige ist.

Andere Studien haben gezeigt, dass Rauchen den Weg für Lungenkrebs ebnet, da es zu bestimmten epigenetischen Veränderungen führt. Eine schwedische Studie, die 2013 veröffentlicht wurde, verband das Rauchen mit bestimmten Veränderungen in der Genexpression. Sie konnte nicht nur 95 Stellen aufzeigen, an denen das Genom von Rauchern anders methyliert war als bei den Nichtrauchern in der Kontrollgruppe, sondern sie konnte auch einige dieser Prozesse mit der Entwicklung zahlreicher Krankheiten, unter anderem Lungenkrebs (was nicht überrascht), aber auch anderen, weniger zu erwartenden Krankheiten, wie Diabetes, eine schlechte Funktion des Immunsystems und Unfruchtbarkeit, in Verbindung bringen. (Interessanterweise umfasste die Nichtrauchergruppe Teilnehmer, die Schnupftabak schnupften, was darauf hinweist, dass es die schädlichen Substanzen, die beim Verbrennen von Tabak entstehen, sind, die ein Problem darstellen, eine Schlussfolgerung, die auf einer Linie mit dem aktuellen Verständnis von chronischen Entzündungen liegt. Siehe „Entzündungen: Eine weit verbreitete Bedrohung“ auf Seite 211 für weitere Informationen).

Mehrere Studien haben gezeigt, dass die Kinder rauchender Elternteile ein erhöhtes Risiko für eine Vielzahl von Erkrankungen haben. Das Rauchen der Eltern und eine generelle Aussetzung gegenüber Tabakrauch, wird seit langem mit Atemwegsproblemen bei Kindern, einschließlich einer unzulänglichen Entwicklung der Lunge und chronisch obstruktiver Lungenerkrankung im Erwachsenenalter in Verbindung gebracht. Es wurde auch gezeigt, dass Rauchen die DNA in männlichem Sperma schädigt. Denken Sie an die bereits erwähnten Forschungen von Marcus Pembreys und Lars Bygrens zu den Langzeitfolgen des Zigarettenrauchens im frühen Alter (siehe „Es geht um mehr als nur Gene“, S. 36): Wenn junge Männer rauchen, erhöht dies das Risiko für Adipositas bei ihrem Nachwuchs.

Einige Forscher haben sich auf die Auswirkungen des Rauchens auf schwangere Frauen und Föten konzentriert. Sie konnten den Tabakkonsum während der Schwangerschaft mit einer Bandbreite an negativen Geburtsergebnissen in Verbindung bringen, von Frühgeburten und niedrigem Geburtsgewicht bis hin zu einem erhöhten Risiko für bestimmte Geburtsfehler. Wenn Sie Zigarettenrauch ausgesetzt waren, während Ihre Mutter schwanger war, haben Sie außerdem ein erhöhtes Risiko, übergewichtig zu werden und/oder eine Herzerkrankung, Asthma oder bestimmte Krebsarten später in Ihrem Leben zu bekommen. Laborstudien weisen darauf hin, dass eine Aussetzung gegenüber Nikotin in utero wahrscheinlich zu höheren Spiegeln schädlicher Fettsäuren im Erwachsenenalter führt. Die Methylierung ist einer der Prozesse, die wahrscheinlich diesem erhöhten Risiko zugrunde liegen. Es ist zum Beispiel bereits beweisen, dass bei Babys, deren Mütter während der Schwangerschaft geraucht haben, die Methylierungsmuster beeinträchtigt sind.

Der Neurowissenschaftler Tomas Paus hat Folgendes herausgefunden: Werden Kinder bereits im Mutterleib Zigarettenrauch ausgesetzt, wird auch noch in der Pubertät die Entwicklung des Gehirns und damit das Verhalten beeinflusst. Er entdeckte, dass bei Kindern, deren Mütter in der Schwangerschaft geraucht hatten, der orbitofrontale Cortex (ein Bereich des Gehirns) dünner war. Im späteren Leben hatten diese Kinder eine höhere Wahrscheinlichkeit, mit Drogen zu experimentieren.

Menschen in weißen Schutzanzügen. Aber Toxine kommen uns viel näher, als wir vermuten. Sie sind in unserem Essen, in Kosmetika, Pflegeprodukten und Haushaltsmitteln, auf unserem Rasen und im Park, in der Luft, die wir atmen, und im Wasser, das wir trinken. Wir werden tagtäglich von Giftstoffen nur so bombardiert. Vielleicht schockiert es Sie zu erfahren, dass Babys bereits toxisch belastet zur Welt kommen. Neugeborene können bei der Geburt bis zu 200 Chemikalien in ihrem Nabelschnurblut aufweisen, unter anderem Bisphenol A (BPA), ein sogenannter endokriner Disruptor, der unter anderem das Risiko für verschiedene Krebsarten und Typ-2-Diabetes erhöht.

Ein Toxin oder Giftstoff ist eine Chemikalie, die den Körper schädigen kann. Toxine können das Organwachstum beeinträchtigen, und sie können sich negativ auf die Gesundheit unseres Nachwuchses auswirken, wenn wir ihnen langfristig ausgesetzt sind, was sich leider auch vererben kann. Die Arbeit von Michael Skinner, einem US-amerikanischen Biologen, gibt ein Beispiel dafür. In Laborstudien konnte er zeigen, dass eine Aussetzung schwangerer Ratten gegenüber einer Vielzahl von Chemikalien in häufig genutzten Produkten von Pestiziden bis hin zu Plastikprodukten zu Erkrankungen der Eierstöcke führte, und zwar nicht nur bei den direkten Nachkommen, sondern auch in den zwei folgenden Generationen weiblicher Nachkommen.

Endokrine Disruptoren

Die Toxin-Gruppe, die als endokrine Disruptoren bekannt ist und die sowohl in verschreibungspflichtigen Medikamenten als auch in weit verbreiteten Haushaltsprodukten vorkommt, ist besonders besorgniserregend. Diethylstilbestrol (DES) ist ein gutes Beispiel. Wie wir noch sehen werden („Die DES-Story", Seite 236), handelt es sich dabei um eine Form von Östrogen, das schwangeren Frauen jahrelang häufig verschrieben wurde und das schwerwiegende Konsequenzen für die Töchter der Frauen, die es einnahmen, hatte. Zahlreiche Studien haben gezeigt, dass DES die Expression vieler Gene verändert, die mit den Fortpflanzungsorganen zu tun haben und dass diese Veränderungen sowohl den weiblichen als auch den männlichen Nachwuchs beeinträchtigen.

Leider braucht es kein Rezept, um mit endokrinen Disruptoren in Kontakt zu kommen. Einige Chemikalien kommen in weitverbreiteten Haushaltsprodukten vor, wie z. B. polychlorierte Biphenyle (PCB) und Bisphenol A (BPA), bei denen es sich ebenfalls um Hormon-Disruptoren handelt. BPA, eine Komponente von Plastikwasserflaschen, wirkt sich nachweislich auf die DNA-Methylierung von Agouti-Mäusen aus. Und eine Studie mit Ratten im Mutterleib zeigte eine Verbindung zwischen niedrigen Dosen von BPA und Krebsrisiko sowie Veränderungen der DNA-Methylierung, von denen die Forscher denken, dass sie vererbbar sein könnten. Phthalate, die oft in Körperpflegeprodukten wie Bodylotion vorkommen, stören genetische Pfade erwiesenermaßen bei Ratten und führen dadurch zu einer anomalen Entwicklung der Hoden.

Parabene und niedrige Spermienanzahl

Die Spermienanzahl von Männern sinkt seit Jahrzehnten. In manchen Industrieländern sind sie in den letzten 40 Jahren um 60 Prozent gesunken. Aktuell gibt es noch kaum Studien am Menschen, aber die wenigen, die bereits durchgeführt wurden, sind genauso alarmierend wie die Laborstudien. Parabene, Chemikalien, die weit verbreitet sind und in Produkten wie Handseife, Shampoo und Makeup vorkommen, wurden mit DNA-Schäden der männlichen Spermien in Verbindung gebracht. Eine 2017 veröffentlichte polnische Studie fand heraus, dass hohe Konzentrationen von Parabenen in Urinproben von Männern mit Veränderungen der Widerstandsfähigkeit von Spermien zu tun hatten, was zu männlicher Unfruchtbarkeit beitrug. 2017 schloss der New York Times Kolumnist Nicholas Kristof aus aktuellen Daten zu niedrigeren Spermienzahlen, dass, wenn dieser Trend sich weiter hält, im Jahr 2060 die Mehrheit der Männer in Europa und Nordamerika unfruchtbar sein könnte.

Pestizide und mehr

Andere Chemikalien wie Pestizide und Fungizide und eine Aussetzung gegenüber Schwermetallen können unsere Gene ebenfalls stören. Die Chemikalie Chlorpyrifos ist ein Nervengift, das in manchen Pestiziden vorkommt, unter anderem in Roundup, einem Herbizid, das oft auf große Grasflächen gesprüht wird (z. B. auf Golfplätzen) und auf einige genetische modifizierte

NICHT ALLE MEDIKAMENTE WIRKEN BEI JEDEM GLEICH

Wir wissen, dass verschiedene Personen auf dieselben Arzneimittel sehr unterschiedlich reagieren. Einige Reaktionen können schwerwiegend, wenn nicht sogar tödlich sein. In den Vereinigten Staaten zum Beispiel sterben jeden Tag 300 Personen durch die Anwendung von Medikamenten, die ihnen von ihrem Arzt verschrieben wurden. Traditionell haben Ärzte einfach ausprobiert, welches Medikament einem bestimmten Patienten am meisten half. Neueste Fortschritte im Bereich genomischer Tests öffnen jedoch die Tür zu einem Zeitalter personalisierter Medizin, die das Risiko von Nebenwirkungen stark einschränken kann. Dieses relativ neue Feld der Pharmakogenomik nutzt unseren genetischen Aufbau, um vorauszusagen, wie Sie auf bestimmte Medikamente reagieren werden.

Ihr Genom spielt zwar sicher eine Rolle dabei, wie Ihr Körper auf Umweltfaktoren wie Pharmazeutika reagiert, aber in einem Artikel, der 2015 in *Acta Pharmaceutica Sinica B* veröffentlicht wurde, äußern die Forscher die Vermutung, dass es nur für 10–30 Prozent der Unterschiede verantwortlich ist. Sie wiesen darauf hin, dass sogar eineiige Zwillinge unterschiedlich auf Arzneimittel reagieren. Veränderung von epigenetischen Prozessen – wie etwa der DNA-Methylierung, Histonacetylierung und manche Arten von RNA-Signalisierung – wirken sich auch darauf aus, wie Ihr Körper Medikamente verstoffwechselt. Die Forschung untersucht auch die Bakterien im Darm. Diese Mikroben spielen eine wichtige Rolle dabei, wie Sie Dinge abbauen, die Sie über den Mund einnehmen, was bedeutet, dass sie sich auch auf die Verstoffwechselung vieler Medikamente auswirken. Eine Übersicht über mehr als 100 Studien zu Diabetes-Medikamenten aus dem Jahr 2018, die in der Zeitschrift *EBioMedicine* veröffentlicht wurde, fand heraus, dass das Mikrobiom von Patienten bestimmte, ob Medikamente wirksam, unwirksam oder sogar toxisch für jeden einzelnen von ihnen waren.

Gerade entsteht ein wachsendes Bewusstsein dafür, dass verschreibungspflichtige Medikamente, ebenso wie Chemikalien, epigenetische Veränderungen auslösen könnten, die langfristige Folgen für den Patienten haben könnten, selbst nachdem die Anwendung des Medikaments eingestellt wurde. Eine Studie an Mäusen aus dem Jahr 2015 zum Beispiel untersuchte langfristige Auswirkungen auf Neugeborene durch die Anwendung eines bestimmten Medikaments. Die Forscher fanden heraus, dass die Auswirkungen auf die Genexpression von der Dosis und der Zeit der Anwendung abhingen. Im Grunde genommen kamen sie zu der Schlussfolgerung, dass die Genexpression bei erwachsenen Mäusen verändert wurde, wenn die Behandlung mit dem Medikament in einem „sensiblen Zeitfenster“ am Lebensanfang verabreicht wurde.

„Roundup-geeignete“ Feldfrüchte. Chlorpyrifos steht im Zusammenhang mit Hirnschäden und niedrigerem IQ bei Kindern und Parkinson sowie Lungenkrebs bei Erwachsenen. In einer Mitteilung vom 3. November 2016 warnte die United States Environmental Protection Agency

Toxine, Ihr Körper und Ihre Ernährung

Kinder und Erwachsene trinken, essen, atmen und absorbieren jeden Tag Chemikalien. Je mehr wir diesen Chemikalien ausgesetzt sind, desto höher wird unsere toxische Belastung, was unsere Fähigkeit, diese Giftstoffe abzubauen, beeinträchtigt. Zum Glück gibt es Strategien, wie beispielsweise eine Anpassung unserer Ernährung, die unserem Körper helfen können, die Giftstoffe in den Griff zu bekommen.

Das Entgiftungssystem Ihres Körpers

Ihre Leber ist nach der Haut Ihr zweitgrößtes Organ und stellt das Hauptentgiftungswerkzeug Ihres Körpers dar. Die Entgiftung über die Leber ist ein komplexer, zweistufiger Prozess, der dabei hilft, Toxine im Körper zu neutralisieren und zu eliminieren. Sie macht Giftstoffe sicher, damit sie dann als Urin durch die Nieren oder als Stuhl durch den Verdauungsapparat ausgeschieden werden können.

PHASE 1

Phase 1 der Entgiftung nutzt Enzyme, die von der Cytochrom-P450-Genfamilie hergestellt werden. In dieser Phase macht Ihre Leber fettlösliche Giftstoffe wasserlöslich, wodurch sie an Giftigkeit verlieren und einfach zu eliminieren sind. Wenn diese Phase nur unzureichend funktioniert oder Ihre Leber durch eine hohe toxische Belastung überfordert ist, werden die fettlöslichen Toxine nicht richtig umgewandelt und können sich in Fettzellen und Zellmembranen ansammeln. Toxine, die sich in Fettzellen ansammeln, werden manchmal Obesogene genannt. Diese Chemikalien wirken sich negativ auf verschiedene Körperprozesse aus und führen potenziell zu Stoffwechselveränderungen, die Ihre Fähigkeit, Gewicht zu verlieren einschränken, und Ihr Risiko erhöhen, Adipositas, Diabetes oder Herzerkrankungen zu erleiden.

Genetische Veränderungen des CYP450-Enzymsystems können sich darauf auswirken, wie Sie bestimmte Stoffe metabolisieren, einschließlich Kaffee und vielen häufigen Arzneimitteln. Koffein wird hauptsächlich durch das CYP1A2-Gen in der ersten Entgiftungsphase verstoffwechselt und zum Teil auch durch den Acetylierungspfad in Phase 2. Genetische Veränderungen eines Pfads können beeinträchtigen, wie Ihr Körper Koffein abbaut. Bestimmte Nahrungsmittel können sich auch auf die Aktivität der CYP450-Enzyne auswirken. Grapefruitsaft zum Beispiel hemmt ein Enzym, dass bestimmte Arzneimittel metabolisiert, weshalb manchmal bei der Anwendung bestimmter Medikamente geraten wird, keinen Grapefruitsaft zu trinken.

Eine wirksame Entgiftung in Phase 1 erfordert eine angemessene Ernährung, unter anderem das Antioxidans Glutathion, das in einer Reihe von Lebensmitteln vorkommt, die reich an Proteinen und Schwefel sind, wie Kreuzblütler, und Flavonoide wie Querzetin, das in Obst und Gemüse vorhanden ist. Die B-Vitamine – B2, B3, B6, B12 und Folat – sind besonders nützlich. Außer Vitamin B12 kommen alle in dunkelgrünem Blattgemüse, Obst, Vollkorn und Hülsenfrüchten vor. B12 kommt natürlicherweise in Fleisch, Geflügel, Fisch, Eiern und Milchprodukten vor. Manchmal werden Chemikalien in dem Prozess, der sie in Phase 1 wasserlöslich macht, noch giftiger und produzieren freie Radikale, was zu sogenannten oxidativen Schäden der Leberzellen führen kann. Um zu gewährleisten, dass dieser natürliche Prozess keine bleibenden Folgen hat, nehmen Sie Obst und Gemüse zu sich, das reich an Antioxidantien ist, wie zum Beispiel dunkle Beeren und Gemüse, sowie grünen Tee.

PHASE 2

Die Entgiftung der Phase 2 umfasst die Konjugationspfade: Methylierung, Sulfatierung, Acetylierung, Glucuronidierung, Aminosäurekonjugation oder Glutathionkonjugation. Diese Pfade neutralisieren Toxine und machen sie sicher für die Ausscheidung als Urin über die Nieren oder die Galle (in Form von Stuhl). Ihre Wirksamkeit hängt nicht nur von genetischen Variationen ab – manche Menschen haben Einzelnukleotid-Polymorphismen (Single-Nucleotide Polymorphisms, SNP) in ihrer DNA, die den Prozess beeinträchtigen – sondern auch von dem Grad zu dem die metabolischen Gene epigenetisch modifiziert sind und von der allgemeinen toxischen Belastung.

Wie Sie Ihr Entgiftungssystem unterstützen

- Ein Großteil der bahnbrechenden Arbeit der Nutrigenomik (siehe „Ernährungs-Epigenetik: Eine neue Wissenschaft", Seite 50) beschäftigt sich mit der Untersuchung einer ernährungswissenschaftlichen Unterstützung epigenetischer Pfade. Mit Fortschreiten der Forschungsarbeiten werden wir möglicherweise in der Lage sein, genetische Variationen anzugehen, die sich auf die Entgiftung auswirken, indem wir individuell angepasste Nahrungs- und Nährstoffstrategien nutzen, die ein besseres Funktionieren dieser Pfade ermöglichen. Bis dahin können eine gesunde Ernährung und ein gesunder Lebensstil im Allgemeinen die Aussetzung gegenüber Giftstoffen verringern und dabei helfen, die Entgiftungspfade zu unterstützen.
- **Vermeiden Sie verarbeitete Nahrungsmittel.** Sie sind voll von Zusatzstoffen. Diese vom Menschen hergestellten Chemikalien erhöhen Ihre Giftstoffbelastung und machen Ihrer Leber das Leben schwer.
- **Kaufen Sie organisch produzierte Lebensmittel.** Leider erhöhen viele der Pestizide, die auf Obst und Gemüse zu finden sind, das Risiko, mehrere Krankheiten zu entwickeln. Es ist auch bekannt, dass sie schädlich für die Umwelt sind. Indem Sie organische Erzeugnisse verwenden, reduzieren Sie die Menge an Pestiziden, die Sie zu sich nehmen. Die Forschung zeigt auch, dass organische Pflanzenprodukte über mehr Antioxidantien verfügen, was die Entgiftung unterstützt.
- **Nehmen Sie mehr Nahrung auf pflanzlicher Basis zu sich.** Es ist eine gute Idee, viel Obst, Gemüse und Vollkornprodukte zu essen. Diese Nahrungsmittel verfügen über Nährstoffe, einschließlich Ballaststoffe, die Ihr Entgiftungssystem in Gang halten. Manche Nahrungsmittel wirken sogar auf doppelte Weise. Leinsamen zum Beispiel sind nicht einfach nur eine gute Ballaststoffquelle; sie binden auch Toxine in Ihrem Verdauungsapparat und helfen Ihrem Körper so bei deren Ausscheidung. Andere Nahrungsmittel verfügen über spezifische Zusammensetzungen, die Ihrem Körper bei der Entgiftung helfen. Kreuzblütler (wie Blumenkohl, Blattkohl, Grünkohl und Rosenkohl) und die Mitglieder der Allium-Familie (wie etwa Knoblauch, Lauch und Zwiebeln) haben einen hohen Gehalt an schwefelhaltigen Verbindungen. Diese Substanzen stimulieren die Produktion von Enzymen, die die Entgiftung unterstützen. Rüben wirken ebenfalls entgiftend: Sie enthalten Phytonährstoffe, die Betalaine genannt werden und die Enzymaktivität in der Entgiftungsphase 2 erhöhen. Artischocken enthalten die Phytonährstoffe Silymarin, eine Zusammensetzung, die die Leber effektiv unterstützt, und Cynarin, das sowohl choleretisch (erhöht die Gallenproduktion) als auch cholagogisch (erhöht den Gallenfluss) wirkt. Die Galle transportiert Toxine in den Verdauungsapparat, wo sie in Form von Stuhl ausgeschieden werden können. Im Allgemeinen sind bittere grüne Pflanzen gut für den Gallenfluss, zum Beispiel Löwenzahnblätter. Frischer Koriander wird traditionell als leichter Chelator genutzt, was bedeutet, dass er Schwermetalle binden und Ihrem Körper bei der Ausscheidung dieser Giftstoffe helfen kann.
- **Nehmen Sie ausreichend Eiweiß zu sich.** Proteine sorgen für die essentiellen Aminosäuren, die in Phase 2 der Entgiftung benötigt werden.
- **Investieren Sie in einen Wasserfilter.** Ein hochwertiger Filter (Kohlenstoffblock oder Umkehrosmose) kann Schwermetalle und Pestizide aus dem Trinkwasser entfernen, was Ihrem Dickdarm und Ihren Nieren dabei hilft, Abfallprodukte regelmäßig und wirksam auszuscheiden.

(EPA) vor den potenziell negativen Auswirkungen auf die Hirnentwicklung von Kindern, wenn sie in utero dem Pestizid ausgesetzt waren. Auch in Fällen, in denen es nicht direkt auf eine landwirtschaftliche Fläche gesprüht wird, kann Chlorpyrifos sich in der Luft verbreiten und in unsicheren Niveaus auf Ackerpflanzen landen. 2018 wurden einem Landwirt in Kalifornien 289 Millionen Dollar von einer Jury zugesprochen, die als nachgewiesen erachtete, dass er als Ergebnis einer Aussetzung gegenüber der Chemikalie Krebs bekommen hatte. Unternehmen wie Monsanto, die ein großes Interesse an der Anwendung von Chlorpyrifos und anderen Pestiziden haben, verteidigen aggressiv die angebliche Sicherheit seiner Anwendung.

2000 wurde ein Forschungsprojekt mit dem Namen Chamacos aufgestellt, das die Langzeitwirkungen einer Pestizid-Aussetzung von Kindern kalifornischer Farmarbeiter untersuchen sollte. Es wird wohl noch einige Zeit dauern, bis alle Ergebnisse ausgewertet sein werden, aber bisher wurden bereits Zusammenhänge zwischen Atemwegsproblemen und Entwicklungsstörung, unter anderem niedrigere IQ-Werte, aufgedeckt.

VORSICHT VOR BLEI

Blei kommt unter anderem in alter Farbe und im Wasser vor. Die Weltgesundheitsorganisation (World Health Organization, WHO) warnt, dass Blei mehrere Körpersysteme beeinträchtigt und besonders für kleine Kinder gefährlich ist. Wenn im Körper einer Frau zu hohe Spiegel des Schwermetalls vorliegen, kann es während der Schwangerschaft aus ihren Knochen freigesetzt werden und den Fötus schädigen. Blei wirkt kumulativ, das heißt, es häuft sich mit der Zeit an, und hohe Dosen können tödlich sein.

Im Zweifel für den Angeklagten

In einem faszinierenden Artikel aus dem Jahr 2012, in dem es um Umweltepigenetik und Krankheitsrisiko ging, überprüften die Forscherin Shuk-Mei Ho und ein Expertenteam die Literatur, in der Umwelttoxine mit Veränderungen des genetischen Verhaltens und daraus folgende Krankheitsrisiken in Zusammenhang gebracht werden. Sie konzentrierten sich dabei auf Krankheiten, die mit Faktoren der äußeren Umgebung verbunden werden konnten, und was sie herausfanden ist ziemlich erschreckend, besonders, da die Auswertung, wie sie selbst angaben, „keinesfalls im Detail erschöpfend“ war.

Die Forscher wiesen darauf hin, dass ein grundsätzliches Problem bei regulatorischen Ansätzen die Tatsache ist, dass Chemikalien im Allgemeinen erst einmal als sicher angesehen werden, bis gezeigt werden kann, dass sie schädlich sind. Die Frage, die sich stellt ist: Wie soll Schädlichkeit definiert werden? Traditionelle Ansätze nutzen eine Formel, um die akzeptable tägliche Einnahme einer Substanz, z. B. BPA, zu berechnen. Diese Methode wurde aus einer Reihe von Gründen angefochten. Zum einen spiegelt sie nicht die tatsächliche Erfahrung des täglichen Lebens wider. BPA ist nur eines von vielen Toxinen, mit denen Sie wahrscheinlich jeden Tag in Berührung kommen. Kontaminierende Stoffe beeinträchtigen uns nicht in isolierter Form, sondern als eine Art giftiges Gebräu. In einem typischen 24-Stunden-Abschnitt atmen Sie wahrscheinlich verschmutzte Luft ein, nehmen Lebensmittel zu sich, die mit Pestiziden und/ oder Fungiziden behandelt wurden, kommen mit Haushalts- oder Körperpflegeprodukten in Kontakt, die endokrine Disruptoren beinhalten, sind Schwermetallen wie Quecksilber und Blei ausgesetzt und so weiter und so fort. Und diese Aussetzungsmomente häufen sich mit der Zeit und füllen Ihr „Toleranzfass“ wie ein tropfender Wasserhahn, langsam aber sicher, Tropfen für Tropfen. 2018 brachte die American Academy of Pediatrics (AAP), eine Organisation mit mehr als 45.000 lizensierten Kinderärzten, eine Richtlinie heraus, die ähnliche Hinweise enthält.

In diesem Bericht, der in der Zeitschrift *Pediatrics* veröffentlicht wurde, hoben die Autoren hervor, dass in den Vereinigten Staaten mehr als 10.000 Chemikalien zu Lebensmitteln hinzugefügt oder mit diesen in Kontakt gekommen sein können. Ein grundlegendes Problem ist, dass die amerikanische Gesundheitsbehörde Food and Drug Administration (FDA) „nicht in der Lage ist, zu gewährleisten, dass all diese Chemikalien sicher sind“, teilweise, weil die „Regulierung und Aufsicht vieler Nahrungsmittelzusätze ungenügend ist“. Unter den Chemikalien, die die Kinderärzte hervorhoben, befanden sich BPA, Phthalate und Nitrite, die oft vorverarbeiteten Fleischprodukten hinzugefügt werden. Sie waren sich einig, dass diese Chemikalien zu Krankheiten und Behinderungen führen konnten. Sie stellten auch fest, dass nicht nur Menschen mit niedrigen Einkommen und/oder solche, die einer Minderheit angehören, „unverhältnismäßig hohen“ Mengen solcher Zusammensetzungen ausgesetzt sein können, sondern auch Kinder, die anfälliger für deren Auswirkungen sind.

Sowohl der Artikel der APP als auch der Artikel von Dr. Ho betonten die Tatsache, dass es Entwicklungsfenster gibt, in denen Kinder sensibler für epigenetische Programmierung sind. Eine Giftstoffaussetzung in diesen Zeiträumen kann zu übermäßigen Reaktionen im späteren Leben führen. Im Allgemeine werden Ihre ersten tausend Lebenstage – einschließlich der neun Monate im Mutterleib – als die wichtigste Entwicklungsperiode betrachtet, die Ihre Gesundheit im Erwachsenenalter bestimmt.

DIE ERSTEN TAUSEND TAGE

> Die Leute sprechen darüber, wie Kinder gemäß ihrem „genetischen Potenzial" heranwachsen, wo die Wahrheit doch vielmehr ist, dass Kinder gemäß ihrer Umstände heranwachsen ... Entwicklung und Wachstum sind keine musikalischen Symphonien, die von einer einzigen Anleitung bestimmt werden. Sie sind mehr wie Jazz: ein dynamischer Prozess mit Improvisationen und Formen, die sich an die Umstände anpassen.
>
> — DAVID BARKER, *NUTRITION IN THE WOMB*

WENN SIE EINMAL INNEHALTEN und darüber nachdenken, kommt uns der Moment, in dem sich das Sperma eines Mannes mit der Eizelle einer Frau im Eileiter treffen, wie ein wahres Wunder vor. In diesem kurzen Moment werden das Geschlecht und die Gene des Babys bestimmt, die festen Bestandteile seines Wesens. Nur kurze Zeit später wird das Epigenom, die dynamische Entwicklungskomponente, angelegt. Der frühe Embryo beginnt nun einen kontinuierlichen Wachstumsprozess, in dem er seine Zellen teilt und vermehrt, während er zum Fötus und später zum Baby, zum Kleinkind und schließlich zum Erwachsenen heranreift. In guten Zeiten liegt der Weg glatt und leicht begehbar vor ihm, in schlechten ist er holprig und die Reise gefährlich.

Ein Baby kommt nicht in „äußerster Nacktheit" auf die Welt, um es mit dem Dichter William Wordsworth zu sagen, sondern als „dahinziehende Wolken" vergangener Erfahrungen in Form einer Programmierung, die teilweise schon vor der Empfängnis stattgefunden hat. Ernährung hat eine wichtige Rolle bei Ihrer Schaffung gespielt, nicht nur, als Sie noch ein Fötus waren, sondern auch noch nach Ihrer Geburt. Und während Sie sich noch im Mutterleib befanden, wurde Ihre Entwicklung von vielen weiteren Faktoren beeinflusst. Diese umfassen z. B. den Lebensstil Ihrer beiden Eltern noch vor dem Zeitpunkt Ihrer Empfängnis, und Dinge, auf die sie keinen Einfluss nehmen konnten, wie Grippeepidemien, Krieg, Hungersnöte, Naturkatastrophen – und sogar Terroranschläge.

Inwieweit haben sich diese verschiedenen Faktoren auf die Person ausgewirkt, zu der Sie geworden sind? Wir haben keine definitive Ursache-Wirkung-Antwort auf diese Frage, aber wir wissen, dass die Qualität Ihres vorgeburtlichen Lebens einen bedeutenden Einfluss auf Ihre Gesundheit und Ihr Wohlbefinden im Erwachsenenalter hatte. Gleiches gilt für Ihre ersten beiden Lebensjahre. Dieser Zeitraum ist dadurch gezeichnet, dass er eine gleichhohe Menge an Entwicklungspotenzial und Risiko enthält. Wichtige Körpersysteme wie das Immunsystem – und das Gehirn – sind noch in der Entwicklung begriffen. Im Allgemeinen kann man sagen, dass Ihr Wachstum und Ihre

DIE ERNÄHRUNG IN DEN ERSTEN TAUSEND TAGEN VERBESSERN

„Führende Wissenschaftler, Ökonomen und Gesundheitsexperten stimmen darin überein, dass eine Verbesserung der Ernährung in dem kritischen 1.000-Tage-Fenster eine der besten Investitionen ist, die wir nur machen können. Um genau zu sein, bedeutet jeder Euro, den wir in den ersten 1.000 Tagen in eine verbesserte Ernährung investieren, einen Ertrag von € 43,– in Form von besserer Gesundheit und wirtschaftlicher Produktivität. Es gibt keine bessere Investition, die wir tätigen können, um die Zukunft unserer Kinder, Familien und Nationen zu sichern."

— 1.000 TAGE (WWW.THOUSANDDAYS.ORG)

Entwicklung in dieser Zeit Ihre Gesundheit noch Jahrzehntelang beeinflussen wird. Es ist daher nicht überraschend, dass sich die Experten einig sind: Die allerwichtigste Periode in der menschlichen Entwicklung sind die ersten tausend Tage nach der Empfängnis.

VOR DER EMPFÄNGNIS

Wir wissen, dass der Zeitpunkt, an dem Sie anfangen, über ein Baby nachzudenken, weit vor dem Moment liegt, an dem Sie tatsächlich anfangen zu versuchen, schwanger zu werden. Ein Fötus ist besonders anfällig für Umweltfaktoren wie unangemessene Ernährung, emotionale oder körperliche Belastung oder Trauma sowie Aussetzung gegenüber Giftstoffen in den ersten acht Wochen nach der Empfängnis. Leider wissen die meisten Frauen zumindest für einen Teil dieses Zeitraums nicht, dass sie schwanger sind. Wenn die Umgebung im Mutterleib nicht optimal ist, beginnt der Fötus, Anpassungen vorzunehmen, um sein unmittelbares Überleben zu sichern. Einige davon könnten sein Organwachstum beeinträchtigen, während andere Hormon- und Stoffwechselreaktionen beeinflussen könnten. Alle werden jedoch einen Einfluss auf seine Gesundheit und sein Wohlbefinden während seines ganzen Lebens haben. Das bedeutet, dass sich werdende Eltern schon lange vor der Empfängnis auf eine Schwangerschaft vorbereiten sollten. Experten empfehlen eine mindestens dreimonatige Vorbereitungsperiode (noch besser wäre ein ganzes Jahr), bevor eine Schwangerschaft angestrebt wird. Ein Grund dafür ist, dass es etwa solange dauert, bis sich neue Spermien bilden und voll ausreifen.

Je mehr wir über Epigenetik wissen, desto klarer wird es, dass die väterliche Gesundheit eine wichtige Rolle für Fruchtbarkeit und Schwangerschaftsergebnis spielen, auch wenn der weibliche Körper ab dem Zeitpunkt der Empfängnis natürlich die Hauptarbeit übernimmt. Die Qualität Ihrer Eizellen wurde bereits von ihrer Mutter und Großmutter bestimmt (denken Sie daran: Frauen werden bereits mit all ihren Eizellen geboren), aber ab dem Moment der Empfängnis ist es die Aufgabe der Mutter, die bestmögliche Umgebung für die Entwicklung des Embryos zur Verfügung zu stellen.

Eine gute Ernährung spielt eine überaus wichtige Rolle in diesem Prozess. Bei der Recherche für dieses Buch war ich jedoch überrascht, als ich herausfand, dass die Behörden in den Vereinigten Staaten keine offiziellen Richtlinien im Zusammenhang mit Schwangerschaften veröffentlichen. Weltweit sind sich die Experten einig, dass schlecht ernährte Frauen unterernährte Babys zur Welt bringen, was zu einem Teufelskreis schlechter Gesundheit führt. Auch Wirtschaftswissenschaftler interessieren sich mittlerweile für das Thema. Sie konnten die wirtschaftliche Belastung berechnen, die mit einer langfristigen Mangelernährung verbunden ist. Die genauen Zahlen variieren zwar je nach Quelle, aber dennoch sind sie im Allgemeinen erschreckend hoch.

In seiner Aufgabe als Leiter des Moore Institutes ist Kent Thornburg der Leiter einer Bewegung für die Erstellung offizieller Ernährungsrichtlinien für schwangere Frauen in den USA, die zurzeit noch in der Entwicklung begriffen sind. Aber in der Zwischenzeit gibt es bereits solide Ernährungsinformationen, die Ihnen genau erklären können, was Sie essen sollten, wenn Sie schwanger sind oder planen, schwanger zu werden. Zur Entwicklung der Ernährungsempfehlungen für den Zeitraum vor und während der Schwangerschaft, die ich in diesem Buch bespreche, habe ich eng mit zwei naturheilkundlichen Ärztinnen, Julie Briley und Courtney Jackson, die zusammen das ausgezeichnete Buch *Food as Medicine Everyday: Reclaim Your Health with Whole Foods* geschrieben haben, zusammengearbeitet und bin daher sicher, dass es sich um solide Informationen handelt.

Unsere Ernährung macht einen Unterschied

Eine gute Ernährung ist während der gesamten Schwangerschaft grundlegend für die Entwicklung eines Fötus, aber, wie bereits gesagt, ist sie besonders wichtig in den ersten Wochen nach der Empfängnis. Experten bestätigen, dass es sich hierbei um ein wichtiges Entwicklungsfenster handelt, ein Zeitraum, in dem der Embryo besonders anfällig für die Auswirkungen von Umwelteinflüssen ist. Wie wir bereits festgestellt haben, ist das Problem hierbei, dass viele Frauen während eines Großteils dieses Zeitraums oder sogar während der gesamten Zeit gar nicht wissen, dass sie schwanger sind.

Wenn Sie also darüber nachdenken, schwanger zu werden, sollten Sie aus diesem Grund umgehend damit beginnen, alle gesunden Veränderungen an Ihrem Lebensstil vorzunehmen, die Sie sich für die Schwangerschaft vorgenommen hatten. Verzichten Sie auf Fast Food: Studien an Nagern haben gezeigt, dass eine Ernährung der Mutter mit vielen Kalorien und mit stark verarbeiteten Nahrungsmitteln zu Übergewicht beim Nachwuchs führt, der im Jugendalter wiederum selbst eine Vorliebe für Junk-Food entwickelt.

Achten Sie darauf, nährstoffreiche Vollwertkost zu sich zu nehmen, um eine ausreichende Aufnahme von Nährstoffen wie Jod, Vitamin B12, Cholin, Omega-3-Fettsäuren, Vitamin D, Eisen und Folsäure zu gewährleisten. Laborstudien zeigen, dass in den ersten Entwicklungswochen des Embryos ein Mangel an diesen Nährstoffen das Risiko erhöhen kann, dass Babys an Entwicklungsstörungen leiden. Anomalitäten der Wirbelsäule sind wahrscheinlich die am besten bekannten Erkrankungen, die sich durch eine verbesserte Ernährung verhindern lassen. Studien zeigen, dass, wenn eine Frau vor der Schwangerschaft und bis zu 6 bis 12 Wochen nach der Empfängnis täglich 400 Mikrogramm (mcg) Folsäure zu sich nimmt, die Wahrscheinlichkeit, ein Baby mit einem Neuralrohrdefekt zu bekommen, um 75 Prozent sinkt. (Für weitere spezifische Ernährungsstrategien für die Zeit vor der Empfängnis siehe „Eine Schwangerschaft planen" auf Seite 102.)

Sperma und epigenetische Vererbung

Aus biologischer Sicht ist die väterliche Rolle bei einer Schwangerschaft am wichtigsten vor der eigentlichen Empfängnis. Die Spermaqualität ist besonders bedeutend für die Fruchtbarkeit und den epigenetischen Eindruck, der über das Sperma weitergegeben wird. Immer mehr Beweise verbinden Umweltfaktoren wie Ernährung, Giftstoffaussetzung (besonders Rauchen) und Lebensstil mit epigenetischen Veränderungen des Spermas, die auch an den Nachwuchs weitergegeben werden können.

Es ist schon lange bekannt, dass Ihr Vater die Hälfte Ihrer Gene beisteuerte. Nun zeichnet sich auch ab, dass Dank der Erblichkeit epigenetischer Veränderungen das Sperma des Vaters potenziell auch andere Aspekte der Entwicklung des Nachwuchses beeinflussen könnte. Da ein Fötus sich im Bauch der Mutter entwickelt, wurde die Rolle des Vaters für die Schwangerschaft meist übersehen. Neue Forschungsergebnisse weisen aber darauf hin, dass die Väter wichtiger sind, als wir bisher dachten. Sie könnten sogar einen Einfluss darauf haben, ob Babys vollständig ausgetragen werden oder nicht. Der väterliche Einfluss auf die Gesundheit der Nachkommen ist in der letzten Zeit zu einem neuen Forschungsgebiet geworden, weshalb die Autoren einer Überprüfungsstudie aus dem Jahr 2017 vorschlugen, einen neuen Forschungsbereich für eingehende Studien hierzu zu begründen: die väterlichen Ursprünge von Gesundheit und Krankheit (Paternal Origins of Health and Disease, POHaD).

Die Idee, dass die Ernährung, die Erfahrungen und der Lebensstil des Vaters die Gesundheit der Nachkommenschaft im Erwachsenenalter beeinflussen könnte, basiert auf dem Bewusstsein, dass Sperma Informationen übertragen kann, die potenziell verschiedene Mechanismen des in der Entwicklung begriffenen Organismus beeinflussen könnten. Die Wissenschaftler verstehen zwar noch nicht genau, wie dies vonstatten geht, aber es scheint, dass Sperma epigenetisch verändert werden kann und dass diese Veränderungen der Genexpression bei der Befruchtung übertragen werden können. Wir wissen, dass Sperma beeinflusst, wie die Plazenta sich entwickelt, was helfen kann, die Ergebnisse einer Studie von 2004 zu erklären, die einen väterlichen Konsum von 10 oder mehr alkoholischen Getränken während der vorschwangerschaftlichen Periode mit einem erhöhten Risiko für Fehlgeburten in Verbindung brachte. Immer mehr Studien zeigen, dass der Einfluss des Vaters nicht nur die Gesundheit des eigenen Nachwuchses beeinflussen kann, sondern auch zur Entwicklung von Krankheiten in den nächsten Generationen beitragen kann. Hier einige Beispiele, wie sich dies im realen Leben manifestieren kann:

- Eine Studie aus dem Jahr 2018, bei der mehr als 40 Millionen Geburten untersucht wurden und die im *British Medical Journal* (BMJ) veröffentlicht wurde, fand heraus, dass bei Vätern, die älter als 45 waren, die Babys eine 14 Prozent höhere Wahrscheinlichkeit hatten, als Frühchen auf die Welt zu kommen und ein niedrigeres Geburtsgewicht zu haben. Was vielleicht überraschend ist, ist, dass bei älteren Vätern die dazugehörigen Mütter auch ein 28 Prozent höheres Risiko hatten, Schwangerschaftsdiabetes zu bekommen.
- Ältere Väter zeugen auch häufiger Kinder, die neurologische Erkrankungen wie Schizophrenie oder Autismus haben. Forscher vermuten, dass Veränderungen der Methylierungsmuster, die durch das Altern zustande kommen, diese Verbindungen erklären könnten.
- Forschungsarbeiten von Marcus Pembrey und Lars Bygren (siehe „Es geht um mehr als nur Gene", Seite 36) zeigten, dass Jungen, die kurz vor der Pubertät zu viel aßen, Enkelsöhne bekamen, die eher früher starben. Die Studie zeigte auch, dass die Söhne von Männern, die in jungen Jahren angefangen hatten zu rauchen, eher übergewichtig waren, was sich ab der Pubertät manifestierte.
- Tierstudien zeigen, dass im Fall einer proteinarmen Ernährung von Vätern, beim Nachwuchs die Verstoffwechselung von Lipiden und Cholesterin verändert ist, was das Risiko für Bluthochdruck erhöht.
- Wenn männliche Ratten eine fettreiche Ernährung gefüttert bekommen, leiden ihre weiblichen Nachkommen wahrscheinlicher an frühzeitig auftretender beeinträchtigter Insulinsekretion und Glukoseintoleranz.
- Das Sperma von Mäusen, die proteinarm ernährt werden, ist hypomethyliert. Der Nachwuchs solcher Mäuse zeigte Eigenschaften, die mit metabolischem Syndrom und nichtalkoholischer Fettlebererkrankung, einschließlich Glukoseintoleranz und veränderten Darmbakterienprofilen, in Zusammenhang stehen.
- Studien stellen einen Zusammenhang zwischen väterlicher Adipositas und einem erhöhten Risiko für dieselbe Erkrankung beim Nachwuchs her, was wahrscheinlich auch mit epigenetischen Veränderungen der DNA zu tun hat.
- Die Forschung zeigt, dass Väter, die um den Zeitpunkt der Empfängnis herum zu viel trinken, Nachwuchs bekommen, der ein erhöhtes Risiko für Verhaltensprobleme zeigt, was schlechte Schulleistungen und Aufmerksamkeits-Defizit-Hyperaktivitäts-Störungen umfasst.
- Es gibt Hinweise darauf, dass rauchende Väter durch den sich daraus ergebenden Schaden an ihrer DNA Kinder bekommen, deren Risiko, an Krebs zu erkranken, erhöht ist.

Eine Schwangerschaft planen

Für die Planung einer Schwangerschaft braucht es die beiden zukünftigen Elternteile. Einige Zielsetzungen sind Optimierung der Fruchtbarkeit, Förderung der Gesundheit der Mutter und die Schaffung einer möglichst gesunden Umgebung für den sich entwickelnden Fötus. Die folgenden Strategien sind überaus wichtige Komponenten eines Vorschwangerschaftsplans.

Nehmen Sie nährstoffreiche Lebensmittel zu sich

Menschen mit Kinderwunsch können ihre Fruchtbarkeit erhöhen, indem sie gesunde Ernährungsmuster umsetzten. Dies bedeutet eine ausgewogene Ernährung, hauptsächlich aus Gemüse (besonders grünem Blattgemüse), ganzen Früchten (nicht nur Saft), Vollkorn, Hülsenfrüchten, Nüssen und Samen sowie gesunden pflanzlichen Fetten (z. B. aus Oliven und Avocados).

Achten Sie auf gesunde Fette

Die Qualität der Fette, die Sie zu sich nehmen, ist nicht nur wichtig, um die Fruchtbarkeit zu verbessern, sondern auch für eine gesunde Schwangerschaft. Verzichten Sie auf alle Transfette und erhöhen Sie Ihren Konsum an Nahrungsmitteln, die reich an Omega-3 sind, besonders solche, die Docosahexaensäure (DHA) beinhalten. Die Aufnahme von Omega-3-Fettsäuren wurde in Zusammenhang mit einer verbesserten Fruchtbarkeit bei Frauen und einer besseren Spermaqualität bei Männern in Verbindung gebracht.

Die besten Quellen für DHA sind fettreicher Fisch wie Lachs, Makrele und Sardine, Algen und Fischöl-Ergänzungsmittel. Leider hat die Angst vor einer Quecksilbervergiftung dazu geführt, dass viele Frauen auf Fisch verzichten, was zu einer Unterversorgung mit Omega-3 führen kann. Solche Vergiftungen kommen allerdings nur sehr selten vor, auch bei Menschen, die viel Fisch essen, wohingegen Omega-3-Mangel weit verbreitet ist. Man sollte aber Fisch vermeiden, der hohe Spiegel dieses Nervengifts enthält. Große Fischarten erhöhen die Wahrscheinlichkeit, bedeutende Mengen des Toxins Quecksilber anzusammeln; diese umfassen Hai, Schwertfisch und die meisten Thunfischarten (der kleinere Bonito ist in Ordnung). Lachs, Anchovis, Sardinen und Makrelen sind eine gute Wahl. Konsultieren Sie die Richtlinie des Natural Resources Defense Councils zu Quicksilberspiegeln zu verschiedenen Fischarten (www.nrdc.org/stories/mercury-guide). Die dort genannten Empfehlungen auf Grundlage des Körpergewichts zur Eingrenzung der Quecksilberaussetzung sind ebenfalls beachtenswert.

Es gibt auch Beweise dafür, dass es Ihnen helfen kann, schwanger zu werden, wenn Sie Ihren Konsum an Meeresfrüchten erhöhen. Eine Studie von 2018, publiziert im *Journal of Clinical Endocrinology & Metabolism*, fand heraus, dass Paare mit dem Ziel einer Schwangerschaft, ihre Erfolgschancen erhöhten, wenn sie mindestens zweimal die Woche 125 g Meeresfrüchte zu sich nahmen (92 Prozent Erfolgsrate im Vergleich zu 79 Prozent bei Paaren, die weniger häufig Fisch aßen), auch, wenn die Studie nicht spezifisch den Einfluss von Omega-3-Fetten untersuchte. Vielleicht war es ein Zufall, aber die Paare, die mehr Meeresfrüchte zu sich nahmen, hatten auch häufiger Geschlechtsverkehr.

Für weitere Informationen zu anderen Ernährungsquellen für Omega-3-Fettsäuren siehe Seite 134. Um eine adäquate Zufuhr zu gewährleisten, sollten Frauen, die sich vegetarisch oder vegan ernähren, Omega-3-Ergänzungsmittel zu sich nehmen.

Unterstützen Sie die Fruchtbarkeit mit einem gesunden Körpergewicht

Falls Sie eine Schwangerschaft planen, ist das Halten oder Erreichen eines gesunden Gewichts eine der besten Strategien für beide Geschlechter, denn die Fruchtbarkeit wird beeinträchtigt, wenn einer der beiden Partner übergewichtig oder adipös ist. Die Idee dahinter ist, dass Toxine aus Fett eine Entzündung im Sperma, der Eizelle und der Gebärmutterschleimhaut verursachen können, die die Fruchtbarkeit beeinträchtigt. Insulinresistenz ist ein weiteres Problem. Nicht alle Personen mit Adipositas sind auch insulinresistent, aber diejenigen, die es sind, könnten Fruchtbarkeitsprobleme haben. Bei Frauen unterbricht Insulinresistenz die Kommunikation des Gehirns mit den Eierstöcken, was zu unregelmäßigen Eisprungsmustern führen kann oder sogar zu einem gänzlich fehlenden Eisprung. Wenn Männer übergewichtig oder adipös sind, können überschüssiges Körperfett und Insulinresistenz das Testosteron verringern und Östrogene erhöhen, was die Spermienzahl reduziert und die Fruchtbarkeit beeinträchtigt.

Eine der häufigsten Gründe weiblicher Unfruchtbarkeit ist das polyzystische Ovar-Syndrom (PCOS), eine Erkrankung, die sich durch Gewichtszunahme, unregelmäßige Menstruationszyklen und eine hohe Anzahl männlicher Hormone auszeichnet. PCOS betrifft bis zu zehn Prozent aller Frauen im gebärfähigen Alter. Frauen mit PCOS, die übergewichtig sind, können ihre möglicherweise beeinträchtigte Fruchtbarkeit wiederherstellen, indem sie 10 Prozent ihres Körpergewichts verlieren. Auf der anderen Seite ist auch Untergewicht der Fruchtbarkeit bei beiden Geschlechtern abträglich. Eine niedrige Körpermasse kann die Herstellung von Sexualhormonen reduzieren, was die Häufigkeit von Eisprüngen bei Frauen verringert und die Spermienzahl bei Männern reduziert.

Nehmen Sie ausreichend Zink zu sich

Nehmen Sie täglich die empfohlene Dosis Zink (15 mg) ein. Zink unterstützt die Fruchtbarkeit bei beiden Geschlechtern. Es fördert gesunden Samen und die Testosteronproduktion beim Mann und den Eisprung und die Fruchtbarkeit bei Frauen. Es reduziert auch die Insulinresistenz. Im Allgemeinen sind tierische Nahrungsmittel wie Fleisch und Austern (die Nahrungsmittelquelle mit dem höchsten Zinkgehalt) die besten Zinkquellen. Aber auch Kürbiskerne, Nüsse, dunkle Schokolade und viele Vollkornprodukte sorgen in unterschiedlichem Maße für die Zinkzufuhr.

Überprüfen Sie Ihren Vitamin-D-Spiegel

Studien am Menschen, die den Einfluss von Vitamin D auf die Fruchtbarkeit untersuchen, sind durch ihre geringe Teilnehmerzahl begrenzt; sie waren in der Lage, einen Zusammenhang herzustellen, konnten aber nicht die Ursache bestimmen. PCOS, ein häufiger Grund für Unfruchtbarkeit bei Frauen, könnte damit zu tun haben. Niedrige Vitamin-D-Spiegel bei Frauen mit PCOS verschärfen bekannterweise Symptome, die sich auf die Fruchtbarkeit auswirken, wie etwa Unregelmäßigkeit der Menstruation und des Eisprungs, aber auch Insulinresistenz. Daher ist es eine gute Idee, die Vitamin-D-Spiegel zu überprüfen, bevor Sie schwanger werden. Sollte dieser nicht optimal sein, arbeiten Sie im Rahmen Ihrer vorschwangerschaftlichen Planung auf eine Verbesserung hin. Für weitere Informationen zu Vitamin D siehe Seite 120.

Überprüfen Sie Ihre Schilddrüse

Die Schilddrüse spielt eine besondere Rolle in Ihrem endokrinen System. Es ist in allen Phasen der Fortpflanzung von äußerster Wichtigkeit, dass sie gut funktioniert, von der vorschwangerschaftlichen Phase bis zur Geburt Ihres Babys. Um mehr über diese Drüse zu erfahren, siehe „Ihre Schilddrüse" auf Seite 107.

Verringern Sie die Aussetzung gegenüber Umweltgiften

Bestimmte toxische Stoffe haben epigenetische Auswirkungen. Diese Toxine umfassen Organochlorpestizide, Luftverschmutzung, Arsen, Quecksilber und Chemikalien mit endokrin-unterbrechender Wirkung wie Bisphenol A (BPA), die allesamt die Fruchtbarkeit beeinträchtigen und einem sich entwickelnden Fötus schaden können. Endokrine Disruptoren sind in allen Phasen bedenklich, auch vor der Schwangerschaft, da sie die Hormonspiegel beeinflussen, was sich auf die Qualität des Samens auswirken und/oder es für Frauen erschweren kann, schwanger zu werden.

Ihre Leber hilft Ihrem Körper bei der Entgiftung. Sie von Umweltgiftstoffen und häufigen Chemikalien zu reinigen, die zum Beispiel in Medikamenten auftreten – auch den synthetischen Hormonen in der Pille – kann ihr bei ihrer Arbeit helfen. Sie können die Entgiftungspfade Ihres Körpers unterstützen, indem Sie ein paar Monate vor der Empfängnis mehr Nahrungsmittel zu sich nehmen, die die Entgiftung ankurbeln (siehe „Toxine, Ihr Körper und Ernährung" Seite 92). Dies ist eine wirksame Strategie, um Ihre toxische Belastung zu reduzieren.

Wählen Sie möglichst Bio-Produkte

Gemäß einer 2017 in der Zeitschrift JAMA veröffentlichten Studie, verringert es deutlich die Wahrscheinlichkeit, schwanger zu werden, wenn eine Frau große Mengen an Residuen von häufigen Pestiziden zu sich nimmt. Bio-Lebensmittel zu essen ist eine Möglichkeit, Pestizide zu vermeiden. Sie können Ihre toxische Belastung auch senken, indem Sie konventionell angebaute Obst- und Gemüsesorten mit hohen Pestizidspiegeln, wie Erdbeeren, Paprika, Spinat und Tomaten, vermeiden. Es ist auch wichtig, alle Lebensmittel gründlich zu waschen. Sie können sich die sogenannten „Clean-15"/ „Dirty-Dozen"-Listen der Environmental Working Group anschauen, mit den 15 „saubersten" und den 12 am stärksten belasteten Lebensmitteln, um die Pestizidbelastung Ihrer Nahrungsmittel gering zu halten. Halten Sie diesen Lebensstil für mindestens 3 Monate vor der Empfängnis ein und Ihr Kontakt mit Toxinen und hormonstörenden Substanzen, die die Entwicklung eines Fötus beeinträchtigen können, wird reduziert.

Rauchen Sie nicht

Nicht zu rauchen ist eine der besten Entscheidungen für Ihre Gesundheit, die Sie nur treffen können, und zwar nicht nur aus persönlicher Sicht, sondern auch zum Wohle zukünftiger Generationen. Zigarettenrauch, der bekanntermaßen krebserregend ist, ist gefährlich und sollte vermieden werden, wenn Sie schwanger werden wollen oder bereits schwanger sind. Wenn ein zukünftiger Vater Raucher ist, kann das Rauchen die DNA des Spermas schädigen, was einen negativen Einfluss auf seine Fruchtbarkeit hat. Es könnte auch das Risiko des Nachwuchses steigern, in der Kindheit Krebs zu bekommen. Und falls er zu Beginn der Pubertät mit dem Rauchen angefangen hat, werden seine Söhne ein höheres Risiko für Adipositas und Typ-2-Diabetes haben.

Schränken Sie Ihren Alkoholkonsum ein

Alle wichtigen medizinischen Organisationen empfehlen eine vollständige Abstinenz von Alkohol, auch während der vorschwangerschaftlichen Phase. Wenn Sie eine Frau sind, die schwanger werden möchte, wird ein gelegentlicher Alkoholkonsum (ein Glas oder weniger am Tag) Ihre Fruchtbarkeit wahrscheinlich nicht beeinträchtigen. Das Problem ist übermäßiges Trinken. Eine prospektive Studie hat 6.120 dänische weibliche Studienteilnehmerinnen zwischen 21 und 45 Jahren untersucht, die in einer festen Beziehung mit einem männlichen Partner waren. Sie versuchten schwanger zu werden und bekamen keine Fruchtbarkeitsbehandlung. Die Forscher fanden heraus, dass die höchsten Alkoholkonsumraten (mehr als 14 Einheiten pro Woche) mit einer Verringerung der Fruchtbarkeit um 18 Prozent im Vergleich zu den Frauen, die gar keinen Alkohol zu sich nahmen, assoziiert war.

Wenn Sie ein Mann sind, wirkt sich ein moderater Alkoholkonsum (etwa zwei Getränke am Tag) nicht negativ auf die Fruchtbarkeit aus, aber starkes Trinken kann Qualität und Menge der Spermien beeinträchtigen. Und, wie bereits gesagt, kann ein übermäßiges Trinken des Vaters um den Zeitpunkt der Empfängnis einen negativen Einfluss auf die fötale Entwicklung haben.

Achten Sie auf Ihren Konsum von Koffein und Maissirup mit hohem Fruchtzuckergehalt

Alkoholische Getränke sind nicht die einzigen, die möglicherweise negative Auswirkungen auf Fruchtbarkeit und Schwangerschaft haben. Während Koffein in Maßen in Ordnung ist, kann ein übermäßiger Koffeinkonsum (drei Tassen oder mehr schwarzer Kaffee pro Tag) die Fruchtbarkeit bei manchen Frauen beeinträchtigen. Getränke, die mit Maissirup mit hohem Fruchtzuckergehalt gesüßt sind, sind noch problematischer. Eine Studie von 2016, die in Scientific Reports veröffentlicht wurde, untersuchte sowohl Mäuse als auch Frauen und zeigte, dass ein übermäßiger Konsum dieses Maissirups während des ersten Teils der Schwangerschaft Defekte an der Plazenta hervorrufen und das fötale Wachstum einschränken kann, was potenziell zu Stoffwechselproblemen im späteren Leben des Babys führen kann. Die Zeit vor der Schwangerschaft ist ein guter Zeitpunkt, um sich süße Getränke abzugewöhnen, vor allem solche mit viel Fruktose, wie Limonaden. Der beste Weg, Ihre Chancen auf eine Schwangerschaft zu erhöhen, scheint zu sein, nur Wasser und Kräutertees zu trinken und Koffein und Alkohol zu vermeiden.

Ernährung und Spermaqualität

Die Rolle des Mannes bei der Fortpflanzung konzentrierte sich traditionell auf die Fruchtbarkeit und diese wird gerade immer mehr zum Problem, da die Spermienzahlen in den westlichen Ländern rapide abnehmen. Man kann praktisch sagen, dass die männliche Fruchtbarkeit von Faktoren wie der Form und der Widerstandsfähigkeit der Spermien bestimmt wird. Wir haben Grund anzunehmen, dass eine gesunde Ernährung die Spermienqualität verbessern kann. Es konnte beispielsweise gezeigt werden, dass Männer, die zu viele gesättigte Fette zu sich nehmen, weniger robuste Spermien haben. Daher ist die Annahme naheliegend, dass Männer die Spermienqualität verbessern können, wenn sie ihre Ernährung dahingehend umstellen, dass diese wenige gesättigte Fette und, wie andere Studien zeigen, eine moderate Proteinmenge enthält. Nährstoffe, die die Zellteilung unterstützen, sind gut für die Spermienqualität, da sie eine Rolle bei der Produktion von DNA spielen. Diese umfassen Folat und andere Nährstoffe, die in der Verstoffwechselung von Methylspendern wie Vitamin B6 und Vitamin B12 involviert sind. Ernährungsfaktoren können sich auch auf die Spermastruktur auswirken. Die Fettsäuren in der Spermamembran unterscheiden sich von anderen Zellen: mehrfach ungesättigte Fettsäuren, die besonders wichtig für die Membranfluidität und -Flexibilität sind, sind hier viel höher konzentriert.

Im Rahmen der Erforschung von Zusammenhängen zwischen Ernährung und Spermaqualität wurden Walnüsse untersuchte, die besonders reich an Omega-3-Fettsäuren, Folat und Selen sind, die alle mit der Spermienqualität in Verbindung gebracht wurden. Die 2012 in der Zeitschrift *Biology of Reproduction* veröffentlichte Studie ergab, dass der Zusatz einer täglichen Portion von 75 g Walnüssen zu einer typischen westlichen Ernährung die Vitalität, Beweglichkeit und Morphologie von Spermien verbesserte.

IM MUTTERLEIB

Wie ein Fötus sich entwickelt und wächst hängt von vielen Faktoren ab. Aus biologischer Sicht ergeben sich mögliche Auswirkungen, die durch den Vater verursacht wurden, wahrscheinlich aus epigenetischen Modifikationen der DNA, die er durch sein Sperma übertragen hat. Auf der anderen Seite spricht der Fötus in vielfacher Weise auf jeglichen Input der Mutter an, und zwar praktisch ab dem Moment der Empfängnis. Während der Schwangerschaft, vor allem in der Anfangsphase, setzen Umwelteinflüsse wie Stress, Aussetzung gegenüber Giftstoffen und schlechte Ernährung Entwicklungsveränderungen in Gang, die die Gesundheit und das Wohlbefinden während des ganzen Lebens des Kindes beeinflussen werden.

Etwa vier Wochen nach der Empfängnis setzt sich eine Masse embryonischer Zellen an der Gebärmutterwand ab und sogar noch davor entwickelt der Embryo zwei Hauptzelltypen. Der eine

Typ wird in der Zukunft den Körper des Fötus bilden und der andere die Plazenta. Dieses scheibenförmige Organ verfügt über dieselben Gene wie der Fötus und beide sind über die Nabelschnur verbunden. Die Plazenta ist eine aktive Partnerin während der Schwangerschaft und antwortet auf Signale sowohl von der Mutter als auch vom Fötus unter Nutzung eines komplexen Systems, das dafür sorgen soll, dass die gegenseitigen Bedürfnisse erfüllt werden. Dank der Arbeit von David Barker und anderen Wissenschaftlern wissen wir, dass in der Entwicklung befindliche Körpersysteme in utero überaus „plastisch" sind – sie sind anfällig für Umwelteinflüsse, deren Auswirkungen die Plazenta auszugleichen sucht. Die Plazenta ist eine Art Stoffwechsel-Managerin. Sie verwaltet vorhandene Ressourcen und, falls nicht genug Proviant vorhanden ist, schützt sie einige Organe auf Kosten anderer. Wenn der Fötus z. B. nicht genug Sauerstoff oder Nährstoffe bekommt, leitet die Plazenta den Blutfluss zum Herzen und ins Gehirn, damit diese Organe weniger unter dem Mangelzustand leiden, als andere, die sich weiter unten in der Entwicklungshierarchie befinden.

Zurück in die Zukunft

Die Qualität der Schwangerschaftserfahrung einer Mutter ist ein überaus wichtiger Faktor, der sich auf die Gesundheit und das Wohlbefinden ihrer Kinder auswirkt. Die Beteiligung des Vaters durch die Spermienzelle, die die mütterliche Eizelle befruchtet hat, und der Großmutter, die ja praktisch die Eizelle zur Verfügung gestellt hat, als sie selbst noch mit ihrer Tochter schwanger war, spielen sozusagen hinter den Kulissen eine nicht zu verachtende Rolle. Und die Forschung bestätigt, dass wir sogar die Großväter nicht ganz außen vor lassen können. Die Summe dieser verschiedenen Beiträge hat einen merklichen Einfluss auf das Schwangerschaftsergebnis – in manchen Fällen sogar noch stärker, als zunächst angenommen wurde. Wenn Sie erwachsen werden, ist Ihre Gesundheit im Großen und Ganzen ein Spiegel der Einflüsse aus vorangegangenen Generationen und Ihren Erlebnissen im Mutterleib vom Zeitpunkt der Empfängnis bis zum Zeitpunkt Ihrer Geburt.

Denken Sie z. B. einmal daran, wie es bei Ihnen in der Schule lief. Bis vor kurzem wurde angenommen, dass die Umgebung eines Kindes nach der Geburt seine Lernfähigkeit bestimmte. Wir wissen jedoch inzwischen, dass Kinder mit einem geringen Geburtsgewicht wahrscheinlicher schlechtere kognitive Fähigkeiten haben als solche, die in den Normalbereich fallen. Dank der Epigenetik haben wir nun Einsicht in biologische Mechanismen erhalten, die damit in Zusammenhang stehen. Eine Studie von 2015, die unter der Schirmherrschaft des EpiGen Global Research Consortiums durchgeführt wurde, nutzte Nabelschnurgewebe bei der Geburt, um epigenetische Marker zu untersuchen, die mit der Entwicklung des Gehirns in Zusammenhang stehen. Die Forscher konnten diese Marker mit der kognitiven Leistung und Lernfähigkeit zweier Gruppen britischer Kinder im Alter von vier und sieben Jahren in Verbindung setzen. In einer weiteren Studie zu Nabelschnurgewebe, diesmal von Kindern in Singapur, konnten die Forscher ähnliche epigenetische Veränderungen, die sich in utero ergeben hatten, mit schlechten schulischen Leistungen und störendem Sozialverhalten in Verbindung bringen.

IHRE SCHILDDRÜSE

Die Schilddrüse hat einen starken Einfluss auf Fruchtbarkeit und eine gesunde Schwangerschaft. Eine Unterfunktion der Schilddrüse (Hypothyreoidismus) tritt auf, wenn die Schilddrüse keine ausreichenden Mengen an Schilddrüsenhormonen produziert. Das betrifft 2 bis 4 Prozent aller Frauen im gebärfähigen Alter. Niedrige Spiegel an Schilddrüsenhormonen können die Ablösung von Eizellen aus dem Eierstock verhindern, was die Fruchtbarkeit einschränkt. Und selbst wenn eine Frau mit Hypothyreoidismus erfolgreich schwanger wird, besteht ein erhöhtes Risiko für eine Fehlgeburt, Frühgeburt, postpartale Blutungen, Anämie und postpartale Depression. Daher ist es wichtig, diese Erkrankung so bald wie möglich in den Griff zu bekommen.

Angeborener Hypothyreoidismus, die häufigste endokrine Erkrankung bei Neugeborenen, tritt auf, wenn ein Neugeborenes nicht genug Schilddrüsenhormone produziert. Er ergibt sich meist durch einen Jodmangel in der Ernährung der Mutter. Manchmal liegt es auch an Entwicklungsproblemen der Schilddrüse des Babys oder einer Fehlfunktion des Schilddrüsenstoffwechsels. Was auch immer die Ursache ist, die Erkrankung bedeutet ein Risiko für das Baby, mehrere verschiedene Probleme zu bekommen, einschließlich Wachstumsstörungen und bleibende geistige Einschränkungen. In den Industrieländern werden alle Neugeborenen auf Hypothyreoidismus hin untersucht.

Eine überaktive Schilddrüse wird als Hyperthyreoidismus bezeichnet. Dies tritt zwar viel seltener auf als Hypothyreoidismus, aber diese Erkrankung kann ebenfalls die Fruchtbarkeit beeinträchtigen, indem sie unregelmäßige Menstruationszyklen verursacht. Hypothyreoidismus bei der Mutter kann die Entwicklung der Beta-Zellen in der Bauchspeicheldrüse des Fötus (die Insulin herstellen) und Herzmuskelzellen hemmen.

Schilddrüsenprobleme sind bei Männern zwar viel seltener, aber Hypothyreoidismus kann sich auch auf die männliche Fruchtbarkeit auswirken, in dem er sich auf die Testosteronspiegel und die Libido auswirkt.

Jod für eine gesunde Schilddrüse

Für eine optimale Funktion benötigt die Schilddrüse eine ausreichende Eisen-, Zink- und Proteinzufuhr. Jod spielt in vielerlei Hinsicht die wichtigste Rolle dabei, die Schilddrüse gesund zu halten. Ein Mangel an diesem essentiellen Mineral ist die Hauptursache für Hypothyreoidismus und die Entwicklung von angeborenem Hypothyreoidismus. Der empfohlene tägliche Konsum für Erwachsene liegt bei 150 bis 200 mcg. Analysen der Daten des National Health and Nutrition Examination Survey (NHANES) von 2001 bis 2008 weisen darauf hin, dass bis zu 57 Prozent der schwangeren Frauen in den Vereinigten Staaten unzureichende Jodspiegel haben.

Die meisten Vitaminpräparate für die Schwangerschaft enthalten eine ausreichende Menge Jod. Seetang und Kabeljau gehören zu den besten Jodlieferanten in Nahrungsmitteln, aber auch Shrimps, Eier, Pflaumen und Limabohnen verfügen über beachtliche Mengen des Minerals. Die Nutzung von Jodsalz ist ebenfalls eine Option. In den Vereinigten Staaten enthält es 45 mcg Jod pro Gramm.

Natürlich schießt Ihr Risiko, chronische Krankheiten zu entwickeln, in die Höhe, wenn Ihre Mutter während der Schwangerschaft schlecht ernährt war. Dieses Wissen wirft Fragen über stark verarbeitete Lebensmittel auf, die praktisch überall erhältlich und arm an Nährstoffen sind. Es gibt zwar keine Studien am Menschen, die den Konsum von Junk-Food direkt mit dem Schwangerschaftsergebnis in Verbindung bringen, aber Studien an Ratten bestätigen, was ohnehin offensichtlich scheint. In einer Studie von 2006, die im *British Journal of Nutrition* veröffentlicht wurde, fütterten die Forscher trächtige und stillende Ratten mit Lebensmitteln, die stark verarbeitet, energiedicht aber nährstoffarm waren und hohe Mengen an Zucker, Salz und/oder Fett enthielten. Die Mütter brachten Jungtiere auf die Welt, die übergewichtig waren und dazu neigten, sich zu überfressen. Eine weitere Studie wurde im selben Jahr im *Journal of Physiology* veröffentlicht. Diese Jungtiere, deren Mütter ebenfalls Junk-Food in der Schwangerschaft gefressen hatten, zeigten eine schlechte Muskelentwicklung und erste Anzeichen von Insulinresistenz, einige schon in einem Alter von drei Wochen. Noch schlimmer war, dass die Ernährung der Mutter die Jungen darauf programmierte, ebenfalls Junk-Food normaler Nahrung vorzuziehen. Waren die Jungen älter, wurde klar, dass sie den Geschmack stark verarbeiteter Speisen bevorzugten. Die frühkindlichen Erfahrungen führten dazu, dass sie sich auf schlechte Nahrungsangewohnheiten einstellten, was ihr Risiko für Adipositas und damit verbundene Erkrankungen wie Typ-2-Diabetes und Herzleiden im späteren Leben erhöhte.

Die Plazenta

Als ich selbst schwanger war, glaube ich kaum, dass ich auch nur einen Gedanken daran verschwendet habe, was in meiner Plazenta vor sich ging. Natürlich, ich wusste, dass ich eine hatte, aber darüber hinaus waren meine Kenntnisse, gelinde gesagt, unvollständig. Nun weiß ich es besser – die Plazenta war meine Partnerin in der Schwangerschaft. Wie ich selbst war sie der Aufgabe verschrieben, das Wachsen und Gedeihen meines Fötus‘ zu sichern und ein möglichst gesundes Baby hervorzubringen.

Die Plazenta ist wirklich ein außergewöhnliches Organ. Sie dient dem Fötus als Lunge und Nieren und stellt ihm alle Nährstoffe zur Verfügung, die das wachsende Baby benötigt. Sie stellt auch Hormone her, die regulieren, wie die Mutter sich in der Schwangerschaft fühlt, und agiert als Schutzbarriere gegen viele Giftstoffe und die meisten Bakterien. Wir wissen jedoch, dass bestimmte Toxine und manche Infektionen die Plazenta durchqueren können, wie etwa Krebserreger in der Nahrung, Alkohol, Nikotin und andere Drogen. Wie Kent Thornburg und Nicola Marshall in einem Artikel von 2015 feststellten, der im *American Journal of Obstetrics & Gynecology* veröffentlicht wurde, erhöhen sich zum Ende einer menschlichen Schwangerschaft die Spiegel eines Typs von Hormonen, die als Glukokortikoide bekannt sind, bei der Mutter. Eine ihrer Aufgaben ist es, die Entwicklung wichtiger Organe abzuschließen, einschließlich der Lunge und des Herzens. Aber unter bestimmten Umständen, z. B., wenn die Mutter ungewöhnlich stark gestresst ist, steigen die Hormonspiegel zu stark an. Die Plazenta kann z. B. Cortisol normalerweise deaktivieren. Wenn der Cortisolspiegel der Mutter jedoch so stark ansteigt, dass die Plazenta es nicht mehr neutralisieren kann, läuft das Cortisol quasi über und gelangt in den Kreislauf des Fötus, was diesem in vieler Hinsicht schaden kann. Ein Überschuss an Cortisol kann sogar das Wachstum des Babys hemmen und das Risiko für bestimmte chronische Erkrankungen erhöhen. Verkürzte Telomere sind ein weiteres Ergebnis (siehe „Telomere" auf Seite 227).

Eine der wichtigsten der vielen Aufgaben der Plazenta ist es, dem Fötus eine angemessene Ernährung zur Verfügung zu stellen. Im Allgemeinen kann man sagen, dass bei einer schwangeren Frau, die nicht gut ernährt ist, die Plazenta sich nicht richtig ausbilden wird, was wiederum negative Auswirkungen auf die langfristige Gesundheit des Babys haben wird. Die Plazenta wird manchmal als „Nährstoffsensor" bezeichnet. Sie kann zwar auch Veränderungen in der Ernährung im Blut der Mutter feststellen und darauf reagieren, aber sie kann keine Nährstoffmängel im Körper der Mutter ausgleichen. Wenn Nährstoffe nur ungenügend vorhanden sind, wird die Plazenta versuchen, diesen Mangel zu kompensieren. Wenn etwa in der ersten Schwangerschaftshälfte nur wenige Nährstoffe zur Verfügung stehen, wird die Plazenta größer, denn vereinfacht kann man sagen: je größer die Plazenta, desto mehr Nahrung erhält das Baby.

Schwangere Schafe

Wir wissen durch die Beobachtung trächtiger Mutterschafe, dass wenn sie zu Anfang der Trächtigkeit auf kargen Weiden ihr Futter suchen und dann zu üppigeren Weiden zurückkehren, die Lämmer größer sind, als bei Schafen, die während der gesamten Schwangerschaft reich genährt wurden. Wie kommt es dazu? Zu Anfang der Schwangerschaft ist die Plazenta im Wachstumsmodus. Wenn Nährstoffe nicht unendlich vorhanden sind, wächst die Plazenta in einem gesunden Mutterschaf und verbessert so die Fähigkeit, mehr Nährstoffe aus dem Blut der Mutter aufzunehmen. Sie nimmt alle Nährstoffe, die sie bekommen kann, und wächst schnell, um Reserven für das heranwachsende Lamm zu schaffen, für den Fall, dass die Knappheit anhält. Bauern wissen schon seit langem, dass sie schwerere Lämmer bekommen können, wenn sie das Plazentawachstum am Beginn der Trächtigkeit stimulieren. Wir wissen noch nicht genau, wie dies bei Menschen abläuft, aber Forscher vermuten, dass die Plazenta während bestimmter Zeiträume die Fähigkeit hat, auf periphere Anforderungen zu reagieren. Sie gehen jedoch auch davon aus, dass diese Plastizität später verschwindet. In Wahrheit wissen wir schockierend wenig über dieses Organ. Wie Thornburg und Marshall anmerken, stammt fast all unser Wissen über die Plazenta aus Tierstudien. Wir verfügen jedoch über einen wachsenden Informationskorpus zur menschlichen Plazenta, die diese direkt mit der Entwicklung von Krankheiten im späteren Leben in Zusammenhang setzt.

Größe, Form und Gewicht sind ausschlaggebend

Wie viel die Plazenta wiegt sowie ihre Form und Größe wirken sich darauf aus, wie der Fötus heranreift und wächst. Kleinere Plazenten, die wahrscheinlich auch kleinere Babys hervorbringen, wurden mit Krankheiten wie Bluthochdruck und Adipositas in Verbindung gebracht. Was die Entwicklung der Plazenta angeht kann das höchste Risiko für chronische Erkrankungen auf kleine Babys mit großen Placenten und große Babys mit kleinen Placenten zurückverfolgt werden. Wir wissen zwar noch nicht ganz genau, wie es dazu kommt, aber wir wissen, dass die Größe und Form der Plazenta das Risiko der Nachkommenschaft erhöhen kann, im Erwachsenenalter einen Herzinfarkt, Bluthochdruck oder Krebs zu bekommen. Um genau zu sein, weisen Thornburg und Marshall darauf hin, dass epidemiologische Studien mit Schwerpunkt auf der Plazenta besonders genaue Vorhersagen hinsichtlich einer Krankheitsentwicklung im späteren Leben treffen konnten. Forschungen, die die körperlichen Eigenschaften der Mutter aufgezeichnet und diese mit spezifischen Eigenschaften der Plazenta abgeglichen haben, haben ihnen zufolge „Krankheiten viel präziser voraussagen können, als das Geburtsgewicht allein“.

Weitere Faktoren

Eine Entzündung der Plazenta ist ein weiterer Einfluss auf die fötale Programmierung, wie Thornburg und Marshall hervorheben. Zusammen mit anderen Arten von Entzündungen können Erkrankungen der Mutter wie Diabetes und Adipositas eine Entzündung der Plazenta auslösen, die mit Frühgeburten und sogar einem Verlust des Fötus einhergehen kann. Eine Studie, die 2016 in *Circulation Research* veröffentlicht wurde, untersuchte Präeklampsie – eine Krankheit, über die zugegebenermaßen nur sehr wenige Fakten bekannt sind – und stellte eine Verbindung mit Entzündungsfaktoren in der Plazenta her. Die Forscher fanden heraus, dass besonders die Spiegel eines bestimmten Rezeptorproteins (CD74) bei Frauen, die an Präeklampsie litten, niedriger waren, da ihre Plazenta über weniger CD74-Rezeptoren verfügte, wodurch ein Ausschütten von Substanzen ausgelöst wurde, die zu plazentaler Entzündung führen.

Wir wissen noch sehr wenig über die epigenetische Landschaft der Plazenta, aber einige Forscher haben gezeigt, dass sie im Vergleich zu anderen gesunden menschlichen Geweben stärker methyliert ist. Es scheint auch, dass die Methylierung der Plazenta mit dem Verlauf der Schwangerschaft ansteigt und der Grad der Methylierung das Schwangerschaftsergebnis beeinflusst. Die australische Expertin Tina Bianco-Miotto konnte Unterschiede in der Methylierung von Plazenten, die eine gesunde Schwangerschaft aufrecht erhielten, und solchen, die Präeklampsie entwickelten, aufdecken.

Heute fragen sich die Experten, warum wir eigentlich so wenig über dieses Organ wissen. Das Eunice Kennedy Shriver National Institute of Child Health and Human Development in den Vereinigten Staaten hat die Plazenta als „wohl eines der wichtigsten [Organe], nicht nur für die Gesundheit einer Frau und ihres Fötus während der Schwangerschaft, sondern auch für die lebenslange Gesundheit der beiden“ bezeichnet. Das Studium von Plazenten in Fällen, in denen die Geburt schiefläuft, hat den Spezialisten bereits Einsichten darin beschert, warum manche Schwangerschaften nicht korrekt verlaufen. In einigen Fällen hat dieses Bewusstsein zu positiven Veränderungen und verbesserten Ergebnissen geführt. Die Verbindungen zwischen Plazenta, fötalem Wachstum und der Entwicklungsrate chronischer Erkrankungen lassen uns glauben, dass öffentliche Initiativen zur Unterstützung von Programmen, die sich die Plazentagesundheit auf die Fahnen schreiben, eine Priorität für die langfristige Verbesserung der Gesundheit sein sollten.

DIE PLAZENTA ALS KULTURELLES ARTEFAKT UND MEHR

In der westlichen Gesellschaft wird die Plazenta normalerweise als eine Art Abfallprodukt angesehen und nach der Geburt entsorgt, aber in vielen Regionen ist dieses lebensspendende Organ hoch angesehen und von Mysterien umwoben. Es kann sein, dass primitive Völker intuitiv verstanden, was wir nun durch die Wissenschaft bestätigen konnten: Baby und Plazenta verfügen über dieselben Gene.

Verständlicherweise ist die Plazenta von Aberglauben nur so umgeben. Viele Menschen glauben, dass die Plazenta eines Babys geschützt und mit Respekt behandelt werden muss, da es sonst ein unglückliches Leben führen wird. In manchen Gesellschaften existieren komplexe Rituale, die dafür sorgen sollen, dass das nun nutzlos gewordene Organ vor Aasfressern und bösen Geistern geschützt ist. Dazu gehört manchmal auch, die Plazenta mit einem vollständigen Beerdigungsritual beizusetzen. In Nordamerika vergraben manche indigenen Völker die Plazenta unter einem Baum. Das verwitternde Gewebe sorgt nicht nur für Nährstoffe für die Erde, genauso, wie es die Plazenta auch für das Baby getan hat, sondern diese Nähe sorgt auch für eine übernatürliche Verbindung zwischen dem Baum und der jeweiligen Person während ihres ganzen Lebens.

Die Ibo in Westafrika sehen die Plazenta als den toten Zwilling des lebenden Babys an, und als solcher erhält sie eine zeremonielle Beerdigung. Die Hmong, die unter anderem in Laos leben und deren Wort für Plazenta „Jacke" bedeutet, beerdigen das Organ im Hinblick auf einen zukünftigen Nutzen: Wenn eine Person stirbt, kann ihr Geist zurückkommen und die Jacke während der nächsten Stufe ihrer Existenz erneut tragen.

Da die Plazenta eine Quelle für viele Substanzen wie zum Beispiel Hormone ist, ist es nur logisch, dass manche Menschen ihr wirtschaftliches Potenzial entdeckt haben. Plazentaextrakte, die normalerweise von Schafen stammen, werden seit langem in der Kosmetikindustrie genutzt. In Großbritannien wurden Plazenten in Krankenhäusern (ohne das Wissen der Spenderin) routinemäßig gesammelt und an Pharmaunternehmen verkauft, bis die Praxis angefochten und schließlich eingestellt wurde. Produkte, die Plazentamaterial nutzten, landeten in Medikamenten für Verbrennungen und Enzymen, die genetische Störungen behandeln sollten. Einige pharmazeutische Unternehmen nutzen noch immer plazentale Extrakte „pharmazeutischen Grades", was aber stark umstritten ist.

Jungen wachsen anders

Ach ja, die Jungs – ungeduldig von Anfang an. Während eine befruchtete Eizelle zur Gebärmutter wandert, teilen solche, die ein Y-Chromosom tragen, bereits schneller ihre Zellen und ihre Entwicklung schreitet mit großen Schritten voran. Sozusagen sogar noch bevor die Mutter tatsächlich „schwanger" ist. Sie sind auch hungriger und nehmen alle Nährstoffe auf, die sie bekommen können, um ihre schnelle Wachstumsstrategie während der gesamten Zeit im Mutterleib aufrechtzuerhalten. Männliche Föten bringen ihre Mütter auch irgendwie dazu, in der Schwangerschaft mehr Kalorien zu sich zu nehmen, um ihren nicht enden wollenden Hunger zu stillen. Studien haben gezeigt, dass Mütter, die mit Jungen schwanger sind, mehr zunehmen, da sie mehr Nährstoffe zu sich nehmen (besonders Fette) als ein weiblicher Fötus verlangen würde.

Zum Glück ist die Mutter nicht allein mit dieser Aufgabe, denn die Plazenta achtet auch auf ihre Bedürfnisse, und sie reagiert auf den Mordshunger der kleinen männlichen Föten, indem sie sich langsamer entwickelt und kleiner bleibt als bei einem Mädchen. Oder es könnte auch sein, dass der männliche Fötus das Plazentawachstum selbst einschränkt, da er die Nährstoffe nicht mit ihr teilen will. Kent Thornburg sagt es wie folgt in seinem Artikel „Boys Grow Dangerously in the Womb" (Das gefährliche Wachstum von Jungen im Mutterleib): „Nährstoffe sind für Föten schwer zu bekommen und männliche Föten machen es sich nicht leicht, denn gegen jede Logik machen sie die kleinstmögliche Plazenta. Wieso sollten sie wertvolle Nährstoffe an den Aufbau einer Plazenta verschwenden, wenn ihre Strategie doch ist, so schnell wie nur irgend möglich zu wachsen?" Diese Strategie hat natürlich ihren Preis. Dank der Arbeit von Wissenschaftlern, die die Plazenta untersucht haben, einschließlich David Barker, Kent Thornburg und Johan Eriksson, wissen wir, dass kleinere Plazenten weniger Reservekapazitäten haben, was Jungen anfälliger werden lässt, wenn Nahrungsmittel rar sind. Das kann helfen zu verstehen, warum mehr männliche Föten in utero sterben und weniger männliche Frühchen überleben. In China erhobene Daten nach der Hungersnot infolge des „großen Sprungs nach vorne", zeigen, dass mehr Mädchen auf die Welt kommen als Jungen, wenn Nahrungsmittel extrem knapp sind.

Durch die Untersuchung der Gruppe von Männern und Frauen, die in Helsinki zwischen 1934 und 1944 geboren wurden, als es zu einer Nahrungsmittelknappheit kam, erfuhren Barker, Thornburg, Eriksson und ihre Kollegen, dass in manchen Situationen männliche Föten auf fehlende Nahrung reagieren, indem sie in den späteren Phasen der Schwangerschaft ihre Plazenta vergrößern. Das Problem war allerdings, dass die Mütter, sofern sie nicht vor der Schwangerschaft schon überaus gut genährt waren, keine zusätzlichen Nährstoffe an die vergrößerte Plazenta weitergeben konnten, wodurch das Wachstum von Organen wie der Niere mit größerer Wahrscheinlichkeit beeinträchtigt wurde. Diese männlichen Babys hatten später im Leben höhere Raten an Bluthochdruck und Herzerkrankungen.

Aufgrund von Forschungen, die den Hinweis liefern, dass männliche Föten anfälliger für vorgeburtlichen Stress sind, entschlossen sich Wissenschaftler der University of Maryland zu untersuchen, ob womöglich epigenetische Veränderungen der Plazenta eine Rolle bei diesen Geschlechtsunterschieden spielten. Ihre Studie, die 2018 in *Nature Communications* veröffentlicht wurde, ergab, dass das tatsächlich der Fall ist. Geschlechtsbasierte Unterschiede eines Enzyms, das von der Plazenta hergestellt wird, beeinflussen die Auswirkungen von Stress während der Schwangerschaft auf die neurologische Entwicklung. Im Grunde helfen höhere Expressionsspiegel des Gens, das dieses Enzym kodiert, weiblichen Föten dabei, stressresistenter zu sein.

Diese Unterschiede zwischen den Geschlechtern bestehen auch weiter, wenn das Baby auf die Welt gekommen ist. Wissenschaftler glauben, dass Mütter andere Nährstoffe in ihrer Milch produzieren, wenn sie ein männliches Baby haben. Studien an Rhesusaffen zeigen, dass die Muttermilch für männliche Junge 35 Prozent mehr Fett und Proteine enthält. Die Milch für weibliche Nachkommen verfügt über weniger Fett und mehr Kalzium, wahrscheinlich, weil weibliche Skelette schneller wachsen.

Die richtige Ernährung in der Schwangerschaft

Im Allgemeinen sind die Ernährungsempfehlungen während der Schwangerschaft denen für die vorschwangerschaftliche Periode sehr ähnlich: Achten Sie darauf, nährstoffreiche Nahrungsmittel zu sich zu nehmen und erhöhen sie deren Konsum während des zweiten und dritten Trimesters. Während dieser Zeit braucht das schnelle Wachstum des fötalen Gewebes zusätzliche Kalorien, besonders aus Proteinen und Fett. Diese Makronährstoffe sind die fundamentalen Bausteine von Zellen, auch im sich entwickelnden Gehirn.

Das erste Trimester

Was die Ernährung angeht, können sich die ersten Schwangerschaftswochen ganz schön schwierig gestalten. Viele Frauen stehen vor ernsthaften Herausforderungen, wenn sie mit den komplexen hormonellen Veränderungen in den frühen Tagen der Schwangerschaft zurechtkommen müssen. Ein Ergebnis sind oft Veränderungen von Appetit und Energielevel. Übelkeit und Fatigue sind im ersten Schwangerschaftsdrittel ebenfalls häufig, was es manchmal schwierig macht, drei ausgewogene Mahlzeiten zu sich zu nehmen. Oft wechseln die Nahrungsmittel, die einer schwangeren Frau appetitlich erscheinen oder zuwider sind. Das ist vollkommen normal, aber es bedeutet für Sie: Nehmen Sie das beste, nährstoffreichste Essen zu sich, was möglich ist. Manchmal ist Ihnen vielleicht nicht danach, etwas zu essen, von dem Sie denken, dass Sie es sollten. Ziehen Sie Nahrungsmittel mit hoher Nährstoffdichte solchen vor, die nur den Kalorienkonsum steigern. Damit ist gewährleistet, dass das sich entwickelnde Baby die grundlegenden Bausteine bekommt, die es braucht.

Während sich die werdende Mama auf die vielen hormonellen Veränderungen einstellt, ist auch der Fötus schwer beschäftigt. Vier Wochen nach der Empfängnis schließt sich das Neuralrohr, das sich später zu Gehirn und Wirbelsäule entwickeln wird. In der achten Woche formen sich die Nieren, die Augen und das Herz; in der zwölften Woche sind diese Organe vollständig geformt. Eine korrekte Bildung der Organe hängt von einer guten Ernährung ab. Wenn der Fötus nicht alle Nährstoffe bekommt, die er benötigt, wird er die Entwicklung eines Organs gegen die eines anderen eintauschen, das wichtiger für sein Überleben ist.

Ernährung während der Schwangerschaft

Eine nährstoffreiche Ernährung vor der Empfängnis ist ein wichtiger Grundstein für eine gesunde Schwangerschaft. Aber sobald Sie sicher wissen, dass sie schwanger sind, wird es sogar noch wichtiger, auf eine erstklassige Ernährung zu achten. Eine ausgewogene Ernährung hilft nicht nur dem Baby bei der Entwicklung zu einem gesunden Erwachsenen, sondern unterstützt auch Sie selbst. Der Körper einer Mutter muss sich ständig anpassen, um die Bedürfnisse zu erfüllen, die mit der Bildung und Entwicklung eines menschlichen Wesens einhergehen. Wir sind uns wohl alle einig, dass dies eine Riesenaufgabe ist.

Wenn es Ihnen schwerfällt, gesunde Nahrungsmittel auszusuchen, bitten Sie Ihren Arzt oder einen auf Schwangerschaftsernährung spezialisierten Ernährungsberater um zusätzliche Unterstützung und lassen Sie sich auch von Ihrem Partner dabei helfen, Ihr Zuhause in eine Oase gesunder Nahrung zu verwandeln. Das kann es einfacher machen, nur vollwertige Nahrungsmittel einzukaufen und stark verarbeitete gar nicht erst ins Haus zu lassen.

Ernährungsempfehlungen

Es ist zwar immer wichtig, eine große Auswahl an Nährstoffen zu sich zu nehmen, aber wenn Sie schwanger sind, sind manche einfach unerlässlich, wie Proteine und gesunde Fette, vor allem Omega-3-Fettsäuren. Besonders wichtige Mikronährstoffe umfassen Folat, Vitamin B6 und Vitamin B12, Eisen, Zink, Jod, Vitamin A, Vitamin D, Kalzium und Cholin. Diese Nährstoffe können Sie über eine ausgewogene Ernährung aus nährstoffreichen Vollwertprodukten und über proteinreiche Nahrungsmittel von gesunden Tieren und Fischen aufnehmen. Theoretisch ist es zwar möglich, all die notwendigen Nährstoffe über eine vollwertige Ernährung aufzunehmen, in der Praxis ist die Umsetzung aber oft schwierig. Aus diesem Grund wird Frauen dazu geraten, während der Schwangerschaft ein Ergänzungsmittel einzunehmen.

Nährstoffe, die eine besonders wichtige Rolle während der Schwangerschaft spielen, sind:

FOLAT

Folat spielt eine wichtige Rolle dabei, Anomalitäten der Wirbelsäule und andere Organschäden zu verhindern. Eine Anreicherung von Mehl mit Folsäure war ein Erfolg der öffentlichen Gesundheitssysteme vieler Länder. Eine Mahlzeit, die aus einer Tasse (250 ml) gekochten Linsen und einer Tasse grünen Blattgemüses (wie Mangold, Spinat oder Grünkohl) besteht, sorgt für mehr als 400 mcg Folat, womit Sie die während der Schwangerschaft täglich erforderliche Dosis (600 bis 800 mcg) schon fast erreicht haben. Siehe „Folat: Die Spitze des epigenetischen Eisbergs“ auf Seite 44 für mehr Informationen.

VITAMIN D

Vitamin D aktiviert mehr als 3.000 Gene. Durch seine Allgegenwart im menschlichen Körper ist es nicht verwunderlich, dass Experten einen Mangel an Vitamin D mit einer Vielzahl von mit der Schwangerschaft verbundenen Erkrankungen in Zusammenhang sehen. Ein Vitamin-D-Mangel zu Anfang der Schwangerschaft wurde in Verbindung mit einem erhöhten Risiko für Schwangerschaftsdiabetes gebracht. Unzureichende Spiegel des Vitamins stehen auch in Zusammenhang mit einem erhöhten Risiko für unerwünschte Schwangerschaftsergebnisse, einschließlich hoher Raten an Kaiserschnittgeburten, spontanen Frühgeburten und Präeklampsie.

Niedrige Vitamin-D-Spiegel beeinträchtigen nachweislich auch das fötale Wachstum. Die Umfrage Southampton Women's Survey deckte Verbindungen zwischen fehlendem Vitamin D während der Schwangerschaft und einer niedrigeren Knochen- und Mineraldichte beim Nachwuchs auf, wenn diese bei der Geburt und im Alter von vier und neun Jahren gemessen wurden. Eine niedrige Knochendichte bei Kindern wird mit einem erhöhten Risiko für Osteoporose im späteren Leben assoziiert.

Viele Frauen nehmen nicht ausreichend Vitamin D zu sich. In den Vereinigten Staaten beispielsweise zeigte sich, dass 28 Prozent der schwangeren Frauen zu niedrige Spiegel des Vitamins hatten, und eine Studie aus dem Jahr 2015 fand auch heraus, dass sogar in den sonnigen Mittelmeerländern die Mangelraten zwischen 50 und 65 Prozent lagen, wahrscheinlich aufgrund der vorherrschenden Angst vor einer zu starken Sonneneinstrahlung.

Schwangere Frauen sollten Vitamin-D-Zusatzpräparate anwenden, aber aus verschiedenen Gründen sind sich die Experten nicht über die am besten geeignete Dosis einig. Vitamin D ist fettlöslich, was bedeutet, dass Ihr Körper jegliche Überschüsse speichert. Daher ist es wichtig, dass Sie nicht zu viel davon nehmen. 4.000 IE (internationale Einheiten) sind das sichere obere Limit gemäß dem Institute of Medicine, das mit der National Academy of Science verbunden ist. Eine Überdosis kann zu einer Vergiftung in Form eines Kalziumüberschusses im Blut und möglicherweise sogar zu Bluthochdruck führen. Nahrungsmittel wie Milchprodukte, die mit Vitamin D angereichert sind, und Fisch mit Gräten in Konservendosen können dabei helfen, die Kalzium- und Vitamin-D-Zufuhr zu erhöhen.

EISEN

Eine Anämie (Blutarmut) kann auftreten, wenn Sie nicht über genug rote Blutkörperchen verfügen, um eine angemessene Sauerstoffzufuhr zu den Zellen Ihres Körpers zu gewährleisten. Ein Eisenmangel ist die häufigste Ursache von Anämie und betrifft zwischen 15 und 25 Prozent aller schwangeren Frauen. Diese haben ein höheres Risiko für eine Eisenmangel-Anämie, weil das Blutvolumen in ihrem Körper sich erhöht, um Nährstoffe zum Fötus zu leiten, und somit auch die Notwendigkeit, mehr rote Blutkörperchen herzustellen.

Schwangere Frauen benötigen etwa 30 mg Eisen täglich, im Vergleich zu den 18 mg, die normalerweise nötig sind. Daher ist es klug, während der Schwangerschaft eisenhaltige Lebensmittel zu sich zu nehmen. Konsultieren Sie Seite 119 für mehr Informationen zu Nahrungsmittelquellen von Eisen. Ernährungsberater raten auch dazu, während der Schwangerschaft ein Nahrungsergänzungsmittel einzunehmen.

GESUNDE FETTE

Ein angemessener Konsum gesunder Fette, besonders von Omega-3-Fettsäuren, ist für Frauen in der Schwangerschaft und Stillzeit besonders wichtig, da er sich auf jede Phase der fötalen Entwicklung auswirkt, von der Zeit vor der eigentlichen Empfängnis bis zur Geburt. Der Forschungsstand hinsichtlich der Vorteile von Omega-3-Fettsäuren während der Schwangerschaft ist solide. Zahlreiche Studien haben gezeigt, dass sie das Risiko von Frühgeburten und einem geringen Geburtsgewicht reduzieren. Sie verringern auch das Risiko von Präeklampsie und Gemütsstörungen nach der Geburt. Omega-3-Fettsäuren sind besonders wichtig während des letzten Schwangerschaftsdrittels, wenn sich das Gehirn und das Nervensystem des Babys formen und die Reserven der Mutter wohl aufgebraucht sind. Ein ausreichender Konsum dieser Fettsäuren wurde mit gesunder fötaler Entwicklung des Gehirns, der Augen und des Immunsystems in Verbindung gebracht. Deshalb sollten werdende Mütter diese vermehrt zu sich nehmen, vor allem im zweiten und dritten Trimester, um ihre Reserven aufzustocken.

Auch nachdem das Baby geboren ist, braucht die Mutter Omega-3-Fettsäuren, um Muttermilch zu produzieren. Nahrungsmittel wie fetter Fisch, Algen und Ergänzungsmittel sowie mit den entsprechenden Nährstoffen angereicherte Lebensmittel (einschließlich Eiern von Hühnern, die mit Leinsamen gefüttert wurden) unterstützen eine gesunde Entwicklung im Mutterleib und auch nach der Geburt, wenn das Immunsystem des Babys und Organe wie das Gehirn noch sehr plastisch sind.

Nährstoffe, die zu diesem Zeitpunkt besonders wichtig sind, umfassen Folat, Vitamin A, B6 und B12, Eisen, Zink, Jod und Omega-3-Fettsäuren sowie eine angemessene Proteinzufuhr. Wegen der Wichtigkeit dieser Nährstoffe für eine gute Entwicklung der Organe des Fötus, wird ein Nahrungsergänzungsmittel für die Schwangerschaft wärmstens empfohlen.

Forschungen zeigen, dass während der Schwangerschaft keine kohlenhydratarme Ernährung befolgt werden sollte. Eine Studie aus dem Jahr 2011 verband eine kohlenhydratreduzierte Ernährung während der ersten Phase der Schwangerschaft mit höheren Raten von Adipositas im Alter von neun Jahren. Durch die Untersuchung von DNA aus der Nabelschnur konnten die Forscher einen Zusammenhang zwischen der Methylierung eines Gens mit dem Namen RXRa, welches eine Rolle dabei spielt, wie Fettzellen sich entwickeln, einer kohlenhydratarmen Ernährung der Mutter und Adipositas bei den Kindern herstellen.

In der frühen Schwangerschaft kostet es viele Frauen einige Überwindung zu frühstücken, denn morgens wird vielen von ihnen übel. Wenn Sie ein vollständiges Frühstück wirklich nicht herunterbekommen, nehmen Sie erstmal nur einige wenige Happen zu sich, die einige Nährstoffe in sich haben können. Wie wäre es mit Vollkorn- oder Körnercrackern und einem Obstsmoothie, idealerweise mit ein paar Blättern dunklen Blattgemüses darin? Essen Sie besser keinen kompletten Hamburger zum Abendessen, sondern fügen Sie einfach ein paar Löffel Hühnchen- oder Rinderhack einer Mahlzeit hinzu, die leichter bekömmlich ist, wie z. B. Nudeln oder brauner Reis.

Ausreichend Wasser zu sich nehmen ist ebenfalls besonders wichtig. Das Blutvolumen werdender Mütter steigt während der Schwangerschaft an und eine angemessene Wasserzufuhr unterstützt

VITAMIN A

Vitamin A ist zwar wichtig für eine normale fötale Entwicklung, aber ein Überschuss an Vitamin A kann toxisch für ein Baby in der Entwicklung sein und zu Geburtsfehlern führen. Die beste Art, Vitamin A zu sich zu nehmen ist durch Beta-Carotin, das der Körper in Vitamin A umwandeln kann. Dieser Phytonährstoff kommt vor allem in leuchtend roten, orangen und gelben Gemüsesorten vor. Die empfohlene Tagesmenge (ETM) von Vitamin A bei schwangeren Frauen liegt bei 770 mcg und die Obergrenze bei 3.000 mcg. Leber und Lebertran (auch eine hervorragende Quelle für Omega-3-Fettsäuren) sind reich an Vitamin A. Ein Teelöffel (5 ml) Lebertran können bis zu 275 mcg Vitamin A enthalten, was schon etwa der Hälfte der ETM entspricht. 30 g Hühnerleber können mehr als 1.000 mcg enthalten und eine gleichgroße Portion Rinderleber enthält die doppelte Menge. Achten Sie also darauf, nicht über die Obergrenze von 3.000 mcg zu kommen, wenn Sie diese Nahrungsmittel zu sich nehmen. Lesen Sie die Etiketten auf Nahrungsergänzungsmitteln sorgfältig, um sicher zu gehen, dass sie nicht zu viel vorgeformtes Vitamin A enthalten.

diesen Prozess. Wenn nötig fügen Sie dem Wasser einen Spritzer reinen Obstsaft hinzu, falls Ihnen das dabei hilft, mehr zu trinken. Was Alkohol angeht, gilt dasselbe wir vor der Empfängnis: Alle medizinischen Organisationen sind sich einig, dass alkoholische Getränke zu vermeiden sind. Getränke mit hohem Fruktosegehalt, wie Limonaden, Energydrinks und große Mengen an gesüßtem Fruchtsaft sollten vermieden werden, da sie die langfristige Stoffwechselgesundheit des Babys beeinflussen können. Koffein sollte auf weniger als 200 mg pro Tag beschränkt werden. Der Koffeingehalt hängt zwar von der Kaffeesorte ab, aber mehr oder weniger entspricht das einer Tasse.

Das zweite Schwangerschaftstrimester

Ab dem zweiten Schwangerschaftsdrittel sind die meisten Frauen glücklich darüber, dass ihr Appetit und ihre Energie zurückgekehrt sind, und manche bereiten sich nun darauf vor „für zwei zu essen". Schwangere Frauen müssen in der Tat ihre Nährstoff- und Kalorienzufuhr erhöhen, aber das bedeutet nicht, doppelte Portionen zu sich zu nehmen oder wahllos die Anzahl der Kalorien hochzuschrauben. Um auf gesunde Weise an Gewicht zuzunehmen, müssen die meisten schwangeren Frauen ihren Kalorienkonsum um etwa 300 Kalorien am Tag während des zweiten und dritten Trimesters erhöhen. Und das ist recht einfach umzusetzen. Zusätzliche Nahrungsmittel, die dieser Kalorienzahl entsprechen, sind z. B. zwei hartgekochte Eier und ein Apfel, ein Putensandwich aus Vollkornbrot oder eine Schüssel Vollfettjoghurt mit Obst und einem Spritzer Honig.

Zu diesem Zeitpunkt sind die meisten wichtigen Organe bereits fertig entwickelt. Der Fötus konzentriert sich nun darauf, Gewebe wie Haut, Haare, Muskeln und Knochen zu produzieren. Das Wachstum des Gehirns ist noch nicht abgeschlossen. In dieser Wachstumsphase ist eine angemessene Zufuhr an Proteinen und gesunden Fetten sogar noch wichtiger. Versuchen Sie, jeden Tag 60 g Protein aus Quellen wie Fleisch, Fisch, Joghurt und Käse zu sich zu nehmen und genug gesunde Fette wie in Olivenöl, Avocados, Nüssen und Kernen zu essen.

Was das Knochenwachstum betrifft, so ist die Plazenta im zweiten Schwangerschaftsdrittel überaus effizient darin, Kalzium und Vitamin D von den Nährstoffreserven der Mutter an den Fötus weiterzuleiten. Achten Sie an diesem Punkt auf Ihren Vitamin-D-Spiegel und versuchen Sie, täglich etwa 1.300 mg Kalzium zu sich zu nehmen. Dunkelgründe Blattgemüse sind reich an Kalzium und haben einen hohen Gehalt an Folat, das in der Schwangerschaft überaus wichtig ist.

Die hormonellen Veränderungen der Schwangerschaft und die Bedürfnisse des wachsenden Babys belasten oft das Verdauungssystem der Mutter. Das kann zu Verstopfung führen, weshalb Sie Ihre Ballaststoffzufuhr auf 30 bis 35 g erhöhen sollten. Dies können Sie tun, indem Sie mehr Obst (und zwar das ganze Obst, nicht nur Säfte), Gemüse, Vollkorn, Nüsse und Kerne zu sich nehmen.

Darüber hinaus erhöht sich das Risiko einer Anämie im zweiten und dritten Trimester; achten Sie also darauf, eisenhaltige Nahrungsmittel zu sich zu nehmen. Denken Sie daran, wenn pflanzliche Nahrungsmittel Ihre Hauptquelle für Eisen sind, müssen Sie Ihrem Körper dabei helfen, dieses Mineral aufzunehmen, indem Sie gleichzeitig auch Nahrungsmittel zu sich nehmen, die reich an Vitamin C sind.

SCHWANGERSCHAFTSDIABETES

Gegen Ende des zweiten Schwangerschaftsdrittels werden schwangere Frauen auf Schwangerschaftsdiabetes hin untersucht (siehe Seite 182). Diese Erkrankung betrifft etwa 7 Prozent aller Schwangerschaften und tritt normalerweise nach der zwanzigsten Schwangerschaftswoche auf. Zu diesem Zeitpunkt produziert die Plazenta mehr Hormone, die mit der Fähigkeit der Mutter, Insulin zu regulieren, interferieren. Da Insulin eine wichtige Rolle dabei spielt, den Blutzuckerspiegel zu kontrollieren, können werdende Mütter einen vorübergehenden Diabetes entwickeln. Nach der Geburt sinkt der Blutzuckerspiegel normalerweise zwar wieder auf seinen normalen Stand, aber Schwangerschaftsdiabetes hängt mit verschiedenen Krankheiten zusammen, die sowohl Mutter als auch Kind in der Zukunft entwickeln könnten. Der Fötus passt sich an den übermäßig vorhandenen Blutzucker an, was dazu führen kann, dass das Baby bei der Geburt übergewichtig ist und als Erwachsener Typ-2-Diabetes und andere Gesundheitsprobleme bekommen könnte.

Eine der besten Strategien, um das Risiko eines Schwangerschaftsdiabetes zu senken, ist, Ihren Blutzuckerspiegel noch vor der Schwangerschaft messen zu lassen. So werden Sie auf ein mögliches Risiko aufmerksam und können eventuell erforderliche Schritte unternehmen, bevor Sie schwanger werden. Falls eine Prädisposition für eine Insulinresistenz vorliegt, wird diese in der Schwangerschaft noch deutlicher hervortreten. Der Behandlungsstandard sieht Untersuchungen der Glukosetoleranz zwischen der 24. und 28. Schwangerschaftswoche vor. Wenn Sie an Diabetes leiden oder bei einer vorherigen Schwangerschaft bereits Schwangerschaftsdiabetes hatten, wird dies sehr wahrscheinlich früher durchgeführt.

Um Ihren Blutzuckerspiegel stabil zu halten, sollten Sie bei jeder Mahlzeit ausgewogene Nahrung mit Proteinen, Fett und Ballaststoffen zu sich nehmen. Eine kohlenhydratarme Ernährung während der Schwangerschaft führt zu Übergewicht beim Nachwuchs und erhöht das Risiko von Geburtsfehlern. Was Kohlenhydrate angeht, so empfiehlt es sich, sogenannte „komplexe“ Kohlenhydrate zu sich zu nehmen – wie Vollkornprodukte, Hülsenfrüchte, Nüsse und Kerne – und die verarbeiteten Versionen zu vermeiden, besonders solche, die in nährstoffarmen Snacks wie Keksen und Kuchen oder süßen Getränken vorkommen. Das wird Ihnen dabei helfen, Ihren Blutzucker zu kontrollieren.

Das dritte Schwangerschaftstrimester

Im dritten Trimester fühlen sich manche Frauen dann ein wenig unbeholfen (einige sagen, sie fühlen sich wie „ein gestrandeter Wal“). Während ein kleines Menschlein auf Ihren Verdauungsapparat drückt, fällt es Ihnen vielleicht auch nicht mehr so leicht, vollständige Portionen zu sich zu nehmen. Zu Anfang des dritten Schwangerschaftsdrittels sind die wichtigsten Organe des Fötus nun vollständig entwickelt. Das Baby nimmt nun an Gewicht zu, um Muskeln zu bilden, die seine Bewegungen unterstützen, und Fett, das es nach der Geburt warm halten soll.

Die Mutter muss also ausreichend Kalorien zu sich nehmen, um dieses Wachstum aufrecht zu erhalten. Wieder einmal sollte der Fokus auf einer angemessenen Zufuhr an Proteinen und gesunden Fetten liegen. Der Fötus hat besondere Bedürfnisse während dieses Abschnitts der Schwangerschaft, da sein Gehirn und sein Immunsystem sich nun entwickeln und auch die Entwicklung der Augen bald abgeschlossen ist. Seine Knochen benötigen eine stetig wachsende Zufuhr an Kalzium, und die wachsenden Muskeln rufen nach Aminosäuren. Vielleicht fällt es Ihnen leichter, mehrere kleine Mahlzeiten über den Tag verteilt zu essen, um sicher zu gehen, dass Sie all diese Nährstoffe bekommen.

Während des dritten Trimesters erhöht sich das Risiko einer Anämie bei der Mutter. Ihr Blutvolumen nimmt weiter zu, und um ihr Baby vor einer nachgeburtlichen Anämie zu schützen, leitet sie große Mengen Eisen an den Fötus weiter. Damit sie nicht selbst anämisch wird, muss sie ihre Eisenvorräte auffüllen. Um diese zusätzlichen Bedürfnisse abzudecken, ist es besonders hilfreich, rotes Fleisch von Tieren aus guter Zucht zu sich zu nehmen, das auch eine gute Proteinquelle ist. Für Vegetarier sind Vollkornprodukte, Hülsenfrüchte, Nüsse, Kerne und Sojaprodukte gute Quellen für diese Nährstoffe. Vitamin D ist auch jetzt noch wichtig, da es die Fähigkeit der Mutter verbessert, Kalzium aufzunehmen, das an das Baby weitergeleitet wird, um das Knochenwachstum zu unterstützen. Eine angemessene Vitamin-D-Zufuhr ist während des ganzen letzten Trimesters hilfreich, um zu gewährleisten, dass diese Nährstoffe auch noch in der Muttermilch vorhanden sind. Da Sonnenbäder am Anfang eher noch eingeschränkt sein werden, erhält ein Neugeborenes zunächst sein ganzes Vitamin D über die Muttermilch.

EIN HINWEIS ZU EISEN

Eisen spielt eine wichtige Rolle für den Stoffwechsel. Das Mineral kommt zwar in vielen Lebensmitteln ausreichend vor, aber der Körper kann nicht alle Eisenquellen gleich gut nutzen und umsetzen. Hämeisen, das in tierischen Nahrungsmitteln wie Fleisch, Geflügel und Fisch vorkommt, wird leicht absorbiert. Andere Eisenarten, die in pflanzlichen Nahrungsmitteln wie dunkelgrünen Blattgemüsen, Hülsenfrüchten und Vollkornprodukten vorkommen, werden vom Körper nicht genauso gut aufgenommen. Falls Ihre Haupteisenquelle pflanzliche Nahrungsmittel sind, achten Sie darauf, gleichzeitig immer auch ausreichend Vitamin C zu sich zu nehmen, da es die Aufnahme von Nicht-Hämeisen verbessert. Vitamin-C-reiche Nahrungsmittel umfassen Zitrusfrüchte, Kiwis, Paprika und Brokkoli. Einige Ernährungsberater empfehlen, Hülsenfrüchte und Vollkorn vor dem Kochen einzuweichen (oder sogar keimen zu lassen), um die darin enthaltenen Nährstoffe, einschließlich Eisen, für den Körper leichter nutzbar zu machen.

VITAMIN D

Vitamin D ist ein fettlösliches Vitamin, das im Laufe Ihres Lebens an verschiedenen Stellen eine wichtige Rolle spielt. Es beeinflusst die Fruchtbarkeit, hilft dabei, Osteoporose vorzubeugen und im Alter die Muskelkraft zu erhalten. Es wird in Geweben gespeichert, wo es auf verschiedene Arten die Hormone unterstützt. Viele Menschen leiden an einem Vitamin-D-Mangel. Die Experten sind sich über den Idealwert im Blut zwar nicht einig, aber es ist allgemein akzeptiert, dass eine bedeutende Anzahl von Personen nicht über genug dieses Vitamins verfügen. Falls Sie in einer Gegend mit eher wenigen Sonnenstunden leben, achten Sie darauf, Ihren Plasma-Vitamin-D-Spiegel messen zu lassen.

Vitamin D ist in nicht vielen Nahrungsmitteln vorhanden. Die beste Art, Ihren Vitamin-D-Spiegel zu erhöhen, ist durch Sonneneinstrahlung, was das Cholesterin in der Haut zur Produktion des Vitamins stimuliert. Hautärzte haben jedoch ernsthafte Bedenken hinsichtlich eines erhöhten Risikos für Melanome, die durch ultraviolette (UV) Strahlung im Sonnenlicht hervorgerufen werden. Viele Ärzte empfehlen, Vitamin-D-Ergänzungsmittel oder Lebertran zu sich zu nehmen, die ebenfalls eine Quelle für das Vitamin darstellen.

Im Alltag

Es kann sein, dass eine Frau sich durch die Schwangerschaft gestresst fühlt. Sie muss sich nicht nur emotional darauf einstellen, Mutter zu werden, was die Herausforderung umfasst, sich um ein Baby zu kümmern, sondern auch die Hormonumstellung führt oft zu Übelkeit, Stimmungsschwankungen und Müdigkeit. Sie braucht viel Ruhe und emotionale Unterstützung. Wir wissen, dass Stress, besonders im ersten Schwangerschaftsdrittel, negative Auswirkungen auf das Schwangerschaftsergebnis haben kann. Zusätzlich können auch Umwelteinflüsse signifikante Auswirkungen auf die Entwicklung haben.

Zigarettenrauch

Zigarettenrauch ist immer noch eines der am meisten anerkannten Toxine, die schwangere Frauen belasten. Er ist voller gefährlicher Chemikalien, die mit einer ganzen Reihe an Schwangerschaftskomplikationen in Verbindung stehen, einschließlich Fehl- und Totgeburten. Studien zeigen, dass auch eine passive Aussetzung gegenüber Zigarettenrauch genauso schädlich für den Fötus sein kann, als würde die schwangere Frau selbst rauchen. Eine vorschwangerschaftliche Aussetzung gegenüber Zigarettenrauch, egal ob durch aktives oder Passivrauchen der Mutter, wurde in Verbindung mit einem erhöhten Risiko für ein niedriges Geburtsgewicht und darauffolgendes Asthma, Adipositas, Krebs und Typ-2-Diabetes gebracht. Eine 2016 in der Zeitschrift *PLoS One* veröffentlichte Studie, die auf einer Metaanalyse der vorhandenen Literatur beruhte, stellte eine Verbindung zwischen rauchenden Müttern und Krebserkrankungen des Nervensystems beim Nachwuchs her. Die US Centers for Disease Control and Prevention (CDC) verbinden einen mütterlichen Zigarettenkonsum, zusammen mit anderen Problemen, mit plazentaler Insuffizienz, Frühgeburten und niedrigem Geburtsgewicht. Rauchen konnte auch als Risikofaktor für den plötzlichen Kindstod identifiziert werden.

Alkohol

Nach der Empfängnis empfehlen alle wichtigen medizinischen Organisationen den Alkoholkonsum vollständig einzustellen. Die toxischen Auswirkungen des Alkohols können nicht nur die Entwicklung des Gehirns des Babys beeinträchtigen. Wenn Sie in der Schwangerschaft trinken, verbrennen Sie auch mehr Nährstoffe, die für den Fötus nicht mehr verwertbar sind. Alkohol verbraucht z. B. Folat im Körper der Mutter, ein Effekt, der noch verstärkt wird, wenn ihre Ernährung ohnehin schon nährstoffarm ist. Interessanterweise trinken laut CDC etwa 10 Prozent der Frauen in der Schwangerschaft Alkohol. Auch das sogenannte Komatrinken ist vor allem unter jungen Frauen nicht unüblich, und diese könnten währenddessen unbeabsichtigt schwanger werden.

Toxinaussetzung

Leider sind wir von Toxinen nur so umzingelt und es ist wahrscheinlich unmöglich, unser Leben für einen bestimmten Zeitraum so zu führen, dass wir mit keinerlei giftigen Stoffen in Kontakt kommen. Sie sind zwar für uns alle schädlich, aber Föten sind besonders anfällig für die Gefahren von Giftstoffen, da ihre Organe so sensibel gegenüber Umwelteinflüssen sind. Experten sagen uns nun, dass die meisten Umweltchemikalien die Plazenta durchdringen können, wo sie eine Reihe von fötalen Reaktionen hervorrufen können, die womöglich das Risiko des Babys für chronische Erkrankungen im späteren Leben erhöhen. Relevante Toxine sind in zahlreichen Substanzen enthalten: von der Luft, die wir atmen, bis hin zu verschreibungspflichtigen Medikamenten – Thalidomid und DES (siehe „Die DES-Story", Seite 236) sind zwei der aussagekräftigsten Beispiele. Eine Studie von 2018 in der Zeitschrift Hypertension fand heraus, dass eine Aussetzung gegenüber Luftverschmutzung in utero das Risiko dafür erhöht, dass der Nachwuchs Bluthochdruck bekommt, der sich schon im frühen Alter von drei Jahren zeigte. Es überrascht uns kaum, dass je höher die Aussetzung war, desto höher auch das Risiko. Eine andere Studie aus London verband eine Aussetzung gegenüber Luftverschmutzung mit einem geringen Geburtsgewicht. Eine 2018 in der Zeitschrift *American Journal of Epidemiology* veröffentlichte Studie stellte einen Zusammenhang zwischen Luftverschmutzung, besonders durch Kohle- und Ölkraftwerke, mit Frühgeburten her. Die Forscher fanden heraus, dass nach der Schließung solcher Kraftwerke (2001 bis 2011) das Niveau der Luftverschmutzung signifikant sank und damit auch die Häufigkeit von Frühgeburten in der Umgebung.

Endokrindisruptive Chemikalien (EDC) sorgen ebenfalls für Besorgnis, nicht nur, da sie so weitläufig genutzt werden, sondern auch, weil sie sich genauso verhalten wie Hormone und deshalb

KREBS IN DER KINDHEIT

Krebs ist eine Krankheit, die hauptsächlich ältere Menschen betrifft (siehe Seiten 231–243). Stark verallgemeinert kann man sagen, dass sie sich aus einer Reihe von Veränderungen ergibt, die bereits im Mutterleib programmiert worden sein könnten und über einen sehr langen Zeitraum stattfinden. Wie können wir also das Auftreten von Krebs in der Kindheit erklären? Krebs ist bei Kindern zwar selten, aber die Inzidenzraten sind steigend, was darauf schließen lässt, dass Umweltfaktoren eine Rolle spielen. Vielleicht überrascht es nicht, dass ein wachsender Korpus an Forschungsarbeiten heute eine Aussetzung gegenüber verschiedenen toxischen Stoffen in utero mit Krebs im Kindesalter in Zusammenhang sieht.

In einer Rezension von 2003, die in der Zeitschrift *Environmental Health Perspectives* veröffentlicht wurde, zeigten die Forscher eine Reihe von Faktoren auf, die mit Erfahrungen im Mutterleib zu tun hatten und einen Risikofaktor für Krebs im Kindesalter darstellten. Diese umfassten niedrige Dosen ionisierender Strahlung, besonders während des letzten Schwangerschaftsdrittels; eine Aussetzung der Eltern gegenüber Chemikalien durch ihren Beruf und eine Aussetzung der Mutter gegenüber „Lösungsmitteln, Farben oder Farbverdünnern ab dem Zeitraum vor der Empfängnis bis zur Geburt". Eine Anwendung von Pestiziden seitens der Eltern, sowohl in utero als auch in der frühen Kindheit, wird in Verbindung mit Krebs bei den Nachkommen gebracht und stellt somit eine besondere Besorgnis für Landwirte dar. Und eine Aussetzung gegenüber Pestiziden im Mutterleib und in den ersten Jahren ist schon seit mindestens 1982 auch auf dem Radar der Epidemiologen. In diesem Jahr wurde eine Gruppe von Kindern identifiziert, die alle an Krebs litten und deren Eltern Landarbeiter in McFarland, einer kleinen Stadt in Kalifornien, waren. Es gibt auch Hinweise darauf, dass ein Zusammenhang zwischen Luftverschmutzung durch Verkehrsabgase und einer geringen Steigerung der Rate von Krebs im Kindesalter besteht.

Interessanterweise sind die Zusammenhänge zwischen dem Rauchen von Zigaretten und Krebs bei Kindern nicht so stark wie einige andere, auch wenn es Hinweise darauf gibt, dass rauchende Väter epigenetische Veränderungen auslösen können, die zu einem Krebsrisiko bei ihren Kindern führen können. Eine chinesische Studie fand heraus, dass ein „signifikant erhöhtes Risiko für Krebserkrankungen im Kindesalter, besonders für akute Leukämie und Lymphome" besteht, aber nur dann, wenn der männliche Elternteil schon sehr lange rauchte, bevor das Kind überhaupt gezeugt wurde. Auf der anderen Seite schloss die United Kingdom Childhood Cancer Study, dass es keine „signifikante Evidenz dafür gibt, dass der Tabakkonsum der Eltern ein Risikofaktor für eine der größten Gruppen von Krebsarten bei Kindern" darstellt. Es ist jedoch in der Tat so, dass bei rauchenden Müttern nicht nur Abfallprodukte des Tabaks in der Muttermilch, sondern auch in der Plazenta, dem Blut des Fötus und dem Urin Neugeborener gefunden wurden. Es besteht zwar die Frage, ob das Rauchen der Eltern wirklich etwas mit der Entwicklung von Krebserkrankungen ihrer Kinder zu tun hat, aber es ist bekannt, dass es auf jeden Fall eine Verbindung mit anderen chronischen Krankheiten später im Leben der Nachkommen besteht.

Aus epidemiologischer Perspektive ist es schwierig, Krebs bei Kindern zu untersuchen, weil die Erkrankung so selten vorkommt. Um Patientengruppen unter die Lupe zu nehmen und zu bestimmen, ob eine Aussetzung gegenüber giftigen Stoffen in utero etwas mit einer frühen Entwicklung der Krankheit zu tun hat, bräuchte man eine sehr große Versuchsgruppe. Auf Grundlage dieses Gedankens entschloss sich eine europäische Forschungsgruppe dazu, sich das Problem einmal aus der Biomarker-Perspektive anzusehen. Eine Zusammenfassung ihrer Forschungen wurde 2015 im *British Medical Journal* (*BMJ*) veröffentlicht. Zunächst maßen sie das Vorhandensein von Ernährungskarzinogenen, wie zum Beispiel Acrylamid (frittierte Kartoffelprodukte, Kekse und Cracker enthalten viel davon) und Nitrosaminen (hohe Mengen kommen in verarbeiteten Fleisch- und Fischprodukten vor), im Nabelschnurblut einer Versuchsgruppe Neugeborener. Danach ordneten sie diese Substanzen Biomarkern zu, die mit einem Krebsrisiko bei Erwachsenen in Verbindung gebracht werden.

Die Forscher fanden „signifikante" Assoziationen zwischen den beiden Komponenten. Je höher die Aussetzung gegenüber Karzinogenen, desto höher war auch der Spiegel an Biomarkern im Nabelschnurblut. Bei der Analyse bestimmter Genexpressions-Niveaus fanden sie außerdem auch heraus, dass bei Jungen, die ein erhöhtes Expositionsniveau gegenüber Dioxin zeigten (das in fetten Fleisch- und Fischarten sowie in Vollfett-Milchprodukten vorkommt), Prozesse aktiviert wurden, die mit unkontrolliertem Zellwachstum in Zusammenhang stehen. Sie schlossen: „Im Allgemeinen scheint eine fötale Aussetzung gegenüber bestimmten Ernährungskarzinogenen molekulare Ereignisse auszulösen, die auf ein erhöhtes Krebsrisiko hinweisen". Sie stellten auch fest, dass diese Risiken besonders signifikant im Zusammenhang mit einer Leukämieentwicklung bei Jungen waren.

Wieso sind einige Kinder anfälliger dafür, Krebs zu bekommen, wenn sie im Mutterleib Karzinogenen ausgesetzt waren? Nach weiteren Untersuchungen schlossen die Autoren der BMJ-Studie, dass das Problem bei bestimmten Genvariationen liegen könnte. Unter Zuhilfenahme von genomweiten Assoziationsstudien (GWAS) waren sie in der Lage, das Vorhandensein bestimmter Einzelnukleotid-Polymorphismen in Nabelschnurblut-DNA nachzuweisen, die mit biologischen Prozessen zu tun haben, welche wiederum dafür sorgen, dass die Organe des Fötus anfälliger für krebserregende Stoffe sind. Die Forscher glauben, dass diese Einzelnukleotid-Polymorphismen über eine genetische Prädisposition verfügen, die das Risiko eines Kindes erhöhen, an Krebs zu erkranken, wenn es Ernährungskarzinogenen in utero ausgesetzt wird. Wenn dies der Fall ist, kann es sein, dass andere Krebserreger, wie Toxine und Luftverschmutzung, einen ähnlichen Effekt auf solche Kinder haben könnten.

wahrscheinlich besonders tiefgreifende Auswirkungen auf den wachsenden Fötus haben. Eine der meistuntersuchten Gruppen ist BPA, das in einer ganzen Reihe von Haushaltsprodukten vorkommt, wie etwa in Plastikflaschen und Babyfläschchen. Wir wissen, dass BPA den menschlichen Fötus erreichen kann, wo es zu Veränderungen der DNA-Methylierung und des Wachstums seiner Organe führen kann. Studien an Schafen haben gezeigt, dass eine vorgeburtliche Aussetzung gegenüber BPA mit deren endokrinem System interferiert und sich darauf auswirkt, wie sich die Gene hinsichtlich einer Anzahl verschiedener physiologischer Pfade verhalten.

Was noch schlimmer ist, ist, dass unsere Nahrungsmittel durch diese Umweltgiftstoffe beeinträchtigt werden. Eine Studie von 2018 in der Zeitschrift JAMA fand heraus, dass Frauen, die Fruchtbarkeitsbehandlungen durchführten und stark pestizidbelastetes Obst und Gemüse aßen, eine 26 Prozent geringere Wahrscheinlichkeit hatten, ein lebendes Baby zur Welt zu bringen als Frauen, die nur sehr gering belastetes zu sich nahmen.

Wie viel Gewicht sollten Sie zunehmen?

Dass eine Gewichtszunahme Teil einer gesunden Schwangerschaft ist, braucht nicht extra erwähnt zu werden. Ärzte raten Frauen im Allgemeinen, zwischen 13 und 18 kg zuzunehmen, wenn sie untergewichtig sind, zwischen 11 und 16, wenn sie normalgewichtig sind, zwischen 7 und 11, wenn sie übergewichtig sind und zwischen 5 und 9, wenn sie adipös sind. Die gute Nachricht ist, dass selbst, wenn sie während der Schwangerschaft unter- oder übergewichtig sind, Sie immer noch eine gesunde Schwangerschaft haben können. Wenn Sie dazu bereit sind, an regelmäßigen Schwangerschaftsvorsorgeuntersuchungen teilzunehmen, das Augenmerk auf nährstoffreiche Nahrungsmittel und angemessene Bewegung zu legen, kann das zu einem gesunden Schwangerschaftsergebnis führen.

Wenn Sie übergewichtig sind

Starkes Übergewicht ist ein Risikofaktor für eine Schwangerschaft. Eine Studie aus dem Jahr 2017 fand heraus, dass das Risiko schwerwiegender Geburtsfehler mit dem Grad an Übergewicht der Mutter steigt. Auch wenn traditionelle Ansätze auch übergewichtigen Müttern nahelegten, in der Schwangerschaft an Gewicht zuzulegen, gehen neueste Studien in eine ganz andere Richtung. Heute wird dazu geraten, dass übergewichtige Frauen vor der Empfängnis so viel Gewicht wie nur irgend möglich verlieren und die Gewichtszunahme während der Schwangerschaft einschränken sollten.

Eine 2009 durchgeführte Studie verfolgte die Schwangerschaft von mehr als 200 adipösen Frauen. Eine Gruppe von Teilnehmerinnen folgte einem ausgewogenen Ernährungsplan, der darauf ausgelegt war, die Gewichtszunahme zu reduzieren, und sie führten ein tägliches Ernährungstagebuch. Die Vergleichsgruppe mit gleichermaßen übergewichtigen werdenden Müttern erhielt den Rat, eine standardmäßige Gewichtszunahme anzustreben. Die erste Gruppe nahm weniger an Gewicht zu, hatte weniger Kaiserschnittgeburten, entwickelte seltener Schwangerschaftsdiabetes und verlor das überschüssige Gewicht nach der Geburt des Babys schneller. Die mittlere

Gewichtszunahme in der Kontrollgruppe, die dem Behandlungsstandard folgte, betrug 14 kg im Vergleich zu 5 kg in der Gruppe mit dem Ernährungsplan. Die Schlussfolgerung dieser Studie ist, dass stark übergewichtige Frauen zumindest mit ihren Ärzten und Hebammen über den Einfluss einer erhöhten Kalorienzufuhr während der Schwangerschaft sprechen sollten.

Wenn Sie untergewichtig sind

Untergewicht ist in den Industrieländern normalerweise kein größeres Problem: nur 2 bis 5 Prozent der Frauen in den Vereinigten Staaten und sogar in Frankreich (wo es gemeinhin heißt, dass viele Frauen elegant schlank sind), können als untergewichtig bezeichnet werden. In Japan z. B., wo Schlankheit seit jeher hoch bewertet wird, sieht die Sache schon ganz anders aus. Hinzu kommt noch, dass die ärztlichen Richtlinien in diesem Land, in dem viele Frauen ohnehin schon sehr dünn sind, dazu raten, während der Schwangerschaft so wenig Gewicht wie möglich anzusetzen. Es gibt immer mehr Hinweise darauf, dass diese Verherrlichung des Dünnseins mit Markern für steigende Gesundheitsrisiken Hand in Hand geht. Die mittlere Körpergröße der Japaner ist seit 1980 jährlich gesunken, und die Statistiken zeigen auch eine besonders hohe Rate an Babys mit einem sehr geringen Geburtsgewicht. Einem Artikel zufolge, der 2018 in der Zeitschrift Science erschienen ist, gab es nach dem Zweiten Weltkrieg zunächst einen Trend hin zu schwereren Babys, der dann wahrscheinlich Ende der 1970er Jahr ins Gegenteil umschlug, als Japans Geburtshelfer begannen, eine kalorienärmere Ernährung zu empfehlen, ein Konzept, das 1981 in die offiziellen Richtlinien übernommen wurde. Bis zum Jahr 2010 hatte sich der Prozentsatz von Babys mit einem niedrigen Geburtsgewicht von 5,5 Prozent im Jahr 1978 auf 9,6 Prozent erhöht. Auch heute ist dies noch ein ernstzunehmendes Problem in Japan.

Untergewicht kann auch mit einer unfreiwilligen Mangelernährung zusammenhängen, einem Problem in Ländern, die wirtschaftlich unterentwickelt sind. In Südasien sind z. B. 60 Prozent der Frauen unterernährt. In diesem Fall ist das Problem meist mit einem Mangel an Nährstoffen und oft mit einem Leben in Armut verbunden.

In den Industrieländern kann der soziale Druck, der Schönheit mit Dünnsein gleichsetzt, einige Frauen dazu treiben, ihre Kalorienzufuhr freiwillig auf ein ungesundes Niveau einzuschränken. In Nordamerika sind ganze 1,5 Prozent der Frauen von Essstörungen betroffen. Diese umfassen Anorexia nervosa (Magersucht), eine Gemütsstörung, die sich dadurch auszeichnet, dass die Nahrungsaufnahme ganz vermieden wird, und Bulimia nervosa (Ess-Brechsucht), bei der es zu wiederholten Episoden von Fressattacken kommt, nach denen die betroffene Person sich übergibt oder fastet. Diese Krankheiten erhöhen das Risiko dafür, dass eine Frau nicht nur vor der Geburt untergewichtig ist, sondern es auch während der Schwangerschaft nicht schafft, genug zuzunehmen. Frauen, die an einer Essstörung leiden und eine gesunde Schwangerschaft möchten, können sich mit einem Ernährungsberater und einem Psychiater oder Psychologen zusammentun, bevor sie schwanger werden oder sobald sie wissen, dass sie schwanger sind, um ihnen dabei zu helfen, über ihre Krankheit hinweg zu kommen.

Untergewichtige Frauen haben während der Schwangerschaft mit zusätzlichen Problemen zu kämpfen und haben ein erhöhtes Risiko für Komplikationen. Studien haben gezeigt, dass Mütter, die untergewichtig sind, bevor sie schwanger werden und während der Schwangerschaft nicht genug zunehmen, ein sechsmal höheres Risiko hatten, ihr Kind im ersten Jahr nach der Geburt zu verlieren. Untergewichtige Mütter haben auch häufiger Frühgeburten und/oder Babys mit einem niedrigen Geburtsgewicht. Schwangere Frauen, die stark untergewichtig sind, haben einen geringen Protein-Muskel-Umsatz und sind weniger in der Lage, dem Fötus Aminosäuren bereitzustellen. Es kommt bei ihnen auch häufiger zu einer Entzündung der Plazenta. Da Untergewicht ein Risikofaktor für Eisenmangelanämie und Osteoporose ist, müssen untergewichtige Schwangere nicht nur mehr Kalorien zu sich nehmen, um an Gewicht zuzunehmen, sondern auch bewusst auf nährstoffreiche Lebensmittel achten, die reichlich Eisen und Kalzium enthalten. Dazu gehören Fleisch, Hülsenfrüchte und dunkelgrünes Blattgemüse. Obwohl Vollkornprodukte keine gute Kalziumquelle sind, liefern die meisten Eisen, und wenn Sie sie mit einem Milchprodukt (Haferflocken mit Milch zum Frühstück, cremige Polenta mit Käse zum Abendessen) servieren, können Sie so eine ausreichende Menge dieser Nährstoffe zu sich nehmen.

DIE ERSTEN BEIDEN JAHRE

In den ersten beiden Lebensjahren hat die Umwelt außerhalb des Mutterleibes den größten Einfluss auf die zukünftige Gesundheit. Wie sich das Kind in dieser Zeit entwickelt und wächst, wirkt sich auf sein Risiko aus, im späteren Leben eine chronische Krankheit zu entwickeln. Forschungen auf Grundlage der Daten aus Finnland und Hertfordshire weisen darauf hin, dass ein Baby, das in diesem Zeitraum zu langsam an Gewicht zunimmt und im Alter von zwei Jahren sehr dünn oder klein ist, eine höhere Wahrscheinlichkeit dafür hat, Bluthochdruck, Herzerkrankungen, einen Schlaganfall und Diabetes im Erwachsenenalter zu bekommen. Andere Studien haben einen Zusammenhang zwischen einer schnellen Gewichtszunahme in den ersten vier Lebensmonaten und einem erhöhten Risiko für Adipositas hergestellt. Dr. Alan Lucas, ein Experte für Kinderernährung, der den Begriff der „ersten tausend Tage“ prägte, schreibt die Entwicklung einer Insulinresistenz und erhöhtem Blutdruck bei Kindern spezifisch einer Ernährung zu, die das Wachstum in dieser wichtigen Periode beschleunigt.

Babys nehmen in den Monaten nach der Geburt schneller zu als zu irgendeiner anderen Zeit ihres Lebens. Die Ernährung ist in diesem Zeitraum besonders wichtig. Wie Dr. Lucas darlegt, erfüllt die Ernährung nicht nur die unmittelbaren Bedürfnisse des Babys nach Energie und Entwicklung, sondern legt auch den Grundstein für Gesundheit und Wohlbefinden in den nächsten Jahren. Die Ernährung eines Kleinkindes wirkt sich beispielsweise auf seine kognitive Entwicklung und sogar die Schulleistungen aus. Studien haben gezeigt, dass Babys, die mit nährstoffangereicherter Säuglingsmilch oder Muttermilch gefüttert werden, einen höheren IQ (ganze 12 bis 15 Punkte höher) haben, als solche, die mit normaler Säuglingsmilch gefüttert werden. Sie zeigten auch ein allgemein geringeres Risiko für Herz-Kreislauf-Krankheiten. Andere Studien haben gezeigt, dass Kinder, die im Alter von zwei Jahren unterernährt waren, eine 16 Prozent höhere Wahrscheinlichkeit haben, mindestens einmal in der Schule sitzen zu bleiben. Daten des United Nations Standing Committee on Nutrition haben eine Verbindung zwischen einer auch nur leicht ungenügenden Ernährung und schlechten schulischen Leistungen und einer verringerten mentalen Kapazität hergestellt.

Die frühe Kindheit ist ein entscheidender Lebensabschnitt, da zu dieser Zeit Ihr Kind am schnellsten wächst. Ab dem zweiten Geburtstag verlangsamt sich das Wachstum. Ein Kleinkind nutzt etwa ein Viertel seiner Energie zum Wachsen, aber nach dem zweiten Lebensjahr verringert sich dies auf 6 Prozent. Wie David Barker in Nutrition in the Womb schreibt, wird ab dem Alter von zwei Jahren „die Wachstumsrate eines Kindes durch die interne Umgebung ‚bestimmt' und es wird weniger anfällig für die täglich ausgewählten Nahrungsmittel." Natürlich ist es ein Balanceakt, einen Ernährungsweg zu finden, der verhindert, dass das Kind sowohl zu dünn als auch zu dick wird. Kinder mit einem normalen Appetit und einer angemessenen Ernährung wachsen in einem normalen Tempo. Mütter, die stillen und vollwertige Nahrungsmittel zufüttern, haben üblicherweise ein normal wachsendes Kind, wenn dieses nicht irgendeine Art von Krankheit hat.

Frühgeburten

Von einer Frühgeburt spricht man, wenn das Baby vor der 37. Schwangerschaftswoche auf die Welt kommt. In den Vereinigten Staaten geschieht das bei etwa einer von zehn Geburten. Faktoren, die zu einer Frühgeburt führen können, umfassen eine schlechte Schwangerschaftsvorsorge, das Alter der Mutter, Zigarettenrauchen und Stress. Sie werden auch mit Präeklampsie, Plazentaposition und Bluthochdruck in der Krankengeschichte der Mutter in Verbindung gebracht. Babys, die zu früh auf die Welt kommen, haben ein erhöhtes Risiko für verschiedene Gesundheitsprobleme. Sie haben eine höhere Wahrscheinlichkeit für kognitive Beeinträchtigungen, Probleme mit den Augen, wie Sehverlust und ein erhöhtes Auftreten von Kurzsichtigkeit, sowie ein verspätetes Erreichen von wichtigen Entwicklungsschritten wie dem Sitzen ohne Unterstützung, Gehen ohne Hilfe und der Zahnbildung.

Ein niedriges Geburtsgewicht

Ein niedriges Geburtsgewicht aufgrund einer sogenannten intrauterinen Wachstumsretardierung (IWR) ist die Grundlage für David Barkers Arbeit zu den entwicklungswissenschaftlichen Ursprüngen von Gesundheit und Krankheit. Allgemein bezieht sich ein niedriges Geburtsgewicht auf Babys, die weniger als 2.500 g bei der Geburt wiegen. Im Grunde gibt es zwei Gründe für ein niedriges Geburtsgewicht: eine Frühgeburt und IWR, die auftritt, wenn das Wachstum aus verschiedenen Gründen verhindert wurde, wie bei einer plazentalen Insuffizienz, Umweltfaktoren

KLEINE FRAUEN, KLEINE BABYS

Wenn Sie klein sind, wird wahrscheinlich auch Ihr Baby eher klein sein. Dem Barker-Paradigma zufolge kann ein Risiko bei Geburtsgewichten unter 2.300 g und über 4.090 g bestehen. Eine Studie aus dem Jahr 1995, die Babys untersuchte, die sich in einer gespendeten Eizelle entwickelt hatten, fand heraus, dass die Größe bei der Geburt nicht die Größe der Eizellenspenderin reflektierte, sondern die Größe der Frau, die das Baby ausgetragen hatte. Interessanterweise fanden Forscher, die Personengruppen untersuchten, die üblicherweise eine kleine Statur haben, wie afrikanische Pygmäen, heraus, dass deren Geburtsgewicht normalerweise innerhalb der Standardparameter lag, aber die Wachstumsrate zu verschiedenen Zeitpunkten während der Kindheit langsamer ausfiel. Dies führt zu ihrer merkbar kleineren Statur, von der die Forscher annehmen, dass sie aus einer komplexen Störung der Pfade, die Wachstumshormone und Insulin herstellen, entstanden ist.

und/oder einer Fehlernährung der Mutter. Wenn Babys zu früh auf die Welt kommen, sind sie natürlich kleiner und müssen im Krankenhaus bleiben, bis sie ein angemessenes Gewicht erreichen. Babys, deren niedriges Geburtsgewicht durch eine IWR entstanden ist, werden oft (aber nicht immer) vollständig ausgetragen. Es bestehen zahlreiche Faktoren, die wir hier im Buch besprechen, die dazu geführt haben könnten, dass sie im Mutterleib nicht angemessen gewachsen sind.

Frühgeburten und ein niedriges Geburtsgewicht haben auch miteinander zu tun und überschneiden sich in vielerlei Hinsicht. Zum Beispiel haben sowohl Frühchen als auch Babys mit einem geringen Geburtsgewicht Fütterungsprobleme, Schwierigkeiten ihre Körpertemperatur zu regulieren und ein erhöhtes Infektionsrisiko.

Muttermilch ist die beste Lösung

Vieles von dem, das wir über den Einfluss der Ernährung auf die Gesundheit von Kindern wissen, hat sich aus Studien zu Muttermilch ergeben. Stillen wird oft als eine Art Goldstandard der Kleinkindernährung beschrieben. Studien zeigen, dass Kinder, die gestillt werden, ein niedrigeres Risiko für Herz-Kreislauf-Erkrankungen, Adipositas, hohes Cholesterin, Typ-2-Diabetes und Bluthochdruck haben. Auch nur ein einziger Monat des Stillens konnte mit positiven Auswirkungen in Verbindung gebracht werden, aber Studien bestätigen eine Beziehung zwischen dem Umfang des Stillens und einem geringeren Auftreten von Krankheiten. Forscher haben eine Gruppe von Teenagern zwischen 13 und 16 Jahren untersucht und herausgefunden, dass die Jugendlichen eine geringere Wahrscheinlichkeit hatten, Anzeichen chronischer Krankheiten oder Erkrankungen wie metabolischem Syndrom im Jugendalter zu zeigen, je mehr sie im Kleinkindalter gestillt worden waren.

Der Übergang zu fester Nahrung

Muttermilch ist die beste Lösung für Babys, aber ab einem Alter von etwa vier Monaten könnte Ihr Baby beginnen, sich für eine Erweiterung seiner Ernährung zu interessieren. Zu diesem Zeitpunkt ist sein Verdauungssystem so weit entwickelt, dass es richtig eingeführte feste Nahrung verdauen kann. Den Umfang der Nahrungsmittel zu erweitern, die es zu sich nimmt, sorgt für ein angemessenes Wachstum und eine gesunde Entwicklung. Eine ausgewogene Ernährung, die magere Proteine, Vollkornprodukte, Obst, Gemüse und gesunde Fette umfasst, sollte alle Nährstoffe beinhalten, die es braucht. Feste Nahrung in Form von nährstoffarmer Fertigkost einzuführen ist nicht ratsam.

Eine gesunde Entwicklung des Gehirns und des Körpers erfordert eine gute Balance an Makronährstoffen: Proteine, Kohlenhydrate und Fette. Diese sorgen für Energie und Wachstum. Proteine bilden, pflegen und reparieren Körpergewebe. Zusätzlich spielen vielfältige Mikronährstoffen und andere Substanzen, wie Aminosäuren, eine wichtige Rolle bei der Bildung widerstandsfähiger Körpersysteme.

Es ist wichtig, Kindern eine ausgeglichene Ernährung zur Verfügung zu stellen, wie eine australische Studie von 2014 zeigen konnte. Die Forscher stellten fest, dass viele Eltern, die sich selbst mit wenigen Kohlenhydraten ernährten, ihren Kindern eine zu enge Auswahl an Nahrungsmitteln anboten. Diese fehlende Varietät führte dazu, dass die Kinder nicht alle Nährstoffe bekamen, die sie brauchten, und dass ihre Aufnahme von grundlegenden Nährstoffen, wie etwa Ballaststoffen, eingeschränkt war. Kurz gesagt, die Wissenschaftler konnten zeigen, dass eine kohlenhydratarme Ernährung schlecht für Kinder ist.

Es ist zwar ratsam, den Konsum nährstoffarmer, stark verarbeiteter Kohlenhydrate einzuschränken, aber komplexe Kohlenhydrate wie Hülsenfrüchte und Vollkornprodukte sollten Teil einer ausgewogenen Ernährung sein, da sie mit vielen gesundheitlichen Vorteilen in Zusammenhang stehen. Die Nährstoffe in diesen Nahrungsmitteln füttern die Darmbakterien, was direkt dem Immunsystem Ihres Kindes zugute kommt. Sie unterstützen auch die kognitive Entwicklung und Leistung, sorgen für Energie und beugen Trägheit vor. Sie wurden auch mit der Serotoninproduktion in Verbindung gebracht, was für gute Laune sorgt und Stimmungsschwankungen kontrolliert.

Der am häufigsten bei Kleinkindern vorkommende Nährstoffmangel ist Eisenmangel, da sie große Mengen an Eisen verbrennen, um ein schnelles Wachstum und eine gesunde geistige Entwicklung aufrecht zu halten. Die besten (am leichtesten umzusetzenden) Nahrungsquellen hierfür sind Geflügel, Fisch, Fleisch und Eier. Pflanzliche Quellen, aus denen Eisen nicht so leicht vom Körper aufgenommen wird, umfassen die meisten Getreideprodukte und Hülsenfrüchte.

Eine finnische Studie, die 2017 veröffentlicht wurde, fand heraus, dass höhere Spiegel an Omega-3-Fettsäuren das Risiko bei Kindern reduzierte, Typ-1-Diabetes zu entwickeln. Die Forscher sahen eine Verbindung zwischen dem günstigen Niveau an Fettsäuren und Muttermilch, die eine gute Quelle für diese essentiellen Fette darstellt. Kinder, die nicht gestillt wurden, hatten niedrigere Spiegel. Typ-1-Diabetes entwickelt sich oft in der Kindheit, und das erste Lebensjahr ist ein guter Zeitpunkt, um dem vorzubeugen. Wenn es in der Familie eine genetische Prädisposition für Diabetes gibt, sollten Sie nicht nur stillen, sondern der Säuglingsnahrung auch fetthaltigen Fisch (z. B. Lachs) hinzufügen, sobald die Aufnahme fester Nahrung beginnt.

In den letzten Jahren haben sich die Empfehlungen hinsichtlich der Einführung von potenziell allergieauslösenden Nahrungsmitteln während des Entwöhnens von der Muttermilch oder Säuglingsnahrung stark geändert. Früher riet man Eltern, Nahrungsmittel wie Kuhmilch, Erdnüsse oder Eier, auf die viele Menschen allergisch reagieren, zu vermeiden. Nun zeigen Studien, dass die Einführung solcher Nahrungsmittel vor dem ersten Geburtstag das Risiko verringert, später im Leben eine Allergie darauf zu entwickeln.

Die Vorteile des Stillens gelten sowohl für Frühchen als auch für voll ausgetragene Babys. Eine Studie fand heraus, dass Frühchen, die mit Muttermilch ernährt werden (besonders solche, die ab der 30. Schwangerschaftswoche geboren wurden), eine signifikant niedrigere Rate von nekrotisierender Enterokolitis (NEK) aufweisen, einer sehr ernsthaften Darmerkrankung. Ein wichtiger Schluss aus der Studie ist, dass in den ersten Jahren ‚größer' nicht unbedingt ‚besser' ist. Gestillte Babys wachsen langsamer als solche, die mit künstlicher Säuglingsnahrung gefüttert werden, aber Muttermilch ist trotzdem der beste Ernährungsstart für kleine Menschen. Sie enthält z. B. Oligosaccharide, komplexe Kohlenhydrate, die die Entwicklung eines gesunden Darm-Mikrobioms unterstützen (siehe Kapitel 9), was unter anderen Vorteilen für ein gesundes Immunsystem sorgt.

Gesunde Mütter

Stillende Mütter müssen genau auf ihre eigenen Ernährungsbedürfnisse achten. Muttermilch zu produzieren bedeutet einen ganz schönen Energieaufwand: ausschließliches Stillen erfordert eine zusätzliche Kalorienaufnahme von 400 bis 500 Kalorien am Tag. Ein Großteil davon sollte aus gesunden Fetten bestehen (wie solche, die in fetthaltigem Fisch, Vollkorn und Samen vorkommen), da es wichtig ist, dass die Muttermilch reich an diesen Nährstoffen ist. Eine angemessene Aufnahme eisenreicher Hülsenfrüchte, dunkelgrüner Blattgemüse und Vollkornprodukte, die eine natürliche Folatquelle darstellen, wird ebenfalls empfohlen. Diese ballaststoffreichen Nahrungsmittel kurbeln auch das Wachstum gesunder Darmbakterien an, die viele Vorteile für Mutter und Kind haben.

Mütter, die sich vegan ernähren, nutzen zwar die Vorteile einer Ernährung auf Pflanzenbasis, müssen aber darauf achten, dass sie eine ausreichende Menge bestimmter Nährstoffe zu sich nehmen. Diese umfassen Zink, Eisen (da sie dies aus weniger gut umsetzbaren Quellen zu sich nehmen) und besonders Vitamin B12, das nur schwer aus pflanzlicher Nahrung zu bekommen ist. Sie müssen wahrscheinlich auch Omega-3-Fettsäuren in Form von Nahrungsergänzungsmitteln zu sich nehmen, denn diese essentiellen Fettsäuren fördern die Entwicklung des Gehirns und der Augen bei Kindern.

Es sollte darauf hingewiesen werden, dass das Stillen nicht nur den Kindern zugute kommt. Studien zeigen, dass stillende Frauen etwas Gewicht verlieren und einen niedrigeren Blutdruck und weniger Cholesterin haben können als zuvor, was der Herz-Kreislauf-Gesundheit zugute kommt. Der Zusammenhang mit metabolischen Verbesserungen wurde in einer 2018 im *Journal of Hepatology* veröffentlichten Studie hervorgehoben. Forscher hatten mehr als 800 Frauen 25 Jahre lang beobachtet und herausgefunden, dass Frauen, die mindestens sechs Monate gestillt hatten, eine 52 Prozent niedrigere Wahrscheinlichkeit hatten, eine nichtalkoholische Fettleber (siehe Seite 176) zu entwickeln, als solche Frauen, die weniger als einen Monat gestillt hatten. Mütter, die stillen, reduzieren auch ihr Risiko Brustkrebs zu bekommen. Eine 2002 im Lancet veröffentlichte Studie fand heraus, dass das Brustkrebsrisiko für jedes Jahr, in dem eine Frau gestillt hatte (über mehrere Kinder verteilt), um 4,3 Prozent sank.

Das Immunsystem

Vormals seltene allergische Erkrankungen werden immer häufiger, vor allem in den Industrienationen. Im Grunde genommen sind Allergien eine unangemessene Reaktion des Immunsystems auf unsere Umwelt. Ob wir Allergien haben oder nicht, wird bereits sehr früh angelegt. Dr. Susan Prescott, eine Immun-Expertin, gibt in ihrem Buch *Origins: Early-Life Solutions to the Modern Health Crisis* an, dass mehr als 25 Prozent der Kleinkinder Ekzeme bekommen und 20 Prozent bis zum ersten Geburtstag Anzeichen einer Sensibilität gegenüber einem häufigen Nahrungsmittel zeigen. Allergische Reaktionen haben sich als Schutzmechanismus vor Reiz- und Giftstoffen entwickelt, und Prescott geht davon aus, dass ihr vermehrtes Auftreten mit den schnellen Veränderungen unseres Lebensstils in der heutigen Zeit zu tun hat.

Das Immunsystem ist sehr komplex, aber es gibt kaum Zweifel daran, dass Bakterien eine wichtige Rolle bei seiner Entwicklung spielen. Die Nahrungsmittel, die ein Baby zu sich nimmt, die Luft, die es atmet, und die Oberflächen, die es berührt, sind allesamt von Bakterien besetzt, von denen einige nützlich sind und andere pathogen. Diese Bakterien sind überall im Körper zu finden, aber besonders im Darm, und diese spielen eine besonders wichtige Rolle für unsere Gesundheit.

David Barker beschreibt den Darm eines Babys als „Inkubator“, der von den Bakterien kolonisiert wird, mit denen es in Kontakt kommt, wahrscheinlich zunächst in kleineren Mengen im Mutterleib und dann vermehrt nachdem es auf die Welt gekommen ist. Diese Mikroben spielen eine hilfreiche Rolle dabei, Abfallprodukte der Nahrung zu wertvollen Nährstoffen zu recyceln, einschließlich Vitaminen, kurzkettigen Fettsäuren und Aminosäuren. Die Muttermilch ist zum Teil so wertvoll für Babys, weil sie komplexe Kohlenhydrate enthält, die das Wachstum gesunder Bakterien im Darm fördert. Unter anderem unterstützen diese Bakterien die Entwicklung des Immunsystems von Babys. Studien mit Kleinkindern haben gezeigt, dass eine frühzeitige Einführung von Präbiotika – in Form von Oligosacchariden, die sowohl in der Muttermilch als auch in Nahrungsmitteln wie Weizen, Milch, Hülsenfrüchten und weichen Käsesorten enthalten sind – das Auftreten von Infektionen und allergischen Erkrankungen wie asthmaähnlichen Symptomen und Ausschlag reduziert.

Daher ist es wahrscheinlich nicht überraschend, dass Forscher in der Lage waren, Unterschiede zwischen den Darmbakterien von Kleinkindern mit und ohne Allergien zu identifizieren. Allgemein kann man sagen, dass die Kinder mit den meisten und unterschiedlichsten Bakterien am wenigsten häufig an Allergien leiden. In Osteuropa ist das Vorkommen von Allergien extrem niedrig. Aber wie kommt es dazu? Eine Studie, die fast 14.000 Kinder in Weißrussland untersuchte, ergab, dass Kinder, die Haustiere, regelmäßigen Kontakt mit Nutztieren sowie jüngere Geschwister hatten und in ländlichen Gegenden lebten viel seltener an allergischen Erkrankungen litten. Diese und andere Studien stützen die sogenannte „Hygiene-Hypothese“, die Theorie, dass Kinder, die in „zu sauberen“ Verhältnissen aufgezogen werden, ein höheres Risiko haben, eine Allergie zu entwickeln (siehe „Die Hygiene-Hypothese“, Seite 272). Es wird angenommen, dass eine frühe und umfassende Aussetzung gegenüber einer Vielzahl von Bakterien und Infektionserregern das Immunsystem stärkt, wodurch es sich besonders gesund entwickelt (siehe „Das Immunsystem", Seite 141).

Leider ist das Immunsystem das am wenigsten erforschte Körpersystem, was den Zusammenhang zwischen frühkindlicher Umgebung und später aufkeimenden Krankheiten angeht. Aber aktuelle Studien stellen einen Zusammenhang zwischen fötaler Entwicklung und Problemen des Immunsystems her. Allergische Reaktionen wie Ekzeme zeigen sich oftmals in den ersten Lebensmonaten. In einem Artikel, der 1999 im Lancet veröffentlicht wurde, wies Susan Prescott darauf hin, dass manche Babys schon Anzeichen von Allergien bei der Geburt zeigen, was bedeuten könnte, dass sie schon im Mutterleib darauf programmiert wurden, eine Allergie zu entwickeln. Thomas McDade, ein biologischer Anthropologe, fand heraus, dass Babys, die für die Schwangerschaftswoche, in der sie geboren wurden, eher klein sind, und solche, die im Kleinkindalter nicht angemessen wachsen, ein höheres Risiko haben, später im Leben Probleme mit dem Immunsystem zu haben.

Heutzutage wird der Begriff epidemisch häufig mit erhöhten Raten potenziell lebensbedrohender Nahrungsmittelallergien assoziiert. Dr. Prescotts Meinung nach führen viele Umweltfaktoren – einschließlich Ernährung, Luftverschmutzung und Aussetzung gegenüber Mikroben, um nur drei zu nennen – zu diesem Anstieg. Die Wurzeln dieser Veränderungen weiten sich auf das Epigenom des Babys aus. Als Reaktion auf verschiedene Situationen ändern Gene, die mit dem Immunsystem zu tun haben, ihre Expression. Diese Modifikationen sind während des Zeitraums mit der höchsten Entwicklungsplastizität am aktivsten: in utero und in den ersten beiden Lebensjahren.

Das Immunsystem von Kleinkindern ist besonders anfällig für die Auswirkungen von Luftverschmutzung, Mikroben und potenziellen Allergenen in Nahrungsmitteln. Ein weiterer Faktor, der das Immunsystem stören kann, sind Antibiotika. Diese Medikamente haben zwar Millionen von Leben gerettet, aber wenn sie an Kinder verschrieben werden, besonders an Unter-Zweijährige, kann das lebenslange Konsequenzen haben, denn Antibiotika beeinträchtigen die bakterielle Diversität im Darm zu einem besonders kritischen Zeitpunkt der Entwicklung. Forschungen zur Anwendung von Antibiotika im Kleinkindalter und einem erhöhten Krankheitsrisiko im späteren Leben werden kontrovers diskutiert, da die vorliegenden Daten noch eingeschränkt sind. Dennoch ermittelte eine 2016 in der Zeitschrift Genome Medicine veröffentlichte Studie, dass es einen Zusammenhang zwischen der Anwendung von Antibiotika bei (Klein-)Kindern und einem erhöhten Risiko für Adipositas im Kindesalter, Infektionen, Asthma, Allergien und Typ-1- und Typ-2-Diabtes gab.

Das Gehirn

Das empfindliche Gehirn von Kleinkindern hat eine enorme Entwicklungskapazität und passt sich konstant an die verschiedenen Erfahrungen an. Im Zeitraum zwischen der Geburt und einem Alter von sechs Monaten formt ein Baby jede Minute 700 neue neurale Verbindungen. Und das ist eine ganz schön kraftzehrende Arbeit. Als Eltern sollten Sie darauf achten, dass diese Energie in eine positive Richtung gelenkt wird. Zum Glück gibt es Vieles, das Sie tun können, um eine angemessene Entwicklung zu fördern, da die Umgebung eine so wichtige Rolle dabei spielt, wie das Gehirn und das zentrale Nervensystem Ihres Babys heranwachsen.

Alle Experten sind sich einig, dass eine konstruktive Stimulation wie z. B. Musik, bunte Spielzeuge und „Kunstwerke" (für Babys z. B. ein Mobile über der Wiege) sowie das Sprechen mit Ihrem Baby oder sogar vorlesen (dadurch entwickelt es bessere sprachliche Fähigkeiten) die natürliche Neugier des Babys ankurbeln. Was Spielzeuge angeht, sind ganz einfache erst einmal besser. Das Baby sollte verstehen, was man damit macht. Dass es Rasseln schon seit Ewigkeiten gibt, hat einen Grund: Sie haben all die faszinierenden Eigenschaften, die Kleinkinder so lieben – Geräusche, Farben und Formen.

Auf der anderen Seite kann es langfristig zu Störungen in der Entwicklung des Gehirns und zu bleibenden Schäden kommen, wenn die Umwelteinflüsse nachteilig sind. Das Gehirn ist während der Phase, in der es am meisten wächst, auch am anfälligsten für schädliche Umwelteinflüsse wie z. B. Toxine. Eine Aussetzung gegenüber möglicherweise giftigen Stoffen wie Schwermetallen sowie häufig genutzten Haushaltsprodukten und Umweltchemikalien kann die Prozesse unterbrechen, die die Schaltkreise des Gehirns bilden. Ein UNICEF-Bericht von 2017 warnte vor den Auswirkungen von Luftverschmutzung auf die Entwicklung des Gehirns. Die Auswirkungen zeigen sich möglicherweise nicht sofort, können aber zu einem späteren Zeitpunkt in Form von Lernschwierigkeiten, Aufmerksamkeitsdefiziten oder emotionalen Problemen auftreten.

Ernährung und kognitive Entwicklung

Was und wie viel ein Neugeborenes gefüttert bekommt, hat wahrscheinlich den größten Einfluss auf seine kognitive Entwicklung. Wie bereits gesagt ist Muttermilch der ernährungswissenschaftliche Goldstandard. Für eine gesunde Entwicklung des Gehirns werden bestimmte Nährstoffe benötigt: Proteine, gesunde Fette wie Omega-3-Fettsäuren, die Mineralstoffe Eisen, Zink, Kupfer und Selen, Vitamin A und Folat sowie die Aminosäure Cholin.

Wir wissen, dass eine unangemessene Ernährung verheerende Auswirkungen auf Kognition und Verhalten haben kann. Auch kleinere Ernährungsmängel konnten mit schlechten schulischen Leistungen in Zusammenhang gebracht werden. Eine Fehlernährung wurde mit emotionalen Problemen, wie Depression und Angststörungen, sowie Verhaltensauffälligkeiten, wie Hyperaktivität, in Verbindung gebracht. Eine Studie zeigte, dass Kinder, die in den ersten beiden Lebensjahren nicht richtig ernährt wurden, es schwer hatten, sich sozial anzupassen und eher zurückgezogen waren.

OMEGA-3-FETTSÄUREN

Docosahexaensäure (DHA) und Eicosapentaensäure (EPA) sind Omega-3-Fettsäuren mit zahlreichen gesundheitlichen Vorteilen, die von einer Förderung der Fruchtbarkeit und einer gesunden fötalen Entwicklung bis zur Gesunderhaltung Ihres Gehirns im Alter reichen. Die besten Quellen für diese Fette sind fetthaltige Fische wie Lachs, Makrelen und Sardinen sowie Fischölpräparate. Wenn Sie alles essen, kann ein mäßiger oder regelmäßiger Verzehr von Fleisch von gesunden Tieren (auf Weideland gehaltenes Rind, Lamm, Schwein und Geflügel) sowie von Eiern von Freilandhühner ebenfalls zur Steigerung des Omega-3-Spiegels beitragen.

Für Vegetarier und Veganer ist es schon etwas komplizierter, ausreichende Mengen an Omega-3-Fettsäuren zu erhalten. Pflanzliche Quellen (Leinsamen und Walnüsse gehören zu den besten) enthalten Alpha-Linolensäure (ALA), eine Vorstufe von DHA und EPA. Das Problem ist, dass ALA im Körper nicht einfach in aktive Omega-3-Fettsäuren umgewandelt werden kann. Studien zeigen jedoch, dass Menschen, die keinen Fisch essen, möglicherweise besser in der Lage sind, ALA in DHA und EPA umzuwandeln. Ihr Blutspiegel ist vergleichbar mit dem von Menschen, die Fisch zu sich nehmen. Trotzdem empfehlen Ernährungswissenschaftler Menschen, die sich pflanzlich ernähren, Omega-3-Präparate einzunehmen.

Glückliche Kinder wachsen besser

Eine gute Ernährung ist sicher der wichtigste Baustein zur Förderung einer gesunden Entwicklung während des ersten Lebensabschnitts, aber andere sogenannte „weiche“ Faktoren werden mit zunehmendem Alter des Kindes immer wichtiger für seine Entwicklung. Hierzu gehören z. B. seine physische Umgebung und sein sozioökonomischer Status. Es ist bekannt, dass glückliche Kinder besser wachsen. Das Wachstum in der Kindheit wird von Hormonen gesteuert – zunächst Insulin, dann Wachstumshormone, die um den ersten Geburtstag des Kindes übernehmen. Die Ausschüttung dieser Substanzen wird durch das Gehirn kontrolliert, was bedeutet, dass psychische Belastungen ein gesundes Wachstum beeinträchtigen können, auch wenn das Kind richtig ernährt wird.

Auf Grundlage einer 2011 veröffentlichten Korpusanalyse, stellte der Psychologe Gregory Miller die Hypothese auf, dass verschiedene Stressfaktoren, wie Armut und Missbrauch in der frühen Kindheit, verschiedene Typen von Gehirnzellen modifizieren und das Wachstum des Gehirns untergraben könnten. Miller nimmt an, dass Stress wahrscheinlich über epigenetische Markierungen in einen Typ weißer Blutkörperchen, die als Makrophagen bekannt sind, hineinprogrammiert wird. Diese Programmierung schafft in der Zelle eine Neigung zu Entzündungen. Zusätzlich machen die Lebensumstände von sozial benachteiligten oder misshandelten Kindern diese auch anfälliger für nachteilige Entscheidungen hinsichtlich ihres Lebensstils (einschließlich einer nährstoffarmen Ernährung) und wahrscheinlich auch für ernsthafte Verhaltensstörungen. Frühkindlicher Stress beeinträchtigt auch kontinuierlich den Stoffwechsel, besonders die Hormonmuster. All diese Auswirkungen führen zu einer Anhäufung von Veränderungen, die Hand in Hand an der Entwicklung einer chronischen Krankheit im späteren Leben arbeiten.

In dieser Entwicklungsphase ist das allerwichtigste für Babys die Interaktion mit seinen Bezugspersonen. Kinder müssen sich geschützt und geliebt fühlen. Wenn sie sich unsicher fühlen, entwickeln sich ihre neurologischen Pfade in einer Weise, die auf das reine Überleben ausgelegt ist und weniger auf das Lernen. Viele dieser Faktoren liegen außerhalb der elterlichen Kontrolle. Zum Beispiel kann Armut eine Reihe negativer Einflüsse auslösen. Wie es Frank Oberklaid, ein Kinderarzt und Experte für kindliche Entwicklung, in einem Forschungsartikel mit dem Titel „Die ersten tausend Tage" ausdrückt, brauchen Kinder mehr als nur ein liebevolles und förderndes Umfeld zuhause. Sie brauchen auch „sichere Gemeinschaft, ein sicheres Zuhause, Zugang zu Grünflächen, Umgebungen, die frei von Giftstoffen sind, und bezahlbare nährstoffreiche Nahrungsmittel".

6

KINDHEIT UND JUGEND

> Menschen, die chronische Krankheiten entwickeln, sind im Kindesalter anders gewachsen.
>
> — DAVID BARKER, *NUTRITION IN THE WOMB*

ES BESTEHEN KAUM ZWEIFEL daran, dass die ersten tausend Tage des Lebens, vom Moment der Empfängnis bis zum zweiten Geburtstag Ihres Kindes, ein besonders wichtiger Zeitraum sind, was die Entwicklung angeht, da dann die Organe gebildet und deren Funktionen festgelegt werden. Dank dem Konzept, das die Experten als „Entwicklungsplastizität" bezeichnen, können auch kleinste Veränderungen, die während dieser Zeit durchgeführt werden, signifikante Konsequenzen im späteren Leben des Kindes haben. Alle Körpersysteme bleiben jedoch auch noch während der Pubertät plastisch und das Gehirn entwickelt sich noch bis ins Alter von über zwanzig Jahren weiter.

Die Kindheit stellt zwar einen anderen Abschnitt dar als die ersten tausend Tage, aber sie ist für die Gesundheit und das Wohlbefinden des Kindes nicht weniger wichtig. Das bedeutet, dass Eltern auch nach dem zweiten Geburtstag noch viel für eine gesunde Entwicklung des Kindes tun können. Eine gute Ernährung spielt weiterhin eine wichtige Rolle bei Entwicklung und Wachstum während der Kindheit und Pubertät. Gleiches gilt für seine Lebenserfahrungen. Nicht alle diese Faktoren können Sie als Eltern kontrollieren, aber der Mix, der sich aus ihnen ergibt, ist der Stoff, aus dem Gesundheit und Wohlbefinden während des ganzen Rests ihres Lebens gemacht werden.

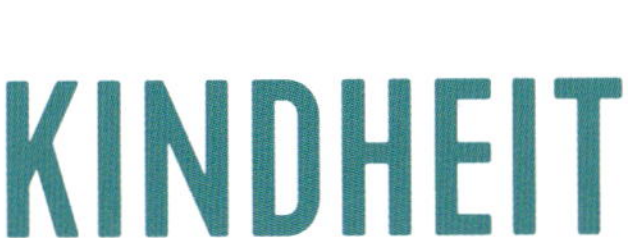

KINDHEIT

Nach dem zweiten Geburtstag läuft Ihr Kind wahrscheinlich schon gut, kann vorsichtig Stufen auf- und abgehen und plappert in einfachen Sätzen, zusammen mit anderen Errungenschaften. Es ist überaus spannend, Kindern bei dieser Entwicklung auf vielen verschiedenen Ebenen zuzusehen: körperlich (sie werden größer und nehmen an Gewicht zu), emotional (sie fangen an, erste

Anzeichen von Empathie gegenüber anderen zu zeigen) und kognitiv (sie entwickeln ihre Fähigkeit zur Hand-/Augenkoordination und Problemlösung). Vielleicht sind uns nicht alle diese Fortschritte gelegen – z. B. eine Tendenz zur Ungeduld und zu Wutanfällen – aber dennoch handelt es sich dabei um definierbare Entwicklungsschritte. Jedes Kind ist einzigartig, aber in ganz allgemeinen Zügen können Experten dennoch definieren, wie gut Ihr Kind sich entwickelt, indem sie bestimmte Meilensteine bewerten, wie etwa die Wachstumsrate oder wie sich seine Grobmotorik, Sprache und gedankliche Kapazität entwickeln und wie gut es in sozialen Situationen zurechtkommt.

Meilensteine

Meilensteine sind zum Teil deshalb so wichtig, weil das Wachstum und die Entwicklung eines Kindes so viel mit seinem Risiko zu tun haben, später eine chronische Erkrankung zu bekommen. Kinder, die klein geboren werden und deren BMI dann im Alter zwischen drei und fünfzehn Jahren schnell ansteigt, sind im Erwachsenenalter z. B. anfälliger für die Entwicklung von Bluthochdruck (siehe „Die entwicklungswissenschaftlichen Ursprünge von Bluthochdruck" auf Seite 199). Eine Studie, die David Barker und seinen Kollegen 2007 in der Zeitschrift Stroke veröffentlichten, zeigte außerdem, dass Kinder, die im Alter von zwei Jahren klein und schlank waren und während der ganzen Kindheit klein bleiben, später ein erhöhtes Schlaganfallrisiko haben.

Ein Problem ist, dass es oft gar nicht auffällt, wenn das Wachstum eines Kindes von der Norm abweicht. Wenn sein Wachstum nicht ab dem Zeitpunkt der Geburt regelmäßig aufgezeichnet wird, erscheint ein Risiko für eine chronische Erkrankung vielleicht nie auf den Radar. Eben darum sind Meilensteine so wichtig. Wenn ein Kind einen Meilenstein nicht erreicht, können die Experten untersuchen, woran das liegt und gegebenenfalls vorbeugende Maßnahmen ergreifen.

Eine gute Ernährung ist eines der Werkzeuge, die dabei helfen, Kinder auf einer angemessenen Wachstumskurve zu halten, und ihre Vorteile machen sich schon früh bemerkbar. Forscher bestätigen, dass eine gesunde Ernährung während der frühen Kindheit einige der negativen Auswirkungen, die sich aus im Mutterleib ausgelösten epigenetischen Veränderungen ergeben haben, modulieren kann. Einige Studien, die auf Daten aus der Helsinki Birth Cohort Study beruhen, deuten beispielsweise darauf hin, dass Kinder mit einem Geburtsgewicht im Normalbereich für ihre Bevölkerungsgruppe, bei denen angemessene Maßnahmen angewandt werden, um im Alter zwischen drei und elf Jahren den BMI auf Kurs zu halten, eine nur halb so hohe Wahrscheinlichkeit haben, später Typ-2-Diabetes zu bekommen.

Eine nährstoffreiche Ernährung hilft auch dabei, dass Körpersysteme, die bei Kindern noch plastisch sind (wie das Gehirn, die Leber und das Immunsystem) sich angemessen entwickeln. Da sich alle Teile ihres Körpers noch weiterentwickeln, brauchen Kinder all die Nährstoffe, die eine gesunde und ausgewogene Ernährung beinhaltet, besonders dringend. Kinder, die nicht die richtige Ernährung erhalten, entwickeln Nährstoffmängel und sind unterernährt.

Der Bewegungsapparat

Kleine Kinder entwickeln zahlreiche Körpersysteme, einschließlich Muskeln und Knochen. Die Stärke der Knochen Ihres Kindes wird schon im Mutterleib und in der ersten Lebenszeit angelegt. Wenn sie die Pubertät erreichen, ist die Mineraldichte der Knochen bereits festgelegt. Dies geschieht bei Mädchen im Alter von 11 bis 14 Jahren und bei Jungen mit Abschluss der Pubertät.

Die Mineraldichte der Knochen bestimmt das Risiko, später im Leben bestimmte Krankheiten zu bekommen (von denen Osteoporose wohl die offensichtlichste ist) und hängt stark davon ab, wie ein Kind wächst. Studien zeigen, dass Kinder, die zunächst nur langsam wachsen und dann plötzlich schneller an Zentimetern zulegen, als Erwachsene ein höheres Risiko für Osteoporose und Hüftfrakturen haben. Wie David Barker schon ganz richtig hervorhob, müssen Knochen langsam aber stetig wachsen. Das ermöglicht es den Kalziumsalzen, sich richtig anzusetzen. Wenn keine angemessene Mineralisierung stattfindet, kann es zu schwachen Knochen und Knochenbrüchen kommen, wenn die Mineralien sich im Alter abbauen, was völlig normal ist.

Die bleibenden Zähne (mit Ausnahme der Weisheitszähne) werden ebenfalls in den ersten Lebensjahren gebildet. Vielleicht halten Sie die Zähne nicht so besonders wichtig für das Wohlbefinden Ihres Kindes, aber Experten bestätigen, dass es bei der Zahngesundheit um viel mehr als nur eine rein kosmetische Angelegenheit geht. Die Zähne sind ein guter Indikator für körperliches Wohlbefinden. Zum Beispiel zeigen sich Belastungsfaktoren wie eine schlechte Ernährung in den Zähnen – der Zusammenhang zwischen zu viel Zucker und Zahnlöchern ist uns allen wohl bekannt. Aspekte unzureichender Mundgesundheit wurden in Zusammenhang mit Krankheiten wie Herzleiden und einer kürzeren Lebenserwartung gebracht.

Zum Glück wissen wir ziemlich genau, welche Nährstoffe für die Bildung gesunder Knochen und Zähne notwendig sind. Kalzium, das in Milchprodukten und Blattgemüsen vorkommt, sowie Vitamin D, das durch Sonnenbäder und über fetthaltigen Fisch sowie Eigelb aufgenommen wird, sind besonders wertvoll. Magnesium, das ausreichend in Vollkornprodukten, Nüssen und Körnern vorkommt, arbeitet eng mit diesen beiden Nährstoffen zusammen, um für starke Knochen und Zähne zu sorgen.

Adipositas

Eines von drei Kindern und zwei von drei Erwachsenen in den Vereinigten Staaten sind übergewichtig oder adipös. Das ist eine ganz schön alarmierende Statistik. Adipositas ist eine komplexe Erkrankung (siehe Seite 165), und auch wenn wir noch nicht alle Mechanismen verstehen, scheint es im Allgemeinen so zu sein, dass die Krankheit mit den Körpersystemen zu tun hat, die für die Energieregulierung zuständig sind. Sowohl Babys, die ein eher zu niedriges Geburtsgewicht hatten, als auch solche mit einem zu hohen, haben tendenziell ein höheres Risiko, an Adipositas zu erkranken. Ein weiterer Risikofaktor für Kinder, die im Mutterleib nicht angemessen gewachsen sind, ist außerdem eine zu schnelle Gewichtszunahme ab dem zweiten Lebensjahr.

Sogenannte Wachstumsschübe sind normal in der kindlichen Entwicklung. Wenn Kinder krank sind, wird ihr Wachstum z. B. häufig gebremst, aber ihr Körper macht danach den Ausfall mit einem Wachstumsschub wieder wett. Wenn solche Wachstumsschübe jedoch mit einem langsamen Wachstum in Zusammenhang stehen, das schon im Mutterleib begonnen hat, ist ein plötzlicher Anstieg im BMI eines Kindes besonders besorgniserregend. Denn dies kann z. B. die Muskelentwicklung beeinträchtigen. David Barker wies darauf hin, dass die Zeit im Mutterleib und das erste Lebensjahr eine besonders wichtige Periode für das Muskelwachstum sind. Um den ersten Geburtstag herum hören Babys auf, neue Muskeln zu bilden. Wenn sie nach dem zweiten Lebensjahr anfangen, schnell an Gewicht zuzunehmen, sammelt sich Fett an und ihr Fett-Muskel-Verhältnis kommt aus dem Gleichgewicht. Das bedeutet, dass sie als Erwachsene einen höheren Fettanteil im Vergleich zur Muskelmasse haben werden. Dieses unvorteilhafte Verhältnis führt zu Insulinresistenz, die wiederum nicht nur mit Adipositas, sondern auch mit Diabetes und Herzerkrankungen sowie anderen Krankheiten zu tun hat. Überraschenderweise ergaben Forschungen auf Grundlage des Niederländischen Hungerwinters, dass auch eine Unterernährung in den ersten Lebensjahren das Risiko erhöht, als Erwachsener übergewichtig zu werden. Forscher, die über 8.000 Frauen untersuchten, die an dieser Hungersnot gelitten hatten, fanden heraus, dass diejenigen, die der Mangelernährung am stärksten im Alter von der Geburt bis zum 9. Lebensjahr ausgesetzt gewesen waren, eine 25 Prozent höhere Wahrscheinlichkeit hatten, im Erwachsenenalter einen zu hohen BMI zu haben.

Stoffwechselnetzwerke

Metabolische Anomalitäten sind ein Faktor, der sich auf die Entwicklung von Adipositas auswirkt. Susan Prescott weist in ihrem Buch Origins auf zahlreiche Verbindungen zwischen dem Stoffwechsel eines Kindes und seinem Immunsystem hin. Das Immunsystem steht nicht nur in konstantem Kontakt mit dem Stoffwechsel eines Kindes, beide Systeme werden auch von denselben Hormonen reguliert – denselben, die auch den Appetit und die Fettspeicherung kontrollieren. Laut Dr. Prescott bekommen übergewichtige Kinder auch eher Asthma und Nahrungsmittelallergien. Wenn Allergien sich erst einmal entwickelt haben, kann auch das Appetithormon Leptin (siehe „Was ist Leptin und warum sollten Sie darauf achten?“, Seite 172) ins Spiel kommen. Der Leptinspiegel ist bei Menschen mit Allergien höher und das Hormon wirkt sich auf den Stoffwechsel aus. Leptin kann auch eine allergische Reaktion befördern, was wiederum die Ausschüttung von mehr Leptin aus den Fettspeichern hervorruft. Nach Dr. Prescotts Ansicht ist die Beziehung zwischen Allergie und Adipositas wahrscheinlich eine Art Wechselwirkung, wobei die Adipositas sich auf die Allergie auswirkt und umgekehrt. Die Ernährung könnte eine weitere Verbindung zwischen Immunsystem und Adipositas darstellen. Ernährungspläne, die nur wenige Ballaststoffe und viele ungesunde Fette enthalten (wie in vielen stark verarbeiteten Lebensmitteln), verringern den Artenreichtum des Mikrobioms, der Bakterien in Ihrem Darm (siehe Kapitel 9). Adipöse Personen haben oftmals niedrige Spiegel bestimmter nützlicher Bakterien. Wenn Sie Ihr Kind mit vollwertigen Nahrungsmitteln ernähren, die reich an Ballaststoffen sind, helfen Sie ihm dabei, ein gesundes Gewicht zu halten, und unterstützen das Wachstum nützlicher Bakterien in seinem Darm.

Das Immunsystem

Allergische Reaktionen sind bei Kleinkindern sehr häufig und scheinen heutzutage zuzunehmen. (Klein-)Kinder waren schon immer anfälliger für Allergien, da ihr Immunsystem noch nicht vollständig entwickelt ist. Viele Experten glauben aber mittlerweile, dass Umweltfaktoren ebenfalls eine wichtige Rolle bei dem vermehrten Auftreten von Allergien spielen. Die grundlegende Theorie lautet, dass Kleinkinder in den Industriestaaten den verschiedenen Keimen unzureichend ausgesetzt sind. Denken Sie nur einmal an die große Anzahl antibakterieller Seifen, Shampoos und dergleichen, die wir so häufig verwenden. Genau wie eine nährstoffarme Ernährung schränken diese Produkte den Kontakt des Kindes mit nützlichen Mikroben ein, was die Entwicklung seines Immunsystems beeinträchtigt.

Eine Studie, die die Darmflora von 757 Kleinkindern untersuchte (*Canadian Medical Association Journal,* 2018), bestätigt die Verbindung zwischen Allergie, Adipositas und dem Mikrobiom. Die Forscher fanden heraus, dass häufig genutzte Haushalts-Desinfektionsmittel die Darmflora von Babys und Kleinkindern beeinflusste. Je häufiger die Produkte genutzt wurden, desto größer war die Anzahl an Lachnospiraceae, einer Bakterienfamilie, von der angenommen wird, dass sie zu metabolischen Fehlfunktionen wie Adipositas beiträgt. Die fraglichen Produkte hatten die größten Auswirkungen auf die jüngsten Teilnehmer, Babys zwischen drei und vier Monaten. Im Alter von drei Jahren war ihr BMI höher als bei Kindern, die nicht so großen Mengen dieser Reiniger ausgesetzt gewesen waren. Die Forscher fanden auch heraus, dass Kinder, die in Haushalten leben, die normale Putzmittel oder ökologische Reiniger benutzten, mehr nützliche Darmbakterien hatten und weniger häufig übergewichtig waren.

Der Darm Ihres Kindes ist eine wichtige Komponente seines Immunsystems, die Sie aktiv unterstützen können, indem Sie seine mikrobielle Diversität schon nähren, bevor es auf die Welt kommt. Die Forschung ist zwar noch in der Frühphase, aber einige Studien zeigen, dass schwangere Frauen, die Probiotika (nützliche Bakterien) zu sich nehmen, Nachkommen haben, die weniger häufig Allergien bekommen. Das gleiche gilt, wenn sie eine nährstoffreiche Ernährung zu sich nehmen, die Fischölergänzungsmittel umfasst. Aber sobald das Kind anfängt, feste Nahrung zu sich zu nehmen, ist eine vollwertige, ballaststoffreiche Ernährung ein wichtiges Werkzeug, um die Entwicklung seines Immunsystems zu unterstützen.

Verschiedene Komponenten in Vollwertkost sorgen bekannterweise für einen gesunden Darm. Kinder brauchen besonders viele Ballaststoffe aus Obst, Gemüse, Vollkorn und Hülsenfrüchten, denn Ballaststoffe unterstützen das Wachstums nützlicher Bakterien. Forscher haben Verbindungen zwischen Nahrungsmitteln mit vielen Ballaststoffen und einem starken Immunsystem erkannt. Eine niederländische Studie aus dem Jahr 2006 fand z. B. heraus, dass Kinder, die Vollkornprodukte aßen, eine 54 Prozent geringere Wahrscheinlichkeit hatten, Asthma zu entwickeln, und eine 45 Prozent geringere Wahrscheinlichkeit für Keuchatmung, als solche, deren Ernährung keine Vollkornprodukte enthielt. Andere Nährstoffe, die die Entwicklung des Immunsystems unterstützen, umfassen Vitamin C (das in hohen Mengen in Zitrusfrüchten und Gemüsesorten wie Paprika und Blattgemüse vorkommt) und den Mineralstoff Zink (der in Meeresfrüchten, Hülsenfrüchten und Vollkornprodukten vorkommt).

Autismus und das Immunsystem

Die Vorteile eines widerstandsfähigen Mikrobioms beschränken sich nicht nur auf die körperliche Gesundheit. Manche Experten untersuchen nun die Zusammenhänge zwischen Darmgesundheit und Erkrankungen wie Autismus, die durch das Immunsystem miteinander verbunden sein könnten. Wir wissen zum Beispiel, dass der Darm autistischer Kinder über etwas verfügt, das Experten als „bestimmte bakterielle Signatur" bezeichnen, und dass das Risiko für Autismus bei Kindern höher ist, deren Mütter während der Schwangerschaft eine allergische Reaktion hatten. Forschungen haben auch gezeigt, dass bestimmte Gene, die an der Immunantwort beteiligt sind, bei autistischen Kindern anders methyliert werden. Ein 2016 in *Frontiers in Neuroscience* veröffentlichter Fachartikel nahm all diese Faktoren zusammen und schloss daraus, dass bei Müttern, die eine allergische Reaktion erlebt hatten, ein genetisch prädisponierter Fötus mit epigenetischen Veränderungen darauf reagieren könnte, die sein Immunsystem beeinträchtigen. Eine autistische Störung kann ein mögliches Ergebnis hiervon sein. Die Forschungen hierzu befinden sich noch in der Frühphase, aber es gibt Studien, die eine Anwendung von Probiotika zur Behandlung von Autismus untersuchen. Die Ergebnisse sind zwar noch nicht eindeutig, scheinen aber in die richtige Richtung zu deuten.

Ihre Gene, Ihr Darm und Ihr Immunsystem

Unsere Gene, unsere Umgebung und epigenetische Veränderungen beeinflussen die Entwicklung des Immunsystems sowohl im Mutterleib als auch in der frühen Lebenszeit. Beachten Sie nur einmal die Ergebnisse folgender niederländischer Studie: Forscher untersuchten eine Gruppe von Kindern, die allergisch auf Kuhmilch reagierten und fanden heraus, dass die Kinder mit allergischer Reaktion im Vergleich zu einer Kontrollgruppe mehrere Gene hatten, die anders methyliert waren. Diese Gene hängen bekannterweise mit immunologischen Pfaden zusammen, die mit Allergien assoziiert werden. Eine weitere Studie aus dem Jahr 2015, die im *ISME Journal* veröffentlicht wurde, fand Unterschiede zwischen den Darmbakterien von Kindern, die allergisch auf Kuhmilch sind, im Vergleich zur gesunden Kontrollgruppe. Nach einer Behandlung mit Probiotika begannen einige der zuvor allergischen Kinder, Kuhmilch zu vertragen. Bei genauerer Beobachtung bemerkten die Forscher, dass diese neue Toleranz nicht nur mit der Behandlung, sondern auch mit den Bakterienarten zusammenhängen könnte, die schon im Darm der Kinder vorhanden waren. Diejenigen, die nach der Einnahme von Probiotika eine Verbesserung bemerkten, hatten schon von vornherein eine günstigere bakterielle Darmumgebung – insbesondere höhere Spiegel an Bakterien, die eine bestimmte kurzkettige Fettsäure herstellen. Diejenigen Kinder, bei denen keine Toleranz herbeigeführt werden konnte, hatten ein ganz anderes mikrobielles Profil.

Das Gehirn

Die Zeit vor der Einschulung Ihres Kindes ist ein Moment schneller kognitiver Entwicklung. Genau wie sein Immunsystem ist sein Gehirn noch recht plastisch und daher besonders sensibel gegenüber Umwelteinflüssen, was auch emotionale Erfahrungen (sowohl positive als auch negative) und seine Ernährung umfasst. Forscher haben herausgefunden, dass ein Zusammenhang zwischen schlechter Ernährung und einer verspäteten Entwicklung intellektueller und motorischer Fähigkeiten besteht. Sie konnten auch feststellen, dass eine angemessene Ernährung die kognitive Entwicklung unterstützt. Eine finnische Studie, die die schulischen Leistungen von Kindern in den ersten drei Schuljahren untersuchte, fand heraus, dass Kinder, deren Ernährung viel Obst, Gemüse, Fisch, Vollkorn und Nüsse enthielt, besser und effektiver lesen konnten als solche, deren Ernährung weniger nährstoffreich war.

Hungrige Gehirne

Kinder verbrennen etwa 20 Prozent ihrer Kalorien allein für die Gehirnleistung, deshalb brauchen sie sehr viel Energie in Form von nährstoffreichem Essen. Sie brauchen außerdem Energie, um ihre andauernde körperliche Aktivität aufrecht zu erhalten, die wiederum die Entwicklung des Gehirns stimuliert. Auch ihre Emotionen entwickeln sich rasend schnell. Experten teilen uns mit, dass Kinder, die eine nährstoffreiche Ernährung zu sich nehmen, besser mit Stress zurechtkommen und ihre Emotionen besser kontrollieren können.

Klein- und Kindergartenkinder sind ein schwieriges Forschungsthema, da ihr Verhalten nicht besonders kontrollierbar ist. Daher konzentriert sich die Forschung auf die Messung von Meilensteine der kognitiven Entwicklung, wie z. B. die Fähigkeit zuzuhören und sich an Dinge zu erinnern. Das Gehirn benötigt viele Nährstoffe, um diese Entwicklungsprozesse zu unterstützen, die überaus komplex sind. Notwendige Nährstoffe umfassen Cholin, Folat, Eisen, Zink und bestimmte Fette. Die frühe Kindheit ist ein entscheidender Zeitpunkt, um auf eine angemessene Zufuhr an Docosahexaensäure (DHA) zu achten, der Fettsäure, die in Fischöl vorkommt. Es hat sich gezeigt, dass DHA die Fähigkeit von Kindern verbessert, Probleme zu lösen. Auch die Funktion ihres Nervensystems wurde durch die Einnahme von DHA verbessert. Aktuelle Studien bestätigen die traditionelle Weisheit, dass Fisch „Hirnfutter" ist, wahrscheinlich dank seines Omega-3-Gehalts. Eine Studie aus dem Jahr 2017, an der 541 zwölfjährige chinesische Schulkinder teilnahmen und die in *Scientific Reports* veröffentlicht wurde, fand heraus, dass Kinder, die häufig Fisch aßen, bedeutend höhere Ergebnisse bei IQ-Tests hatten, als solche, die selten oder nie Fisch zu sich nahmen. Außerdem fand die Studie heraus, dass Kinder, die mehr Fisch essen, auch besser schlafen, was langfristig ein möglicher Vorteil für eine verbesserte kognitive Funktion sein könnte.

Eisen ist ebenfalls wichtig für die geistige Entwicklung. Eine Anwendung von Eisen in Form eines Ergänzungsmittels über einen Zeitraum von mehr als vier Monaten (vorsichtig angewendet, denn Eisenvergiftungen sind bei Kindern häufig) verbessert erwiesenermaßen die geistige Leistung und

Aufmerksamkeits-Defizit-Hyperaktivitäts-Störung

Aufmerksamkeits-Defizit-Hyperaktivitäts-Störung (ADHS) ist eine der häufigsten neurologischen Verhaltensstörungen, die in der Kindheit diagnostiziert werden. Etwa 5 Prozent aller Kinder weltweit sind davon betroffen. ADHS ist eine komplexe Erkrankung (manche Experten glauben, dass es sich um eine Art Symptom-Cluster handelt und nicht um eine eigenständige Krankheit), die sich in der Kindheit oder Jugend entwickelt. Sie zeichnet sich durch Hyperaktivität, fehlende Konzentrationsfähigkeit, Wutanfälle und/oder Impulsivität aus. Es könnte auch ein Zusammenhang mit Problemen des Kurzzeitgedächtnisses, Schlaflosigkeit, Gemütsschwankungen und sogar Depressionen geben.

Studien, die in den Vereinigten Staaten durchgeführt wurden, weisen auch darauf hin, dass bis zu 11 Prozent der Kinder in diesem Land im Alter von 4 bis 17 Jahren von der Erkrankung betroffen sein könnten. Manche Experten glauben, dass ADHS zu häufig diagnostiziert wird. Weitere Bedenken werden durch die Geschlechterunterschiede ausgelöst: Das Verhältnis Jungen zu Mädchen könnte ganze 10:1 betragen, wahrscheinlich aus dem Grund, dass Jungen häufiger störende Verhaltensweisen an den Tag legen als Mädchen. In den Vereinigten Staaten scheint ADHS bei Kindern aus einkommensschwachen Familien dramatisch anzusteigen. Zwischen 2003 und 2007 erhöhte sich das Auftreten von ADHS bei armen Kindern um 60 Prozent im Vergleich zu einem Anstieg um 10 Prozent bei Kindern aus einkommensstärkeren Familien.

Bisher konnte keine einzelne, konkrete Ursache für ADHS festgestellt werden, aber eine finnische Studie aus dem Jahr 2008, die im *American Journal of Psychiatry* veröffentlicht wurde, stellte fest, dass Babys, die mit einem niedrigeren Geburtsgewicht (unter 1.500 g) geboren worden waren, ein erhöhtes Risiko für ADHS hatten. Ein weiterer großer Risikofaktor war, wenn die Mutter in der Schwangerschaft geraucht hatte. Studien zum Alkoholkonsum von Müttern haben zwar unterschiedliche Schlussfolgerungen ergeben, aber wir wissen, dass Alkohol die Verfügbarkeit von Folat für den sich entwickelnden Fötus vermindert. Folatmängel beeinträchtigen die Funktion von Neurotransmittern wie Dopamin und Serotonin, die wahrscheinlich an der Entwicklung von ADHS beteiligt sind. Eine epigenetische Verbindung ist wahrscheinlich, da die Methylierung die Funktion von Genen beeinflusst, die mit diesen Neurotransmittern zu tun haben. Angemessene Mengen an Folat sowie an Vitamin B12 und B6 sind während der Schwangerschaft überaus wichtig. Diese Nährstoffe wirken sich direkt auf die DNA-Methylierungsmuster aus, die im Gehirn des in der Entwicklung befindlichen Fötus angelegt werden.

Unbehandelt kann ADHS auch im Erwachsenenalter noch ein Problem darstellen. Etwa 5 Prozent der erwachsenen Bevölkerung und ganze 20 Prozent der Erwachsenen mit geistigen Erkrankungen leiden an ADHS. Erwachsene, die mit der Krankheit leben, geben an, dass diese sich auf alle Lebensbereiche auswirkt.

Behandlung von ADHS

Die Erstlinienbehandlung für ADHS sind oft Medikamente. Zwischen 2004 und 2011 nahmen 6 Prozent der Kinder zwischen 4 und 17 Jahren in den Vereinigten Staaten Arzneimittel ein. Ob medikamentöse Behandlungen zu häufig verschrieben werden, ist ein Thema, das unter Medizinern heiß diskutiert wird. Einige bekommen zwar erfolgreich verschiedene Symptome in den Griff, aber diese haben allesamt eine große Bandbreite an Risikofaktoren.

Vermeiden Sie Umweltgiftstoffe

Eine Aussetzung gegenüber Umwelttoxinen wie Organophosphaten (Pestiziden) und Phthalaten (Weichmacher in Plastik) in der Schwangerschaft wurde mit einem erhöhten Risiko des ungeborenen Kindes für eine spätere Entwicklung von ADHS in Zusammenhang gebracht. Es besteht auch eine recht eindeutige Verbindung zwischen erhöhten Bleispiegeln bei Kindern und der Entwicklung der Krankheit. Die Wasserkrise in Flint, Michigan, die die nordamerikanischen Nachrichten 2016 dominierte, hoben das Problem des „Bleierbes" hervor. Nachdem Blei aus Benzin und anderen Konsumgütern in den USA praktisch vollständig eliminiert wurde, ist Farbe auf Bleibasis in älteren Häusern die Hauptquelle einer Aussetzung gegenüber dem Schwermetall bei US-amerikanischen Kindern.

Es scheint auch einen Zusammenhang zwischen ADHS und Industriechemikalien zu geben. Eine Studie, die in New Bedford, Massachusetts durchgeführt wurde, einer Gegend, die früh in der amerikanischen Geschichte industrialisiert wurde, stellte fest, dass Jungen, die in utero höheren Niveaus an polychlorierten Biphenylen (PCB) ausgesetzt waren, sich schlechter konzentrierten, was ein Hinweis auf ADHS ist.

Umwelteinflüsse mögen unvermeidlich sein, aber ihre negativen Auswirkungen können durch besondere Vorsicht, speziell während der Schwangerschaft und bei Babys und Kleinkindern, kontrolliert werden. Zum Beispiel kann der Kontakt mit Pestiziden, BPA und Phthalaten (die beide in Plastikprodukten vorkommen) vermindert werden, wenn möglichst nur ökologische Lebensmittel eingekauft und Wasser nur in Glas- oder Metallbehältern serviert wird, denn all diese Stoffe werden mit Hyperaktivität in Verbindung gebracht. Eltern, die einen guten Zugang zu medizinischer Pflege haben, sollten die Bleispiegel im Blut ihrer Kinder im Alter von einem und zwei Jahren untersuchen lassen, da sich die Belastung in den ersten beiden Lebensjahren zeigt, besonders zwischen 18 und 24 Monaten.

Bieten Sie eine nährstoffreiche Ernährung auf Grundlage von Vollwertprodukten an

ADHS bei Kindern wurde in Verbindung mit den typischen nährstoffarmen Ernährungsmustern gebracht, die in vielen Industrienationen üblich sind – anders gesagt: mit einer hohen Menge verarbeiteter Nahrungsmittel. Besonders bezieht sich dies auf Lebensmittel, die viel Fett, raffinierten Zucker und Natrium enthalten und nur einen geringen Anteil an Ballaststoffen, Folat und Omega-3-Fettsäuren haben. Und auch wenn das United States Department of Agriculture (USDA) angibt, dass künstliche Lebensmittelfarben sicher sind, haben Studien diese mit ADHS in Zusammenhang setzen können.

Verschiedene Mineralstoffmängel sind spezifisch an der Erkrankung beteiligt. Eine Studie von 2002 ergab, dass 84 Prozent einer Gruppe von Kindern mit ADHS anomal niedrige Eisenspiegel hatten. Sie zeigte auch, dass je größer der Mangel war, desto schwerwiegender waren die Symptome. Zahlreiche Studien haben ADHS in Zusammenhang mit einem Zinkmangel setzen können. Auch hier galt wieder, dass je niedriger der Zinkspiegel, desto hyperaktiver waren die Kinder. Zink ist notwendig, um Neurotransmitter zu synthetisieren, wie etwa Dopamin und Serotonin. Wir wissen, dass bestimmte Umweltgifte, wie zum Beispiel BPA und Phthalate, sich an Zink binden und es dem Körper entziehen. Nahrungsmittel, die reich an Zink und Eisen sind, umfassen Rindfleisch, Pute, Sesam- und Kürbiskerne, Linsen, Kichererbsen und Quinoa.

Eine Studie zu Kindern mit ADHS fand heraus, dass 72 Prozent an einem Magnesiummangel litten. Magnesium ist als beruhigendes und entspannendes Mineral bekannt, das dem Körper dabei hilft, mit Stress umzugehen. Den Magnesiumgehalt in der Ernährung zu erhöhen kann Reizbarkeit verringern und die Aufmerksamkeit verbessern. Genug Magnesium zu sich zu nehmen ist aber gar nicht so einfach. Die Spiegel des Mineralstoffs im Boden sind niedriger als je zuvor und verarbeitete Nahrungsmittel verfügen über wenig Magnesium. Raffinierte Getreideprodukte sind mitunter am schlimmsten: Der Reinigungsprozess entfernt 80 Prozent des Magnesiumgehalts. Die meisten Vollkornprodukte enthalten jedoch Magnesium, genauso wie Kürbis- und Sesamkerne, Mangold, Spinat, Cashewkerne und Hülsenfrüchte (Bohnen und Linsen).

die motorischen Fähigkeiten von Kindern unter drei Jahren. Ebenfalls bemerkenswert ist die Tatsache, dass der Körper Ihres Kindes aktiv Myelin herstellt, eine schützende Isolierung, die viele Nerven umgibt, und dass Eisen einer der Nährstoffe ist, die für seine Entwicklung benötigt werden.

Der Fast-Food-Albtraum

Es kommt der Zeitpunkt, zu dem Kinder ihr eigenes Essen aussuchen möchten, und wie jeder weiß lieben viele Kinder Junk-Food, besonders Süßigkeiten und zuckerhaltige Snacks. Sie müssen kein Wissenschaftler sein, um die Auswirkungen zu erkennen, die Zucker auf Kinder hat. Zucker treibt den Blutzuckerspiegel in die Höhe. Außerdem haben viele Eltern das Gefühl, dass ihre Kinder nach dem Genuss von zu viel Zucker sehr aufgedreht sind, auch wenn Studien diese Erfahrung nicht wirklich unterstützen. Wer hat nicht die Geburtstagspartys erlebt, auf denen eine Horde Kids wie wild herumläuft? Aber Zucker ist nicht der einzige Verdächtige, der ein solch unkontrolliertes Verhalten fördern kann. Verarbeitete Lebensmittel enthalten ebenfalls Zusätze, wie etwa Lebensmittelfarben und Konservierungsmittel, die höchstwahrscheinlich chemische und physiologische Veränderungen im Gehirn von Kindern auslösen. Diese Substanzen können sich darauf auswirken, wie Kinder sich verhalten, z. B. indem sie für Stimmungsschwankungen, Wutanfälle und Schlafschwierigkeiten sorgen.

Es ist leicht, die Familien (vor allem die Mütter) für die kindliche Sucht nach stark verarbeiteten Lebensmitteln verantwortlich zu machen, aber die Wahrheit sieht anders aus: Letztendlich sind wir alle Opfer einer Bandbreite an Kräften, auf die wir keinen Einfluss nehmen können. Ich kann mich noch genau daran erinnern, wie meine damals fast zweijährige Tochter von einem Ausflug mit den Freunden ihrer Spielgruppe nach Hause kam und fröhlich krähte: „Donald's, Donald's, Pommes, Pommes“. Mir wurde sofort klar, dass ich zwar gute Arbeit dabei geleistet hatte, Junk-Food aus unserem Haus zu verbannen, aber wahrscheinlich nicht um gelegentliche schlechte Ernährungsentscheidungen herumkommen würde, wenn ich nicht ihr Sozialleben vollkommen untergraben wollte. (Um nicht zu negativ zu erscheinen: Ich erinnere mich auch noch genauso gut, wie sie als Baby in ihrem Hochsitz saß, mit ihrem Löffel auf das Tablett schlug und „`Cado, `cado“ verlangte – die zerdrückte Avocado, die ich zuvor in ihren Speiseplan fester Nahrung eingeführt hatte.)

Seit mehr als einem halben Jahrhundert verführen Lebensmittelhersteller Kinder mit den Freuden verarbeiteter Nahrungsmittel, wozu sie hauptsächlich Fernsehwerbung nutzen. Ich weiß noch, wie ich selbst süße Frühstückscerealien kennenlernte – in meinem Fall Kellogg's Frosties, die von Tony Tiger vorgestellt wurden – und zwar in einem Fernsehwerbespot. Ich bat meine Mutter sie mir zu kaufen, auch wenn die Gute sehr konservativ war, was das Essen anging. Bis dahin hatte ich jeden Morgen frisch gekochten Haferbrei zu mir genommen, denn meine Mutter arbeitete zuhause und hatte Zeit, uns dieses Frühstück vorzubereiten.

Jetzt ist mir klar, dass sie es wirklich besser wusste. Hunderte, wenn nicht sogar tausende Studien haben den Genuss von Vollkornprodukten mit einer Vielzahl von gesundheitlichen Vorzügen in Zusammenhang bringen können, denn sie sind voller Nährstoffe, von denen die meisten (wenn nicht alle) zusammenarbeiten und somit für gute Gesundheit sorgen. Eine Portion Haferflocken enthält etwa 4 g Ballaststoffe, verschiedene B-Vitamine und Mineralstoffe wie Mangan, Eisen, Phosphor und Magnesium sowie eine Reihe nützlicher Phytonährstoffe. Sie enthält auch nur 1 g Zucker. Es ist zwar schwierig, die beiden Frühstücksoptionen direkt miteinander zu vergleichen, aber die Tony-Tiger-Flocken sind nicht annähernd so nahrhaft, auch wenn ich sie vor Jahrzehnten wirklich nur so verschlungen habe. Zum Beispiel haben sie nur 1 g Ballaststoffe und fast 12 g Zucker, was natürlich einen wichtigen Teil ihrer Attraktivität ausmachte.

Zuckerland

Ich bin zu alt, um als junges Mädchen die Attacke der Lebensmittelindustrie auf Kinder miterlebt zu haben, denn die fing erst in den Achtzigern so richtig an. Den Verbraucher täuschende Werbung ist allerdings nur ein Teil des Problems. Es gibt zahlreiche Hinweise darauf, dass Hersteller von abgepackten Lebensmitteln solche Inhaltsstoffe wie Zucker, die einen wahren Heißhunger auslösen, bewusst hochschrauben, um die Verbraucher – vor allem Kinder – regelrecht süchtig zu machen.

Schauen wir uns einmal an, was der Journalist Danny Hakim in einem Artikel in der New York Times 2017 beschreibt, in dem er die Entwicklung von Honey Nut Cheerios analysiert. Zu dem Zeitpunkt handelte es sich dabei um Amerikas bestverkaufte Frühstückscerealien. Das Produkt wurde als Variante der Original-Cheerios 1979 eingeführt, einem Haferflockenprodukt, das seit 1941 auf dem Markt ist. Hakim wies darauf hin, dass Honey Nut Cheerios nicht nur etwa neunmal so viel Zucker enthalten wie die ursprünglichen Cheerios, sondern auch ihr Name ist irreführend. Das Produkt enthält mehr Zucker als Honig und keine Spur von Nüssen, es sei denn, Sie lassen Mandelgeschmacksstoffe gelten.

DAS PROBLEM MIT DEM ZUCKER

In seinem gedankenvollen und gut recherchierten Buch *The Case Against Sugar* verbindet der Wissenschaftsjournalist Gary Taubes einen übermäßigen Zuckerkonsum mit der Epidemie an Adipositas, metabolischem Syndrom, Typ-2-Diabetes und Herzerkrankungen. Dieser Zusammenhang ist den meisten von uns vielleicht schon relativ bewusst, aber vielleicht überrascht es Sie zu erfahren, dass Zucker auch ein Ernährungsauslöser für Alzheimer sein kann. Taube geht davon aus, dass dies über eine Insulinresistenz geschieht, von der einige Experten glauben, dass sie durch den Zucker, den wir zu uns nehmen, ausgelöst werden kann. Schon vor 20 Jahren erkannten Forscher, dass, wie Taube es ausdrückt, „direkte oder indirekte Auswirkungen von Insulin zu dem Risiko für eine Demenz beitragen“. Studien zeigen, dass Menschen mit Typ-2-Diabetes fast zweimal so wahrscheinlich Alzheimer bekommen wie Personen, die nicht daran leiden. Heute sind die Zusammenhänge zwischen den beiden Krankheiten so eindeutig, dass manche Forscher sich auf Alzheimer nun als „Typ-3-Diabetes“ beziehen (siehe „Risikofaktoren für Demenz und Alzheimer“, Seite 255).

Je mehr wir über die Rolle nützlicher Darmbakterien für unsere Gesundheit und unser Wohlbefinden erfahren (siehe Kapitel 9), desto mehr neue Forschungsarbeiten werden veröffentlicht,

ESSSUCHT

Die Gesundheit unserer Gesellschaft als Ganzes hat sich in den letzten 25 Jahren verschlechtert. Wissenschaftler aus dem Bereich der Medizin sagen inzwischen etwas Unglaubliches voraus: Die jungen Leute von heute werden seit langem die erste Generation sein, die eine kürzere Lebenserwartung hat als ihre Eltern. Der Grund dafür? Großenteils drei Generationen, die sich entsprechend der sogenannten amerikanischen Standardernährung ernährt haben, die einen hohen Anteil verarbeiteter Lebensmittel beinhaltet. Je nach Quelle gibt es zwar Unterschiede bei den genauen Zahlen, aber die Experten sind sich einig: Die Nordamerikaner nehmen etwa 70 Prozent ihrer Kalorien über vorverarbeitete Nahrungsmittel auf.

Zucker ist nur eines der Werkzeuge, die die Lebensmittelfirmen nutzen, um eine Abhängigkeit von ihren Produkten zu fördern. Zucker hilft dabei, uns „schwer abhängig" von verarbeiteten Produkten werden zu lassen, wie es der investigative Journalist Michael Moss ausdrückt. In seinem Buch Das Salz-Zucker-Fett-Komplott: Wie die Lebensmittelkonzerne uns süchtig machen deckt Moss Umstände auf, die einem wirklich Angst machen können, indem er die Taktiken dokumentiert, die die Lieferanten verarbeiteter Lebensmittel anwenden. Besonders haben sie es auf Kinder, aber auch auf sozial und wirtschaftlich benachteiligte Personen abgesehen. Ganz subtil (und manchmal auch weniger subtil) konditionieren Industriewissenschaftler und Marketingpersonal ihre Kunden darauf, nährstoffarme, kalorienreiche Nahrungsmittel zu sich zu nehmen, indem sie „genau die richtige" Menge an Zucker auspegeln und das wohlige „Gefühl im Mund" anpreisen, das durch Fett und Salz, das ebenfalls schnell süchtig macht, zustande kommt. Machen Sie keinen Fehler, schreibt Moss, die Hersteller verarbeiteter Lebensmittel investieren sehr viel Geld darin, Lebensmittel herzustellen, die Sie glücklich machen und in der Folge zu einem häufigen Konsumenten werden lassen – denn nur das ist schließlich ihr Ziel.

Es ist kaum überraschend, dass das Word Sucht häufig im Zusammenhang mit Fast Food auftaucht. Dr. Richard A. Friedman, ein Professor der klinischen Psychiatrie an der Cornell University, hat einen Artikel in der New York Times veröffentlicht, der die Zusammenhänge zwischen bestimmten Belohnungszentren des Gehirns und Fast Food umreißt. Genau wie Sex und Freizeitdrogen löst Nahrung die Ausschüttung von Dopamin aus, einem Neurotransmitter, der mit dem Verspüren von Wohlbefinden zu tun hat. Die Wahrscheinlichkeit, mit der Sie süchtig nach solchen angenehmen Erfahrungen werden, hat mit Ihrem natürlichen Vorkommen bestimmter Dopaminrezeptoren zu tun, die als D2 bezeichnet werden. Im Grunde genommen kann man sagen, dass manche Personen weniger D2 im Belohnungskreislauf ihres Gehirns haben – zum Beispiel Personen, die an chronischem Stress leiden. Diese Personen sind daher anfälliger dafür, süchtig nach der Befriedigung durch verarbeitete Nahrungsmittel zu werden.

Ein weiteres Problem mit vorverarbeiteten Lebensmitteln: Je mehr Sie davon essen, desto mehr wollen Sie. Jeder einzelne Bissen chemisch veränderten Essens führt einen Schritt weiter in den Fast-Food-Abgrund, da Ihre D2-Rezeptoren immer weniger werden. Je mehr dieser Lebensmittel Sie zu sich nehmen, desto niedriger Ihr D2-Spiegel, und desto niedriger der D2-Spiegel, desto wahrscheinlicher bekommen Sie Heißhunger auf diese schädliche Art der

Nahrung. Wie Dr. Friedman schreibt: „Es ist ein Teufelskreis, in dem eine vergrößerte Aussetzung zu mehr Heißhunger führt."

Die gute Nachricht ist, dass dieser Zyklus durchbrochen werden kann. Laborstudien zeigen, dass positive Veränderungen an der Umgebung eines Tieres die Menge an D2-Rezeptoren im Gehirn erhöhen kann. Eine Implikation für Menschen ist, dass ein eingeschränkter Zugang zu billigen, kalorienreichen Nahrungsmitteln deren Konsum verringert. Maßnahmen auf Gemeindeebene zur Verbesserung der Ernährung, zum Beispiel durch leichteren Zugang zu gesünderen Alternativen, haben positive Ergebnisse gezeigt (siehe „Lebensmittelunsicherheit", Seite 152).

Bequemlichkeit ist ein weiterer Faktor. Ein Teil der Attraktivität von Fast Food ist die Unkompliziertheit: Tüte aufmachen und essen. Sicherzugehen, dass Ihr Haus nicht voller Junk-Food ist und Sie einfachen Zugang zu gesünderen Optionen haben – wie zum Beispiel frisches Obst, bereits kleingeschnittenes Gemüse, ungesüßten Joghurt, Nüsse, Müsli und Vollkornbrot – wird Ihnen dabei helfen, gesündere Ernährungsgewohnheiten anzunehmen.

die zeigen, dass der hohe Zuckerkonsum in einer typischen westlichen Ernährung die bakterielle Diversität negativ beeinflusst. Eine Studie an Mäusen aus dem Jahr 2018, die in der Zeitschrift *Proceedings of the National Academy of Sciences of the USA* veröffentlicht wurde, fand heraus, dass eine Ernährung mit hohem Zuckerkonsum die Herstellung eines Proteins namens Roc hemmt, das es einer bestimmten Spezies nützlicher Bakterien unmöglich macht, den Darm zu bevölkern. Diese Bakterien mit dem Namen *Bacteroides thetaiotaomicron* kommen normalerweise im Mikrobiom schlanker und gesunder Menschen vor.

Das Problem ist, dass es sehr schwierig ist, Raffinadezucker in der heutigen Nahrungskette zu entkommen, wenn Sie nicht alles selbst kochen und nur Vollwertprodukte benutzen. Heutzutage wird Zucker routinemäßig Fertigprodukten wie Suppen und Saucen hinzugefügt. Auch in „gesunden" Speisen wie Joghurt ist er meist enthalten. Zucker ist eine der Waffen der Nahrungsmittelindustrie, um unsere Geschmacksnerven zu manipulieren. Sie fangen damit an, Kinder abhängig von süßen Cerealien zu machen. Dann werden Marketingstrategien angewandt und an jeder Ecke Lebensmittel wie Limonaden, Kartoffelchips, Fertiggerichte und so weiter angepriesen, damit sich verarbeitete Nahrungsmittel in alle Bereiche unseres Lebens einschleichen.

Die Auswirkungen von Junk-Food über mehrere Generationen

Ganz einfach ausgedrückt ruiniert unsere Junk-Food-Sucht unsere Gesundheit – und die Gesundheit der nächsten Generationen. Dank cleverem Marketing und raffinierter Lebensmittelwissenschaft ist unsere Gesellschaft geradezu abhängig von den Arten von Junk-Food, die Kinder schon von klein auf zu lieben lernen. Wir wissen, dass es langfristige Folgen hat, diesem Appetit nachzugeben, denn Junk-Food ist, wie Kent Thornburg es ausdrückt, mehrfach gefährlich. Zunächst einmal enthält es zu viel

Zucker, Salz, schlechte Fette und Kalorien, aber nur wenige (und manchmal gar keine) Nährstoffe. Menschen, die regelmäßig stark verarbeitete Nahrungsmittel konsumieren, nehmen letzten Endes an Körperfett zu. Und da sie nicht genug Nährstoffe zu sich nehmen, sind sie auch noch unterversorgt, was zu einer Erkrankung, die als hochkalorische Mangelernährung bekannt ist, führen kann.

Dr. Thornburg weist auch darauf hin, dass die Auswirkungen dieser Mangelernährung an die nächste Generation und darüber hinaus weitergegeben werden können. Im Grunde genommen kann man sagen, dass Vollwertnahrungsmittel viele Nährstoffe enthalten, die zu gesunden epigenetischen Veränderungen in den Zellen des Körpers führen, einschließlich von Sperma und Eizellen, die die Nachkommenschaft bilden. Wenn wichtige Nährstoffe fehlen, können Gene sich nicht angemessen regulieren. Diese negativen Nachrichten werden aufgezeichnet und können an zukünftige Generationen weitergegeben werden.

Das große Ganze

Experten geben an, dass es recht schwierig ist, die Auswirkungen schlechter Ernährung isoliert zu untersuchen, da die Ernährung eines Kindes normalerweise Teil einer ganzen Reihe von Umständen ist. Wie und was sie essen hängt von ihren individuellen Umständen ab. Familiäre Belastungen (z. B. ein niedriger sozialer oder wirtschaftlicher Status) und eine schlechte Ernährung koexistieren oftmals und sind eng ineinander verwoben. Zum Beispiel wirkt sich eine ungenügende Ernährung darauf aus, wie gut wir mit Stress umgehen, und Stress wirkt sich wiederum auf neuroendokrine Mechanismen aus, die unter anderem den Energiehaushalt unterstützen.

Chronischer Stress

Chronischer Stress hat tiefgreifende Auswirkungen auf die Gesundheit, und zwar schon ab der Zeit im Mutterleib, während der ersten Lebensjahre und der gesamten Kindheit. Wenn eine Mutter nach der Geburt deprimiert ist (was leider relativ häufig vorkommt), wirkt sich ihr emotionaler Zustand auf ihre Fähigkeit aus, eine enge Bindung zu dem Baby aufzubauen. Eine schlechte Bindung steht im Zusammenhang mit einer ganzen Reihe psychischer Probleme im späteren Leben. Babys deprimierter Mütter haben wahrscheinlich ein höheres Niveau an Stresshormonen wie Cortisol. Im Kindergartenalter ist es wahrscheinlicher, dass sie an Angststörungen leiden und sozial zurückgezogen sind.

Einige der Auswirkungen familiärer Belastung zeigen sich in Form von Genexpression. Kinder, deren Mütter sehr gestresst sind, haben höhere Methylierungsraten (auch wenn das Niveau der Methylierung sich im Verlauf des Lebens ändert). Der Einfluss der Mutter ist in der ersten Lebenszeit am stärksten. Der Beitrag des Vaters (oder sein Fehlen) zeigt sich erst später und hat normalerweise einen tiefgreifenderen Einfluss auf Töchter. Wenn Väter sehr gestresst sind, ist es wahrscheinlicher, dass ihre Töchter veränderte Methylierungsmuster im Kindergartenalter aufweisen. Ein Fehlen des Vaters oder eine oberflächliche Teilnahme an der Erziehung konnte mit einem früheren Einsetzen der Pubertät und einem schwierigeren Temperament bei Töchtern in Verbindung gebracht werden.

Zusammen mit anderen körperlichen Erkrankungen konnten Schwierigkeiten in den ersten Lebensjahren mit der Entwicklung von Problemen des Verdauungstrakts wie Reizdarmsyndrom und entzündliche Darmerkrankungen in Verbindung gebracht werden. Eine Studie von 2017, publiziert in *Neurogastroenterology & Motility* fand heraus, dass chronischer Stress eine erhöhte Sensibilität gegenüber Schmerzen im Darmbereich verursachte, was wiederum zu Veränderungen der Genexpression führte.

Armut betrifft alle Lebensbereiche

Zusätzlich zu einer Fehlernährung können Kinder, die in Armut leben, auch ein höheres Risiko für familiäre Schwierigkeiten haben. Unter Umständen bekommen sie keine angemessene liebevolle Zuwendung von ihren Eltern, die möglicherweise (aus verständlichen Gründen) genug damit zu tun haben, das tägliche (Über-)Leben zu sichern. Es ist auch weniger wahrscheinlich, dass sie Zugang zu lebensbereichernden Ressourcen wie Büchern oder Reisen haben. Aus mehreren Gründen, wie fehlende Transportmöglichkeiten oder die damit verbundenen Kosten, ist ihre Teilnahme an Freizeitaktivitäten, die die geistige und körperliche Gesundheit fördern, wie etwa Sport, wahrscheinlich eingeschränkt. Oft ist es so, dass diese Kinder ein bewegungsarmes Leben führen. Eines der vielen Risiken des Bewegungsmangels sind mögliche Veränderungen der Genexpression, die zu Stoffwechselkrankheiten wie Adipositas führen können.

Arme Kinder leben oft in schlechten Wohnverhältnissen – manche sind vielleicht obdachlos. Eine unangemessene Unterbringung steht im Zusammenhang mit einer ganzen Reihe an Problemen. Dazu gehören z. B. eine Überbelegung des Wohnraums mit zu vielen Personen und eine erhöhte Belastung durch Luftverschmutzung und anderen Giftstoffen wie Schimmel. Es überrascht nicht, dass ein erhöhtes Auftreten von Atembeschwerden mit suboptimalen Wohnverhältnissen in Zusammenhang gebracht werden konnte. Auch die geistige Gesundheit der Kinder ist wahrscheinlich betroffen. Verfallende oder schlecht instandgehaltene Gebäude können Feuer- und Sicherheitsrisiken darstellen. Das Leben in einer armen, unsicheren Nachbarschaft erhöht die Angst, einem Verbrechen zum Opfer zu fallen. Es überrascht uns nicht, dass eine Kindheit in minderwertigen Wohnverhältnissen erwiesenermaßen einen negativen Einfluss auf die Gesundheit und das Wohlbefinden hat, der das ganze Leben lang anhält. Um es angelehnt an Winston Churchill auszudrücken: Wir formen unsere Gebäude, und dann formen unsere Gebäude uns.

In Armut groß zu werden ist nicht einfach nur ein Kindheitserlebnis. Es betrifft nachhaltig unseren ganzen Körper. Der Umstand eines Lebens in Armut setzt Kinder kontinuierlich einem ständigen Risiko aus. Zusammengenommen haben diese Eindrücke einen negativen Einfluss auf die geistige und körperliche Gesundheit im späteren Leben. Der Psychiater Gustavo Turecki, ein kanadischer Suizid-Experte, der eine starke Verbindung zwischen Notsituationen in der frühen Kindheit und Selbstmord bzw. suizidalem Verhalten herstellen konnte, sieht eine mögliche Grundlage dieses Zusammenhangs in epigenetischen Veränderungen, die die körperliche Entwicklung beeinträchtigen können.

LEBENSMITTELUNSICHERHEIT

Eine gute Ernährung ist die Grundlage gesunden Wachstums. Aber nicht alle Kinder haben kontinuierlich Zugang zu nahrhaften Lebensmitteln, auch wenn sie in einem Industriestaat leben. Studien zeigen, dass viele Kinder in Nordamerika – sogar einige von denen, die genug Kalorien bekommen – an einem Nährstoffmangel leiden. Diese Situation betrifft hauptsächlich Familien mit einem geringen Einkommen, aber beschränkt sich nicht ausschließlich auf diese. Das Phänomen wird als Lebensmittelunsicherheit bezeichnet.

Lebensmittelunsicherheit liegt vor, wenn eine Person oder eine Familie:

- es sich nicht leisten kann, nährstoffreiche Nahrungsmittel zu kaufen. In diesen Situationen sind günstigere, energiedichte (kalorienreiche aber nährstoffarme) Lebensmittel die Grundlage der Ernährung.
- die Menge der Lebensmittel einschränkt, weil sie sich keine angemessenen Portionen leisten kann. In diesem Fall kann es zu einer übermäßigen Nahrungsaufnahme kommen, wenn genug zu essen vorhanden ist.
- in einer sogenannten „Nahrungsmittelwüste" lebt – ein geografisches Gebiet, das so weit (etwa 1,5 km in städtischen Zonen, etwa 15 km in ländlichen Gegenden) von einer Quelle frischer Nahrungsmittel wie Obst, Gemüse und Vollkorn entfernt ist, dass ein regelmäßiger Zugang nur eingeschränkt möglich ist.

Das Konzept der Lebensmittelunsicherheit erkennt, dass das Essverhalten von unserer Umwelt beeinflusst wird. Lebensmittelunsicherheit wird mit einer vermehrten Zufuhr an verarbeiteten Nahrungsmitteln in Verbindung gebracht, die kalorienreich sind und viel Salz, Zucker und ungesunde Fette enthalten. Mehrere Studien haben einen Zusammenhang zwischen Lebensmittelunsicherheit und Gesundheitsproblemen dargestellt, wie etwa Adipositas und damit verbundenen Krankheiten, einschließlich Herz-Kreislauf-Erkrankungen und Typ-2-Diabetes.

Die Auswirkungen von Lebensmittelunsicherheit auf kleine Kinder sind erschreckend. Forscher haben Aspekte dieses Problems als das Hunger-/Übergewichts-Paradox bezeichnet, ein Begriff, der zunächst im Jahr 1995 von Dr. William Dietz in der Zeitschrift *Pediatrics* geprägt wurde. Er beschrieb unter anderem den Fall eines siebenjährigen Mädchens, das mehr als 200 Prozent schwerer war als ihr Idealgewicht. Ihre Familie lebte von Sozialhilfe und aß häufig verarbeitete Nahrungsmittel, da sie sich kein gesundes Essen leisten konnte. Seitdem haben andere Studien bestätigt, dass ein Hauptauslöser von Adipositas ein übermäßiger Konsum von nährstoffarmen Lebensmitteln ist.

Im Alter von vier Jahren können Kinder bereits erste Anzeichen von Adipositas aufgrund von Lebensmittelunsicherheit als Baby oder im Kleinkindalter zeigen. Es bestehen auch Zusammenhänge zwischen Lebensmittelunsicherheit und anderen Erkrankungen, die mit der Ernährung zu tun haben. Beispielsweise zeigte eine Studie an Kindern aus einkommensschwachen Familien unter drei Jahren eine Verbindung zwischen Lebensmittelunsicherheit und Eisenmangel-Anämie. Eine andere setzte sie in Zusammenhang mit Lernschwächen und Entwicklungsproblemen wie emotionalen Schwierigkeiten und schwachen Schulleistungen.

Lösungsansätze für Lebensmittelunsicherheit umfassen eine Reihe von Sozial- und Gemeindeprogrammen, um zu gewährleisten, dass nährstoffreiche Nahrungsmittel nicht nur vorhanden, sondern auch bezahlbar sind. Gut durchdachte Schulkantinen-Programme haben sich als überaus nützlich erwiesen, besonders für Kinder aus Risikofamilien. Bei ihnen verbesserten sich nicht nur die Schulleistungen, auch ihr Risiko, im späteren Leben eine chronische Krankheit zu entwickeln, sank. Ein weiterer hilfreicher Ansatz bestand darin, den Zugang zu nahrhaften Lebensmitteln in Form von Gemeinschaftsinitiativen zu verbessern, zum Beispiel durch das Schaffen von Nachbarschaftsgärten und Wochenmärkten in Nahrungsmittelwüsten. Aktuell gibt es eine wachsende Anzahl von Projekten, die den Verkauf von frischem Obst und Gemüse in Tante-Emma-Läden an vielen Orten unterstützen.

JUGEND

Der Fachbegriff Adoleszenz, der den Zeitraum zwischen der Kindheit und dem Erwachsenenalter beschreibt (von 10 bis 19 Jahren) stammt von dem lateinischen Wort *adolescere* ab, das „heranwachsen“ bedeutet. Es handelt sich um einen Zeitraum sehr schnellen Wachstums. Sowohl Körper als auch Gehirn entwickeln sich, und es kommt zur sexuellen Reife. Jugendliche sind keine Kinder mehr, aber sie sind entschieden auch noch keine Erwachsenen. Zu diesem Zeitpunkt beginnen junge Frauen, ihren Körper in Vorbereitung auf die Fortpflanzung weiterzuentwickeln. Um sich angemessen zu entwickeln, müssen sie sich gesund ernähren, viel Sport treiben und brauchen ein unterstützendes Umfeld mit wenig Stress. Im Jugendalter werden auch beide Geschlechter unabhängiger von ihren Eltern und sind besonders anfällig für Gruppendruck. Verständlicherweise ist es gar nicht so einfach, diesen Übergangszeitraum zu meistern – nicht nur für die Teenager selbst, sondern auch für ihre Eltern und alle, mit denen sie zu tun haben.

Die Forschung steckt zwar noch in den Kinderschuhen, aber es gibt erste Hinweise darauf, dass in dieser Vorstufe des Erwachsenenalters Bruchlinien erkennbar werden, die auf die zukünftige Gesundheit schließen lassen. Pubertierende Mädchen sind beispielsweise besonders anfällig für sozialen Druck und den damit verbundenen Stress. Studien haben gezeigt, dass diese Verletzlichkeit sich auf die Entwicklung ihres Gehirns auswirken und zu einer Prädisposition für geistige Erkrankungen im Erwachsenenalter führen kann (siehe „Unsere Erfahrungen wirken sich auf die Biologie aus“ auf Seite 84). Bei männlichen Jugendlichen können die Einschnitte in der Pubertät auftreten, wenn ihre Spermien beginnen sich zu formen. Wenn Jungen zu dieser Zeit rauchen, kann die Aussetzung gegenüber Toxinen epigenetische Veränderungen hervorrufen, die an den Nachwuchs weitergegeben werden können (siehe „Es geht um mehr als nur Gene“, Seite 36).

Andere Probleme, die sich in der Jugend zeigen, können bis zur ersten Entwicklungsphase zurückverfolgt werden. Forscher haben eine Verbindung zwischen bestimmten epigenetischen Veränderungen, hormonellen Schwankungen, die sich schon im Mutterleib ergeben haben, und Impulsivität und risikoreichem Verhalten bei Jugendlichen aufgedeckt. Eine weitere Studie zeigt, dass Jugendliche, die ein niedriges Geburtsgewicht hatten, eine höhere Wahrscheinlichkeit haben, an Hyperaktivität zu leiden, besonders in Reaktion auf sozialen Stress. Auch eine Tendenz zu sozialer Zurückgezogenheit kann bei ihnen vorliegen. Jugendliche Mädchen mit einem niedrigen Geburtsgewicht haben eine höhere Wahrscheinlichkeit an Depressionen zu leiden, und wenn sie selbst ein Kind bekomme, hat dies wahrscheinlich auch wieder ein niedriges Geburtsgewicht.

Wir sind weit davon entfernt, Lösungen für all diese Probleme zu haben, aber wir wissen, dass die Erlebnisse der frühen Kindheit, einschließlich der sozioökonomischen Umgebung eines Kindes, durch die Genexpression genetisch eingebettet werden. Die Konsequenzen dieser Veränderungen können in der Adoleszenz beginnen, sich zu zeigen. Die gute Nachricht ist, dass positive Lebensstilveränderungen einen Einfluss darauf haben können, ob und wie eine Genexpression stattfindet. Wir wissen beispielsweise aus Laborstudien, dass Sport das Gehirn eines Teenagers positiv beeinflussen kann, indem die Genexpression verbessert wird. Eine gesunde Ernährung kann ebenfalls zu positiven Veränderungen beitragen.

Cola und Co.

Die Jugend ist eine Zeit überaus schnellen Wachstums. Junge Menschen brauchen jetzt mehr denn je eine nährstoffreiche Ernährung, um bei dieser Achterbahnfahrt mitzukommen. Gleichzeitig treffen Jugendliche mehr unabhängige Entscheidungen hinsichtlich dessen, was sie zu sich nehmen, als Kinder. Sie haben mehr Zugang zu ungesunden Nahrungsmitteln und werden stärker durch Werbung und (was noch wichtiger ist) Gleichaltrige beeinflusst.

Vielleicht erinnern Sie sich an das Lied „I'd Like to Teach the World to Sing“ aus den Siebzigern. Es hat eine eingängige Melodie und herrlich friedliche Texte über Apfelbäume und Honigbienen, Liebe und Harmonie. Aber der Song war zunächst einmal kein Loblied auf den Weltfrieden, sondern ein Werbejingle, und die erste Zeile lautete „I'd like to buy the world a Coke“ (Ich möchte der Welt eine Cola kaufen). 1971 wurde er im Rahmen eines Fernsehwerbespots veröffentlicht und ist heute als eine der wirksamsten Werbekampagnen aller Zeiten anerkannt. Nach den goldenen Siebzigerjahren ist die Wirksamkeit von Fernsehwerbung zwar gesunken, aber ganz überwunden ist dieses Übel noch nicht. Eine Studie des Yale Rudd Center for Food Policy and Obesity aus dem Jahr 2013 konnte zeigen, dass die Hersteller süßer Getränke aktuell um die 866 Millionen Dollar jährlich in deren Vermarktung investieren. Und aus ihrer Perspektive ist das eine hervorragende Geldanlage. Ob wir das nun mögen oder nicht, Jugendliche nehmen einen bedeutenden Teil ihrer täglichen Kalorien über Limonaden, Energydrinks und Sportgetränke auf. Zwanzig Prozent der High-School-Schüler in den Staaten trinken jeden Tag mindestens einen Softdrink, und einige trinken viel, viel mehr als das. Eine Forschungsstudie aus Großbritannien weist darauf hin, dass dort junge Menschen zwischen 11 und 18 um die 234 Dosen Softdrinks im Jahr zu sich nehmen. Das ist ein ganzer Haufen zusätzlicher Zucker – leere Kalorien, die immer wieder mit Adipositas in Verbindung gebracht werden, die in Typ-2-Diabetes und letztendlich in Herzerkrankungen ausufern kann.

Unter Nutzung weltweiter Daten stellte eine Studie, die 2015 in der Zeitschrift Circulation veröffentlicht wurde, eine spezifische Verbindung zwischen dem Konsum mit Zucker gesüßter Getränke (Sugar-Sweetened Beverages, SSBs) und Adipositas, aber auch Typ-2-Diabetes her, die unabhängig von einem vorliegenden Übergewicht entstehen kann. Außerdem stellte sie einen Zusammenhang zwischen Krebs und Herzerkrankungen her. Die Autoren, die vor den Gefahren des hohen Zuckerkonsums junger Erwachsener warnen wollten, die als Gruppe weit mehr SBBs zu sich nehmen, als ältere Personen, schrieben: „Die Belastung, die auf SBBs zurückgeführt werden kann, ist relativ einzigartig wegen ihres prädominanten proportionalen Einflusses auf junge Menschen“. Sie unterstrichen die enormen weltweiten Kosten, die mit dem Konsum von SBBs zusammenhängen. Die Forscher schätzten, dass eines von etwa 20 sogenannten DALY (Disability-Adjusted Life Years, die Anzahl von [gesunden] Lebensjahren, die durch schlechte Gesundheit, in diesem Fall Krankheiten, die durch adipöse Zustände ausgelöst werden, verlorengehen) dem Konsum von SBBs zugeschrieben werden kann.

Die Pubertät geht ihren eigenen Weg

Eines unserer Probleme dabei, einen Weg durch die stürmische See der Teenagerjahre zu finden, liegt darin, dass die Pubertät, die Wurzel all dieser Irrungen und Wirrungen, sich kaum voraussagen lässt. Der Zeitrahmen der sexuellen Reife weist dramatische Unterschiede zwischen Individuen auf. Im Allgemeinen liegt er zwischen 9 und 14 bei den Mädchen und 12 und 16 bei den Jungen. Dazu kommt noch, dass die Veränderungen, die mit der Pubertät einhergehen, nach und nach und über einen längeren Zeitraum auftreten. Sogar Experten können diese Unterschiede kaum erklären, auch wenn aktuelle Entwicklungen in verschiedenen Feldern ein wenig Licht ins Dunkel bringen könnten. Gene spielen eine Rolle dabei, wann die Pubertät einsetzt, aber sie sind nicht der wichtigste Einfluss. Andere Faktoren, wie das Geburtsgewicht, Körperfett, Ernährung, sozioökonomischer Status und Umwelteinflüsse sind wahrscheinlich viel wichtiger.

Die Adoleszenz ist eine Zeit weitgreifender hormoneller Veränderungen, und die Pubertät ist ein komplexer Prozess, der auf vielen verschiedenen Ebenen abläuft. Komponenten wie Stress, Gehirnreife und sogar eine Verhaltensanpassung können eine Vielzahl von Veränderungen in der Genexpression auslösen. Wir wissen jetzt, dass epigenetische Veränderungen die Unterdrückung und Freisetzung des Hormons GnRH beeinflussen, das herangezogen wird, um das Einsetzen der

Sind Kalorien gleich Kalorien?

Unserem traditionellen Wissen nach sind Kalorien gleich Kalorien – soll heißen, Ihr Körper kann den Unterschied zwischen 50 Kalorien aus einer Birne, die Sie essen, und 50 Kalorien, die aus einem Softdrink stammen, nicht erkennen. Ob das nun wirklich wahr ist oder nicht, wird heiß diskutiert. Was sicher stimmt, ist, dass jede Kalorie Ihren Körper mit einer bestimmten Menge Energie versorgt. In dieser Hinsicht sind sie identisch.

Ein Teelöffel (5 ml) Raffinadezucker stellt Ihnen 15,5 Kalorien zur Verfügung, und zwar in Form von zwei sehr einfachen und ungeschmückten Kohlenhydraten in gleichem Maße: Glukose und Fruktose. Aber ist es schädlicher, Zucker zu uns zu nehmen, als die allerneuste Erfindung, seinen noch stärker verarbeiteten und süßeren Cousin Maissirup mit hohem Fruchtzuckergehalt (High-Fructose Corn Syrup, HFCS)? Die Lebensmittelindustrie fügt stark verarbeiteten Lebensmitteln oft HFCS hinzu, denn die Konsumenten scheinen den Geschmack besser anzunehmen. Und wie es so üblich ist, wenn ein Lebensmittelzusatz sich verbreitet, ist eine aktive Debatte über dessen potenzielle gesundheitliche Gefahren im Gange.

Eine Frage lautet: Wenn unser Körper Zucker verarbeitet, werden Glukose und Fruktose gleichermaßen behandelt? Dr. Jonathan Purnell, ein Endokrinologe der Oregon Health & Science University teilte mir mit, dass Glukose und Fruktose vom Körper anders verarbeitet werden. „Beide werden in Energie umgewandelt, aber sie bewegen sich auf unterschiedlichen metabolischen Pfaden. Auch ihre Energieeffizienz ist unterschiedlich. Im Endergebnis ist die Energieausbeute pro Molekül von Glukose höher als bei Fruktose."

Diese Unterschiede haben Konsequenzen für Zellen, Organe und den ganzen Körper. Wenn Sie zu viel Fruktose zu sich nehmen, wird diese von Ihrer Leber auf eine Art und Weise verarbeitet, die es wahrscheinlicher macht, das Fett entsteht, welches sich (in Form von Triglyceriden) in Ihrer Leber und Ihrem Blutkreislauf ablagert, wodurch es zu Insulinresistenz kommen kann. „Leider setzen viele Menschen heutzutage Kohlenhydrate mit Zucker gleich, weshalb dieser Unterschied nicht allgemein bekannt ist", sagt Dr. Purnell. „Nahrungsmittel, die reich an komplexen Kohlenhydraten sind (wie Gemüse und Vollkornprodukte) und die praktisch vollständig aus Glukoseansammlungen bestehen, aber natürlicherweise nicht unbedingt hohe Fruktosekonzentrationen enthalten, haben jedoch typischerweise nicht diese ungesunden Auswirkungen."

Das soll nicht bedeuten, dass Fruktose schlecht ist. Wenn sie auf natürliche Art und Weise in Obst vorkommt, wo sie mit anderen Nährstoffen, wie zum Beispiel Ballaststoffen, Vitaminen, Mineralstoffen, Phytonährstoffen und schlicht Wasser kombiniert ist, stellt sie eine gesunde Energiequelle dar. Es ist praktisch unmöglich, zu viel Fruktose zu sich zu nehmen, wenn man Obst ist. Das Problem entsteht, wenn Nahrungsmittel mit Fruktose angereichert werden, vor allem bei verarbeiteten Lebensmitteln; der Fruktosegehalt von HFCS kann bis zu 65 Prozent betragen.

In den 1970er Jahren begann HFCS, Saccharose als Hauptsüßungsmittel in Soft-Drinks zu ersetzen, die zusammen mit Energy-Drinks und Kaffeegetränken heutzutage wahrscheinlich die größte Quelle dieser Kohlenhydrate in einer durchschnittlichen Ernährung sind. Zur selben Zeit begannen die Adipositas-Raten (zusammen mit denen des metabolischen Syndroms und Typ-2-Diabetes) rasend schnell anzusteigen. Im Jahr 1970 galten etwa 15 Prozent der Bevölkerung der Vereinigten Staaten als adipös. Heute liegt diese Zahl näher an einem Drittel.

Wie konnten Wissenschaftler also die Verbindung zwischen mit Zucker angereicherten Getränken und dem vermehrten Auftreten von Adipositas in der Bevölkerung erklären? Studien an Nagetieren haben geholfen, die Wissenslücken zu füllen: Das Vorkommen von Adipositas scheint mit der konsumierten Fruktosemenge zusammenzuhängen. Eine im Jahr 2005 in Deutschland durchgeführte Studie fand zum Beispiel heraus, dass Mäuse, die konzentrierte Fruktose tranken, adipös wurden, während Mäuse, die die gleiche Menge an Saccharose gefüttert bekam, eine unmittelbare Gewichtszunahme zeigten, die dem Konsum von Wasser entsprach. Eine weitere Studie, die 2015 in *Scientific Reports* veröffentlicht wurde, stellte fest, dass der Konsum von Fruktose Mäuse sesshaft werden ließ, wodurch sie natürlich zunahmen.

Das alles liegt darin, dass der Körper Fruktose und Glukose anders verarbeitet. „ Forschungen zeigen, dass die Gehirnzentren, die den Appetit und das Körpergewicht kontrollieren (der Hypothalamus) und die Leber nicht gleichermaßen reagieren, wenn sie Fructose oder Glukose ausgesetzt werden", erklärte mir Dr. Purnell. „Wenn Fruktose direkt in diesen Teil des Gehirns von Mäusen injiziert wurde, verleitete es sie dazu, mehr zu essen. Ihre Reaktion auf eine Glukoseinjektion unterschied sich nicht von der Reaktion auf eine Vergleichslösung ohne Wirkstoff. Die Fruktose war jedoch weniger effizient dabei, Energie für die Neuronen herzustellen, was zu einer Appetitanregung führte. Die Mäuse mussten mehr Fruktose zu sich nehmen, bevor sie satt waren."

Es ist sehr schwierig, einen kausalen Zusammenhang zu bestätigen, es wird jedoch angenommen, dass dieser Effekt auch bei Menschen auftritt. Eine Konzeptprüfungsstudie aus dem Jahr 2013, veröffentlicht in der Zeitschrift JAMA, zeigte, dass Freiwillige, die ein Getränk zu sich ahmen, das aus Glukose bestand, andere Gehirnaktivitätsmuster im Hypothalamus zeigten, als solche, die ein fruktosehaltiges Getränk zu sich nahmen. Sie beschrieben auch ein Gefühl des Sattseins, das nach dem Fruktosegetränk nicht auftrat. Diese Ergebnisse stimmen mit den Forschungen von Dr. Purnell überein. Wie er in einem Leitartikel zur JAMA-Studie sagt, fördert Fruktose einen übermäßigen Konsum von Nahrungsmitteln, indem die entsprechenden neurobiologischen Pfade modifiziert werden, die für die Regulierung des Appetits zuständig sind. In unserem Gespräch erklärte er, dass „die Daten darauf hinweisen, dass Fruktose weniger sättigend ist als Glukose, was dazu führt, dass Sie mehr Kalorien zu sich nehmen müssen, um dasselbe Sättigungsgefühl zu erreichen."

Über die Jahre haben sich die Hinweise darauf angehäuft, dass hohe Dosen Fruktose einen negativen Einfluss auf kognitive Fähigkeiten haben, besonders bei Männern. Es wurde auch ein Zusammenhang mit steigenden Raten nichtalkoholischer Fettleber und erhöhten Triglycerid-Spiegeln aufgedeckt, einem Risikofaktor für Herzerkrankungen. Es überrascht nicht, dass Forschungen, die von der Lebensmittelindustrie finanziert werden, durchgeführt werden, um diesen Ansprüchen zu widersprechen. Es gibt jedoch viele Beweise dafür, dass konzentrierte Fruktose schädlicher ist als andere raffinierte Lebensmittel. Die sicherste Strategie ist es, davon auszugehen, dass sie im besten Fall einen negativen Einfluss auf die Nahrungsmittelaufnahme und das Körpergewicht hat und sie in verarbeiteten Nahrungsmittel weitgehend, oder sogar vollständig, zu vermeiden.

Pubertät zu bestimmen. Eine dänische Studie an 51 gesunden Kindern aus dem Jahr 2016, veröffentlicht in *Scientific Reports*, identifizierte Veränderungen in DNA-Methylierungsmustern an mehr als 450 Stellen, die den Beginn der Pubertät hervorsagen könnten.

Menarche

Die Zeitspannen ändern sich zwar je nach Region und zwischen Individuen, aber das Durchschnittsalter der ersten Regelblutung (Menarche) in Nordamerika liegt bei etwa 12,5 Jahren, mit leichten Unterschieden zwischen verschiedenen ethnischen Gruppen. Die Daten sind spärlich gesät, aber in den letzten 50 Jahren haben Mädchen nach und nach immer früher ihre Periode bekommen. Mitte des 19. Jahrhunderts trat die Menarche etwa mit 16 Jahren auf, 1900 waren es etwa 14 Jahre und heute sind es ungefähr 12. Verschiedene Studien zeigen unterschiedliche Veränderungsraten, aber es ist klar, dass das Einsetzen der Menstruation sich in den letzten 150 Jahren verfrüht hat. Der Beginn der Menstruation in einem Alter unter 11 Jahren wird als verfrühte Menarche bezeichnet und stellt einen Risikofaktor für Krankheiten wie Herzerkrankungen, Schlaganfall und Brustkrebs dar. Da sich die meisten Brustkrebsarten sozusagen von Östrogen „ernähren", empfehlen Experten, das Östrogen bei Frauen so niedrig wie möglich zu halten. Wenn ein Mädchen sehr früh die Periode bekommt, ist der Zeitraum, dem seine Zellen über sein ganzes Leben hinweg Östrogenen ausgesetzt ist, verlängert, wodurch sich theoretisch das Brustkrebsrisiko der jungen Frau erhöht.

Eine verfrühte Menarche wurde auch mit Depressionen in der Pubertät und mit Entwicklungsproblemen der Nachkommenschaft in Verbindung gesetzt. Mädchen, die vor dem 12. Lebensjahr ihre Periode bekommen, haben eine höhere Wahrscheinlichkeit, ein Frühchen oder ein Baby mit einem sehr geringen Geburtsgewicht zu auf die Welt zu bringen, was wiederum zu dem beständigen Kreislauf chronischer Krankheit über die Generationen hinweg beiträgt.

Mädchen, die selbst zu früh auf die Welt gekommen sind, ein geringes Geburtsgewicht hatten oder adipös sind, haben eine erhöhte Wahrscheinlichkeit für eine verfrühte Menarche. Manche nehmen an, dass das immer frühere Alter der Menarche in den Industrieländern mit den ansteigenden Übergewichtszahlen zu tun hat. Das Hormon Leptin könnte der Verbindungspunkt zwischen beidem sein: Mädchen mit einem überdurchschnittlichen Körperfettverhältnis und höheren Leptinspiegeln bekommen ihre Regelblutung früher als die meisten ihrer Altersgenossinnen. Leptin beeinflusst auch den Hypothalamus, die Gehirnregion, die mit dem Gonadotropin-freisetzenden Hormon (Gonadotropin-Releasing Hormone, GnRH) zu tun hat, welches der Hirnanhangdrüse mitteilt, dass es an der Zeit ist, die für die sexuelle Reife zuständigen Hormone auszuschütten. Studien haben außerdem gezeigt, dass eine früh einsetzende Menstruation mit einer Aussetzung gegenüber Umweltgiftstoffen, besonders endokrin-unterbrechenden Chemikalien, in Zusammenhang stehen kann.

Pubertäre Gehirne

Viele der größeren körperlichen Umwälzungen, die während der Pubertät stattfinden, haben mit der Entwicklung des Gehirns zu tun. Mit der Pubertät beginnt eine kolossale Umorganisierung und Reifung des Gehirns. Nehmen wir z. B. die Veränderungen des limbischen Systems. Diese Ansammlung von Gehirnstrukturen hängt mit Verhaltensweisen zusammen, die mit dem Belohnungssystem zu tun haben, sowie mit emotionalen Reaktionen. Sie ist außerdem eng mit dem präfrontalen Kortex verbunden – ein Begriff, den Eltern von Teenagern vielleicht schon einmal gehört haben, wenn sie auf der Suche nach Antworten darauf sind, warum ihre lieben Kleinen sich plötzlich in wahre Schreckgestalten verwandelt haben.

Der präfrontale Kortex ist verantwortlich für sogenannte Exekutivfunktionen wie Entscheidungsfindung, Planung und Organisation. Außerdem hält er unsere Impulsivität in Schach. Dieser Teil des Gehirns ist bis Mitte zwanzig nicht vollständig entwickelt, was bedeutet, dass Teenager häufig voreilige Entscheidungen auf Grundlage von emotionalen Reaktionen treffen, ohne die Konsequenzen zu durchdenken. Diese Unbesonnenheit kann zu der Art von gefährlichem Verhalten führen, das wir normalerweise mit dem Teenageralter in Verbindung bringen, wie z. B. Rauchen, übermäßiger Alkoholkonsum und sexuelle Promiskuität.

Aber ein unterentwickelter präfrontaler Kortex ist nicht der einzige Faktor, der den pubertären Schwierigkeiten zugrunde liegt. Eine Studie, die 2007 in *Archives of General Psychiatry* veröffentlicht wurde, ergab, dass ein geringes Geburtsgewicht mit Depressionen bei weiblichen (nicht aber so bei männlichen) Jugendlichen in Verbindung steht. Die Forscher untersuchten 1420 Teilnehmer, von denen 49 Prozent junge Frauen waren. Sie entdeckten Zusammenhänge zwischen einem niedrigen Geburtsgewicht, Notsituationen und der Entwicklung einer Depression. Genauso wie Mädchen mit einem normalen Geburtsgewicht zeigten Mädchen mit einem suboptimalen Gewicht keine Anzeichen einer Depression, wenn nicht noch eine anderweitige Notlage in der Kindheit hinzukam. Ihr geringes Geburtsgewicht machte sie jedoch anfälliger für verschiedene Probleme, und jeder einzelne dieser Faktoren trug dazu bei, das Risiko einer Depression zu erhöhen. Notlagen umfassten im Rahmen der Studie sozioökonomische Faktoren wie Armut oder familiäre Gewalt, genauso wie körperliche Probleme wie eine schlechte Gesundheit oder Adipositas. 38 Prozent der Mädchen mit einem geringen Geburtsgewicht hatten im Alter zwischen 13 und 16 mindestens eine depressive Episode im Vergleich zu 8,4 Prozent bei den Mädchen mit normalem Geburtsgewicht. Nur 4,9 Prozent der Jungen in der Studie zeigten Anzeichen einer Depression.

Zahlreiche Studien haben gezeigt, dass biologische Veränderungen im Gehirn Jugendliche anfälliger für Stress werden lassen. Stress ist ein Umweltfaktor, der Veränderungen der Genexpression auslösen kann, die die Grundlage für psychologische Erkrankungen bilden können. Stress kann auch epigenetische Veränderungen in Gang setzen, die zu körperlichen Schmerzen führen – z. B. zu einem Phänomen, das Experten als „erhöhte viszerale Empfindlichkeit“ bezeichnen, eine Komponente einiger schmerzhafter Magen-Darm-Erkrankungen wie z. B. dem Reizdarmsyndrom (RDS).

Ernährungsbedürfnisse in der Jugend

Wenn es manchmal scheint, als seien Jugendliche hungriger als alle anderen Menschen, dann liegt das daran, dass sie es wirklich sind. Der Wachstumsschub in der Adoleszenz, ausgelöst durch den Wachstumshormonschub der Pubertät, erhöht den Appetit. Ein Körper braucht im Teenager-Alter mehr Kalorien als zu jeder anderen Zeit im Leben. Pubertierende Jungen brauchen im Durchschnitt 2.800 Kalorien am Tag, Mädchen 2.200. Das sind jeweils 200 bzw. 400 Kalorien mehr als ein durchschnittliches jüngeres Kind oder ein Erwachsener benötigt.

Jugendliche wissen zwar einiges über gesundes Essen, aber Studien haben gezeigt, dass dieses Wissen sich meist nicht in nahrhafte Lebensmittelentscheidungen umschlägt. Die meisten Teens haben eine Tendenz dazu, reichlich kalorienhaltige und nährstoffarme verarbeitete Lebensmittel und Getränke zu sich zu nehmen. Es kommt oft vor, dass sie Mahlzeiten überspringen und viel Junk-Food und Fast Food essen. Oft meiden sie gesunde Vollwertnahrung, was langfristige Folgen hat.

Nehmen wir zur Veranschaulichung einmal das Beispiel fehlender Vollkornprodukte in ihrer Ernährung. Besonders für Mädchen in der Pubertät ist der Konsum von Vollkornprodukten mit niedrigeren Konzentrationen von Homocystein verbunden, einem Marker des Risikos für Schlaganfälle und Herz-Kreislauf-Probleme. Vollkornprodukte enthalten auch Ballaststoffe. Eine Studie, die 2016 in der Zeitschrift *Pediatrics* veröffentlicht wurde, stellte fest, dass das Brustkrebsrisiko bei Frauen, die viele Ballaststoffe zu sich nahmen, um ganze 16 Prozent reduziert war. Manche Experten glauben, dass dieser positive Effekt sich daraus ergeben könnte, dass Ballaststoffe dabei helfen, die Östrogenspiegel zu kontrollieren.

In der Pubertät kann die Kombination aus ungesunden Ernährungsgewohnheiten und höherem Bedarf zu einem Nährstoffmangel führen. Dieser kann sich in Form von Müdigkeit, Stimmungsschwankungen, Schwäche oder beeinträchtigtem Wachstum zeigen. Fehlende Nährstoffe können auch die Wahrscheinlichkeit erhöhen, dass eine junge Person adipös wird oder Herz-Kreislauf-Erkrankungen, Diabetes oder Osteoporose im Erwachsenenalter entwickelt, besonders dann, wenn eine erbliche epigenetische Prädisposition vorliegt.

Nehmen Sie zum Beispiel Folat. Studien zeigen, dass Jugendliche oft einen Mangel dieses B-Vitamins haben, was wirklich eine Schande ist, da es in Zeiten schnellen Wachstums besonders nützlich ist. Man sollte auch beachten, dass viele junge Frauen in dieser Zeit beginnen, orale Verhütungsmittel einzunehmen. Diese Medikamente entziehen bekanntermaßen Folat und die Vitamine B2, B6, B12, C und E. Auch hier sind Vollkornprodukte wieder hilfreich. Sie sind nicht nur der leichteste Weg, um die Folatspiegel und die der anderen B-Vitamine zu erhöhen, sondern diese nahrhaften pflanzlichen Lebensmittel verfügen auch noch über viele weitere gesundheitliche Vorteile. Eine Studie zu Jugendlichen zwischen 12 und 18 Jahren ergab, dass diejenigen, die die meisten Vollkornprodukte zu sich nahmen, den niedrigsten Nüchtern-Insulinspiegel und die höchsten Folatniveaus aufwiesen.

Nährstoffe, die in der Adoleszenz besonders nützlich sind

Auch wenn eine ausgeglichene und abwechslungsreiche Ernährung mit Vollwertprodukten im Allgemeinen die beste Ernährungsstrategie darstellt, so sind die folgenden Nährstoffe doch für Teenager besonders wichtig, um eine gesunde Entwicklung zu gewährleisten.

- **Kalzium.** Jugendliche haben einen erhöhten Kalziumbedarf, da sich in der Pubertät bis zur Hälfte ihrer erwachsenen Knochenmasse entwickelt. Kalzium kommt am häufigsten in Milchprodukten, Fisch, dunklem Blattgemüse und Hülsenfrüchten vor.
- **Eisen.** Eine Reihe von Entwicklungsprozessen, die im Jugendalter stattfinden, sind auf eine überdurchschnittliche Eisenversorgung angewiesen. Da Gewebe und Muskeln während des Wachs-

tumsschubs bei Jugendlichen wachsen, müssen diese ausreichend mit Sauerstoff versorgt werden. Das heißt, sie benötigen Hämoglobin (ein Protein, das in roten Blutkörperchen vorkommt) und Myoglobin (ein Protein, das in den Muskeln vorkommt). Der Körper benötigt Eisen, um beides zu erzeugen. Darüber hinaus werden bei jungen Frauen durch den Beginn der Menstruation und den damit verbundenen Blutverlust die Eisenreserven abgebaut, was die Häufigkeit einer Eisenmangelanämie erhöht. Während Eisen in vielen Nahrungsmitteln reichlich vorhanden ist, sind nicht alle Quellen gleichermaßen absorbierbar. Hämeisen, das in tierischen Nahrungsmitteln wie Fleisch, Geflügel und Fisch enthalten ist, wird leicht absorbiert. Nicht-Hämeisen, das in pflanzlichen Lebensmitteln wie dunklem Blattgemüse, Hülsenfrüchten und Vollkornprodukten enthalten ist, wird vom Körper nicht so leicht verwertet. Bei einer Aufnahme von Eisen über pflanzliche Lebensmittel ist es wichtig, gleichzeitig Lebensmittel mit viel Vitamin C wie Zitrusfrüchte, Kiwis, Paprika, Rosenkohl und Brokkoli zu konsumieren, da Vitamin C die Eisenaufnahme verbessert.

- **Zink.** Ein gesundes Wachstum und der Prozess der sexuellen Reifung erhöhen den Zinkbedarf. Dieses Mineral ist in Fleisch, Geflügel, Schalentieren, Vollkornprodukten, Bohnen, Nüssen und Samen enthalten.
- **Folat (Vitamin B9).** Eine ausreichende Zufuhr dieses Vitamins hilft dabei, Anämien vorzubeugen und die schnelle Zellteilung zu unterstützen, die während Wachstumsperioden auftritt. Es arbeitet an den Zellbausteinen, produziert DNA und RNA und bildet rote Blutkörperchen. Folat kommt in dunklen Blattgemüsen, Gemüse, Früchten, Vollkornprodukten und Hülsenfrüchten vor.
- **Vitamin B12.** Dieses Vitamin hilft dabei, DNA und RNA sowie rote Blutkörperchen zu bilden und Anämien zu verhindern. Es wurde auch mit gesunden Knochen in Verbindung gebracht. Da es eine Rolle bei der Erzeugung und Verwendung des Neurotransmitters Serotonin spielt, kann es helfen, die Stimmung zu regulieren. Vitamin B12 kommt natürlicherweise nur in tierischen Lebensmitteln vor: in Fleisch, Geflügel und Fisch. Jugendliche, die Vegetarier oder Veganer sind, haben ein erhöhtes Risiko für einen B12-Mangel und sollten die Einnahme von Nahrungsergänzungsmitteln in Betracht ziehen.
- **Vitamin D.** Dieses Vitamin wird für eine optimale Knochengesundheit und Funktion des Immunsystems benötigt. Eine unzureichende Zufuhr im Jugendalter ist besonders besorgniserregend, da ein Mangel die maximale Knochenmasse und -höhe beeinträchtigen kann. Vitamin D wird hauptsächlich durch Sonneneinstrahlung gewonnen, aber auch einige Teenager, die in sonnigem Klima leben, leiden an Vitamin-D-Mangel. Ausreichende Mengen sind in fettem Fisch enthalten, insbesondere in Lebertran. Vitamin D2, das der Körper in aktives Vitamin D3 umwandeln muss, ist in Pilzen enthalten. Da es schwierig sein kann, über die Nahrung ausreichende Mengen dieses Nährstoffs zu erhalten, und Dermatologen erneut vor zu viel Sonnenexposition warnen, sollten Vitamin-D3-Präparate in Betracht gezogen werden.

Einige mit Risikoverhalten verbundene Genexpressionsmuster können in der Kindheit und möglicherweise noch früher angelegt werden. Eine im Journal of Affective Disorders veröffentlichte Studie von 2018 ergab, dass 7-Jährige, die in diesem Alter eine Hypermethylierung bestimmter Gene aufwiesen, eine höhere Wahrscheinlichkeit hatten, als 17-Jährige auf unsichere Weise Auto zu fahren oder Drogen zu nehmen. Aber interessant ist, dass dieser Effekt auch in der umgekehrten Richtung funktioniert. In der Studie wurde nämlich auch festgestellt, dass bei Teenagern, deren Methylierung im Kindesalter normal war, Veränderungen in der DNA-Methylierung stattfanden, wenn sie als Jugendliche einen sesshaften Lebensstil führten oder riskante sexuelle Aktivitäten ausübten. Interessanterweise hatten diejenigen, die keinen Sport trieben, ein höheres Methylierungsmuster und diejenigen, die sexuell aktiv waren, eine niedrigere Methylierung. Drogenmissbrauch konnte zu beiden Extremen führen: Veränderungen der Methylierung führten zu einem erhöhten Substanzmissbrauch und ein erhöhter Substanzmissbrauch veränderte wiederum die Methylierung.

Forscher können uns zwar sagen, dass sich die Expression bestimmter Gene bei diesen Jugendlichen geändert hat, sie sind jedoch immer noch nicht sicher, wie es dazu kommt. Im Falle von Risikoverhalten besteht die Herausforderung darin, die Grenze zwischen dem Einfluss des Verhaltens auf die Genexpression und damit auf die Gehirnentwicklung und dem Einfluss der Gehirnentwicklung auf das Verhalten zu bestimmen. Ein Problem bei Teenagern ist, dass viele bereits zu dem Zeitpunkt, zu dem sie untersucht werden, begonnen haben, sich anders zu verhalten. Da bleibt die Frage unbeantwortet: Inwieweit hat ihr Verhalten bereits die Gehirnentwicklung beeinflusst?

Neue Forschungen versuchen, diese Unsicherheit zu überwinden. Im Jahr 2015 begann die Studie mit dem Namen Adolescent Brain Cognitive Development (ABCD), die die größte Studie zum Thema der Entwicklung des jugendlichen Gehirns in den USA sein wird, Daten über Kinder im Alter von neun Jahren zu sammeln. Die Forscher unterzogen die Gehirne der Kinder anhand von bildgebenden Verfahren und zeichneten deren neuronale Aktivität auf, während diese eine Vielzahl von Aufgaben ausführten, um eine Grundlinie vor den einsetzenden Turbulenzen der Adoleszenz zu erstellen. Während eines zehnjährigen Zeitraums kehren die Studienteilnehmer alle zwei Jahre zurück und wurden erneut bewertet. Mit diesen Daten können die Forscher die Auswirkungen bestimmter Verhaltensweisen auf die Entwicklung des Gehirns genau bestimmen. Sie werden auch in der Lage sein zu identifizieren, wie solche Verhaltensweisen durch die Entwicklung des Gehirns beeinflusst werden. Dieser Datenschatz wird in Zukunft dazu beitragen, Fragen zu den Auswirkungen von Verhaltensweisen auf die Gehirnentwicklung zu beantworten. Die Verhaltensweisen, die untersucht werden, umfassen das Spielen von Videospielen und Sport, das Verwenden bestimmter Medikamente sowie potenziell riskante Verhaltensweisen wie Drogenmissbrauch und sexuelle Aktivität. Letztendlich wird die Studie in der Lage sein, diese Effekte mit langfristigen Gesundheitsergebnissen in Verbindung zu bringen.

7

ER-WACHSENEN-ALTER

Wenn eine Pflanze in Ihrem Garten mehr Feuchtigkeit sucht, und dazu tiefere Wurzeln wachsen lässt, werden ihr Stamm und ihre Blätter darunter leiden. Bei Menschen reduziert ein erhöhter Energieverbrauch einer bestimmten Eigenschaft, zum Beispiel des Gehirnwachstums, notwendigerweise die für die Entwicklung anderer Dinge, wie zum Beispiel Prozesse zur Gewebereparatur, vorhandene Energie. Der menschliche Fötus hat eine Entwicklungshierarchie. An erster Stelle steht hierbei das Gehirn. Am unteren Ende der Prioritätenkette befinden sich Organe wie die Lunge und die Nieren, deren Funktion in utero nur bedingt vorhanden ist, sodass ihre Entwicklung „eingetauscht" werden kann, um Körpersysteme höherer Priorität zu erhalten. Die Kosten dieses Tauschs scheinen ein Risiko für Krankheiten im späteren Leben zu umfassen.

— DAVID BARKER UND KENT THORNBURG,
„THE OBSTETRIC ORIGINS OF HEALTH FOR A LIFETIME"

ALS DAVID BARKER 1986 erstmals die Hypothese aufstellte, dass die neun Monate, die wir im Mutterleib verbringen, wahrscheinlich die einflussreichste Periode unseres ganzen Lebens darstellen, widersprach dies vollkommen dem gängigen Dogma des Gesundheitswesens. Zu dieser Zeit wurde allgemein angenommen, dass chronische Krankheiten wie Herzerkrankungen und das, was man damals Diabetes im Erwachsenenalter nannte, mehr oder weniger das Ergebnis einer schlechten Ernährung und eines Bewegungsmangels waren. Obwohl es zweifellos Ihrer Gesundheit zugute kommt, einige positive Gewohnheiten wie eine gute Ernährung und körperliche Aktivität anzunehmen, konnte Dr. Barkers Arbeit doch zeigen, dass es einen grundlegenden Fehler in diesem stark verallgemeinernden Ansatz gab: Die funktionelle Kapazität einiger Ihrer Organe und Körpersysteme wird noch vor Ihrer Geburt bestimmt. Das bedeutet, dass Ihre fötale Erfahrung Sie Ihr ganzes Leben lang verfolgen und beeinflussen wird, ob Sie als Erwachsener an einer chronischen Krankheit leiden oder nicht.

Heutzutage akzeptieren die meisten Autoritäten, dass Dr. Barkers Ideen hinsichtlich der entwicklungswissenschaftlichen Ursprünge von Gesundheit und Krankheit viel mit dem weiten Feld der chronischen Krankheiten zu tun haben. Seine ursprüngliche Arbeit konzentrierte sich auf die Ernährung, aber wir wissen inzwischen, dass diese nicht der einzige vorgeburtliche Faktor ist, der sich langfristig auf die Gesundheit auswirkt. Die Lebensstilmuster vorangegangener Generationen sowohl auf väterlicher als auch auf mütterlicher Seite rufen Veränderungen der Genexpression hervor, die erblich sein und so die Gesundheit mehrerer zukünftiger Nachwuchsgenerationen beeinflussen könnten.

Dieses Kapitel betrachtet die wichtigsten chronischen Erkrankungen unserer Zeit – Adipositas, Diabetes, Bluthochdruck und Herz-Kreislauf-Erkrankungen, die in vielerlei Hinsicht miteinander verbunden sind – und zwar auch aus der Perspektive der fötalen Ursprünge und der intergenerationalen Vererbung. Krebs ist zwar auch eine ernste Krankheit, von der eine Großzahl von Menschen betroffen ist, aber aus mehreren Gründen wird sie als Alterserkrankung betrachtet und daher im Kapitel 8 besprochen.

ADIPOSITAS

In den letzten Jahrzehnten ist das Vorkommen von Adipositas weltweit dramatisch gestiegen. Im Jahr 2014 hatte sich die globale Inzidenz im Laufe von etwa 30 Jahren mehr als verdoppelt. Statistiken der Weltgesundheitsorganisation (WHO) geben an, dass mehr als 600 Millionen Menschen in diesem Jahr als adipös galten. Besonders besorgniserregend sind die Daten, die bestätigen, dass sich die Erkrankung unter Kindern und Jugendlichen rasend schnell verbreitet. Im Jahr 2017 veröffentlichte der Lancet z. B. eine Studie auf Grundlage von WHO-Daten, die die Umstände von 130 Millionen Menschen auf der ganzen Welt betrachtete. Seine Schlussfolgerung: In den letzten 40 Jahren ist die Anzahl adipöser Kinder im Alter zwischen 4 und 19 Jahren um das Zehnfache gestiegen. Auf Grundlage dieser und anderer Informationen ist es nicht überraschend, dass viele Experten nun den Begriff Epidemie verwenden, wenn sie Adipositas diskutieren.

Grund vieler Probleme

Eines der Hauptprobleme von Adipositas ist, dass es hierbei um mehr als nur Übergewicht geht. Adipöse Personen haben nicht nur eine kürzere Lebenserwartung, sondern auch ein erhöhtes Risiko für viele chronische Krankheiten, besonders dann, wenn sie den Hauptanteil ihres Gewichts in der Körpermitte mit sich herumtragen. Adipositas konnte direkt mit den folgenden Gesundheitsproblemen in Verbindung gebracht werden:

- Bluthochdruck
- Erkrankungen der Gallenblase
- Arthrose und verwandte Erkrankungen wie Gicht
- einige Arten von Krebs

- verschiedene Erkrankungen der Bauchspeicheldrüse, einschließlich Bauchspeicheldrüsenentzündung (Pankreatitis) und Bauchspeicheldrüsenkrebs
- Insulinresistenz, die einen Hauptrisikofaktor für Typ-2-Diabetes und Herz-Kreislauf-Erkrankungen darstellt
- Herzerkrankungen (die Framingham Heart Study ergab, dass sich das Lebenszeitrisiko einer adipösen Person, an Herz-Kreislauf-Erkrankungen zu leiden, verdoppelt)

Adipositas wurde tatsächlich auch schon als eine Art „tickende Zeitbombe" bezeichnet, denn eigentlich ist es nur eine Frage der Zeit, bis eine stark übergewichtige Person irgendeine Art von chronischer Krankheit entwickelt. Eine Studie, die 2018 in Cell Systems veröffentlicht wurde, fand außerdem heraus, dass Sie gar nicht so furchtbar viel zunehmen müssen, um Ihre Gesundheit aufs Spiel zu setzen. Auch eine kleine Gewichtszunahme von 2,7 kg ist genug, um Marker zu aktivieren, die mit Herzerkrankungen in Zusammenhang stehen.

Die Teilnehmer dieser Studie brauchten nur 30 Tage, um dieses Gewicht zuzunehmen. Trotz dieses eingeschränkten Zeitrahmens stellten die Forscher fest, dass es zu Veränderungen ihres Mikrobioms und ihres Immunsystems gekommen war und dass Entzündungen im ganzen Körper messbar waren. Sie waren auch in der Lage, die potenziellen Mechanismen zu identifizieren, die diese Auswirkungen ausgelöst hatten: Veränderungen in der Expression von 318 Genen. Manche Gene wurden aktiver, während andere „stummgeschaltet" wurden.

Ein besonders überraschendes Ergebnis war, dass diese epigenetischen Modifizierungen das Risiko für Kardiomyopathie erhöhten, eine Krankheit, bei der der Herzmuskel geschwächt ist. In einem Interview zu der Studie, das online zugänglich ist, kommentiert Michael Snyder, einer der Forschungsleiter, dass eine übermäßige Nahrungsaufnahme in einem Zeitraum von 30 Tagen verändert, wie das Herz und alle damit verbundenen Pfade funktionieren. Seiner Meinung nach stimmen diese Ergebnisse mit der allgemeinen Funktionsweise des Körpers überein. „Es handelt sich um ein Komplettsystem, nicht nur um einzelne Komponenten, daher kommt es zu systemweiten Veränderungen, wenn Menschen zunehmen", sagte er.

Eine tickende Zeitbombe für chronische Krankheiten

Die möglichen Auswirkungen von Adipositas beginnen früh: Es ist seit langem anerkannt, dass sie einen Risikofaktor für Schwangerschaft und Geburt darstellt. Wenn schwangere Frauen stark übergewichtig sind, umfassen erhöhte Risiken der Mutter Schwangerschaftsdiabetes, verschiedene Arten von Infektionen und Präeklampsie (zu hoher Blutdruck während der Schwangerschaft), und der Fötus hat ein höheres Risiko für eine Todgeburt oder Geburtsfehler. Adipöse Mütter haben auch eine viele höhere Wahrscheinlichkeit einer Geburtseinleitung oder eines Kaiserschnitts, die sich wiederum auf die Entwicklung des Mikrobioms des Babys auswirken.

Die Kinder schwangerer Frauen mit Adipositas entwickeln auch wahrscheinlicher chronische Krankheiten. Zum einen ist ihr Risiko dafür, ein zu hohes Geburtsgewicht zu haben und/oder

VERSTEHEN, WAS DER BMI BEDEUTET

Obwohl er kein unfehlbarer Indikator ist (ein Problem ist, dass die angewendeten Standards dem kaukasischen Körpertyp am besten entsprechen), nutzen Experten traditionellerweise den Body Mass Index (BMI), um zu bestimmen, ob Sie übergewichtig oder adipös sind. Im Grunde genommen ist der BMI das Verhältnis Ihres Gewichts zu Ihrer Größe. Daher kann es sein, dass kleine Personen mit sehr viel Muskelmasse und kaum Fett als übergewichtig oder adipös kategorisiert werden, auch wenn dies nicht den Tatsachen entspricht. Allgemein wird ein BMI zwischen 18,5 und 24,9 als normal betrachtet, zwischen 25 und 30 ist übergewichtig und mehr als 30 adipös. Wendet man diese Standards an, fallen nur sehr wenige Personen in den Industriestaaten in die Kategorie „untergewichtig".

Eine weitere Einschränkung des BMI ist, dass er nicht erfasst, wie Fett und Muskeln auf den Körper verteilt sind. Aus der gesundheitlichen Perspektive ist es viel besorgniserregender, wenn Sie viel Fett um den Bauch herum haben, als wenn es zum Beispiel an den Schenkeln auftritt. Das liegt an der Nähe zu wichtigen Organen wie Leber und Bauchspeicheldrüse. Ein Teil dieses Fetts, das als Viszeralfett bezeichnet wird, könnte in Ihrer Bauchhöhle versteckt sein. Viszeralfett ist überaus problematisch. Heutzutage wird angenommen, dass es einen toxischen Effekt (bekannt als Lipotoxizität) auf Ihren Körper hat, da es Substanzen ausschüttet, die Ihren Stoffwechsel negativ beeinflussen. Insulinresistenz und systemische Entzündungen sind nur zwei der potenziellen Folgen.

Ein Großteil der relevanten Forschung hat den BMI als Messinstrument angewendet, weshalb er in diesem Buch so oft erwähnt wird. Inzwischen empfehlen jedoch die meisten Experten, das Taillen-Hüft-Verhältnis heranzuziehen, um Körperfett zu bestimmen. Teilen Sie Ihren Taillenumfang durch Ihren Hüftumfang. Wenn Sie ein Mann sind, sollten Sie hoffen, dass das Ergebnis unter 0,95 ergibt; bei Frauen beginnt das Risiko, wenn eine Zahl über 0,85 herauskommt. Einfach nur den Taillenumfang zu betrachten ist noch einfacher. Männer, deren Taillenumfang unter 94 cm beträgt und Frauen, bei denen es 80 cm oder weniger sind, haben nur ein geringes Risiko für gewichtsbezogene Gesundheitsprobleme.

selbst Adipositas zu entwickeln, erhöht. Diese Faktoren erhöhen das Risiko für eine ganze Reihe an Stoffwechselkrankheiten wie Bluthochdruck, Insulinresistenz und Entzündungen. Adipositas bei der Mutter erhöht auch die Wahrscheinlichkeit, dass der Nachwuchs Asthma oder andere Probleme mit der Lunge entwickeln wird. Aber auch die Väter können wir nicht ganz vom Haken lassen: Eine Studie aus dem Jahr 2017 ergab, dass Kinder eine genauso hohe Wahrscheinlichkeit hatten, ihr Übergewicht vom Vater zu erben wie von der Mutter.

Wie kommt es zu Adipositas?

Bei Adipositas handelt es sich um eine komplexe Krankheit, die die Interkation mehrerer erblicher und Umweltfaktoren involviert. Einige kausale Zusammenhänge können bis zur fötalen Erfahrung im Mutterleib zurückverfolgt werden, und wir wissen, dass adipöse Mütter und Väter die Krankheit oft an die nächste Generation weitergeben. Gene sind zwar kein besonders großer Teil des tatsächlichen Risikos, stark übergewichtig zu werden, aber eine genetische Komponente existiert insofern, dass bestimmte Gene, die sich auf das Gewicht auswirken können, mit Umweltfaktoren interagieren und so zur Entwicklung der Erkrankung beitragen.

Schon lange bevor wir den Einfluss von Genen und Epigenetik verstanden, bemerkten Experten, dass Adipositas gehäuft innerhalb von Familien auftrat, eine Beobachtung, die durch Statistiken gestützt werden konnte. Die Vererbung wird auf zwischen 40 und 70 Prozent geschätzt. Je stärker ausgeprägt die Adipositas bei Ihnen ist, desto wahrscheinlicher liegt eine Anlage dafür in Ihrer Familie. Eineiige Zwillinge haben eine doppelt so hohe Wahrscheinlichkeit, beide an der Erkrankung zu leiden, als zweieiige Zwillinge. Manche sagen, dass Adipositas häufig aufgrund von Lebensstil- und Ernährungsgewohnheiten bei mehreren Familienmitgliedern auftritt. Es trifft jedoch auch zu, dass adoptierte Kinder ein größeres Adipositas-Risiko haben, wenn ihre biologischen Eltern – und nicht die Adoptiveltern – adipös sind, was der These widerspricht, dass ungesunde Verhaltensweisen die einzige Ursache darstellen.

Dank der Arbeit von David Barker und Wissenschaftlern auf der ganzen Welt, die die entwicklungswissenschaftlichen Ursprünge von Gesundheit und Krankheit erforschen, wissen wir inzwischen, dass manche Menschen schon vor der Geburt auf Übergewicht programmiert sind. Es gibt z. B. epidemiologische Studien, die zeigen, dass Männer, die während des Niederländischen Hungerwinters gezeugt wurden, eine höhere Wahrscheinlichkeit hatten, im Erwachsenenalter adipös zu werden, als solche, die davor oder danach gezeugt wurden. Je mehr wir über Epigenetik lernen, desto besser verstehen wir, wie es dazu kommen konnte: Wenn Frauen in den ersten Schwangerschaftsmonaten unterernährt sind, lösen die Nährstoffmängel Veränderungen der Genexpression beim Nachwuchs aus, was die Systeme beeinträchtigt, die den Energiehaushalt des gesamten Körpers regulieren. Manche dieser epigenetischen Veränderungen sind erblich. Wir wissen, dass sie über mindestens zwei Generationen weitergegeben werden können.

Die Spur epigenetischer Vererbung

Professor Mark Vickers von der University of Auckland in Neu Seeland hat ein besonderes Interesse an den Auswirkungen mütterlicher Ernährung und die Entwicklung von Adipositas und Typ-2-Diabetes. Seiner Meinung nach ist diese Spur epigenetischer Vererbung eines der Wurzelsysteme der sogenannten Adipositas-Epidemie. Wie er in einem Artikel aus dem Jahr 2014 bemerkte, handelt es sich hierbei um einen kumulativen Effekt. Adipöse Eltern bekommen Nachwuchs mit einer Prädisposition für dieselbe Erkrankung, Ein Ergebnis davon ist, dass über mehrere Generationen hinweg die gesamte Bevölkerung sich hin zu einer erwachsenen Bevölkerung mit mehr Körpergewicht bewegt.

Dennoch stimmt es, dass nicht alle diese Risiko-Kinder tatsächlich krankhaft übergewichtig werden – sondern eben nur eine statistisch bedeutsame Anzahl. Auch hier kommt Ihr Epigenom wieder ins Spiel. Auch wenn schon früh in Ihrem Leben festgelegt wird, wie anfällig Sie dafür sind zuzunehmen, passen sich Ihre Gene kontinuierlich an ihre Umgebung an. Das bedeutet, dass Ihre Erfahrungen einen substantiellen Einfluss darauf haben, wie Ihr Körper auf seine Programmierung reagiert. Wäre unser Schicksal in Stein gemeißelt, würde man nie eineiige Zwillinge mit unterschiedlichem Gewicht sehen, aber das ist nicht der Fall: Es kommt vor, dass ein Zwilling übergewichtig und der andere schlank ist. Als finnische Forscher dieses Phänomen im Jahr 2013 untersuchten, stellten sie einige interessante Dinge fest. Zunächst einmal zeigten die dünnen Zwillinge keine Anzeichen von Stoffwechselerkrankungen oder Entzündungen, auch wenn ihr Zwillingsgeschwister adipös war. Die Forscher waren außerdem in der Lage, zwei Kategorien adipöser Zwillinge festzulegen: solche, die Leberfett ansammelten, und solche, die es nicht taten. Anders gesagt waren manche der stark übergewichtigen Zwillinge aus metabolischer Sicht genauso gesund wie eine schlanke Person. Diejenigen, deren Adipositas als ungesund eingestuft wurde, litten an metabolischem Syndrom und Fettleber, wahrscheinlich aufgrund von Entzündungen und/oder anderen unbekannten Faktoren, während das bei ihren Zwillingen nicht der Fall war.

Eine neuere Studie des deutschen Max-Planck-Instituts für Immunbiologie und Epigenetik, die in der Zeitschrift Cell veröffentlicht wurde, untersuchte ebenfalls identische Zwillinge und schloss, dass Unterschiede in der Genexpression die Prädisposition für Adipositas bestimmen. Die Forscher konnten einen Zusammenhang zwischen diesen epigenetischen Veränderungen und einem spezifischen Protein mit dem Namen TRIM28 herstellen, welches das Genverhalten beeinflusst. Mäuse mit niedrigen TRIM28-Spiegeln wurden adipös und solche, die über eine ausreichende Menge des Proteins verfügten, waren angemessen schlank. Bei der Untersuchung menschlicher eineiiger Zwillinge, bei denen einer eher dünn und der andere übergewichtig war, fanden sie ähnliche Muster.

DIE GENETISCHE GRUNDLAGE

Wissenschaftler begannen erst 1997 das genetische Fundament von Adipositas zu begreifen, als sie in der Lage waren, die erste einzelne Genvariante zu identifizieren, die mit der Erkrankung zu tun hat. Heute untersuchen Forscher mehr als 20 einzelne Gene, bei denen eine Verbindung zu krankhaftem Übergewicht besteht. Studien haben beispielsweise gezeigt, dass eine enge Beziehung zwischen relativ häufig vorkommenden Einzelnukleotid-Polymorphismen (Single-Nucleotide Polymorphisms, SNPs) im FTO-Gen besteht, das mit der Fettmasse und dem Body-Mass-Index in Verbindung gebracht wird, und Adipositas im Kindesalter festgestellt. Erwachsene mit bestimmten Variationen dieses Gens tendieren dazu, 3,5 bis 4,5 kg schwerer zu sein als normal und haben ein erhöhtes Risiko, eine Adipositas zu entwickeln.

Wir sollten noch hinzufügen, dass Gene keine Rolle bei Adipositas spielen, es sei denn, sie werden exprimiert. Wie diese Expression abläuft, wird durch mehrere Zellprozesse bestimmt, zu denen auch epigenetische Mechanismen gehören. Auf der Suche nach den Ursprüngen von Adipositas untersuchen Wissenschaftler epigenetische Modifikatoren wie das Protein TRIM28, das bereits oben erwähnt wurde. Sie haben auch Umwelteinflüsse im Visier. Einige Forscher haben z. B. die Theorie aufgestellt, dass endokrin-disruptive Chemikalien (siehe „Endokrine Disruptoren", Seite 90) sich in Fett ansammeln, wo sie einen negativen Einfluss auf epigenetische Mechanismen im ganzen Körper haben. Diese Veränderungen unterbrechen den Stoffwechsel, was Erkrankungen wie Insulinresistenz, Adipositas und chronische Entzündungen fördert.

Der genetische Code, den Sie von Ihren Eltern erben, ist zwar nicht an sich verantwortlich für die Entwicklung von krankhaftem Übergewicht, aber einige Gene sind sehr sensibel gegenüber Umwelteinflüssen wie z. B. giftigen Chemikalien. Diese Gene haben eine höhere Wahrscheinlichkeit negativ beeinflusst zu werden, wenn der Körper sich epigenetisch anpasst, was die Grundlage für Adipositas darstellen kann.

Die obesogene Umwelt

Ein bedeutender Beitrag zur Entwicklung von Adipositas ist ein Phänomen, dass von Experten obesogene Umwelt genannt wird und eine Gewichtszunahme fördert, indem z. B. kalorienreiche Nahrungsmittel angepriesen werden, die kaum Nährstoffe enthalten. Leider ist die obesogene Umwelt heutzutage kaum zu vermeiden. Es ist zwar bekannt, dass sie einen wichtigen Faktor für die suboptimale Gesundheit der nordamerikanischen Bevölkerung darstellt, aber auch in Ländern mit niedrigen und mittleren Einkommensverhältnissen verbreitet sich das Phänomen immer weiter, je reicher diese Regionen werden. In Afrika ist die Adipositasrate beispielsweise alarmierend angestiegen, den Experten zufolge zum Teil aufgrund der besseren Verfügbarkeit von Junk-Food und einem zunehmenden Bewegungsmangel, da mehr Menschen vom Land in die Stadt ziehen. Darüber hinaus haben Erwachsene in Afrika oftmals verschiedene Phasen der Unterernährung während ihres Lebens erlebt, unter anderem im Mutterleib, was sie für eine Adipositas entwicklungsbedingten Ursprungs prädisponiert. Einige Mediziner haben die afrikanische „Adipositaskrise" mit der HIV-Epidemie der 1990er Jahre verglichen.

Obesogene Umgebungen sind grundsätzlich ungesund. Schlimmer noch, andere soziale und wirtschaftliche Kräfte interagieren mit diesem krankmachenden Zustand und verschärfen seine Konsequenzen noch weiter. Menschen werden oft durch teure Werbekampagnen dazu verleitet, nährstoffarme Nahrungsmittel zu konsumieren, die in einigen (vielleicht sogar vielen) Fällen das einzige sind, was sie sich leisten können oder wozu sie Zugang haben. Cleveres Marketing unterstützt diese Strategie. Zum Beispiel berichtete 2018 ein Artikel in der New York Times, dass Coca-Cola in Afrika die Flaschengröße reduzierte, um das Getränk für arme Menschen erschwinglich zu machen. Und vergessen wir nicht die Auswirkung der Technisierung: Menschen, die ständig ihre Kommunikationsgeräte benutzen, haben mit größerer Wahrscheinlichkeit auch weniger Bewegung.

LIMONADEN, ADIPOSITAS UND TELOMERE

Was wissen Sie über Telomere? Diese DNA-Protein-Abschnitte (siehe „Telomere", Seite 227) befinden sich an den äußeren Enden Ihrer Chromosomen, den Strukturen, die den DNA-Code für Ihre Gene enthalten. Telomere schützen die Chromosomen bei der Zellteilung. Sie wurden im Zusammenhang mit der Lebenserwartung und dem Risiko, eine bestimmte chronische Krankheit zu entwickeln, gesehen (siehe „Telomerlänge", Seite 228). Und nun scheint es, dass die Telomergesundheit auch mit der Menge an Soft Drinks zu tun hat, die Sie zu sich nehmen.

Und so läuft das Ganze ab: Im Grunde genommen kann man sagen, je länger Ihre Telomere, desto besser. Je älter Sie jedoch werden, desto kürzer werden diese Chromosomenden. Hierbei handelt es sich um einen natürlichen Prozess, aber auch andere Prozesse als das Altern können sich auf die Telomerlänge auswirken. Im Jahr 2014 untersuchten Forscher eine Gruppe von Personen, die regelmäßig täglich 600 ml oder mehr an Soft Drinks zu sich nahmen. Die Studie, die im *American Journal of Public Health* veröffentlicht wurde, berichtete, dass sich die Telomere von Limonadentrinkern viel schneller verkürzten als üblich – und zwar dem Äquivalent von viereinhalb Jahren zusätzlich zum normalen Alterungsprozess entsprechend, der innerhalb eines Jahres stattfindet. Die Forscher hatten nur gesunde Erwachsene ohne Diabetes oder Herz-Kreislauf-Erkrankungen in der Vorgeschichte in die Studie aufgenommen. Die potenzielle Verbindung mit Stoffwechselkrankheiten ist faszinierend. Denken Sie daran, dass Adipositas ebenfalls mit einer reduzierten Telomerlänge in Verbindung gebracht wird – sogar bei Kindern. Die Autoren der Studie empfahlen die Durchführung weiterer Forschungsarbeiten zur Untersuchung der Pfade von der „Limo zur Zelle". Dies zu verstehen könnte dabei helfen, die Risikofaktoren für Stoffwechselkrankheiten zu verringern.

Ein Spiraleffekt

Adipositas ist zwar die Grundlage einer ganzen Reihe körperlicher Erkrankungen, aber wir sollten auch ihre „subtileren" Auswirkungen nicht unter den Tisch fallen lassen. In vielen Ländern steht ein schlankes, elegantes Erscheinungsbild hoch im Kurs, und Frankreich ist hierfür das beste Beispiel. In Ihren Memoiren On ne naît pas grosse (Man wird nicht dick geboren) beschreibt Gabrielle Deydier wie ihr starkes Übergewicht jeden Aspekt ihres Lebens beeinflusste. Sie hatte ein hervorragendes Bewerbungsgespräch als Lehrassistentin für Kinder mit besonderen Bedürfnissen an einer Schule in Paris hinter sich gebracht. Nachdem sie aber die Stelle bekommen hatte, wurde sie vom Schuldirektor gewarnt, dass die Lehrerin, mit der sie arbeiten sollte, „schwierig" sein konnte. Er ging leider nicht näher darauf ein, was er mit „schwierig" meinte. Wie viele Menschen in Frankreich war die Lehrerin fettphobisch (*grossophobique* wie man in Frankreich sagt) und lehnte es schlichtweg ab, mit Gabrielle zu arbeiten, die mehr als 135 kg wog.

Was ist Leptin und warum sollten Sie darauf achten?

Leptin ist ein Hormon, das eine derartig wichtige Rolle für das Management unseres Gewichts spielt, dass es bereits als „Adipositashormon", „Hungerhormon" und „Sättigungshormon" bezeichnet wurde.

Was das Sättigungsgefühl angeht, so tut Leptin zweierlei: Es stimuliert das Gehirn, damit es die Hormone ausschüttet, die Ihnen zu verstehen geben, dass Sie sich weniger hungrig fühlen sollen, und es unterdrückt gleichzeitig Hormone, die ein Hungergefühl auslösen. Im Idealfall signalisiert es dem Gehirn, wenn Sie genug gegessen haben. Ein gestörter Signalweg konnte bei vielen Personen mit Gewichtsproblemen in Verbindung gebracht werden.

Und so läuft es ab: Leptin kommuniziert direkt mit dem Hypothalamus, dem Teil des Gehirns, der den Appetit, das Sättigungsgefühl und den Metabolismus reguliert. Da der Großteil des Leptins unseres Körpers in Fettzellen hergestellt wird, tendieren übergewichtige und adipöse Personen – die eine übermäßige Anzahl an Fettzellen haben – dazu, höhere Leptinspiegel zu haben als Personen mit Normalgewicht. Leptin sollte dem Gehirn im Normalfall mitteilen, mit dem Essen aufzuhören, aber bei Menschen mit überschüssigem Fett kommt es zu einem Kommunikationsbruch. Dieser Umstand wird als Leptinresistenz bezeichnet.

Leptinresistenz führt oft zu einem unstillbaren Hungergefühl und dem Drang, zu viel zu essen. Sie wurde mit Insulinresistenz bei Typ-2-Diabetes verglichen, bei der die Bauchspeicheldrüse hohe Mengen an Insulin herstellt, die der Körper gar nicht nutzen kann.

Ein weiteres Problem der Leptinresistenz ist, dass sie den Stoffwechsel herunterfährt, was die Fähigkeit der Muskeln einschränkt, Glukose und Fett in Energie umzuwandeln. Das ist der Anfang eines Teufelskreises. Wenn sich Fett in Muskelgewebe anhäuft, fördert es eine Insulinresistenz. Leptinpfade wirken sich auf viele verschiedene Körpersysteme aus, einschließlich endokriner Funktionen, Knochenwachstum und Immun- und Entzündungsreaktionen. Eine Leptin-Fehlkommunikation kann zum Beispiel ein Auslöser für chronische Entzündungen sein.

Forscher glauben inzwischen, dass eine Leptinresistenz bereits im Mutterleib programmiert werden könnte. Studien an Schafen und Schweinen haben das zirkulierende Leptin in utero mit physiologischen Rollen im Zusammenhang mit dem Energiehaushalt in Verbindung gebracht. Vereinfacht gesagt scheint es, dass sowohl zu viel als auch zu wenig Nahrung im Mutterleib die Menge an zirkulierendem Leptin im späteren Leben erhöhen kann.

Leptin wird teilweise durch epigenetische Mechanismen reguliert. Wir sollten jedoch auch erwähnen, dass einige Menschen bereits mit Mutationen des Leptinrezeptor(LEPR)-Gens geboren wurden. Diese Menschen haben ein signifikant höheres Risiko für krankhafte Fettleibigkeit und Typ-2-Diabetes. Es handelt sich zwar um eine seltene Krankheit, aber diese Personen werden schon mit einem Leptinmangel geboren. In diesem Fall kommt es zu früh einsetzender Adipositas und einem ständigen Gefühl von unstillbarem Hunger. Bei diesen Personen hat eine Leptinersatztherapie den Hunger wirksam reduzieren können und scheint auch einen Gewichtsverlust zu fördern.

Leptinresistenz in den Griff bekommen

Forscher identifizieren nach und nach immer mehr Faktoren, die Menschen helfen könnten, ihre Leptinresistenz in den Griff zu bekommen. Studien haben zum Beispiel gezeigt, dass eine Ernährung mit einem hohen Gehalt an Fruktose (und zwar nicht Fruktose aus Obst, sondern aus zu viel Saft und süßen Getränken) und Fett (hauptsächlich gesättigt) eine Leptinresistenz verschlimmern kann. Wenn eine Leptinresistenz vorliegt, können Fruktose und gesättigte

Fette die Fähigkeit des Leptins, effektiv mit dem Gehirn zu kommunizieren, noch weiter verändern. Der Konsum dieser Stoffe kann auch den Blutglyzeridspiegel erhöhen, was eine Leptinresistenz wiederum verschlimmert.

In Tierstudien konnten Unausgeglichenheiten des Darm-Mikrobioms mit Leptinresistenz assoziiert werden. Je nach Spezies gibt es vier Hauptkategorien an Darmbakterien, von denen zwei sowohl mit Adipositas als auch mit Leptinresistenz zu tun haben. Um genau zu sein teilen Menschen, die adipös sind, und solche, die an Leptinresistenz leiden, dieselbe Unausgeglichenheit: eine erhöhte Rate von Fermicutes-Spezies im Verhältnis zu solchen, die der Bacteroidetes-Gruppe angehören. Die Frage ist weiterhin, ob ein verändertes Darm-Mikrobiom zu Leptinresistenz führt oder umgekehrt.

Leptinresistenz ist außerdem ein Risikofaktor für nichtalkoholische Fettleber (Nonalcoholic Fatty Liver Disease, NAFLD). Die Forschung deutet darauf hin, dass Nahrungsergänzungsmittel und Änderungen des Lebensstils die Leptinspiegel bei Personen mit NAFLD verbessern können. Studien am Menschen haben gezeigt, dass eine Ergänzung mit 3.000 mg Kurkuma täglich während eines 12-wöchigen Zeitraums den Leptin-Blutserumspiegel im Vergleich zu einer Placebogruppe senkt. Auf ähnliche Weise führten eine Ergänzung mit Probiotika („freundliche“ Bakterien) und Präbiotika (Nahrung für die freundlichen Bakterien) zusammen mit einer empfohlenen Ernährungsumstellung zur Gewichtsabnahme und einer erhöhten körperlichen Aktivität zu einem positiveren Effekt auf die Leptinspiegel als eine Lebensstilanpassung alleine. Für mehr Informationen zu NAFLD siehe Seite 176 und zum Thema Präbiotika und Probiotika siehe Seite 282 und Seite 284.

Arachidonsäure (Arachidonic acid, AA) ist eine Omega-6-Fettsäure, die in Tierversuchen mit einer Störung der Leptinsignalübertragung innerhalb des Gehirns in Verbindung gebracht wurde. Es hat sich gezeigt, dass eine Ernährung, die reich an AA ist, das Risiko einer Leptinresistenz und (möglicherweise nicht überraschend) Diabetes und Adipositas bei Menschen erhöht. AA wurde auch mit chronischen Entzündungen in Verbindung gebracht. Bestimmte Lebensmittel – insbesondere pflanzliche Öle (wie Sonnenblumen-, Distel-, Baumwollsamen- und Sojaöl) und tierische Lebensmittel (wie Eier, Geflügel und Rindfleisch) – können den AA-Spiegel im Körper erhöhen. Im Gegensatz dazu hat sich gezeigt, dass die Omega-3-Fettsäuren EPA und DHA, die in Lebensmitteln wie fetthaltigem Fisch, Walnüssen, Leinsamen und Chiasamen enthalten sind, bei manchen Menschen vor Fettleibigkeit schützen und tatsächlich den Gewichtsverlust bei bestimmten Gruppen übergewichtiger Menschen unterstützen können. Es ist wahrscheinlich, dass die Erhöhung der Omega-3-Fettsäuren und die Verbesserung des Verhältnisses zwischen Omega-6-Fettsäuren und Omega-3-Fettsäuren in der Ernährung hilfreich sein kann, um ein gesünderes Gewicht zu erzielen und eine Leptinresistenz zu verringern. Dies kann leicht erreicht werden, indem der Verbrauch von Pflanzenölen, die reich an Omega-6-Fettsäuren sind, verringert wird, während der Verbrauch von Pflanzenölen, die reich an Omega-3-Fettsäuren sind, erhöht wird.

Es wäre zwar ganz nett, wenn wir diese Haltung als eine seltsame französische Eigenart abtun könnten, aber das entspricht nicht den Tatsachen. Diskriminierungen aufgrund des Gewichts finden überall auf der Welt statt. Auch in Nordamerika, wo Experten sie als „stigmatisierend“ bezeichnen. Übergewichtige Menschen haben eine höhere Wahrscheinlichkeit, in allen Lebensbereichen diskriminiert zu werden. Studien zeigen immer wieder, dass die konstante Belastung durch eine Feindlichkeit gegenüber Dickleibigen sich auf deren körperliche und geistige Gesundheit auswirkt.

Leider geht es damit schon ganz früh los. Übergewicht ist die häufigste Ursache für Bullying in Schulen. Je dicker, desto mehr werden die Kinder gehänselt. Das Trauma des Mobbings wirkt sich sowohl auf die körperliche als auch auf die mentale Gesundheit aus. Das kann zu hormonellen Veränderungen führen, die mit Problemen des Immunsystems und sogar Herzerkrankungen im Erwachsenenalter in Verbindung stehen. Krankheiten, die mit Stress zu tun haben, wie z. B. Bluthochdruck, können ein weiteres Ergebnis sein. Es hat sich auch gezeigt, dass Bullying die Genexpression beeinträchtigt (siehe „Bullying“ auf Seite 82). Zahlreiche Studien haben eine Diskriminierung wegen Übergewicht mit gestörten Verhaltensweisen, wie dem Vermeiden sozialer Interaktion und psychischen Störungen in Zusammenhang setzen können. Wie Dr. Angelina Sutin 2015 in ihrer Studie *Weight Discrimination and Risk of Mortality* schrieb, kann eine der Auswirkungen dieser „wiederholten feindlichen sozialen Interaktionen eine verkürzte Lebenserwartung sein“. Wie gesagt, die Forscher konnten nicht genau festlegen, welche Mechanismen diesem Ergebnis zugrunde liegen. Sie konnten jedoch eine eindeutige Verbindung zwischen einer Diskriminierung übergewichtiger Personen und einer erhöhten Sterblichkeit herstellen, die der anderer Risikofaktoren, wie Rauchen, entsprach.

Fettleibigkeit, der Darm und das Immunsystem

Adipöse Menschen haben ein anderes Spektrum von Bakterien im Darm als diejenigen, die kein Übergewicht haben. Im Allgemeinen weisen sie eine geringere bakterielle Artenvielfalt auf. Darüber hinaus werden die Bakterien, die in ihrem Darm vorkommen, mit suboptimalen metabolischen Prozessen in Bezug auf Energiespeicherung und -nutzung in Verbindung gebracht. Tatsächlich deuten neuere Studien darauf hin, dass die im Darm vorhandenen Bakterienarten und ihre Interaktion miteinander möglicherweise für Fettleibigkeit verantwortlich sind. Andere Studien deuten darauf hin, dass eine Anpassung des Darmmikrobioms ein wirksames Instrument zur Gewichtsreduktion sein könnte. Wenn die Bakterien in Ihrem Darm aus dem Gleichgewicht geraten, betreffen die Auswirkungen den ganzen Körper. Zu diesen Konsequenzen gehört, wie Ihr Immunsystem auf die Umwelt reagiert. Dr. Susan Prescott, eine Expertin für das Immunsystem, glaubt, dass Adipositas eine chronische Auswirkung auf das Immunsystem hat. Sie weist darauf hin, dass Adipositas, Stoffwechsel und Immunsystem eng miteinander verbunden sind. Ihrer Meinung nach sind Umweltgifte und ein Lebensstil, der die Exposition gegenüber einer Vielzahl gesunder Bakterien begrenzt, die „Hauptverdächtigen“ sowohl für die steigende Rate von Fettleibigkeit als auch für die rasche Zunahme von Autoimmunerkrankungen und Allergien auf der ganzen Welt.

Das metabolische Syndrom

Genau wie viele andere chronische Krankheiten nimmt die Inzidenz des metabolischen Symptoms weltweit zu. Die steigenden Raten stehen im Zusammenhang mit vielen Faktoren wie einer immer älter werdenden Bevölkerung, chronischem Stress, einem sesshaften Lebensstil und einer nährstoffarmen Ernährung. Ein Problem ist, dass die Symptome des metabolischen Syndroms, mit der Ausnahme von Bauchfett, nicht offensichtlich sind. Aus diesem Grund wird es manchmal als „stiller Killer" bezeichnet.

Das metabolische Syndrom ist an sich keine Krankheit. Vielmehr handelt es sich um eine Reihe von Erkrankungen: Personen können die Diagnose metabolisches Syndrom erhalten, wenn sie drei oder mehr der Risikofaktoren erfüllen, zu denen Bluthochdruck, Fettleibigkeit, Bauchfett, erhöhte Triglyceridspiegel und Insulinresistenz gehören. Jede dieser Erkrankungen ist für sich genommen gefährlich, aber in Kombination sind sie synergistisch, was bedeutet, dass das Endergebnis schwerwiegender ist als die kumulativen Effekte jeder einzelnen Krankheit. Diese Konstellation von Krankheiten deutet auf die Entwicklung noch schlimmerer Krankheiten hin, darunter Herz-Kreislauf-Erkrankungen, Schlaganfall und Typ-2-Diabetes.

Forscher fordern Menschen mit einem großen Taillenumfang dazu auf, sich auf Insulinresistenz hin untersuchen zu lassen, auch wenn ihr BMI im Normalbereich liegt. Viszeralfett, das sich um Organe wie die Bauchspeicheldrüse herum ansammelt, steht im Zusammenhang mit Insulinresistenz. Angesichts des Zusammenhangs mit Bauchfett ist es nicht verwunderlich, dass das Stoffwechselsyndrom eng mit Adipositas verbunden ist, die oft sowohl als Symptom als auch als Ursache beschrieben wurde.

Ein Vorbote der Dinge, die da kommen mögen

Es ist wahrscheinlich nicht verwunderlich (wie eine Studie aus dem Jahr 2018 in der Online-Zeitschrift Diabetes, Obesity and Metabolism ergab), dass ein klarer Zusammenhang zwischen drei der mit dem metabolischen Syndrom verbundenen Risikofaktoren und der Wahrscheinlichkeit, dass eine Person Typ-2-Diabetes entwickelt, besteht. Menschen mit einem BMI von mehr als 30 (was bedeutet, dass sie als adipös gelten), Triglyceriden, die 80 mg/dl (4,5 mmol/l) überschreiten, und einem Nüchternglukosespiegel von 100 bis 124 mg/d (5,6 bis 6,9 mmol/l) aufweisen, haben eine mehr als 60 Prozent höhere Wahrscheinlichkeit, später im Leben Diabetes zu entwickeln.

Wenn die Triglycerid- und Fastenglukosewerte nicht alarmierend erscheinen, liegt das daran, dass sie es nicht sind – sie fallen in den „Normalbereich". Aber für Menschen im Alter um die vierzig Jahre dienen diese leichten Erhöhungen der Stoffwechselmarker als Vorwarnsystem. Ärzte können diese Biomarker nutzen, um ihre Wahrscheinlichkeit, in den nächsten circa 20 Jahren Diabetes zu entwickeln, vorherzusagen, und sie in ein personalisiertes Programm einbeziehen, das das Risiko durch Strategien wie Gewichtsabnahme, mehr Bewegung und eine nahrhaftere Ernährung minimiert.

Das Übel an der Wurzel packen

Obwohl sie bestimmte Risikofaktoren identifizieren können, stehen die Experten ratlos vor der Aufgabe, die genauen Mechanismen aufzudecken, die der Entwicklung des metabolischen Syndroms zugrunde liegen. Wie bei praktisch jeder chronischen Krankheit spielt eine genetische/epigenetische Komponente eine Rolle. Ein 2015 in der tschechischen Zeitschrift Physiological Research veröffentlichter Artikel kam zu dem Schluss, dass das metabolische Syndrom, wie alle komplexen chronischen Krankheiten, aus Gen-Gen- und Gen-Umwelt-Interaktionen resultiert, die mehrere Gene und Umweltfaktoren umfassen. Genau wie die verwandte Adipositas scheint das metabolische Syndrom mit Störungen in den Systemen des Körpers zur Regulierung des Energiehaushalts in Verbindung zu stehen, und seine Wurzeln lassen sich bis in die Zeit im Mutterleib zurückverfolgen.

Zahlreiche Studien deuten darauf hin, dass eine schlechte Ernährung in entscheidenden Entwicklungsphasen (insbesondere in der Gebärmutter und in der frühen Kindheit) Stoffwechselprozesse beeinflusst, z. B. wie der Körper Nahrung in Energie umwandelt. Clare Reynolds, Hauptautorin eines Artikels über Energiebilanzstörungen in der Zeitschrift Nutrients von 2015, betont, dass die frühe Ernährungsumgebung eine lebenslange Rolle bei der Programmierung „vieler Aspekte der Physiologie und des Verhaltens spielt, einschließlich Stoffwechsel, Körpergewichtssollwert und Energiebilanzregelung". Die gute Nachricht ist, dass eine gute Ernährung in den frühen Entwicklungsstadien helfen kann, Fehler in der Stoffwechselprogrammierung wieder auf Kurs zu bringen.

Die Exposition gegenüber Toxinen kann auch beim metabolischen Syndrom eine Rolle spielen. In einem Artikel aus dem Jahr 2017 verknüpften Forscher der McMaster University in Hamilton, Ontario die Exposition gegenüber Schwermetallen und häufig vorkommenden Chemikalien, einschließlich Pestiziden und Haushaltsprodukten, mit Stoffwechselstörungen wie erhöhtem BMI, erhöhtem Blutdruck im Kindesalter und Insulinresistenz. Sie stellten fest, dass der Zeitpunkt der Exposition wichtig ist: Je entscheidender die Entwicklungsphase, desto größer ist die langfristige Wirkung.

Wissenschaftler fanden inzwischen Hinweise darauf, dass das Risiko der Entwicklung eines metabolischen Syndroms epigenetisch über mehrere Generationen auf die Nachkommenschaft übertragen werden kann. Eine 2016 in Cell Reports veröffentlichte Studie an Mäusen zeigte, dass ein Stoffwechselsyndrom der Mutter noch bei drei Generationen von Nachkommen zu Stoffwechselanomalien führte. Die ursprünglichen Veränderungen in der Genexpression können wahrscheinlich mit den üblichen Verdächtigen in Verbindung gebracht werden: einer Ernährung, die reich an Zucker und ungesunden Fetten ist und wenig hochwertige Proteine enthält.

Nichtalkoholische Fettleber

Nach Angaben des US Centers for Disease Control and Prevention leiden bis zu 20 Prozent der Amerikaner an nicht-alkoholischer Fettleberkrankheit (Nonalcoholic Fatty Liver Disease, NAFLD).

Es ist zwar normal, dass Ihre Leber etwas Fett enthält, aber NAFLD ist das Ergebnis einer übermäßigen Ansammlung von Fett (in Form von Triglyceriden) in den Leberzellen. Bei einer Fettleber macht Fett mindestens 5 Prozent des Lebergewichts aus. Diese Erkrankung ist für über 75 Prozent der Lebererkrankung in den Vereinigten Staaten verantwortlich. Es handelt sich aber auch um ein global wachsendes Problem; weltweit hat sich die Zahl der Menschen mit NAFLD in den letzten zwei Jahrzehnten verdoppelt, und es wird geschätzt, dass 25 Prozent der Erwachsenen bis zu einem gewissen Grad an Fettleberkrankheit leiden. Besorgniserregend ist die steigende Zahl der betroffenen Kinder. Zehn Prozent der Kinder befinden sich im NAFLD-Kontinuum, was bereits als Krise der öffentlichen Gesundheit bezeichnet wurde.

Warum verbreitet sich NAFLD bei Kindern und Jugendlichen so stark? Einige Experten sehen einen Zusammenhang mit dem dramatischen Anstieg der Fettleibigkeit. Aber viele junge Menschen, die nicht fettleibig sind, erhalten ebenfalls eine Diagnose dieser Erkrankung. Die obesogene Umwelt, die durch Bewegungsmangel und übermäßigen Konsum von verarbeiteten Lebensmitteln gekennzeichnet ist, wurde ebenfalls mit der Entstehung der Krankheit in Verbindung gebracht. Obwohl das Thema umstritten ist (wobei ein Großteil der Diskussion wahrscheinlich von der Zuckerindustrie angezettelt wird), deuten Studien darauf hin, dass es einen Zusammenhang zwischen dem Konsum von Maissirup mit hohem Fruktosegehalt (High-Fructose Corn Syrup, HFCS), der zur Süßung vieler Getränke verwendet wird, und den steigenden NAFLD-Raten bei jungen Menschen gibt.

Zahlreiche Risikofaktoren

Obwohl eine Reihe von Genen mit NAFLD in Verbindung gebracht wurde, handelt es sich um eine komplexe Erkrankung, und Experten sind der Meinung, dass eine genetische Veranlagung wohl nur einer von mehreren Risikofaktoren ist. Studien haben die Exposition gegenüber Luftverschmutzung und endokrin-disruptiven Chemikalien mit der Krankheit in Verbindung gebracht. In diesen Situationen, glauben die Forscher, könnten frühzeitige Expositionen epigenetische Veränderungen auslösen, die das Risiko der Entwicklung von NAFLD erhöhen.

Eine Krankheit mit Tarnkappe

Im Frühstadium von NAFLD kommt es selten zu Symptomen. Die meisten Personen sind sich oft nicht bewusst, dass sie die Krankheit entwickeln. Bei jährlichen medizinischen Untersuchungen, die in der Regel eine Blutuntersuchung auf Cholesterin (Lipidpanel) und einen umfassenden Stoffwechselpanel (Comprehensive Metabolic Panel, CMP) beinhalten, können jedoch erhöhte Triglyceride und Leberenzyme (AST, ALT) aufgedeckt werden. Diese Ergebnisse können auf eine Fettleber hinweisen. Es ist eine gute Vorgehensweise, darauf zu achten, ob die Triglyceride und Leberenzyme im Laufe der Zeit allmählich zunehmen. Wenn Sie jedoch warten, bis diese den Normalwert übersteigen, um sich um die Symptome zu kümmern, kann es zu spät sein. Eine Fettleber ist vermeidbar, aber die Folgen der Krankheit sind schwerwiegend.

Ernährungs- und Lebensstilstrategien für den Umgang mit NAFLD

Obwohl es keinen Konsens hinsichtlich einer konventionellen pharmazeutische Behandlung für NAFLD gibt, leisten Ernährungs- und Lebensstilmaßnahmen einen wichtigen Beitrag zur Kontrolle und Behandlung der Erkrankung. Aufgrund ihrer gemeinsamen Risikofaktoren (schlechte Ernährung, mangelnde körperliche Aktivität und ein sitzender Lebensstil), ist es nicht überraschend, dass viele der Strategien zur Prävention und Behandlung von NAFLD denen ähneln, die Insulinresistenz, Diabetes und das metabolische Syndrom kontrollieren sollen.

Schützende Nahrungsmittel und Nährstoffe

Zu den Lebensmitteln und Nährstoffen, die Schutz vor einer Fettlebererkrankung bieten können, gehören die Folgenden:

- **Omega-3-Fettsäuren.** Studien zeigen, dass eine tägliche Nahrungsergänzung von etwa 3 g Omega-3-Fettsäuren den Triglyceridspiegel im Blut senkt und eine Fettleber verbessert (eine verminderte Fettmenge wurde bei Ultraschalluntersuchungen beobachtet).
- **Vitamin E.** Ein Mangel an Vitamin E, einem potenten Antioxidans, ist bei Menschen mit NAFLD häufig. Zu den Lebensmitteln mit hohem Vitamin E-Gehalt gehören Mandeln, Spinat, Süßkartoffeln, Avocados, Mangold, Sonnenblumenkerne und Weizenkeime. Die Forschung an Vitamin-E-Ergänzungen für die Fettleber hat gemischte Ergebnisse gezeigt, wiest aber darauf hin, dass sie Menschen mit nicht-diabetischer und nicht-zirrhotischer Fettleber zugute kommen können.
- **Cholin.** Cholin, ein wasserlöslicher Nährstoff in Verbindung mit B-Vitaminen, ist an mehreren Pfaden der Leberfunktion beteiligt. Ein Cholinmangel steht bei Menschen im Zusammenhang mit NAFLD. Die Lebensmittel mit dem höchsten Cholingehalt sind tierische Lebensmittel, insbesondere Eigelb, aber auch Rinderleber, Lachs, Garnelen und Hühnchen. Es gibt jedoch einige gute pflanzliche Quellen, darunter Erdnüsse, Rosenkohl, Brokkoli und Blumenkohl.
- **Kaffee.** Obwohl Kaffee im Allgemeinen seine Vor- und Nachteile hat, kann ein regelmäßiger Kaffeekonsum für Menschen mit Lebererkrankungen von Vorteil sein. In einigen Studien reduzierte der tägliche Kaffeekonsum das Fortschreiten einer Fettleber zu Fibrose und Zirrhose, und je mehr Kaffee die Personen zu sich nahmen, desto besser. Obwohl die spezifischen positiven Eigenschaften des Kaffees noch nicht vollständig verstanden sind, scheinen sie über seinen Gehalt an Antioxidantien und Koffein hinauszugehen.

Nahrungsmittel und Substanzen, die Sie besser vermeiden sollten

- **Raffinierter Zucker.** Die Vermeidung von Zuckerzusätzen ist entscheidend für die Prävention einer Fettlebererkrankung. Normaler weißer Raffinadezucker besteht beispielsweise aus zwei einfachen Zuckern, Glukose und Fruktose, die beide eine Rolle im Zusammenhang mit der Erkrankung spielen. Übermäßige Glukose in der Ernährung kann zu Insulinresistenz und Typ-2-Diabetes führen. Fruktose beeinflusst den Blutzuckerspiegel nicht, weshalb einige Menschen glauben, dass sie gesünder sei. Fruktose wird jedoch in der Leber verstoffwechselt, und eine hohe Zufuhr steigert die Fettsäureproduktion und verursacht oder verschlechtert eine Fettleber. Fruktose kommt natürlicher Weise in Obst und Gemüse vor; aus diesen Quellen ist sie kein Grund zur Besorgnis. Aber verarbeitete Lebensmittel enthalten einen hohen Anteil an Fruktose, der gesundheitsschädlich sein kann. Besonders problematisch ist Maissirup mit hohem Fruktosegehalt (High-Fructose Corn Syrup, HFCS), ein stark verarbeiteter Süßstoff, der mehr Fruktose als Glukose enthält. Seine negativen Auswirkungen auf die Leber sind ausgeprägter als bei anderen Zuckerarten. HFCS findet sich in herkömmlichen Soft-Drinks, Säften, Energy-Drinks, Süßigkeiten und verarbeiteten Backwaren und Desserts. Es handelt sich um einen billigen Süßstoff, weshalb er in vielen verarbeiteten Lebensmitteln weit verbreitet ist, darunter auch in Brot, Ketchup, Dosensuppen und Salatdressings. Da er oft unsichtbar und seine Verwendung so allgegenwärtig ist, verbrauchen die meisten Menschen wahrscheinlich mehr HFCS, als sie glauben.

- **Raffinierte Kohlenhydrate.** Vermeiden Sie Kohlenhydrate aus raffinierten Körnern wie Weißbrot, Nudeln, Crackern und weißem Reis. Eine übermäßige Zufuhr von raffinierten Kohlenhydraten erhöht die Triglyceridproduktion in der Leber und das Risiko von NAFLD. Im Allgemeinen leistet die Vermeidung von raffinierten Kohlenhydraten einen wichtigen Beitrag zur Vorbeugung oder Verbesserung einer Fettlebererkrankung. Gesunde Kohlenhydrate aus Vollwertkost wie Gemüse, Obst, Vollkornprodukten und Bohnen sollten im Gleichgewicht mit Eiweiß und Fetten aufgenommen werden.
- **Alkohol und Acetaminophen.** Diese Substanzen sind sogenannte Leberstressoren. Alkohol wird von der Leber verstoffwechselt und kann im Übermaß zu einer alkoholischen Lebererkrankung führen. Auch bei einer nichtalkoholischen Fettleberkrankheit belastet Alkohol die Leber, was die Krankheit noch verschlimmern kann. Acetaminophen (Tylenol), ein gängiges rezeptfreies Schmerzmittel, wird ebenfalls in der Leber verstoffwechselt. Eine Überdosierung, also zu viel des Medikaments auf einmal oder kleinere Mengen über einen längeren Zeitraum hinweg, kann zu Lebervergiftung und Leberschäden führen, insbesondere, wenn sie mit Alkohol kombiniert wird.

Zusätzliche Strategien

- **Halten Sie ein gesundes Gewicht.** Gewicht zu verlieren ist eine effektive Strategie für die Behandlung einer Fettlebererkrankung. Studien zeigen, dass ein durchschnittlicher Verlust von 7 bis 10 Prozent des Körpergewichts die Fettleber, den Cholesterinspiegel und die Insulinresistenz verbessert sowie die Leberenzyme reduziert. Ein Verlust von über 10 Prozent des Körpergewichts kehrt eine nicht alkoholische Steatohepatitis nachweislich vollständig um (siehe „Ein gefährlicher Fortschritt“, Seite 180).
- **Bewegen Sie sich mehr.** Bewegung jeglicher Art (Aerobic, Ausdauertraining) ist sehr wirksam bei der Verringerung des Grades der Fettleber, auch wenn es nicht zu einem Gewichtsverlust kommt. Im Durchschnitt zeigten die meisten Studien positive Effekte bei drei bis fünf Tagen Sport pro Woche für 45 bis 60 Minuten.

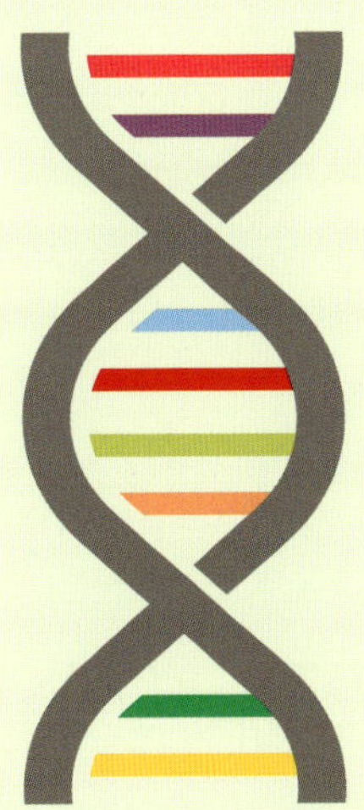

Die Auswirkungen betreffen den gesamten Körper

Die Fettleberkrankheit ist eine ernste Angelegenheit, weil ihre negativen Auswirkungen sich nicht nur auf die Leber beschränken. NAFLD hat eine systemische Wirkung im ganzen Körper: Chronische Nierenerkrankungen, Osteoporose und Darmkrebs gehören zu den möglichen Begleiterkrankungen. Es ist zu einer der häufigsten Ursachen für die Notwendigkeit einer Lebertransplantation geworden.

Die steigenden Raten von NAFLD sind auch eng mit der Zunahme anderer chronischer Erkrankungen verbunden. In Tierversuchen wurde eine Fettlebererkrankung mit Insulinresistenz in Verbindung gebracht, und wenn beide gleichzeitig auftreten, scheinen sie sich gegenseitig zu verschlimmern. Eine der Aufgaben des Insulins ist es, die Aufnahme von Glukose in die Muskelzellen zu unterstützen, und wenn die Fähigkeit der Körperzellen auf Insulin zu reagieren vermindert ist, bleibt der Glukosespiegel erhöht. Dies führt dazu, dass die Leber mehr Fettsäuren und Triglyceride produziert. Bis zu 74 Prozent der Menschen mit Typ-2-Diabetes haben NAFLD, während bis zu 100 Prozent der Menschen mit Adipositas ebenfalls NAFLD haben. Obwohl jede Erkrankung für sich genommen schädlich ist, arbeiten sie synergetisch zusammen und erhöhen das Risiko und die Schwere um mehr als nur eine einfache additive Wirkung. In Kombination erhöhen sie das Risiko andere Krankheiten, wie beispielsweise Herzkrankheiten, zu entwickeln.

Ein gefährlicher Fortschritt

Je schlimmer eine Fettleberkrankheit wird, desto wahrscheinlicher kann es zu einer nicht-alkoholischen Steatohepatitis (Nonalcoholic Steatohepatitis, NASH) kommen. NASH entsteht, wenn die Leber anschwillt und sich mehr Fett ansammelt, was zu Entzündungen und Vermehrung von Bindegewebe (Fibrose) führt. Der Krankheitsfortschritt ist langsam und es gibt keine offensichtlichen Symptome; der Fortschritt von NASH wurde mit dem von Diabetes und Bluthochdruck verglichen. Letztendlich kann es zu irreversiblen Lebervernarbungen (Zirrhose), Leberversagen und schließlich zur Notwendigkeit einer Lebertransplantation kommen. Einige Experten bezeichnen die steigenden Raten von NASH als stille Epidemie. Andere Studien deuten darauf hin, dass NASH mit einer methylarmen Ernährung in Verbindung gebracht werden kann – einer Ernährung, die wenig Nährstoffe wie Folsäure und die Vitamine B6 und B12 enthält. Studien haben gezeigt, dass Ratten, die eine fett- und saccharosereiche Ernährung mit wenigen Methylspendern erhielten, eher NASH entwickelten; als jedoch Nahrungsergänzungsmittel, die Methylspender lieferten, in ihre Ernährung aufgenommen wurden, sanken die hohen Triglyceridwerte, die sich aufgrund der ungesunden Ernährung in ihrer Leber angesammelt hatten, wieder auf einen Normalwert. Zahlreiche Studien haben ein Ungleichgewicht der Darmbakterien mit NAFLD und NASH in Verbindung gebracht, was darauf hindeutet, dass gezielte Interventionen zur Unterstützung des Wachstums nützlicher Bakterien hilfreich sein könnten.

Nicht alle Menschen mit NAFLD entwickeln sehr schwere Stadien der Erkrankung. Das wirft eine Frage auf: Sind bestimmte Menschen eher dazu veranlagt, sich entlang des Kontinuums in Richtung Zirrhose zu bewegen? Die Antwort lautet: Ja. Es gibt Hinweise darauf, dass Individuen mit bestimmten SNPs im PNPLA3-Gen ein erhöhtes Risiko haben könnten NASH, Fibrose und Zirrhose zu entwickeln.

DIABETES

Obwohl Diabetes schon in der Antike als Krankheit erkannt wurde, verstanden Ärzte zunächst nur wenig darüber, wie die Krankheit tatsächlich funktioniert. Sie wussten, dass häufiges Wasserlassen ein Symptom war und dass der Urin von Diabetikern unnatürlich süß war. Aber es dauerte bis zur Wende des 20. Jahrhunderts, bis die Forscher verstanden, dass die Krankheit ihren Ursprung in der Bauchspeicheldrüse hat.

1893 kam der französische Pathologe Gustave-Édouard Laguesse auf die Idee, dass winzige Zellhaufen – heute bekannt als Pankreasinseln – eine Rolle in der Entwicklung von Diabetes spielen könnten. Eine Teilmenge dieser Zellen produziert (unter anderem) das Hormon Insulin, und Dr. Laguesse und seine Kollegen vermuteten, dass diese Sekretionen die Verarbeitung von Kohlenhydraten im Körper beeinflussen. Experimente zeigten, dass Versuchstiere bei einer Entfernung der Bauchspeicheldrüse Diabetes entwickelten. Das war ein großer Schritt in die richtige Richtung. Allerdings wussten die Wissenschaftler immer noch nicht, welche Substanzen der Bauchspeicheldrüse für die Krankheit verantwortlich waren. Es ist vielleicht nicht verwunderlich, dass einige zweifelhafte Behandlungen verschrieben wurden, wie z. B. der Ratschlag, dass Diabetiker rohen Schweinepankreas zu sich nehmen sollten.

In den 1920er Jahren fanden die wichtigsten medizinischen Durchbrüche im Bereich des Diabetes in Kanada statt. 1921 identifizierten die in Toronto ansässigen Forscher Frederick Banting und Charles Best Insulin, die Schlüsselsubstanz, die an der Entstehung der Krankheit beteiligt ist. Für diese Entdeckung, die zu einem Meilenstein der Diabetes-Behandlung wurde, erhielt Dr. Banting den Nobelpreis. Diabetes war keine unaufhaltsam tödliche Krankheit mehr, sondern nunmehr eine chronische Erkrankung, die kontrolliert werden konnte.

Diabetes verstehen

Im Grunde genommen ist Diabetes eine Krankheit, bei der der Körper Zucker (Glukose) nicht richtig in Energie umwandeln kann. Die Bauchspeicheldrüse produziert Insulin, das eine wichtige Rolle bei der Regulierung des Blutzucker(Glukose)-Spiegels spielt, indem es die Zellen dahingehend stimuliert, Glukose aufzunehmen und zur Energieherstellung zu verbrennen. Eine der Aufgaben des Insulins ist es, Ihrem Blut dabei zu helfen, Ihren Zellen Glukose zu liefern – denn Glukose ist die wichtigste Energiequelle für die meisten Zellen im Körper. Obwohl Ihr Körper Glukose für die Energieversorgung benötigt, sind hohe Blutzuckerwerte, ein Symptom von Diabetes, problematisch. Wenn die Bauchspeicheldrüse keine ausreichende Menge an Insulin herstellt oder wenn das Insulin bei der Regulierung der Glukoseaufnahme weniger effizient wird, kann sich Diabetes entwickeln. Diabetes ist an sich schon eine ernsthafte Erkrankung, aber er ist auch ein Vorläufer für andere Krankheiten wie Herzerkrankungen und Nierenversagen.

Es gibt zwei Grundtypen von Diabetes: Diabetes Typ 1, der oft als Diabetes im Jugendalter bezeichnet wird, und Diabetes Typ 2, der häufig als Diabetes im Erwachsenenalter gilt. Ein dritter Typ, der Schwangerschaftsdiabetes, ist eine Komplikation während der Schwangerschaft. Wie Susan Prescott in Origins feststellt, wird Schwangerschaftsdiabetes durch die signifikanten metabolischen und physiologischen Veränderungen ausgelöst, die die Mutter durchlaufen muss, um den Bedürfnissen des Fötus gerecht zu werden.

Schwangerschaftsdiabetes

Sechs bis acht Prozent aller schwangeren Frauen leiden an Schwangerschaftsdiabetes. Frauen, die übergewichtig oder adipös sind, entwickeln die Krankheit eher, ebenso wie Frauen mit einer familiären Vorgeschichte von Typ-2-Diabetes. Frauen, die rauchen, und Frauen, die bestimmten ethnischen Gruppen angehören – Afroamerikanerinnen, Hispanoamerikanerinnen und Angehörige verschiedener indigene Völker – sind ebenfalls einem größeren Risiko ausgesetzt. Neuere Studien deuten darauf hin, dass die Ernährung eine Rolle bei der Entwicklung der Erkrankung spielen kann. So stellte beispielsweise das indische Mumbai Maternal Nutrition Project, das die Auswirkungen eines täglichen nährstoffreichen Snacks untersuchte, fest, dass die Intervention die Inzidenzrate von Schwangerschaftsdiabetes im Vergleich mit einer Kontrollgruppe, die einen Snack mit einem niedrigen Gehalt an Mikronährstoffen erhielt, um die Hälfte reduzierte.

Schwangerschaftsdiabetes tritt am wahrscheinlichsten nach der 20. Schwangerschaftswoche auf und ist in der Regel vorübergehend. Auch wenn sich der Blutzuckerspiegel nach der Geburt typischerweise wieder normalisiert, hinterlässt die Erkrankung mehrere problematische Folgeerscheinungen. Frauen, die an Schwangerschaftsdiabetes leiden, haben eine 20-mal höhere Wahrscheinlichkeit, später im Leben Typ-2-Diabetes zu entwickeln. Das Risiko ist in den ersten fünf Jahren nach der Geburt am größten. Laut einer kürzlich in PLOS Medicine veröffentlichten Studie haben sie auch eine 2,8-mal so hohe Wahrscheinlichkeit für die Entwicklung von Herzerkrankungen und eine fast doppelt so hohe Wahrscheinlichkeit für die Entstehung von Bluthochdruck. Babys von Müttern mit Schwangerschaftsdiabetes sind häufig ungewöhnlich groß. Sie sind anfälliger für Atemwegsprobleme und die Entwicklung eines niedrigen Blutzuckerspiegels (Hypoglykämie) als Neugeborene. Sie sind auch einem höheren Risiko ausgesetzt, als Erwachsene an Typ-2-Diabetes zu erkranken, wahrscheinlich als Folge epigenetischer Veränderungen, die sich während ihrer Zeit im Mutterleib ereignet haben.

Typ-1-Diabetes

Typ-1-Diabetes, oft als Diabetes im Jugendalter bezeichnet, ist eine Autoimmunerkrankung, die durch einen Insulinmangel verursacht wird. Im Grunde genommen entsteht sie dadurch, dass die insulinproduzierenden Inselzellen der Bauchspeicheldrüse vom Immunsystem des Körpers angegriffen werden. Diese Fehlfunktion zwingt die Bauchspeicheldrüse dazu, härter an der Insulinproduktion zu arbeiten, um den Blutzuckerspiegel unter Kontrolle zu halten.

Obwohl Gene definitiv eine Rolle bei der Entwicklung von Typ-1-Diabetes spielen, sind sie allein nicht des Rätsels Lösung. Bestimmte Gene rufen bei einigen Personen eine Prädisposition für die Krankheit hervor, aber Forscher haben beobachtet, dass die höchsten Wachstumsraten bei Kindern mit risikoarmen oder gar schützenden Versionen dieser Genotypen zu verzeichnen sind. Familiäre Muster unterstützen die Theorie, dass Gene nicht der entscheidende Faktor sind. Nach Angaben der American Diabetes Association liegt die Wahrscheinlichkeit, dass Väter, die Typ-1-Diabetes haben, die Krankheit an ihre Kinder weitergeben, bei 1 zu 17. Bei Frauen sind es 1 zu 25, wenn das Kind vor dem 25. Lebensjahr der Mutter geboren wurde, und nur 1 zu 100, wenn es danach auf die Welt kam. Wir wissen auch, dass es bei eineiigen Zwillingen ein hohes Auftreten einer unterschiedlichen Entwicklung der Krankheit gibt, was darauf hindeutet, dass epigenetische Modifikationen im Spiel sind. Wenn ein Zwilling die Krankheit hat, wird der andere sie mit einer Wahrscheinlichkeit von höchstens 50 Prozent ebenfalls entwickeln. Der Unterschied tritt dann besonders deutlich hervor, wenn die Diagnose im Alter von über 15 Jahren gestellt wird. Die Forscher beginnen gerade die Auswirkungen epigenetischer Veränderungen auf die Entwicklung der Krankheit zu untersuchen. Zum Beispiel haben sie Zusammenhänge zwischen Typ-1-Diabetes und einer veränderten Genexpression identifiziert, die sich aus Modifikationen der DNA-Methylierung und Histonacetylierung ergeben.

Wo liegen die Wurzeln?

Die Frage lautet also, wie kommt es zu Typ-1-Diabetes? Edwin Gale, ein britischer Diabetes-Experte, weist in einem faszinierenden Artikel darauf hin, dass die Krankheit noch relativ selten war, als Banting und Best 1921 ihre bahnbrechende Entdeckung machten. Im Laufe des 20. Jahrhunderts stiegen die Inzidenzraten jedoch weltweit stetig an. Um 1955 begannen sie größere Sprünge zu machen, und seit etwa 1990 hat sich die Steigerungsrate noch stärker beschleunigt. Der bemerkenswerteste Anstieg zeigt sich bei der Zahl der Vorschulkinder, die an der Erkrankung leiden.

Ein Blick auf das Gesamtbild zeigt, dass Typ-1-Diabetes nicht die einzige Autoimmunerkrankung ist, die auf dem Vormarsch ist. Seit den 1950er Jahren nimmt auch die Häufigkeit vieler anderer – darunter rheumatoide Arthritis, Lupus und Schilddrüsenerkrankungen wie Morbus Basedow – zu. Es überrascht nicht, dass Experten inzwischen darin übereinstimmen, dass nicht-genetische Faktoren in diesem Szenario eine wichtige Rolle spielen. Susan Prescott, die Expertin für frühe Immunentwicklung, sieht deutliche Zusammenhänge zwischen Umweltfaktoren und der zunehmenden Inzidenz von Autoimmunerkrankungen. Sie weist darauf hin, dass das Immunsystem besonders empfindlich auf die mit dem heutigen Leben verbundenen Lebensstiländerungen reagiert. Dazu gehören energiereiche, nährstoffarme Ernährungsweisen, ein sesshafter Lebensstil, die Belastung durch Umweltschadstoffe und Toxine, mehr Hygiene, die zu einer verminderten mikrobiellen Vielfalt führt, bestimmte Medikamente und das Rauchen von Zigaretten.

Die höchste Inzidenzrate der Welt

Finnland hat die höchste Inzidenzrate von Typ-1-Diabetes der Welt. Niemand weiß genau warum, aber 2016 berichteten Forscher über einige interessante Ergebnisse, nachdem sie etwa 200 Neugeborene beobachtet hatten, die genetisch gefährdet waren, die Krankheit zu bekommen. Die Teilnehmer verteilten sich zu gleichen Teilen auf die finnische Provinz Karelien, ihr russisches Pendant direkt hinter der Grenze und das nahe gelegene Estland. Nach drei Jahren hatten 16 Kinder in Finnland, 14 in Estland und nur 4 in Russland die Antikörper entwickelt, die auf die Krankheit hindeuten. Beim Vergleich der Darmbakterien der Kinder fanden die Forscher dramatische Unterschiede in der mikrobiellen Zusammensetzung zwischen den Kindern aus Finnland und Estland und denen aus Russland, wo der Lebensstandard viel niedriger ist.

In einem Artikel aus dem Jahr 2012 mit dem Titel „Environmental Triggers of Type 1 Diabetes" bezogen sich die Forscher auch auf geografische Unterschiede in der Häufigkeit des Auftretens der Erkrankung. Sie analysierten Studien über Migranten, die einen Anstieg der Krankheitsraten bei Bevölkerungsgruppen aufdeckten, die von Gebieten mit geringer Inzidenz zu solchen mit hoher Inzidenz zogen, und erkannten Verbindungen zwischen einer geringeren Vielfalt an Darmbakterien und einer höheren Inzidenz der Krankheit. Diese und andere Beispiele deuten auf Zusammenhänge zwischen der sogenannten Hygienehypothese (siehe Seite 272) und Typ-1-Diabetes hin.

Eine niedrige Vitamin-D-Zufuhr und Fettleibigkeit im Kindesalter wurden ebenfalls als mögliche Faktoren identifiziert. Eine finnische Studie, die im Jahr 2000 veröffentlicht wurde, verwendete Daten von mehr als 1.000 Kindern, die in Geburtskliniken und schulischen Gesundheitseinrichtungen in Finnland erhoben wurden. Die Studie erkannte einen Zusammenhang zwischen der Häufigkeit von Typ-1-Diabetes und Fettleibigkeit im Kindesalter sowie schnellem Wachstum, insbesondere in den ersten drei Lebensjahren.

Gene und Umweltauslöser

Als Edwin Gale im Jahr 2002 seine Arbeit veröffentlichte, spekulierte er, dass Typ-1-Diabetes das Ergebnis komplexer Wechselwirkungen zwischen einer genetischen Veranlagung und Umweltauslösern sein könnte. Nachfolgende Studien haben genau dies bestätigt, und zwar mit harten wissenschaftlichen Fakten. Die Forschung auf diesem Gebiet befindet sich jedoch noch immer in der Frühphase, und in vielerlei Hinsicht ist der Versuch, die Auswirkungen von Umweltfaktoren auf das Epigenom zu identifizieren, wie die Suche nach einer Nadel im Heuhaufen. Die Lokalisierung spezifischer Gene, die mit einer Krankheit in Verbindung stehen, ist nur der erste Schritt. Die Frage, wie Gene sich mit ihrer Welt vernetzen, ist viel komplexer. Die Wechselwirkungen sind vielfältig: Sie umfassen die Interaktion von Genen mit Genen, von Genen mit Umweltfaktoren und zahlreiche externe Umweltereignisse, die alle synergistisch zusammenwirken können. Es handelt sich um extrem dynamische Prozesse, und eine endlose Anzahl an Ergebnissen ist denkbar.

Typ-2-Diabetes

Typ-2-Diabetes ist mit Abstand die häufigste Form dieser Erkrankung und macht etwa 90 Prozent aller Fälle aus. Die International Diabetes Federation schätzte im Jahr 2017, dass weltweit 425 Millionen Menschen an Typ-2-Diabetes litten und dass mehr als die Hälfte davon seit 2000 die Diagnose erhielten. Das Wort Epidemie wird oft verwendet, um das schnelle Wachstum der Krankheit auf der ganzen Welt zu beschreiben. Allerdings kann es schwierig werden, die Diabetes-Epidemie von der so genannten Adipositas-Epidemie zu trennen, da beide so eng miteinander verbunden sind. Paul Z. Zimmet, ein Epidemiologe und Diabetesforscher in Australien, nennt die Kombination „Diabesity", ein Kunstwort aus Diabetes und Obesity (Adipositas), und seiner Meinung nach wird diese bald zur „größten Epidemie der Menschheitsgeschichte".

Diabetes beeinträchtigt natürlich die Gesundheit von Individuen, aber seine Auswirkungen können auch für die Gesellschaft als Ganzes verheerend sein. Zunächst einmal handelt es sich um eine Krankheit, deren Behandlung recht teuer ist. Hinzu kommt noch, dass die Kosten für Medikamente zur Behandlung von Komplikationen, die sich aus der Krankheit ergeben, nach Schätzungen bis zu viermal so hoch sein können, wie die Kosten für die Therapien, die Diabetes an sich behandeln sollen. Zu den Komplikationen im Zusammenhang mit der Erkrankung gehören Herz-Kreislauf-Erkrankungen, Schäden am Nervensystem und an den Nieren, eine schlechte Durchblutung von Armen und Beinen (die manchmal Amputationen notwendig machen kann) und Demenz, einschließlich Alzheimer. Wie andere chronische Krankheiten verursacht auch Diabetes Kosten im Sozialbereich, die von verpassten Arbeitstagen bis hin zum vorzeitigen Ruhestand reichen.

Genetische Verbindungen

Eine Reihe großer genomweiter Assoziationsstudien haben genetische Varianten identifiziert, die direkt mit Typ-2-Diabetests in Zusammenhang stehen. Die Forscher haben jedoch festgestellt, dass jede einzelne nur einen kleinen Beitrag zur Entstehung der Krankheit leistet. Wir wissen, dass Diabetes in Familien gehäuft vorkommt: Die Forschung zeigt, dass, wenn ein Geschwisterkind an der Krankheit leidet, seine anderen Geschwister von denselben Eltern dreimal häufiger ebenfalls die Krankheit entwickeln als die allgemeine Bevölkerung. Aber während Ihre Gene Sie für die Entwicklung von Diabetes anfällig machen können, zeigt die jüngste Forschung, dass die Gene Sie auch davor schützen können. Eine Gruppe von Amish in Indiana verfügt über ein Gen, das mit niedrigen Werten einer Substanz assoziiert ist, die sie vor Stoffwechselkrankheiten, einschließlich Diabetes, schützt. Sie haben auch einen niedrigeren Insulinspiegel und Telomere (siehe Seite 227), die etwa 10 Prozent länger sind als die ihrer Altersgenossen. Interessanterweise leben sie auch etwa 10 Jahre länger als der Durchschnitt, und zwar im Mittel bis zum reifen Alter von 85 Jahren.

Entwicklungswissenschaftliche Verbindungen

Heutzutage nehmen wir an, dass Typ-2-Diabetes eine Erkrankung ist, der mehrere Faktoren zugrunde liegen und die auftritt, wenn eine genetische Veranlagung dafür durch Umweltfaktoren ausgelöst wird. Wir wissen inzwischen seit langem, dass die Ernährung und Bewegungsmangel eine Rolle dabei spielen, ob sich die Erkrankung entwickelt, und beide beeinflusst nachweislich die Genexpression. Dies stimmt mit jüngsten Forschungsergebnissen überein, die darauf hindeuten, dass Sie eher aufgrund epigenetischer Faktoren an Typ-2-Diabetes erkranken als durch Ihre Gene. Am überzeugendsten sind Studien an eineiigen Zwillingen, die ja genau das gleiche Genom haben. In Fällen, in denen ein Zwilling an Diabetes leidet und der andere nicht, haben Forscher diese Ergebnisse mit verschiedenen epigenetischen Mustern in Verbindung gesetzt, die mit der Glukosetoleranz zu tun haben.

Offensichtlich wird eine Anfälligkeit für Typ-2-Diabetes schon in der ersten Lebensphase angelegt und entwickelt sich (oder eben nicht) als Reaktion auf umweltbedingte Faktoren. Einige Experten glauben heute, dass etwa 25 Prozent des Risikos für Stoffwechselerkrankungen (Fettleibigkeit und Diabetes) durch eine Analyse des vorgeburtlichen Umfelds vorhergesagt werden können. Beide Elternteile haben hierbei einen Einfluss. Daten aus der chinesischen Hungersnot stellten einen Zusammenhang mit hohem Blutzuckerspiegel bei Nachkommen sowohl von Vätern als auch von Müttern, die Hunger gelitten hatten, fest. Bei Vätern ergibt sich die Verbindung durch epigenetische Variationen im Sperma. Bei Müttern begründet sich das Risiko in erster Linie auf den Erfahrungen im Mutterleib.

Wir wissen seit langem, dass Kinder mit geringem Geburtsgewicht von Müttern, die während der niederländischen Hungersnot schwanger waren, später im Leben eher Diabetes entwickelten. Wenn sie als Erwachsene fettleibig waren, nahm ihr Risiko noch weiter zu. Ein niedriges Geburtsgewicht, gefolgt von einer schnellen „Aufholjagd" in der Kindheit, führt zu Adipositas, und Adipositas ist ein Risikofaktor für Diabetes, da Fettgewebe beeinflusst, wie Glukose und Insulin verstoffwechselt werden. Auch Störungen im Organsystem, die den Stoffwechsel beeinträchtigen, können involviert sein. So spielen beispielsweise sowohl die Muskeln als auch die Leber eine Rolle bei der Umwandlung von Glukose in Insulin, und sie können durch schlechte Versorgung in utero beeinträchtigt werden. So kann auch die Funktion der Bauchspeicheldrüse, die mit der Insulinproduktion zu tun hat, in Mitleidenschaft gezogen werden.

Wenn eine Mutter an Diabetes leidet oder Schwangerschaftsdiabetes entwickelt, ist es wahrscheinlicher, dass sie ein Baby mit einem hohen Geburtsgewicht zur Welt bringt. Auch hierbei handelt es sich um einen Risikofaktor. Experten beschreiben die Beziehung zwischen Geburtsgewicht und Typ-2-Diabetes als U-förmig, mit einem erhöhten Risiko an beiden Enden.

DAS EPIGENOM

Es gibt inzwischen Hinweise darauf, dass Unterbrechungen der fötalen Entwicklung sich im Verlaufe des Lebens auf das Epigenom auswirken. Nachbeobachtungsstudien an 442 Teilnehmern, die vom Niederländischen Hungerwinter betroffen waren, haben gezeigt, dass der

DIABETES UND ETHNISCHE ZUGEHÖRIGKEIT

Während diejenigen von uns, die in Ländern wie Kanada, Großbritannien oder den Vereinigten Staaten leben, sich um die westliche Ernährung und steigende Raten von „Wohlstandserkrankungen" sorgen, verbreitet sich eine dieser Krankheiten, nämlich Diabetes, rasend schnell auch in den asiatischen Ländern. Wie die Epidemiologin Caroline Fall aufzeigt, wird erwartet, dass bis 2025 drei Viertel der 300 Millionen Erwachsenen weltweit in Nicht-Industriestaaten leben werden, fast ein Drittel von ihnen allein in Indien und China. Dr. Fall untersucht die Inzidenz von Diabetes in Indien seit 25 Jahren und hat festgestellt, dass in diesem Land eines der Hauptprobleme in einem Übergang vom traditionellen ländlichen Lebensstil zu zunehmend urbanen Verhältnissen besteht. Damit gehen auch Veränderungen des Verhaltens einher, zum Beispiel von körperlicher Arbeit zu einem sitzenden Lebensstil und einfachem Zugang zu der Art von kalorienreichen, nährstoffarmen Lebensmitteln, die wir mit der amerikanischen Standardernährung assoziieren.

Aber bei der Analyse der „Diabesity"-Verhältnisse eines Landes sind eine steigende Urbanisation und sozioökonomisches Wachstum nur ein Teil des Gesamtbildes. Hinzu kommt auch noch eine historische Komponente. „Der Ernährungszustand einer Mutter vor der Schwangerschaft macht einen großen Unterschied dabei, wie ihr Körper auf eine Mangelernährung während der Schwangerschaft reagiert", erklärte mir Dr. Fall in einem Interview. „In den Niederlanden war die Hungersnot zeitlich begrenzt und die Frauen waren vor dem Ereignis wohlgenährt gewesen. Deshalb kam es nicht zu einer Diabetes-Epidemie in dem Land. Aber in Indien sind die Menschen seit vielen Generationen unterernährt. Aus diesem Grund sind Inder (und Chinesen), die von ländlichen Gegenden in die Stadt ziehen viel anfälliger für die Aussetzung gegenüber einer obesogenen Umgebung. Wir denken tatsächlich, dass es geschichtlich bedingt ist."

Dr. Fall hat viele Jahre lang mit Dr. Chittaranjan Yajnik zusammengearbeitet, der ebenfalls ein Spezialist für Diabetesforschung und mütterliche Ernährung ist. Dr. Yajnik entwickelte das Konzept des „dünn-dicken Inders". Im Vergleich zu Kaukasiern haben Menschen aus Ostindien einen niedrigeren durchschnittlichen BMI und auffallend wenig Muskelmasse, weshalb sie üblicherweise eher dünn sind. Auf der anderen Seite haben sie genauso viel oder noch mehr Bauchfett, was sie unverhältnismäßig adipös oder „dick" macht. Dieser Körpertyp liegt schon bei der Geburt vor, besonders bei den leichtesten und am stärksten unterernährten Neugeborenen, und hält während der gesamten Kindheit an. Er führt auch dazu, dass die Kinder für die Entwicklung eines Diabetes anfälliger sind.

Die steigenden Diabetesraten in Asien sind sicher besorgniserregend, aber eine Anfälligkeit für die Krankheit im Zusammenhang mit der ethnischen Zugehörigkeit konnte auch in anderen Teilen der Welt festgestellt werden. Zum Beispiel belegen Statistiken der Centers for Disease Control and Prevention in den Vereinigten Staaten, dass Afroamerikaner fast zweimal so häufig an Diabetes erkranken wie ihre kaukasischen Mitbürger. Außerdem hat sich das Auftreten der Erkrankung in dieser Gruppe in den letzten 30 Jahren vervierfacht. Afroamerikaner leiden auch wahrscheinlicher an Behinderungen durch Komplikationen einer Diabeteserkrankung wie zum Beispiel Amputationen, Blindheit, Nierenversagen und ein erhöhtes Risiko für Herzerkrankungen und Schlaganfälle.

Amerikanische Ureinwohner, vor allem die Pima-Indianer, und Menschen hispanischer Abstammung haben ebenfalls ein erhöhtes Risiko dafür, Diabetes zu entwickeln. In Nordkanada tritt Diabetes bei den Inuit inzwischen genauso oft auf wie im Rest der Bevölkerung, während die Krankheit in dieser Bevölkerungsgruppe noch vor einigen Jahren sehr selten war. In einigen Pazifikregionen wie Fiji und Mikronesien sind etwa 30 Prozent der Bevölkerung betroffen.

Niemand weiß ganz genau, warum die Menschen in diesen Gruppen anfälliger dafür sind, Diabetes zu entwickeln, aber wir können es uns zusammenreimen. Caroline Fall drückt es folgendermaßen aus: „Wir denken, es liegt an dem Zusammentreffen von intergenerationaler Unterernährung, die das fötale Wachstum beeinträchtigt, und eine nachgeburtliche Umgebung, die sich durch eine Fülle von Nahrungsmitteln und wenig körperliche Aktivität auszeichnet, was ja einen Großteil unseres heutigen Lebensstils ausmacht." Anders gesagt: Es handelt sich um eine Diskrepanz zwischen historischer Erlebniswelt und obesogener Umgebung.

Ernährungszustand der Mutter während der Schwangerschaft zu Veränderungen der Methylierung führen können, die sich bis ins Erwachsenenalter des Kindes ziehen können. Andere Studien weisen darauf hin, dass das Risiko, das sich aus epigenetischen Veränderungen ergibt, an die nächsten Generationen weitergegeben werden kann. Eine 2009 in der Zeitschrift Diabetes veröffentlichte Studie an Mäusen zeigte, dass Enkelkinder unterernährte Großmütter eine höhere Wahrscheinlichkeit hatten, ein niedriges Geburtsgewicht zu haben und an einer beeinträchtigten Glukosetoleranz zu leiden, selbst dann, wenn die Tochter während der Schwangerschaft wohlgenhärt war.

Keine Erwachsenenkrankheit mehr

In der Vergangenheit wurde Typ-2-Diabetes auch häufig als Diabetes im Erwachsenenalter bezeichnet, weil er nicht oft bei Kindern vorkam. In den letzten 25 Jahren hat sich die Inzidenz der Krankheit bei Jugendlichen und Kindern jedoch dramatisch erhöht. Dieser Anstieg ist vor allem in bestimmten ethnischen Gruppen (siehe „Diabetes und ethnische Zugehörigkeit", Seite 187) und bei jungen Menschen, die in so genannten benachteiligten Vierteln leben, weit verbreitet.

Dies ist zwar schon an sich eine alarmierende Entwicklung, aber umso bedenklicher ist, dass die Krankheit in dieser Altersgruppe schneller fortschreitet als bei älteren Menschen. Sie spricht auch schlechter auf die Behandlung an. Eine Studie aus dem Jahr 2012, die im New England Journal of Medicine veröffentlicht wurde, ergab, dass innerhalb weniger Jahre nach der Entwicklung eines Diabetes fast die Hälfte der untersuchten jungen Menschen täglich Insulininjektionen benötigte, um die Krankheit in Schach zu halten. Darüber hinaus wirkte ein Standardmedikament zur Kontrolle des Blutzuckerspiegels bei mehr als 50 Prozent der Studienteilnehmer nicht. Obwohl wir noch nicht genau verstehen, warum dies der Fall ist, spekuliert Susan Prescott, dass das schnelle Wachstum und die hormonellen Veränderungen im Zusammenhang mit der Pubertät eine Rolle bei der Resistenz gegen die Behandlung in dieser Altersgruppe spielen könnten.

Der Zusammenhang mit Adipositas

Es ist schwierig über Diabetes zu sprechen, ohne den Zusammenhang mit Adipositas zu betrachten. Die meisten Experten sind sich einig, dass Adipositas der größte Einzelrisikofaktor im Zusammenhang mit Typ-2-Diabetes ist. Nicht alle Menschen, die Typ-2-Diabetes entwickeln, sind fettleibig, aber ein höherer Prozentsatz adipöser Personen entwickelt Diabetes. Auf Grundlage der Erkenntnis, dass die Krankheit bei Afroamerikanern fast doppelt so häufig vorkommt wie bei Kaukasiern, hat eine Studie, die 2017 in der Zeitschrift JAMA veröffentlicht wurde, nach ethnischen Faktoren bei der Krankheitsentwicklung gesucht. Nachdem jedoch alle anderen Faktoren angepasst wurden, kamen die Forscher zu dem Schluss, dass Adipositas die Hauptursache für die Krankheit ist. Diese Ergebnisse werden durch eine weitere Studie unterstützt, das Diabetes Remission Clinical Trial (DiRECT), welches 2017 im Lancet veröffentlicht wurde. Die Forscher fanden einen klaren Zusammenhang zwischen Gewichtsabnahme und einem Rückgang (Remission) von Typ-2-Diabetes. 86 Prozent der Patienten, die mindestens 15 kg abnahmen, erreichten eine Remission, verglichen mit nur 7 Prozent bei denjenigen, die 5 kg oder weniger an Gewicht verloren.

Fast 90 Prozent der Menschen mit Typ-2-Diabetes sind übergewichtig oder adipös. Übergewicht beeinträchtigt die Fähigkeit des Körpers, Insulin zu verwerten. Adipöse Menschen leiden mit höherer Wahrscheinlichkeit an einem Phänomen, das Forscher als einen „Pathologien-Cluster“ bezeichnen, wie zum Beispiel Störungen des Stoffwechsels und des Immunsystems, eine verringerte Vielfalt der Darmbakterien und mehr Entzündungsherde. Während keiner dieser Faktoren allein für die Krankheit verantwortlich ist, sind sie alle miteinander verbunden und arbeiten wahrscheinlich zusammen, möglicherweise synergetisch, wodurch es zu einer Insulinresistenz kommen kann.

Wie bereits erwähnt, können adipöse Menschen aufgrund wachstumsbedingter Ereignisse, einschließlich Unterernährung während der Schwangerschaft und Wachstumsschüben in der frühen Kindheit, für Typ-2-Diabetes anfällig werden. Sie haben auch eine höhere Wahrscheinlichkeit, als Erwachsener übermäßiges Bauchfett und Typ-2-Diabetes zu entwickeln, wenn Ihre Mutter während der Schwangerschaft zu viele Kalorien konsumiert hat oder wenn Sie im frühen Leben einer obesogenen Umgebung ausgesetzt waren. Eine Studie, die die Teilnehmer über einen Zeitraum von 10 Jahren beobachtete, ergab, dass höhere Raten von Typ-2-Diabetes mit einem Wohnsitz in einer Nachbarschaft verbunden waren, in der körperliche Aktivität und, in geringerem Maße, der Zugang zu nahrhaften Lebensmitteln eingeschränkt war.

INSULIN VERSTEHEN

Insulin, ein Hormon, das in der Bauchspeicheldrüse produziert wird, spielt eine wichtige Rolle bei Diabetes. Es reguliert den Blutzuckerspiegel, indem es den Transport von Glukose in Ihre Zellen stimuliert, wo diese in Energie umgewandelt wird. Typ-2-Diabetes entsteht, wenn bei diesem Prozess Probleme aufkommen. In der Regel entsteht zunächst eine Erkrankung, die als Insulinresistenz bekannt ist. Immer mehr Insulin wird benötigt, um den Blutzuckerspiegel zu kontrollieren, bis die Bauchspeicheldrüse schließlich erschöpft ist.

Über einen längeren Zeitraum hat die Kombination aus erhöhtem Blutzucker und erhöhtem Insulin negative Auswirkungen auf die Gesundheit. Bleibt der Blutzucker zu lange erhöht, ist eine chronische Entzündung der Blutgefäße die Folge. Dies führt letztendlich zu Erkrankungen der Augen, Nerven, Nieren, des Gehirns und des Herzens. Fast 70 Prozent der Menschen mit Diabetes erkranken an einer Herzerkrankung und die meisten sterben daran.

Wenn der Insulinspiegel zu lange erhöht bleibt, wird außerdem das Wachstum Ihrer Fettzellen angeregt, besonders um die Mitte, was zu einer Gewichtszunahme führt. Wenn die Insulinresistenz schon seit längerer Zeit besteht, nutzt sich Ihre Bauchspeicheldrüse mit der Zeit sozusagen ab. Sie kann nicht mehr genügend Insulin herstellen, was oft eine Insulinersatztherapie notwendig macht.

Insulinresistenz und Adipositas

Welche Ursachen der Insulinresistenz sind uns bekannt? Die meisten Experten sind sich einig darüber, dass der stärkste Vorhersagefaktor eine vorliegende Adipositas ist. Fettzellen sind viel mehr als Energiespeicherbehälter für den Körper; sie sind im Grunde komplexe hormonelle und chemische Fabriken. Bauchfett ist besonders problematisch, weil es Hormone und entzündliche Chemikalien bildet, die die Insulinresistenz weiter verschlechtern. Selbst wenn Sie einen normalen BMI haben, erhöht ein Taillenumfang von 101 cm oder mehr bei Männern oder 89 cm oder mehr bei Frauen Ihr Risiko, Insulinresistenz und Typ-2-Diabetes zu entwickeln.

Vermehrtes Bauchfett kann auch darauf hindeuten, dass wichtige Organe, die den Blutzucker regulieren, wie die Leber und die Bauchspeicheldrüse, nicht richtig funktionieren. Studien an adipösen Menschen mithilfe von bildgebenden Verfahren zeigen, dass sie zu viel Fett in diesen Organen speichern, was zu nicht-alkoholischer Fettleberkrankheit führen kann (siehe Seite 176). Diese Erkrankung beeinträchtigt die Fähigkeit der Bauchspeicheldrüse, Insulin zu produzieren und auf den Bedarf des Körpers an diesem Hormon angemessen zu reagieren. Eine Fettleber spricht nicht mehr auf die Nachrichten an, die das Insulin ihr liefert und verliert die Fähigkeit, bestimmte Aufgaben angemessen zu erfüllen. Zu ihnen gehört die Speicherung von überschüssigem Zucker und dessen Freisetzung in die Blutbahn, wenn der Blutzuckerspiegel niedrig ist. Stattdessen gibt eine Fettleber weiterhin gespeicherten Zucker in die Blutbahn ab, auch wenn dieser gar nicht benötigt wird. Bei Menschen mit Diabetes verschlechtert dies ihre Erkrankung. Eine Strategie zur Behandlung von Diabetes besteht eindeutig darin, Möglichkeiten zur Reduzierung des Fettgehalts in der Leber zu finden.

Weitere Gründe für eine Insulinresistenz

Ein sitzender Lebensstil hat einen großen Einfluss auf die Insulinresistenz. Muskeln verbrauchen mehr Glukose als jedes andere Gewebe im Körper, und sie sind unglaublich effektiv darin, den Blutzucker im Gleichgewicht zu halten und die Insulinresistenz nach körperlicher Aktivität zu reduzieren. Zahlreiche Studien haben den Zusammenhang zwischen langem Sitzen und einem erhöhten Risiko für eine Vielzahl von Gesundheitsproblemen, einschließlich Herz-Kreislauf-Erkrankungen und Krebs, dokumentiert. Eine Übersichtsstudie, die 2015 in der Zeitschrift Annals of Internal Medicine veröffentlicht wurde, kam zu dem Schluss, dass das größte Risiko von längerem Sitzen (8 bis 12 Stunden oder mehr pro Tag) ein 90 Prozent höheres Risiko für die Entwicklung von Typ-2-Diabetes war. Die Forscher stellten die Theorie auf, dass lange Sitzphasen Veränderungen in den Muskeln hervorrufen, die sich negativ auf den Stoffwechsel von Zuckern und Fetten auswirken können und erkannten einen Zusammenhang zwischen sesshaftem Verhalten und Insulinresistenz.

Bestimmte Medikamente tragen ebenfalls zur Entwicklung einer Insulinresistenz bei. Dazu gehören Kortikosteroide, Thiaziddiuretika, Beta-Blocker und Statine. Chronische Schlaflosigkeit (Insomnie) und Atemstillstände im Schlaf (Schlafapnoe) haben ebenfalls mit der Erkrankung zu tun, genauso wie das Rauchen von Zigaretten.

Typ-2-Diabetes vermeiden oder kontrollieren

Einige der wichtigsten medizinischen Organisationen auf der ganzen Welt, darunter die American Diabetes Association, die World Health Organization, die Canadian Diabetes Association und das National Health System in Großbritannien, sind sich einig darin, dass Lebensstilveränderungen die Insulinresistenz verbessern können. Entsprechende Änderungen helfen auch bei der Bewältigung der Symptome von Typ-2-Diabetes und können die Krankheit sogar umkehren.

Zu den empfohlenen Strategien gehören in erster Linie ein Gewichtsverlust und die Steigerung der körperlichen Aktivität. Wenn Sie übergewichtig sind, zeigen Studien, dass selbst dann, wenn bei Ihnen ein hohes Risiko für Typ-2-Diabetes vorliegt, eine relativ kleine Gewichtsabnahme von 5 bis 10 Prozent Ihres Körpergewichts die Entwicklung der Krankheit verhindern kann. Die Forschung zeigt außerdem, dass eine Kombination dieses geringen Gewichtsverlusts mit einer gesteigerten körperlichen Aktivität (wiederum moderat – nur 150 Minuten Gehen pro Woche) das Risiko um bis zu 60 Prozent reduziert. Wenn Sie bereits Diabetes-Medikamente anwenden, kann der Verlust dieser recht kleinen Menge an Gewicht es Ihnen ermöglichen, die Dosis zu senken, was langfristig vorteilhaft ist. Es versteht sich fast von selbst, dass Sie gegebenenfalls das Rauchen aufgeben sollten. Verbessern Sie bei Bedarf auch Ihre Essgewohnheiten: Nehmen Sie ausschließlich nährstoffreiche Vollwertnahrungsmittel zu sich. Experten glauben, dass, wenn diese Maßnahmen weitgehend umgesetzt würden, die Inzidenz von Diabetes über einen Zeitraum von 20 Jahren um satte 43 Prozent reduziert werden könnte.

Gewichtsabnahme zur Diabeteskontrolle

Abzunehmen ist nach wie vor die effektivste Einzelstrategie zur Behandlung oder Umkehrung von Diabetes. Wir wissen, dass ein Verlust von mindestens 5 bis 7 Prozent Ihrer Körpermasse Diabetes durch eine Verbesserung der Insulinresistenz verbessern und manchmal sogar umkehren kann. Erhöhte körperliche Aktivität – auch in moderatem Maße, wie z. B. 30 Minuten Gehen pro Tag (idealerweise natürlich mehr) – ist ebenfalls unerlässlich, und zwar nicht nur zur Unterstützung der Gewichtsabnahme, sondern auch, weil sie sich positiv auf die Insulinresistenz auswirkt.

Ernährungsansätze für den Gewichtsverlust

Je mehr wir über das Epigenom erfahren, desto deutlicher wird, dass ein Ansatz, der sich nur auf eine Variable konzentriert (ein traditionelles Merkmal der Ernährungsforschung), die vielen verschiedenen Auswirkungen der Ernährung auf den menschlichen Körper nicht ausreichend erfasst. Nährstoffe interagieren auf komplexe Weise mit unseren Genen, ihren Varianten und unzähligen epigenetischen Prozessen – und zwar auf eine Art und Weise, die wir gerade erst zu verstehen beginnen.

Allerdings sind einige Ernährungsmuster gut erforscht und können helfen, Typ-2-Diabetes zu kontrollieren, indem sie zur Gewichtsabnahme anregen. Es sei jedoch darauf hingewiesen, dass medizinische Bedenken hinsichtlich der langfristigen Auswirkungen von kalorienarmen, kohlenhydratarmen und ketogenen Ernährungsweisen geäußert wurden. Da sie den Verbrauch bestimmter Nährstoffe einschränken, sind sie außerdem nicht für schwangere Frauen geeignet.

EINE KALORIENARME ERNÄHRUNG

In jüngster Zeit hat sich gezeigt, dass es möglich ist, durch eine signifikante Gewichtsabnahme eine Rückentwicklung von Diabeteserkrankungen zu erreichen. Eine Studie verglich 300 Personen, bei denen in den letzten sechseinhalb Jahren Diabetes diagnostiziert wurde. Der Hälfte der Teilnehmer wurde für einen Zeitraum von drei bis fünf Monaten eine kalorienarme Ernährung (ca. 800 Kalorien pro Tag) zugeordnet, und die Anwendung aller Diabetes-Medikamente wurde abgesetzt; die andere Hälfte folgte weiterhin den Standard-Diabetes-Protokollen, wendete ihre Medikamente an und nahm an einer Ernährungsberatung teil. Die Gruppe, die ihren Kalorienverbrauch einschränkte, verlor im Durchschnitt etwa 13,6 kg und fast die Hälfte erlebte eine Remission ihres Diabetes. Nur 4 Prozent der Teilnehmer in der Gruppe mit der Standardbehandlung erreichten ein ähnliches Ergebnis. Es ist wichtig zu beachten, dass Diäten mit einem so niedrigen Kaloriengehalt unter ärztlicher Aufsicht durchgeführt werden müssen.

METABOLISCHE UND BARIATRISCHE OPERATION

Das Ziel einer metabolischen oder bariatrischen Operation ist es, die Magengröße zu reduzieren oder den Dünndarm umzuleiten, um die Menge der aufgenommenen Nahrung oder die Anzahl der vom Körper aufgenommenen Kalorien zu verringern. Diese Verfahren sind ziemlich dramatisch und nach der Operation erfordern sie eine strenge kalorienreduzierte Ernährung. Die damit verbundene Gewichtsabnahme hat sich als sehr effektiv bei der Umkehrung von Diabetes erwiesen. Insbesondere die bariatrische Chirurgie ist mit signifikanten metabolischen Verbesserungen verbunden, die mindestens eine Studie mit epigenetischen Veränderungen in Zusammenhang gesetzt hat, die sich positiv auf den Methylierungsgrad auswirken.

EINE KOHLENHYDRATARME ERNÄHRUNG

Studien zeigen, dass schwangere Frauen, die sich kohlenhydratarm ernähren, ein um bis zu 30 Prozent erhöhtes Risiko haben, ein Baby mit einem schweren Geburtsfehler zur Welt zu bringen. Eine aktuelle Studie verknüpfte die Befolgung eines kohlenhydratarmen Ernährungsplans mit einer 18-prozentigen Steigerung einer Entwicklung von Vorhofflimmern (siehe „Herzarrhythmien", Seite 217). Eine wachsende Zahl von Studien am Menschen zeigt jedoch, dass eine kohlenhydratarme Ernährung einige Marker für Diabetes verbessern kann. Indem sie einen Gewichts- und Fettverlust erleichtert, reduziert sie auch die Risikomarker für Herzkrankheiten. Eine moderate kohlenhydratarme Ernährung umfasst weniger als 60 bis 100 g Kohlenhydrate am Tag. In Bezug auf das Makronährstoffverhältnis bedeutet dies, dass etwa 15 Prozent der täglichen Kalorien aus Kohlenhydraten stammen, 60 Prozent aus Fett und 25 Prozent aus Proteinen. (Zum Vergleich: Das sind deutlich weniger Kohlenhydrate als die bis zu 180 g Kohlenhydrate pro Tag, die die American Diabetes Association empfiehlt.)

EINE KETOGENE ERNÄHRUNG

Bei der ketogenen Ernährung handelt es sich um eine sehr kohlenhydratarme Ernährung, die weniger als 50 g Kohlenhydraten pro Tag umfasst. Ein solcher Ernährungsplan, der nur unter strenger medizinischer Aufsicht durchgeführt werden sollte, reduziert nachweislich den Taillenumfang und führt bei Menschen mit Typ-2-Diabetes zu einer Gewichtsabnahme. Die ketogene Ernährung ist sehr effektiv bei der Senkung des Blutzuckerspiegels, sodass Menschen mit Diabetes erwarten sollten, dass ihre Medikamente entsprechend angepasst werden müssen.

Eine ketogene Ernährung hält den Körper in einem Zustand der Ketose. Das bedeutet, dass der Körper seine Kraftstoffquelle von Kohlenhydraten auf Fett umstellt. Es sollte auch beachtet werden, dass einige Wissenschaftler glauben, dass eine andauernde (chronische) Ketose schädlich ist und dass ketogene Diäten LDL(Low-Density-Lipoprotein oder „schlechtes“)-Cholesterin bei einigen Menschen erhöhen könnte.

ZEITWEILIGES FASTEN

Zeitweiliges Fasten ist ebenfalls eine anerkannte Strategie, die beim Gewichtsverlust helfen und spezielle Vorteile haben kann, wie z. B. niedrigere Nüchternglukosespiegel bei Menschen mit Typ-2-Diabetes. Tierstudien weisen darauf hin, dass es bei der Verbesserung einer Insulinresistenz hilfreich sein könnte. Zusätzliche Vorteile eines zeitweiligen Fastens umfassen einen verringerten Taillenumfang und weniger Entzündungsherde. Es gibt mehrere Möglichkeiten für diese Art des Fastens:

1. mindestens 12 (oder noch besser 14 Stunden) zwischen Abendessen und Frühstück fasten und nur drei Mahlzeiten am Tag zu sich nehmen;
2. die Kalorienaufnahme an zwei Tagen pro Woche strikt auf 500 bis 600 Kalorien beschränken und an den anderen Tagen normal essen; oder
3. an einem Tag der Woche weniger als 800 Kalorien zu sich nehmen, den Rest der Woche über aber die übliche Kalorienmenge konsumieren.

VEGANE ODER VEGETARISCHE ERNÄHRUNG

Eine vegetarische oder vegane Ernährung kann für Menschen mit Diabetes eine Überlegung wert sein. Neben der Förderung der Gewichtsabnahme tragen beide Ernährungsarten zum Ausgleich des Blutzuckers und zur Verbesserung des Cholesterinspiegels bei. Beide haben sich als vorbeugende Maßnahmen gegen Diabetes etabliert, was zum Teil auf ihren hohen Ballaststoffgehalt und die überdurchschnittliche Konzentration an schützenden pflanzlichen Stoffen zurückzuführen ist, die unter anderem dazu beitragen, Entzündungen zu reduzieren. Die erhöhte Aufnahme von Soja, die eine häufige Proteinquelle in veganen und vegetarischen Diäten ist, wurde speziell mit der Verringerung der Inzidenz von Diabetes bei Frauen und bei Bevölkerungsgruppen in Asien in Verbindung gebracht. Obwohl es nur wenige Studien am Menschen gibt, hat sich in zahlreichen Tierversuchen gezeigt, dass Genistein, eine bioaktive Komponente von Soja, durch seine Wirkung auf Beta-Zellen der Bauchspeicheldrüse eine antidiabetische Wirkung innehat.

EINE NÄHRSTOFFDICHTE EHRNÄHRUNG

Wir wissen heute genug über Ernährung und Gesundheit, um zu verstehen, dass sich die Vorteile einer gesunden Ernährung aus der Kombination vieler verschiedener Lebensmittel und Nährstoffe und deren kumulativen und oft synergistischen Auswirkungen auf den menschlichen Körper ergeben. Für Menschen mit Diabetes empfehlen die wichtigsten medizinischen Organisationen weiterhin Ernährungspläne, die hauptsächlich auf Vollwertkost basieren und hochverarbeitete Lebensmittel, insbesondere raffinierte Kohlenhydrate, einschränken oder ganz vermeiden.

Innerhalb dieser Kategorie wurde die mediterrane Ernährung im Hinblick auf die Prävention von Diabetes am eingehendsten untersucht. Der Begriff bezieht sich auf den Verzehr einer moderaten Menge an Proteinen zusammen mit hauptsächlich pflanzlichen Lebensmitteln wie Vollkorn, Obst, Gemüse, Hülsenfrüchten und Nüssen sowie gesunden Fetten, die hauptsächlich aus Olivenöl gewonnen werden. Empfehlenswert ist auch der Genuss von Rotwein, der den Vorteil hat, die Magenentleerung zu verlangsamen und damit die Geschwindigkeit, mit der der Blutzuckerspiegel nach einer Mahlzeit wieder ansteigt. Darüber hinaus liefert Rotwein Resveratrol, eine pflanzliche Verbindung, die auch in dunklen Beeren und Kakao enthalten ist. Resveratrol hat sich als starkes Antioxidans erwiesen, das dabei hilft, die insulinproduzierenden Zellen in der Bauchspeicheldrüse zu schützen. Beachten Sie jedoch, dass Krebsforscher jetzt aber darauf hinweisen, dass ein regelmäßiger Konsum von Alkohol, auch in kleinen Mengen, das Risiko für Krebs erhöht.

Neue Methoden zur Diabeteskontrolle

Neuere Forschungen haben gezeigt, dass einige sogenannte „Superfoods" und „Superergänzungsmittel" die Fähigkeit haben, die genetische Expression bestimmter Proteine zu verbessern, wodurch tatsächlich die Insulinfunktion wiederhergestellt werden kann. Das meistuntersuchte dieser Proteine heißt PPAR-Gamma, und Wissenschaftler suchen nach Wegen, dieses wichtige Gen beeinflussen zu können. In randomisierten, kontrollierten Studien mit menschlichen Teilnehmern hatten die folgenden Maßnahmen bedeutende positive Auswirkungen auf die PPAR-Gamma-Expression und damit auf das Insulin-Management bei einigen Personengruppen:

- 1.000 mg Leinsamenöl-Nahrungsergänzung, täglich für einen Zeitraum von 12 Wochen von diabetischen Patienten mit Herzerkrankungen eingenommen;
- 1.000 mg Fischöl mit 180 mg EPA und 120 mg DHA, zweimal täglich für einen Zeitraum von 6 Wochen von Frauen mit Schwangerschaftsdiabetes eingenommen;
- 250 mg Magnesiumoxid, einmal täglich für einen Zeitraum von 6 Wochen von Frauen mit Schwangerschaftsdiabetes eingenommen;
- 100 mg CoQ10, ein starkes Antioxidans, täglich für einen Zeitraum 12 Wochen von Frauen mit polyzystischem Ovarialsyndrom (PCOS) eingenommen, welches durch eine Insulinresistenz gekennzeichnet ist.

Zusätzliche „Super-Nährstoffe" scheinen besonders vorteilhaft zu sein, um die Risikofaktoren von Diabetes des Typs 2 zu verringern. Dazu gehören Probiotika und Präbiotika, ballaststoffreiche Lebensmittel zur Unterstützung nützlicher Darmbakterien (siehe Seiten 282–288) und Vitamin D, das dabei hilft die Freisetzung von Insulin aus der Bauchspeicheldrüse auf einem normalen Niveau zu halten. Es lohnt sich, Ihren Vitamin-D-Spiegel überprüfen zu lassen, denn niedrige Werte stehen

Diabetes über die Ernährung in den Griff bekommen

Leider sind sich die Experten hinsichtlich der geeigneten Verhältnisse von Makronährstoffen für Menschen mit Diabetes nicht ganz einig. Die wissenschaftlichen Empfehlungen variieren weiterhin in Bezug auf den Prozentsatz der Proteine, Fette und Kohlenhydrate, die Diabetiker zu sich nehmen sollten. Je mehr wir über Gene und das Epigenom erfahren, desto wahrscheinlicher scheint es, dass diese Meinungsverschiedenheiten sich daraus ergeben, dass es keine Einheitslösung für die Behandlung von Diabetes durch die Ernährung gibt.

Im Allgemeinen sind sich jedoch alle großen Diabetesorganisationen über die folgenden Maßnahmen einig:

- **Essen Sie mehr Gemüse.** Gemüse ist reich an wertvollen Mikronährstoffen wie Vitaminen, Mineralien und schützenden pflanzlichen Stoffen.
- **Nehmen Sie genügend Ballaststoffe zu sich.** 25 bis 50 g Ballaststoffe pro Tag helfen dabei, den Blutzuckerspiegel auf Kurs zu halten. Darüber hinaus ernähren Ballaststoffe die gesunden Bakterien in Ihrem Darm. Adipöse Menschen haben ein anomales Ungleichgewicht der Darmbakterien, was wahrscheinlich zu vermehrten Schwierigkeiten bei der Insulinkontrolle und dem Halten des Gewichts führt.
- **Nehmen Sie gesunde pflanzliche Fette zu sich.** Dazu gehören Quellen wie Leinsamen, Kürbiskerne und natives Olivenöl Extra.

Kohlenhydrate

Bislang gibt es keinen wissenschaftlichen Konsens über die Menge an Kohlenhydraten, die ein Diabetiker zu sich nehmen sollte. Es gibt jedoch große Unterschiede zwischen den verschiedenen Arten von Kohlenhydraten, wenn es darum geht, Ihren Blutzucker in die Höhe zu treiben. Der glykämische Index (GI) und die glykämische Last (GL) helfen dabei vorauszusagen, wie sich kohlenhydrathaltige Lebensmittel wahrscheinlich auf den Blutzucker auswirken. Zahlreiche Studien haben bestätigt, dass Ernährungsweisen mit einem hohen Anteil an GI- und GL-reichen Lebensmitteln das Risiko für Diabetes erhöhen.

Denken Sie beispielsweise daran, dass die Lebensmittel, die Schlüsselkomponenten der amerikanischen Standarddiät darstellen – Raffinadezucker, Weißbrot und weiße Kartoffeln – allesamt einen sehr hohen GI und eine hohe GL aufweisen, während Lebensmittel, die wir als gesund bezeichnen, wie Blattgemüse, Vollfrüchte, Vollkornprodukte und Hülsenfrüchte, einen niedrigen GI und eine niedrige GL aufweisen. Fette wie Olivenöl und Fleisch haben keinen GI oder GL, weil sie keine Kohlenhydrate enthalten und allein keinen spürbaren Einfluss auf den Blutzucker haben. Wenn eine Insulintherapie erforderlich ist, sind sich alle Experten einig, dass es unerlässlich ist, eine Form der Kohlenhydratzählung oder Monitoring zu praktizieren, da die Wirkung von Kohlenhydraten auf den Blutzucker einen direkten Einfluss auf den Medikamentenbedarf hat.

Fett

Die Experten sind sich im Allgemeinen einig darüber, dass eine fettärmere Ernährung für Menschen mit Diabetes besser geeignet ist, wahrscheinlich, weil Fett kalorienreich ist und Kalorienrestriktionen allgemein als Strategie zum Abnehmen anerkannt sind. Diabetes-Organisationen empfehlen grundsätzlich, die Aufnahme von gesättigten Fettsäuren auf unter 10 Prozent der täglichen Kalorienzufuhr zu verringern. Große epidemiologische Studien haben den Konsum von gesättigten Fettsäuren aus tierischen Lebensmitteln (Fleisch, Milchprodukte und Eier) mit Typ-2-Diabetes in Verbindung gebracht. Der Ersatz von gesättigten Fetten durch mono-ungesättigte Fette – aus Nüssen, Samen und Olivenöl – schützt erwiesenermaßen vor Diabetes und verbessert die Insulinresistenz. Es hat sich auch gezeigt, dass die Vermeidung aller hochverarbeiteten Transfette (teilweise gehärtete Öle) die Insulinresistenz signifikant verbessert.

mit Insulinresistenz in Zusammenhang. Die Nahrungsergänzung mit Vitamin D reduziert leichte Entzündungen bei Diabetikern. Studien decken zwar durch die Untersuchung dieser einzelnen Nährstoffe vielversprechende Trends auf, aber die bewährten Strategien zur Vorbeugung, Behandlung und Umkehrung von Diabetes sind nach wie vor das Halten eines gesunden Körpergewichts (oder eine Gewichtsabnahme bei Übergewicht oder Adipositas), die Aufrechterhaltung eines körperlich aktiven Lebensstils, kein Tabakkonsum, die Vermeidung von energiedichten verarbeiteten Lebensmitteln und der Verzehr von Vollwertprodukten, die hauptsächlich pflanzlich hergestellt und reich an Ballaststoffen, Phytochemikalien und gesunden Fetten sind. Diese Ernährungs- und Lebensstilentscheidungen sind der Schlüssel zur Kontrolle der Diabetes-Epidemie und nicht etwa die neusten Modediäten.

BLUTHOCHDRUCK

Die Hypertonie, auch bekannt als Bluthochdruck, ist eine der häufigsten chronischen Erkrankungen weltweit und betrifft mehr als eine Milliarde Erwachsene. Im Jahr 2017 berichtete die Weltgesundheitsorganisation, dass rund 40 Prozent der Erwachsenen ab 25 Jahren an Bluthochdruck leiden. Am höchsten ist die Rate in Afrika (46 Prozent) und am niedrigsten in Nord- und Südamerika (35 Prozent), wo mehr Männer (39 Prozent) als Frauen (32 Prozent) an der Krankheit leiden. In den Vereinigten Staaten ist jeder dritte Erwachsene von Bluthochdruck betroffen. Ende 2017 wurden neue, stark kritisierte US-Richtlinien verabschiedet. Nach den neuen Standards werden viele Menschen, deren Blutdruck früher als normal galt, jetzt als hypertonisch eingestuft; als Folge davon ist die Zahl der Menschen, die an der Erkrankung in Amerika leiden, auf 46 Prozent gestiegen.

Bluthochdruck ist eine der Erkrankungen, die Teil des metabolischen Syndroms sind (siehe Seite 175). Es handelt sich um ein schwerwiegendes Problem, denn es erhöht das Risiko für viel schwerwiegendere Krankheiten wie Herzinfarkt, Herzinsuffizienz, Schlaganfall und Nierenerkrankungen. Es wird als „stiller Killer“ bezeichnet, weil es oft keine erkennbaren Symptome gibt.

Aber was ist Bluthochdruck eigentlich? Wenn Blut in Ihrem Körper zirkuliert, übt es Druck auf die Wände Ihrer Blutgefäße aus. Zu Bluthochdruck kommt es, wenn der Druck auf diese Wände konstant erhöht ist. Dies schadet nicht nur allmählich Ihren Blutgefäßen, sondern lässt Ihr Herz auch viel schwerer arbeiten als eigentlich nötig. Sobald Ihr Blutdruck konstant hoch ist, steigt Ihr Risiko, mit der Zeit eine chronische Krankheit zu entwickeln. „Konstant“ bedeutet in diesem Fall, dass über mehrere Wochen hinweg eine Messung von mehr als 130/80 vorliegt. Ein gelegentlich hoher Messwert ist wohl kein Grund zur Besorgnis. Zum Beispiel sollten Sie nicht übermäßig beunruhigt sein, wenn sich bei einem Arztbesuch ein zu hoher Wert ergibt; bei vielen Menschen steigt der Blutdruck als Reaktion auf Praxisbesuche, ein Phänomen, das als „White Coat Syndrom“ bekannt ist.

Bluthochdruck, ethnische Zugehörigkeit und Umwelt

In den Vereinigten Staaten ist Bluthochdruck bei Afroamerikanern deutlich stärker verbreitet als bei anderen Gruppen ethnischer Zugehörigkeit oder Abstammung. Afroamerikaner entwickeln Bluthochdruck wahrscheinlich früher, und die Erkrankung führt eher zu Komplikationen wie Herzkrankheiten und Schlaganfällen. Manche vertreten die Theorie, dass dies an den Lebensumständen von Afroamerikanern in den Vereinigten Staaten liegt, und die Forschung stützt diese These. Eine Reihe von Studien, die die Lebensbedingungen von Afroamerikanern in den USA untersuchten, fanden Zusammenhänge zwischen einem Wohnsitz in einer armen Gegend, wie z. B. der Innenstadt von Detroit, und einem erhöhten Blutdruck, was darauf hindeutet, dass epigenetische Veränderungen im Zusammenhang mit Armut und Stress an dem Problem beteiligt sein könnten.

LEBENSSTIL UND BLUTHOCHDRUCK

Es überrascht kaum, dass Änderungen des Lebensstils den Blutdruck verbessern können. So haben beispielsweise Menschen mit Übergewicht oder Fettleibigkeit ein erhöhtes Risiko für Bluthochdruck. Für sie ist ein Gewichtsverlust eine sehr effektive Strategie. Laut der Mayo Clinic kann sich der Verlust von nur 2,3 kg bereits positiv auswirken. Darüber hinaus kann moderate körperliche Aktivität einen großen Unterschied bei der Behandlung von Bluthochdruck machen. Studien zeigen, dass eine leichte Betätigung von nur 30 Minuten pro Tag an den meisten Wochentagen dabei helfen kann, den Blutdruck unter Kontrolle zu bekommen. Wenn Ihr Herz stärker ist, pumpt es das Blut effizienter. Die Mayo Clinic weist darauf hin, dass vermehrte körperliche Aktivität den systolischen Blutdruck (die höhere Zahl bei der Blutdruckmessung) genauso wirksam senken kann wie manche Medikamente.

Auf der anderen Seite ist es bekannt, dass Tabakkonsum den Blutdruck erhöht (neben zahlreichen anderen negativen Auswirkungen auf die Gesundheit). Gleiches gilt für das Trinken von zu viel Alkohol. Um den Blutdruck in einem gesunden Rahmen zu halten, wird ein mäßiger bis leichter Alkoholkonsum empfohlen (maximal ein Getränk pro Tag für Frauen und zwei für Männer).

Stress und Angstzustände beeinflussen den Blutdruck ebenfalls. Sorgen Sie dafür, dass Sie genügend Schlaf bekommen, und integrieren Sie ein paar tiefe Atemzüge, Meditation und andere beruhigende Aktivitäten in Ihren Alltag, denn dies kann Ihnen dabei helfen, die negativen Auswirkungen von Stress abzuschwächen.

In der Gesamtbevölkerung sind Umweltfaktoren wie Stress und ein sesshafter Lebensstil mit Bluthochdruck verbunden, ebenso wie mit Adipositas und Diabetes. Obwohl es eine genetische Verbindung zu geben scheint, denken die meisten Experten, dass Gene nur einen geringen Einfluss auf die Erkrankung haben – es sind zu viele verschiedene Gene an ihrer Entwicklung beteiligt, die jeweils nur eine geringfügige Rolle spielen. Dr. Susan Prescott hat die Theorie, dass auch das Immunsystem eine Rolle spielen könnte, zusammen mit Entzündungen und oxidativem Stress. Sie glaubt, dass Bluthochdruck entstehen kann, wenn mehrere physiologische Mechanismen synergistisch zusammenwirken.

Die entwicklungswissenschaftlichen Ursprünge von Bluthochdruck

Der Ernährungszustand einer Frau während der Schwangerschaft ist ein wesentlicher Faktor dafür, ob ihre Nachkommen anfällig für die Entstehung von Bluthochdruck sein werden oder nicht. In einem Artikel, der die Ernährung der Mutter, eine niedrige Nephronenzahl und Bluthochdruck im Erwachsenenalter in Zusammenhang setzt, schrieb Dr. Susan Bagby, dass bis zum Jahr 2000 mehr als 80 Publikationen ein niedriges Geburtsgewicht mit einer höheren Inzidenz von Bluthochdruck im späteren Leben verknüpft hatten. Ist das fötale Wachstum eingeschränkt, weil die Mutter unterernährt ist, ist die Entwicklung der Organe im Bauchbereich wie Nieren, Leber und Bauchspeicheldrüse wahrscheinlich beeinträchtigt.

Nehmen wir z. B. die Nieren. Wenn es nicht genügend Nährstoffe gibt, um eine robuste Entwicklung aufrechtzuerhalten, entwickelt der Fötus nur eine unangemessene Anzahl von Filtereinheiten, die sogenannten Nephrone. Weniger Nephrone und kleinere Nieren sind an sich nicht problematisch, da Babys mit geringem Geburtsgewicht klein sind, sodass Organgröße und -kapazität im Grunde ausgewogen sind. Das Problem liegt darin, was nach der Geburt des Babys passiert. Eine schlechte Ernährung in der Gebärmutter verändert den Metabolismus des Babys. Ein erhöhter Appetit und damit ein beschleunigtes frühes Wachstum sind wahrscheinlich die Folge dieses Ernährungsprogramms. Daher ist nicht nur die Nierenfunktion des Kindes suboptimal, sondern es hat wahrscheinlich eine größere Körpermasse, was die Nieren weiter belastet.

Dennoch ist Übergewicht, wie Dr. Bagby bemerkt, keine notwendige Voraussetzung für die Entwicklung einer Hypertonie. Es ist jedoch ein zusätzlicher Risikofaktor. Ein viel wichtigerer Faktor in Bezug darauf, ob eine Person im Erwachsenenalter Bluthochdruck entwickelt, ist ihr Wachstum in den ersten Lebensjahren. Am stärksten gefährdet sind Kinder, deren BMI zwischen drei und 15 Jahren rapide zunimmt. Interessanterweise blieb dieses Risiko auch dann bestehen, wenn diese Beschleunigung bis zum Alter von sieben Jahre anhielt und sie anschließend einen normalen BMI erreichten. Wenn sie bis zum Alter von 15 Jahren weiter an Gewicht zunahmen, war ihr Risiko für Bluthochdruck und Diabetes noch stärker erhöht.

Im Jahr 2002 gehörten David Barker und Johan Eriksson zu den Autoren einer Längsschnittstudie, die auf den Gesundheitsdaten von mehr als 8.000 zwischen 1934 und 1944 geborenen Finnen basiert – die Helsinki Birth Cohort Study (siehe Seite 24). Die Forscher untersuchten spezifische Aspekte der Kindheit der untersuchten Personen und ob diese als Erwachsene Bluthochdruck entwickelten. Von der untersuchten Gruppe litten etwas mehr als 1.400 Personen an Bluthochdruck (was die Forscher durch Medikamente, die zur Behandlung der Erkrankung verschrieben wurden, bestimmten). Alle hatten ein niedriges Geburtsgewicht gehabt und waren bei der Geburt entweder klein oder dünn, wuchsen aber bald schneller als normal, um dies wieder auszugleichen. Ab dem achten Lebensjahr war ihr BMI meist überdurchschnittlich hoch. Fünfundzwanzig Prozent der untersuchten Personen, deren BMI im Alter von 12 Jahren hoch war, entwickelten anschließend eine Hypertonie, verglichen mit 9 Prozent der Personen, deren Geburtsgewicht hoch war, die aber einen niedrigen BMI hatten. Da die Daten den Forschern einen Einblick in den sozioökonomischen Status der Probanden ermöglichten, konnten sie feststellen, dass die Wachstumsdynamik die größten Auswirkungen auf die beobachteten Personen hatte, deren sozioökonomischer Status als Kinder niedrig war. Diese Ergebnisse stimmen mit einigen der Forschungen zu Afroamerikanern überein. In der Helsinki-Studie hatten die Lebensbedingungen im Erwachsenenleben keinen Einfluss auf das Risiko einer Hypertonie.

Bluthochdruck und Salz

Wenn Sie in den letzten paar Jahrzehnten nicht gerade als Einsiedler in den Bergen gelebt haben, haben Sie wahrscheinlich auch schon mal davon gehört, dass Salz für einen zu hohen Blutdruck verantwortlich ist. Und im Grunde klingt das auch erstmal sinnvoll. Wenn Natrium in hohem Maße konsumiert wird, dann steigen die Blutspiegel dieses Mineralstoffs mit einiger Wahrscheinlichkeit an. Um diesen Überschuss auszugleichen, gelangt mehr Wasser in den Blutstrom, was wiederum das Gesamtblutvolumen in den Blutgefäßen erhöht. Und das kann zu Bluthochdruck führen. Daher überrascht es nicht, dass im Laufe der Jahre mehrere Studien zeigen konnte, dass Bluthochdruck gemindert werden kann, indem die Natriumzufuhr eingeschränkt wird.

Nicht alle Menschen reagieren sensibel auf Salz

Der Volksmund ist sich schon lange sicher, dass eine hohe Natriumzufuhr zur Entwicklung einer Hypertonie beiträgt. Aber das ist definitiv nicht die ganze Geschichte. Eine natriumarme Ernährung kann zwar dazu beitragen, den Blutdruck bei einigen Menschen kurzfristig zu verbessern, aber eine Reihe von aktuellen Studien zweifeln inzwischen an, was wir alle über eine salzhaltige Ernährung zu glauben wissen. Dr. Lynn L. Moore war die Hauptautorin einer Studie über 16 Jahre, die 2017 veröffentlicht wurde und sich mit der Rolle von Natrium bei Bluthochdruck beschäftigte. Während ihr Team „keinen Beweis dafür fand, dass eine natriumarme Ernährung langfristige positive Auswirkungen auf den Blutdruck hat", kamen sie jedoch zu dem Schluss, dass die Aufnahme bestimmter Mineralien sehr wohl dazu beitrug, den Blutdruck unter Kontrolle zu bekommen. Ihre

Ergebnisse zeigten, dass ein Natriumkonsum zusammen mit einer hohen Kalium-, Magnesium- und Kalziumzufuhr wahrscheinlich zu niedrigeren Blutdruckwerten führte.

Eine weitere Studie (abgeleitet aus der zweiten National Health and Nutrition Examination Survey Study in den USA), die 13 Jahre lang 7.000 Erwachsenen beobachtete, zeigte, dass eine natriumarme Ernährung (weniger als 2.300 mg pro Tag) das Risiko eines Todes durch Herzerkrankungen in Wirklichkeit erhöhte. Eine 2016 im Lancet veröffentlichte Studie zeigte, dass der Zusammenhang zwischen Natrium und Blutdruck eher einer Art Glockenkurve entspricht: Sowohl eine Natriumzufuhr von unter 3 g pro Tag als auch ein Konsum von über 7 g pro Tag können das Risiko von Bluthochdruck erhöhen. Es mag widersprüchlich erscheinen, zu wenig Natrium mit Bluthochdruck zu verbinden, aber Salz ist ein essentieller Elektrolyt. Elektrolyte unterstützen einen angemessenen Flüssigkeitshaushalt in Ihrem Körper und sorgen für ein elektrisches Gleichgewicht, damit Ihre Zellen zusammenarbeiten können. Wenn sie aus dem Gleichgewicht geraten (z. B. durch zu viel Kalzium oder Kalium und zu wenig Natrium), kann es zu einer Vielzahl von Symptomen kommen, wie beispielsweise Muskelkrämpfen, einem unregelmäßigen Herzschlag oder sogar Krampfanfällen. Auch Veränderungen des Blutdrucks können auftreten. Wir wissen inzwischen, dass einige Menschen hohe Mengen an Salz konsumieren können und keine Probleme haben, es auszuscheiden. Andere Menschen scheiden überschüssiges Natrium nicht so leicht aus, und wenn ihre Nieren nicht mit der Nachfrage Schritt halten können, ist Bluthochdruck die Folge. Mit anderen Worten: Die aktuellen Ernährungsrichtlinien zur Natriumzufuhr sind für einige Menschen möglicherweise gar nicht relevant.

Eine sensible Reaktion auf Salz könnte schon im Mutterleib angelegt werden

Die Geburtsgröße kann eine Rolle bei der Verarbeitung von Natrium spielen. In einer Studie aus dem Jahr 2011, die im American Journal of Clinical Nutrition veröffentlicht wurde und Daten aus der Helsinki Birth Cohort Study verwendete, identifizierten die Forscher einen Zusammenhang zwischen Salzkonsum, niedrigem Geburtsgewicht bei vollständig ausgetragenen Kindern und Bluthochdruck. Die untersuchten älteren Männer und Frauen reagierten eher sensibel auf Salz (was zu Bluthochdruck führte), wenn ihr Geburtsgewicht weniger als 3.050 g betragen hatte. Innerhalb dieser Gruppe identifizierten die Forscher einen klaren Zusammenhang zwischen einer höheren täglichen Salzzufuhr und einer Erhöhung des systolischen Blutdrucks der Teilnehmer. Sie spekulierten, dass diese Assoziation mit einer fötalen Unterernährung verbunden sein könnte, die die Nierenentwicklung in utero beeinträchtigt hatte. Diese Ergebnisse deuten darauf hin, dass Personen, die zwar voll ausgetragen, aber trotzdem mit einem geringen Geburtsgewicht geboren wurden, von einer reduzierten Natriumaufnahme über die Nahrung profitieren könnten.

Forscher haben auch die Rolle untersucht, die unsere Gene bei der Entstehung von Bluthochdruck spielen. Wir wissen heute, dass zahlreiche Gene und Genvarianten damit verbunden sind, ob Individuen empfindlich auf Salz reagieren und dass bei einer Entwicklung von Bluthochdruck durch Salzempfindlichkeit epigenetische Veränderungen an der Entwicklung der Krankheit beteiligt sind.

Ernährungsstrategien zur Bluthochdruckkontrolle

Auch wenn Sie während der Entwicklung im Mutterleib und in der Kindheit sozusagen auf Bluthochdruck „programmiert" wurden, kann eine angemessene Ernährung Ihnen dabei helfen, eine Entwicklung der Krankheit zu verhindern oder, wenn nötig, zu behandeln.

Vermeiden Sie verarbeitete Lebensmittel

Auch wenn Bluthochdruck eine komplexe Erkrankung ist, gibt es kaum Zweifel daran, dass seine steigende Inzidenz mit dem hohen Salzgehalt in verarbeiteten Lebensmitteln zusammenhängt. Die aktuellen Richtlinien der American Heart Association empfehlen nicht mehr als 2.300 mg Natriumzufuhr pro Tag – etwa 1 Teelöffel (5 ml) Speisesalz – aber die meisten Amerikaner verbrauchen 3.400 mg oder mehr. Die Lebensmittel, die die höchsten Mengen an zugesetztem Natrium enthalten, sind verarbeitete Lebensmittel und Fast Food. Die Vermeidung solcher Nahrungsmittel ist deshalb für viele Menschen der einfachste Weg, ihre Natriumzufuhr einzuschränken. Ein positiver Nebeneffekt ist, dass Sie dadurch auch die Aufnahme von zugesetztem Zucker, minderwertigen Fetten und raffiniertem Getreide einschränken, die sich ebenfalls negativ auf die Gesundheit auswirken.

Steigern Sie den Konsum bestimmter Nährstoffe

Indem Sie stark verarbeitete Lebensmittel meiden, nehmen Sie auch mehr Nährstoffe zu sich. Vollwertlebensmittel enthalten nicht nur mehr Vitamine, Mineralstoffe und Phytonährstoffe, sondern all diese Nährstoffe arbeiten auch synergetisch zusammen. Studien haben gezeigt, dass eine Kombination bestimmter Lebensmittel beispielsweise die Fähigkeit bestimmte Krankheitserreger abzuwehren, drastisch steigern kann. Nährstoffe, die Ihnen dabei helfen, den Blutdruck zu kontrollieren, sind unter anderem:

- **Kalium**, das in Obst und Gemüse reichlich vorhanden ist, ist besonders wichtig für die Blutdruckkontrolle. Leider kommt es in der amerikanischen Standard-Diät meist kaum vor. Kalium hilft dabei, Natrium im Blut auszugleichen. Es hilft auch, die Wände der Blutgefäße zu entspannen, was den Blutdruck weiter senken kann. Die empfohlene Kaliumzufuhr beträgt 4.700 mg pro Tag, aber die meisten Menschen erreichen dieses Ziel nicht. Einige Strategien zur Steigerung des Kaliumkonsums sind zum Beispiel der Konsum von kaliumhaltigem Obst (Bananen, Kiwis, Mangos, Melonen und Birnen), Brot und Nudeln gegen Süßkartoffeln einzutauschen und das Hinzufügen eines grünen Salats zu jeder Mahlzeit. Wenn es Ihnen schwer fällt, täglich genug Obst und Gemüse zu essen, sollten Sie von Zeit zu Zeit einen frisch gepressten Saft oder Smoothie in Ihrem Ernährungsplan unterbringen.
- **Magnesium** ist sehr wichtig für die Herzgesundheit, da es dabei hilft, die Blutgefäße zu entspannen. Viele Menschen leiden an Magnesiummangel, nicht nur, weil sie einfach zu wenig davon zu sich nehmen, sondern auch, weil Magnesium im Körper schnell aufgebraucht wird. Ein Magnesiummangel kann durch chronischen Stress, Alkoholkonsum und bestimmte Medikamente verursacht werden, darunter Protonenpumpenhemmer (die zur Senkung der Magensäureproduktion eingesetzt werden), Diuretika (ironischerweise zur Behandlung von Bluthochdruck) und sogar einige Antibiotika. Magnesium kommt in unverarbeiteten Lebensmitteln wie Vollkorn, Bohnen, Nüssen und dunkelgrünem Blattgemüse vor. Menschen mit Bluthochdruck sollten besondere Anstrengungen unternehmen, um sicherzustellen, dass sie ausreichende Mengen an Magnesium aus ihrer Ernährung beziehen. Möglicherweise müssen sie auch zusätzlich ein Magnesiumergänzungsmittel anwenden.

- **Kalzium** hilft Ihren Blutgefäßen ebenfalls dabei, sich zu entspannen. Zusammen mit Kalium und Magnesium als Teil einer gesunden Ernährung verzehrt, hilft es dabei, den Blutdruck zu kontrollieren. Der beste Ansatz besteht darin, Kalzium aus einer Ernährung zu beziehen, die auf Vollwertkost basiert, wie zum Beispiel Milchprodukte, dunkelgrünes Blattgemüse (wie Blatt- und Grünkohl), Mandeln, Brokkoli, Pak Choi, Bohnen und Fisch wie Sardinen und Lachs.
- **Vitamin D**-Mangel scheint das Risiko für Bluthochdruck zu erhöhen. In Studien konnte nicht eindeutig geklärt werden, wie es dazu kommt. Am besten lassen Sie Ihren Vitamin-D-Spiegel von Ihrem Arzt prüfen. Wenn nötig können Sie Vitamin D_3 in Form eines Nahrungsergänzungsmittels zu sich nehmen, um zu gewährleisten, dass sie eine angemessene Menge an Vitamin D erhalten.

Spezifische Ernährungspläne

Da Hypertonie ein wichtiger Risikofaktor für einen Herzinfarkt oder Schlaganfall ist, werden derzeit mehrere Ernährungsansätze untersucht, die die Erkrankung unter Kontrolle halten sollen. Schauen wir uns einige Beispiele an:

DIE DASH-DIÄT

Bei der sogenannten DASH-Diät (Diet to Stop Hypertension) handelt es sich um einen soliden, durch die Forschung gestützten Ernährungsplan, der erwiesenermaßen Bluthochdruck innerhalb von zwei Wochen senken kann. Anfänglich war das Ziel dieses Programms zwar nur, Hypertonie zu verbessern oder umzukehren, aber weitere Studien haben inzwischen gezeigt, dass der Ansatz auch langfristig angewendet viele Vorteile haben kann. Er unterstützt einen Gewichtsverlust und reduziert das Risiko von Schlaganfällen, Herzinfarkten, Osteoporose, Nierensteinen und einigen Arten von Krebs. Die DASH-Diät wird von der American Heart Association und dem National Heart, Lung, and Blood Institute empfohlen und wird in den US-Richtlinien zur Behandlung von Hypertonie genannt.

Die DASH-Diät basiert im Grunde auf dem Konsum von Vollwertprodukten. Sie ist reich an Obst, Gemüse, Vollkornprodukten, fettarmen Milchprodukten, Bohnen, Nüssen, Samen und magerem Fleisch. Im Mittelpunkt stehen Nahrungsmittel, die reich an Nährstoffen sind, die mit einer Senkung des Blutdrucks in Zusammenhang stehen, wie zum Beispiel Kalium, Kalzium und Magnesium. Zucker und süße Getränke dürfen außerdem nur eingeschränkt konsumiert werden.

DIE PORTFOLIO-DIÄT

Ursprünglich zur Senkung des Cholesterinspiegels entwickelt (siehe „Ernährung und Cholesterin“, Seite 208), wird dieser vegetarische Ernährungsansatz nun auch zur Senkung des Blutdrucks eingesetzt. Die Portfolio-Diät umfasst die üblichen Verdächtigen für herzgesunde Ernährungsansätze: Obst, Gemüse und Vollkornprodukte. Außerdem stehen Lebensmittel im Fokus, die lösliche Ballaststoffe (wie Vollkornhafer und -Gerste, Hülsenfrüchte, Okra und Auberginen), Nüsse, Sojaprotein und Pflanzensterine (in Vollkorn, Hülsenfrüchten und Sesam, Kürbis- und Sonnenblumenkernen) enthalten. Die Forschung deutet darauf hin, dass die Portfolio-Diät zur Senkung des Blutdrucks effektiver ist als die DASH-Diät; tatsächlich wurde festgestellt, dass sie genauso effektiv ist wie eine dem Pflegestandard entsprechende Anfangsdosis eines Blutdruckmedikaments. Es kann jedoch schwierig sein, diesen Ernährungsplan im Alltag umzusetzen.

DIE MEDITERRANE DIÄT

Neuere Forschungen haben die mediterrane Ernährung, die wir bereits auf Seite 195 angesprochen haben, mit einem niedrigeren Blutdruck bei den Studienteilnehmern verknüpft. Sie ist reich an Obst, Gemüse, Vollkornprodukten, Nüssen, Samen und gesunden Fetten, insbesondere nativem Olivenöl Extra. Diese Diät wird von vielen Kardiologen und unter anderem von der American Heart Association empfohlen.

HERZERKRANKUNGEN

Herzerkrankungen sind ein ernsthaftes Gesundheitsproblem, und zwar nicht nur an sich, sondern auch, weil sie die teuersten zu behandelnden Krankheiten überhaupt darstellen. Herz-Kreislauf-Erkrankungen (HKE), die früher als Wohlstandskrankheiten galten, sind nun nicht mehr nur in der westlichen Welt auf dem Vormarsch, sondern auch in weniger entwickelten Ländern. Sie stellen heute weltweit die häufigste Todesursache dar. Nach Angaben der Weltgesundheitsorganisation starben im Jahr 2015 fast 18 Millionen Menschen an Herz-Kreislauf-Erkrankungen, darunter 7,4 Millionen an koronarer Herzkrankheit und 6,7 Millionen an einem Schlaganfall. Allein in den Vereinigten Staaten berichten die Centers for Disease Control and Prevention, dass jedes Jahr über 600.000 Menschen an Herzerkrankungen sterben, was immerhin einem von vier Todesfällen entspricht.

Es geht schon im Mutterleib los

1997 veröffentlichten Johan Eriksson und David Barker, basierend auf Informationen aus der Helsinki Birth Cohort Study, die erste von mehr als 120 Studien, an denen sie gemeinsam arbeiten sollten. Der im British Medical Journal veröffentlichte Artikel berichtete, dass Babys, deren Wachstum in der Gebärmutter durch schlechte mütterliche Ernährung eingeschränkt war, als Erwachsene ein erhöhtes Risiko für Herzerkrankungen hatten. Nachfolgende Studien untersuchten Wachstum und Adipositas in der Kindheit und kamen zu dem Schluss, dass die höchsten Raten von Herzerkrankungen bei Männern auftraten, die bei der Geburt dünn waren, aber als Kinder schnell zugenommen hatten. Im Alter von sieben Jahre hatten die gefährdeten Männer einen durchschnittlichen oder überdurchschnittlichen BMI. Dr. Barker und Dr. Eriksson identifizierten ein etwas anderes Muster des Aufholwachstums bei Frauen. Für die untersuchten Frauen war das Problem nicht so sehr eine übermäßige Schlankheit bei der Geburt, sondern die koronare Herzkrankheit hatte vielmehr mit einer geringen Körperlänge bei der Geburt zu tun.

Vielleicht überrascht es uns nicht, dass Dr. Eriksson und Dr. Barker auch starke Ähnlichkeiten in den Wachstumsmustern während der Kindheit bei Menschen, die Herzkrankheiten entwickelten, und bei Menschen, die später Diabetes bekamen, entdeckten. Diabetespatienten hatten als Kinder überdurchschnittlich schnell an Gewicht zugenommen. Erwachsene, die an einem Schlaganfall litten, waren bei der Geburt klein gewesen und als Säuglinge langsamer gewachsen als andere Kinder. Wie die Ärzte in einer 2008 im International Journal of Epidemiology veröffentlichten Studie berichteten, sind ein geringes Geburtsgewicht und langsames Wachstum im Säuglingsalter mit einem erhöhten Risiko für koronare Herzkrankheiten und Schlaganfälle im späteren Leben verbunden, wahrscheinlich, weil dieses Wachstumsmuster das Leberwachstum hemmt und den

Leberstoffwechsel beeinträchtigt, was die Art und Weise, wie der Körper Cholesterin umwandelt, verändern kann. 18 Prozent der Studienteilnehmer, deren Entwicklung diesem Modell entsprach, wendeten lipidsenkende Medikamente an.

Diese Ergebnisse stimmen mit anderen Forschungsresultaten über die entwicklungswissenschaftlichen Ursprünge von Herz-Kreislauf-Erkrankungen (HKE) überein. Daten aus dem niederländischen Hungerwinter konnten zeigen, dass Menschen, deren Mütter während der Hungersnot schwanger waren, im Erwachsenenalter doppelt so häufig an einer Herzerkrankung litten. Und auch David Barkers ursprüngliche Ergebnisse verbanden bereits ein geringes Geburtsgewicht mit chronischen Krankheiten im späteren Leben. Er fand heraus, dass Menschen, die bei der Geburt nur 2.300 g wogen, drei- bis fünfmal häufiger eine HKE entwickeln als Menschen, die 4.090 g wogen. Wir wissen heute, dass die Epigenetik an diesen Ergebnissen beteiligt ist. Grundsätzlich beeinflussen Faktoren, die die fötale Entwicklung beeinflussen, die Expression mehrerer Gene, die an Wachstum und Stoffwechsel beteiligt sind. Krankheiten wie metabolisches Syndrom, Diabetes und Bluthochdruck sind allesamt mit dem Stoffwechsel verbunden, und alle diese Erkrankungen sind wichtige Risikofaktoren für HKE.

KEINE WOHLSTANDSKRANKHEIT

Obwohl es seit dem 18. Jahrhundert verschiedene Theorien über die sozialen Faktoren unserer Gesundheit gibt, gehörten Epidemiologen wie David Barker und Anders Forsdahl (siehe „Eine Vorahnung von Zusammenhängen", Seite 19) zu den ersten, die Statistiken verwendeten, um Zusammenhänge zwischen niedrigem sozioökonomischen Status und bestimmten Krankheiten zu identifizieren. Ihre Arbeit zeigte, dass die Ursprünge von Herz-Kreislauf-Erkrankungen (HKE) eher in schlechten Lebensbedingungen als in Komfort und Wohlstand liegen. Im Laufe der Jahrzehnte wurden zahlreiche Studien durchgeführt, die diesen Standpunkt unterstützen.

Chronischer Stress und Herzerkrankungen

Ein Zusammenhang zwischen Stress und Herzkrankheiten wird schon seit langem vermutet. Tatsächlich glauben viele, dass es sich dabei um den einzigen Risikofaktor für die Krankheit handelt. Einer der Vorteile unseres sich ständig weiterentwickelnden Wissens über die Epigenetik ist, dass sie verspricht, einige der Mechanismen zu identifizieren, die diesen Erkrankungen zugrunde liegen, wie z. B. Umwelteinflüsse wie Stress zur Entstehung von Krankheiten führen. Schwierige Erfahrungen aus der Kindheit haben einen signifikanten Einfluss auf unsere langfristige Gesundheit, sodass es nicht verwunderlich sein sollte, dass zahlreiche Studien inzwischen Herzkrankheiten und damit zusammenhängende Krankheiten mit negativen Erfahrungen in den ersten Lebensjahren in Zusammenhang stellen.

So haben Studien beispielsweise ein Leben in sehr armen Verhältnissen konkret mit Herzkrankheiten verknüpft. Ein im Jahr 2009 im American Journal of Epidemiology veröffentlichter Artikel kam zu dem Schluss, dass Menschen, die in Umständen wirtschaftlicher Benachteiligung aufgewachsen sind, 82 Prozent häufiger an einer Herzerkrankung leiden als Menschen mit einem wohlhabenderen Familienhintergrund. Eine Studie aus dem Jahr 2006, die auf Daten der Johns Hopkins Precursors Study basiert, befasste sich mit weißen männlichen Ärzten, die alle ein erfolgreiches und beruflich produktives Leben geführt hatten. Diejenigen mit einem niedrigen sozioökonomischen Hintergrund hatten in allen in der Studie dokumentierten Lebensphasen einen signifikant höheren BMI, und es war doppelt so wahrscheinlich, dass sie vor dem 50. Geburtstag eine HKE entwickelten.

Dies ist ein weiteres Beispiel für frühkindliche Erfahrungen, die die Genexpression signifikant verändern. Marcus Pembrey war einer der Autoren einer 2011 in *Epigenetic Epidemiology* veröffentlichten Studie (in der alle Teilnehmer Männer waren), die mehr als 20.000 DNA-Stellen im gesamten Genom untersuchte. Indem sie diese Wissenslücke schlossen, konnten die Forscher epigenetische Veränderungen identifizieren, die sich aus Kindheitserfahrungen ergaben, die die DNA der Männer noch als Erwachsene beeinflussten. Die Hälfte der Studienteilnehmer stammte aus wohlhabenden Haushalten – aus den 20 Prozent mit dem höchsten sozioökonomischen Status – während der Rest in Haushalten aufwuchs, die den unteren 20 Prozent angehörten. Als die Forscher den Methylierungsgrad überprüften, entdeckten sie große Unterschiede zwischen den beiden Gruppen. In der benachteiligten Gruppe waren die Methylierungswerte an durchschnittlich 1.252 Stellen beeinträchtigt. Bei den Männern aus privilegierten Verhältnissen waren sie nur an 545 Stellen beeinträchtigt. Die Methylierungsveränderungen traten tendenziell in sogenannten Clustern auf, was darauf hindeutet, dass ganze Netzwerke von Genen durch die Erfahrungen der Männer in ihrer Kindheit epigenetisch verändert worden waren.

Genau wie andere Studien zeichnet Pembreys Forschung ein Bild, das die langfristigen gesundheitlichen Auswirkungen früher sozialer Benachteiligung widerspiegelt. Wie er in einem Interview mit New Scientist spekulierte, könnten die Gene benachteiligter Personen ihr Verhalten als Schutzreaktion verändert haben, um ihnen zu helfen, eine Kindheit mit vielen Herausforderungen zu überleben. Auf lange Sicht könnten die unterschiedlichen Methylierungsmuster jedoch das Risiko erhöht haben, ernsthafte gesundheitliche Probleme wie Herzkrankheiten und Diabetes zu bekommen.

Herzerkrankungen und Gene

Betrachtet man das Genom im Allgemeinen, so stehen etwa 60 SNP häufig mit einem Risiko für Herz-Kreislauf-Erkrankungen (HKE) in Zusammenhang. Viele von ihnen überschneiden sich mit denen, die mit dem Risiko für einen ischämischen Schlaganfall zu tun haben, der durch einen verminderten Blutfluss zum Gehirn verursacht wird. Eine Studie aus dem Jahr 2018, die in der Zeitschrift *Circulation: Cardiovascular Genetics* veröffentlicht wurde, identifizierte fast 200 weit verbreitete genetische Varianten bei Menschen europäischer Abstammung, die zusammen das Risiko für HKE vorhersagen könnten. Menschen mit einer hohen Anzahl dieser Varianten sind einem erhöhten Risiko ausgesetzt, eine früh auftretende koronare Herzkrankheit zu entwickeln („frühes Auftreten" ist definiert als vor dem 40. Lebensjahr bei Männern und vor dem 45. bei Frauen). Die Forscher stellten fest, dass die Erfassung einer signifikanten Anzahl dieser SNP als eine Art Frühwarnsystem dienen könnte, um Menschen mit erhöhter Wahrscheinlichkeit für die Entwicklung der Krankheit zu identifizieren.

Die Anzahl der Menschen mit diesen Varianten, die tatsächlich HKE entwickeln, ist jedoch sehr unterschiedlich. Aus genetischer Sicht sind Herzerkrankungen multifaktoriell, das bedeutet, sie umfassen Hunderte von verschiedenen Genen, von denen jedes letztendlich nur einen kleinen Beitrag zur Entwicklung der Erkrankung leistet. Darüber hinaus stehen diese Gene in komplexen Beziehungen nicht nur untereinander, sondern auch mit ihrer Umwelt, was die Auswirkungen externer Einflüsse umfasst, die von der Ernährung und dem Grad der körperlichen Aktivität bis hin zur Belastung durch Giftstoffe, dem Zugang zu Grünflächen, dem sozioökonomischen Status und sozialen Netzwerken reichen. Mit anderen Worten, es sind Ihre Gene in Kombination mit Ihrem Epigenom, die bestimmen, ob Sie eine HKE entwickeln oder nicht.

Herzerkrankungen und Cholesterin

Es wird immer wieder gesagt, dass hohe Cholesterinwerte und Herzerkrankungen Hand in Hand gehen. Diese Annahme ist allerdings überhaupt nicht bewiesen. Hohe Spiegel an LDL-Cholesterin („schlechtem" Cholesterin) können zwar zu Ablagerungen in den Arterien führen, aber fast die Hälfte aller Herzinfarkte tritt bei Personen auf, die normale Cholesterinspiegel haben. Und auf mindestens 30 Prozent aller Personen, die an einer Herzerkrankung leiden, trifft überhaupt keiner der bekannten Risikofaktoren zu. In diesen Fällen könnten Veränderungen in der frühen Kindheit die Ursache darstellen.

Ihr Körper braucht Cholesterin

Cholesterin ist nicht an sich schlecht. Tatsächlich ist diese Steroidverbindung für mehrere wichtige Aufgaben notwendig. Zum einen wird es von Ihrem Körper benötigt, um Zellen zu bilden und ihre Funktionsfähigkeit aufrechtzuerhalten. Es unterstützt die Wände aller Ihrer Zellen, ist aber besonders wichtig für Ihr Gehirn. Etwa ein Viertel des Cholesterins in Ihrem Körper befindet sich in Ihrem Gehirn, und es spielt eine Schlüsselrolle beim Aufbau der Zellen in Ihrem zentralen Nervensystem. Cholesterin ist ein Bestandteil der Membran, die jede Zelle umgibt. Es verbindet Nervenzellen und die Myelinscheide, hilft bei der Übertragung von Nervenimpulsen und hält das Nervensystem auf Trab. Darüber hinaus benötigt der Körper Cholesterin, um Steroidhormone und Vitamin D herzustellen und Galle zu produzieren, die für die Verdauung von Nahrungsfetten notwendig ist.

Mehr als nur Ernährung

Die meisten Menschen produzieren etwa 75 Prozent ihres Cholesterins in ihrer Leber, während die restlichen 25 Prozent über die Nahrung aufgenommen werden. Ihr Körper kann die Menge

ERNÄHRUNG UND CHOLESTERIN

Die Vorstellung, dass Lebensmittel mit hohem Cholesteringehalt, wie Eier und Schalentiere, und solche mit hohem Gehalt an gesättigten Fetten, wie zum Beispiel rotes Fleisch, den Cholesterinspiegel erhöhen und somit Herzinfarkte verursachen, ist eine stark vereinfachte Sichtweise. Für die meisten Menschen hat diätetisches Cholesterin (das über die Nahrung aufgenommen wird) nur einen geringen oder gar keinen Einfluss auf den Cholesterinspiegel im Blut. Eine Studie aus dem Jahr 2019 mit fast 30.000 Menschen, die derzeit diskutiert wird, ergab jedoch einen Zusammenhang zwischen einem zu hohen Cholesterinspiegel und einem erhöhten Risiko für Herz-Kreislauf-Erkrankungen (HKE). Die Ergebnisse deuteten auf einen Zusammenhang zwischen dem Konsum von gesättigten Fetten und hohen LDL-Werten hin. Die Aufnahme von gesättigten Fetten erhöht sowohl das „gute" (HDL) als auch das „schlechte" (LDL) Cholesterin. Sie können LDL-Cholesterin auch modifizieren, wodurch es weniger schädlich wird. Neuere Forschungen deuten darauf hin, dass ein weiterer Ernährungsfaktor eine bedeutendere Rolle bei der Entwicklung von Herzerkrankungen spielen könnte. Eine in der Zeitschrift JAMA veröffentlichte Studie aus dem Jahr 2015 verknüpfte den Zusatz von Zucker in der Nahrung mit einer erhöhten Sterblichkeit durch HKE. Zusätzlicher Zucker kommt vor allem in verarbeiteten Lebensmitteln vor. Neben den üblichen Verdächtigen (Limonaden und Energy Drinks) werden einer Vielzahl von Lebensmitteln verschiedene Zuckerarten zugesetzt, darunter Frühstückscerealien und sogar „gesunde" Nahrungsmittel wie Joghurt. Angesichts dessen, was wir heute über die potenziellen Gesundheitsrisiken wissen, ist es ratsam, die Zutatenliste auf Zusatz von Zucker zu überprüfen, wenn Sie irgendeine Art von verarbeiteten Lebensmitteln zu sich nehmen.

Was das Blutcholesterin angeht, besteht Problem grundsätzlich darin, dass eine hohe Zufuhr von zugesetztem Zucker mit einem niedrigeren HDL-Cholesterinspiegel assoziiert wird. Es hat sich auch gezeigt, dass sie zu höheren Mengen an kleinteiligem LDL führt, einem Subtyp von LDL-Cholesterin, der eher zu Ablagerungen in den Gefäßwänden führt. Darüber hinaus kann übermäßiger Zucker (sowie Alkohol und raffinierte Getreide- und Mehlsorten) den Triglyceridspiegel erhöhen, der ein unabhängiger Risikofaktor sowohl für Herzerkrankungen als auch für nichtalkoholische Fettleberkrankheiten ist (siehe Seite 176). Darüber hinaus ist eine Ernährung mit einem hohen Anteil an Zucker und raffinierten Kohlenhydraten oft ballaststoffarm, aber bei Ballaststoffen handelt es sich um einen Nährstoff, der eine Schlüsselrolle bei der Aufrechterhaltung des Cholesterinspiegels spielt. Zuckerzusätze sind also wirklich nicht die beste Ernährungsidee.

Eine Ernährung mit ballaststoffreichen Vollwertkost und einem hohem Gehalt an gesunden Omega-3-Fettsäuren hilft uns, den Cholesterinspiegel unter Kontrolle zu halten. Dr. David Jenkins, Endokrinologe und Forschungswissenschaftler am Li Ka Shing Knowledge Institute des St. Michael's Hospital in Toronto, war Leiter das Forschungsteams, das den Glykämischen Index entwickelt hat. Anschließend entwickelte er einen Ernährungsplan auf pflanzlicher Grundlage, der nachweislich den LDL-Cholesterinspiegel bei Menschen senkt, deren hoher Cholesterinspiegel nicht genetisch bedingt ist. Die Portfolio-Diät ist eine modifizierte vegetarische Ernährung, die nicht nur dazu beiträgt, den Gesamt- und LDL-Cholesterinspiegel zu senken, sondern auch den Blutdruck (siehe Seite 203). Studien haben gezeigt, dass die Portfolio-Diät den LDL-Cholesterinspiegel um bis zu 30 Prozent verringern kann.

an Cholesterin, die Sie konsumieren, anpassen, indem er die Menge, die Ihre Leber produziert, erhöht oder verringert. Genetik, frühkindliche Entwicklung, Ernährung und Lebensstil spielen eine Rolle für die Höhe Ihres Cholesterinspiegels. Wie bereits erwähnt, sind mehrere Gene, die mit dem Stoffwechsel in Verbindung stehen, von vorgeburtlichen Erfahrungen betroffen, die auch beeinflussen können, wie der Körper Cholesterin umwandelt.

Für die meisten Menschen spielen Gene nur eine geringe Rolle bei der Bestimmung des Cholesterinspiegels im Blut. Aber für einen kleinen Prozentsatz können ihre Auswirkungen recht signifikant sein. So ist beispielsweise die familiäre Hypercholesterinämie ein Gendefekt, der dazu führt, dass die Patienten die Fähigkeit verlieren, die von ihrer Leber produzierten LDL-Partikel zu eliminieren. Dieser Mangel kann zu extrem hohen LDL-Werten führen und das Risiko einer frühzeitigen Entwicklung von Herzerkrankungen erhöhen.

Ein weiterer genetischer Faktor ist das APOE(Apolipoprotein E)-Gen. Menschen mit bestimmten Varianten dieses Gens neigen dazu, mehr Cholesterin über die Ernährung zu absorbieren und haben höhere LDL-Werte. Wenn Sie einer dieser Menschen sind, kann die Reduzierung des Konsums cholesterinreicher Lebensmittel ein wirksames Mittel sein, um den Cholesterinspiegel zu kontrollieren. Neuere Untersuchungen zeigen jedoch, dass viele der üblichen Empfehlungen zur Vermeidung cholesterinreicher Lebensmittel den Cholesterinspiegel nicht wirklich senken.

Frauen und Herzerkrankungen

Obwohl wir wissen, dass es geschlechtsspezifische Unterschiede im Risiko für eine Herzerkrankung gibt, scheint das Gebiet nicht gut erforscht zu sein. Wie bereits erwähnt, fanden Johan Eriksson und David Barker heraus, dass Männer, die später im Leben eine Herzerkrankung entwickelten, bei der Geburt eher dünn waren, während Frauen eher eine kurze Körperlänge hatten. Während seit langem angenommen wird, dass hormonelle Veränderungen im Zusammenhang mit der Menopause das Risiko einer HKE bei älteren Frauen erhöhen, überprüfen Experten diese Annahme nun noch einmal genauer.

Im Sommer 2018 kam eine in der Zeitschrift Heart veröffentlichte Studie zu dem Schluss, dass verschiedene Faktoren das Risiko von Frauen für Herzerkrankungen und Schlaganfälle erhöhen können. Die Forscher beobachteten mehr als 250.000 Frauen während eines durchschnittlich sieben Jahre langen Zeitraums. Sie fanden heraus, dass Mädchen, deren erste Periode auftrat, bevor sie 12 Jahre alt wurden, eine 5 Prozent höhere Wahrscheinlichkeit hatten, eine koronare Herzkrankheit zu entwickeln, eine 10 Prozent höhere Wahrscheinlichkeit, an Herz-Kreislauf-Erkrankungen zu leiden, und eine 17 Prozent höhere Wahrscheinlichkeit, einen Schlaganfall zu erleiden.

Eine Neigung zu Fehlgeburten ist ein weiterer Risikofaktor. Frauen, die drei oder mehr Fehlgeburten hatten, entwickeln mehr als doppelt so häufig eine Herzkrankheit wie diejenigen, die nie eine Fehlgeburt hatten. Und Frauen, die geburtshilfliche Komplikationen haben, einschließlich Präeklampsie und Schwangerschaftsdiabetes, leiden mit zunehmendem Alter häufiger an

Herz-Kreislauf-Erkrankungen (HKE). Eine verfrühte Menopause (vor dem 47. Lebensjahr), egal ob künstlich oder natürlich verursacht, erhöht ebenfalls das Risiko von Herzerkrankungen. Die Forscher schlagen vor, dass eine verbesserte Vorsorge für Frauen mit identifizierbaren Risikofaktoren wie diesen dazu beitragen könnte, die Entstehung von Herzerkrankungen zu verhindern. Die gute Nachricht ist, dass Stillen eine präventive Wirkung hat, die Frauen vor HKE schützt. Die Epidemiologin Dr. Sanne Peters hat das Stillen aus der mütterlichen Perspektive untersucht. Eine 2017 an chinesischen Frauen durchgeführte Studie stellte fest, dass Stillen das Risiko einer HKE bei Müttern um etwa 10 Prozent reduziert. Die Daten zeigten, dass das Risiko umso geringer wird, je länger die Mütter stillen.

Atherosklerose

Was können wir von einer altägyptischen Mumie über verstopfte Arterien erfahren? In der medizinischen Terminologie als Atherosklerose bekannt, entsteht diese gefährliche Erkrankung, wenn Arterien durch eine Anhäufung von Ablagerungen blockiert werden. Atherosklerose ist mit Abstand die Hauptursache für Herzinfarkte. Sie kann auch Schlaganfälle, periphere Arterienerkrankungen und Aneurysmen verursachen.

Atherosklerose hat Infektionskrankheiten inzwischen als häufigste Todesursache in den Industrieländern abgelöst. Die genaue Ermittlung ihrer Ursachen hat sich als schwierig erwiesen. Allgemein wurde angenommen, dass es sich um eine „Lebensstil-Erkrankung" der Neuzeit handelt. Sie steht in Zusammenhang mit einem hohen Fleischkonsum, bestimmten Fettarten und eventuell auch raffinierten Kohlenhydraten. Andere Faktoren, die mit der Erkrankung verbunden werden, sind eine sitzende Lebensweise, das Rauchen von Zigaretten und eine unvermeidliche Tatsache des Lebens: das Älterwerden.

Ungeachtet des heutigen Lebensstils deutet die Beweislage darauf hin, dass die Krankheit den Menschen schon lange vor der Gründung von Fast-Food-Ketten und der Zeit der Couch Potatoes verfolgt hat. Einige Forschungsergebnisse weisen z. B. darauf hin, dass unsere Vorfahren in vorindustrieller Zeit (statistisch gesehen) etwa so wahrscheinlich an Atherosklerose litten wie der heutige Mensch. Und genau wie bei uns blockierten sich ihre Arterien stärker, je länger sie lebten.

Vor langer Zeit genossen einzelne Mitglieder antiker Gesellschaften den Luxus, dass ihr Körper nach dem Tod eingewickelt und konserviert wurde, in der Hoffnung, die Reise ins Jenseits zu erleichtern. Zum Glück für uns sind einige dieser Mumien, zusammen mit anderen Individuen, die durch Naturereignisse und nicht durch Menschenhand bewahrt sind, überliefert. Sie können uns heute noch einiges über Herzkrankheiten beibringen.

Als eine Gruppe von Wissenschaftlern die Körper von 137 Mumien mithilfe moderner Technologien scannte, fand sie in mehr als 30 Prozent der erhaltenen Überreste verkalkte Ablagerungen. Diese Individuen wohnten an so unterschiedlichen Orten wie dem alten Ägypten, Peru, Südwestamerika und den Aleuten. Überraschenderweise waren die Ergebnisse über alle Regionen hinweg relativ konsistent, auch wenn die Ernährung der einbalsamierten Individuen sehr unterschiedlich war. Pflanzen variierten zwischen den Standorten, ebenso wie Proteinquellen, die von hauptsächlich Meeresfrüchten bis hin zu Fleisch von Zuchttieren reichten.

Die Studie, die 2013 im Lancet veröffentlicht wurde, fand nur zwei Gemeinsamkeiten unter der Bevölkerung: die Verwendung von Feuer zum Kochen und als Wärmequelle und die Wahrscheinlichkeit, dass Menschen angesichts der Zeit, in der sie lebten, an einem relativ hohen Niveau an chronischer Infektionen litten. Wie die Forscher feststellten, konnten in Gesellschaften, die hauptsächlich Jäger und Sammler waren und zum Teil schon Felder bepflanzten und die keinen Zugang zu Antibiotika hatten, etwa 75 Prozent der Sterblichkeit auf Infektionskrankheiten zurückgeführt werden kann. Die uneinheitliche Ernährung und die hohe körperliche Aktivität dieser Vorfahren führten zu dem Schluss, dass der aktuelle Wissensstand, der dazu neigt, Atherosklerose als Lebensstilerkrankung zu identifizieren, bestenfalls unvollständig ist.

Entzündungen: Eine häufige Bedrohung

Je mehr die Wissenschaftler über die Entwicklung von Atherosklerose in Erfahrung bringen, desto eindeutiger wird ein Zusammenhang damit, dass die betroffenen Menschen Rauch ausgesetzt waren – heute oft in Form von Tabakrauch. Im Grunde kann man sagen, dass Rauch Entzündungen auslöst. Aktuell tendiert die Wissenschaft immer mehr dazu, den Ursprung von Herzerkrankungen in chronischen Entzündungen zu sehen und entfernt sich immer mehr von der traditionellen Vorstellung, die einen hohen Cholesterinspiegel als Hauptursache der Entwicklung von Ablagerungen identifiziert.

Bedenken Sie z. B. nur einmal, dass der Cholesterinspiegel bei etwa der Hälfte der Menschen, die einen Herzinfarkt haben, normal ist. Auch die meisten Daten, die Fett und HKE in Zusammenhang setzen, stammen aus wohlhabenden europäischen und nordamerikanischen Gesellschaften. Obwohl der gesamte Fettkonsum nur ein Teil der Gleichung ist, fand die Prospective Urban and Rural Epidemiological (PURE) Study (eine große Kohortenstudie, die 2017 im Lancet veröffentlicht wurde), die mehr als 135.000 Personen aus 18 Ländern beobachtete, keinen Zusammenhang zwischen Fettkonsum und HKE oder Herzinfarkt.

Ohne auf die Details einzugehen, kann man sagen, dass Atherosklerose durch einen allmählichen Aufbau von Schadstoffen im Körper entsteht. Dazu gehören auch sogenannte „Fettstreifen" in den Arterien. Die Fettstreifen können mit dem riskanten Lipidprofil von Säuglingen in Verbindung gebracht werden, die bei der Geburt klein waren und in den ersten zwei Jahren ihres Lebens langsam wuchsen. Wie Barker und Eriksson feststellten, war ihr HDL-Cholesterin niedriger und ihr Triglyceridspiegel wahrscheinlich höher als üblich, als diese Babys schließlich erwachsen waren. Kinder, deren Mütter rauchen oder einen hohen Cholesterinspiegel aufweisen, haben ebenfalls ein erhöhtes Risiko zur Entwicklung von Fettstreifen. Es ist vielleicht erwähnenswert, dass viele Risikofaktoren für HKE, wie hohe Triglyceridwerte, ein erhöhter Blutdruck und verschiedene Adipositasparameter, schon im Kindesalter angelegt sind. Wenn sie in Clustern auftreten, steigt das Risiko noch weiter.

Die meisten Experten sind sich darüber einig, dass die Fettstreifen in den Arterien im Erwachsenenalter zu atherosklerotischen Ablagerungen fortschreiten, indem sie Entzündungen begünstigen. Eine Atherosklerose entwickelt sich langsam über einen langen Zeitraum. Wenn die Ablagerungen auftauchen, ist der Krankheitsprozess bereits weit fortgeschritten.

Und was können wir von den Mumien mit der überraschend hohen Atheroskleroserate über Entzündungen erfahren? Eine Belastung durch Rauch war eine von nur zwei Gemeinsamkeiten unter den Mumienpopulationen. Heute ist der Zusammenhang zwischen Zigarettenrauch und Entzündungen gut etabliert. Schon in jungen Jahren haben Raucher eine höhere Entzündungsrate, was die Bildung von Ablagerungen fördert (Rauchen ist auch einer der Hauptrisikofaktoren für Herzerkrankungen). Daher ist die Annahme naheliegend, dass unsere Vorfahren eine hohe Entzündungsrate und auch Ablagerungen hatten.

C-REAKTIVES PROTEIN

C-reaktives Protein (CRP) ist eine von der Leber produzierte Substanz, die ansteigt, wenn es zu Entzündungen kommt. Heutzutage können Ärzte Entzündungen durch die Messung des CRP-Wertes identifizieren. Konstant hohe Konzentrationen wurden mit zahlreichen Erkrankungen in Verbindung gebracht, darunter immunvermittelte Hautkrankheiten, Parodontitis (Zahnfleischentzündung), Nierenerkrankungen, Adipositas und Typ-2-Diabetes sowie Atherosklerose.

CRP ist vollständig in das Immunsystem integriert: Der CRP-Spiegel steigt als Teil der natürlichen Reaktion des Körpers auf Infektionen, Traumata und Allergene an. Wenn Ihr Körper eine Infektion bekämpft, steigt Ihr CRP an, um potenziell schädliche Krankheitserreger als Teil des Abwehrsystems des Körpers zu bekämpfen. Sobald die Arbeit erledigt ist, sollte CRP wieder auf ein normales Niveau sinken. Wenn das nicht geschieht, wird die Entzündung zum Problem.

ABLAGERUNGEN UND DAS IMMUNSYSTEM

Wissenschaftler glauben inzwischen, dass Entzündungen durch eine Fehlfunktion des Immunsystems zur Bildung von arterienverstopfenden Ablagerungen führen können. Tatsächlich wurde die Atherosklerose auch als eine chronische Entzündungs- und Immunerkrankung beschrieben. Wenn die angeborene Immunreaktion des Körpers fehlschlägt, erzeugt sie Entzündungsstoffe, die Ablagerungen bilden.

Dr. Susan Prescott ist eine weltweit anerkannte Expertin für die Entwicklung des Immunsystems. Ihre Forschung stützt den Schluss, dass das Immunsystem eine Hauptrolle bei der Entwicklung von Ablagerungen spielt. Wie sie in ihrem Buch Origins bemerkte, spekulieren Experten seit mehr als einem Jahrhundert, dass Infektionen, eine häufige Ursache für erhöhtes CRP, Atherosklerose fördern, wenn nicht sogar verursachen können. Bislang hat sich diese Theorie jedoch nicht gehalten. Obwohl bakterielle DNA in Ablagerungen nachgewiesen wurde, ist die Beweislage nicht ausreichend, um eine Infektion als Hauptursache für ihre Bildung zu identifizieren; z. B. sind Antibiotika nicht in der Lage, HKE zu verhindern.

Es ist jedoch in der Tat so, dass Darmbakterien eine wichtige Rolle in unserem Immunsystem spielen (siehe unten und Kapitel 9). Obwohl sich die Forschung noch in einem frühen Stadium befindet, untersuchen Wissenschaftler den Zusammenhang zwischen Darmmikrobiom und zahlreichen Entzündungskrankheiten. Wir wissen z. B., dass bestimmte Probiotika wie Lactobacillus reuteri Entzündungen reduzieren können und dass Patienten mit bestimmten entzündlichen Krankheiten, wie z. B. Morbus Crohn, einen Mangel an bestimmten Gruppen von Darmbakterien haben. Neue Erkenntnisse deuten darauf hin, dass eine ballaststoffreiche Ernährung, die die Entwicklung nützlicher Darmbakterien und die Produktion kurzkettiger Fettsäuren fördert, vor HKE schützen kann, indem sie Entzündungen reduziert.

DIE ROLLE DER MIKROBEN

Die Hygienehypothese (siehe Seite 272) stellt einen weiteren Zusammenhang zwischen Entzündungen und Infektionen her. Die grundlegende Prämisse lautet, dass unsere moderne Umgebung zu sauber geworden ist. Viele Kinder kommen praktisch nie in Kontakt mit Schmutz. Sie dürfen vielleicht nicht im Schlamm spielen oder kommen nur begrenzt mit Tieren in Kontakt und dadurch erhöhen ihre Eltern möglicherweise ihr Risiko, später im Leben chronische Krankheiten zu entwickeln. Wenn die Belastung von Kindern mit Infektionserregern wie Bakterien unzureichend ist, entwickelt sich kein ausreichend robustes Immunsystem. Dies führt wahrscheinlich zu einer Neigung zu Entzündungen.

Thomas McDade, ein biologischer Anthropologe mit einem besonderen Interesse daran, wie sich Entzündungen entwickeln und zu Alterskrankheiten beitragen, stellte fest, dass der CRP-Spiegel bei Menschen, die in weniger entwickelten Ländern lebten, viel niedriger war als bei Einwohnern der Vereinigten Staaten. So hatten beispielsweise philippinische Kinder, die in ländlichen Gebieten mit hoher mikrobieller Vielfalt aufwuchsen, im Vergleich zu Erwachsenen einen deutlich niedrigeren CRP-Wert. Die zugrunde liegende Dynamik, so Susan Prescott, ist Teil eines natürlichen Prozesses. Im Zuge der häufigen Bekämpfung von Infektionen steigt und fällt das Entzündungslevel und schafft wirksame Regulierungspfade, die die Entzündung nach Bedarf ein- oder ausschalten können. Wenn es nicht genügend Infektionen gibt, um sie zu bekämpfen, sind diese Pfade weniger robust ausgebaut, was wahrscheinlich die Voraussetzungen für eine chronische Entzündung im späteren Leben schafft.

Aus biologischer Sicht ähnelt die Grundprämisse der Hygienehypothese der Idee des „sparsamen Phänotyps" – der Theorie, dass eine Unterernährung im Mutterleib eine Prädisposition zur Fettspeicherung schafft, die in Zeiten des Überflusses unangemessen sein kann. Wie Dr. McDade in einem Artikel aus dem Jahr 2012 kommentierte, ist es wahrscheinlich, dass unsere Körper „nicht in der Lage waren, die hochgradig hygienisierten, wenig infektiösen Umgebungen zu antizipieren, die derzeit von Menschen in wohlhabenden industrialisierten Umgebungen bewohnt werden". Da das menschliche Immunsystem in jungen Jahren noch recht plastisch ist, lautet seine Theorie, dass „ein schlecht ausgebildetes Immunsystem das Ergebnis" unserer übermäßig unberührten

Was tun bei chronischer Entzündung

Je mehr wir über die Zusammenhänge zwischen Entzündungen und verschiedenen Krankheiten in Erfahrung bringen, desto mehr lernen wir auch darüber, warum Entzündungen sich überhaupt entwickeln und welche Strategien zu ihrer Bekämpfung eingesetzt werden können. Erwähnenswert ist vielleicht, dass Forscher vermuten, dass Statin – eines der meistverschriebenen Arzneimittel der Welt – Herzerkrankungen zwar wirksam behandelt, aber nicht wegen seiner Fähigkeit, das Cholesterin der Patienten zu senken, sondern weil es Entzündungen reduziert, was anhand des CRP-Spiegels gemessen wird. Es gibt auch Hinweise darauf, dass seine antiinflammatorischen Vorteile sich aus seinem Einfluss auf epigenetische Mechanismen ergeben, besonders auf die Histonmodifikation.

Ernährung und Entzündung

Es gibt zahlreiche Verbindungen zwischen einem erhöhten CRP-Spiegel und unserer Ernährung. Wir wissen zum Beispiel, dass bestimmte Lebensmittel Entzündungen fördern. Dazu gehören raffinierte Kohlenhydrate wie Getreide, aus denen Kleie und Keime entfernt wurden (raffinierter Weizen, Reis und Mais sind die Hauptübeltäter), verarbeitete Zuckerarten (einschließlich Maissirup mit hohem Fruktosegehalt) und verarbeitete Fleischwaren. Übermäßiger Alkoholkonsum fördert bekanntermaßen ebenfalls Entzündungen, genauso wie das Rauchen von Zigaretten. Susan Prescott entwickelte außerdem die Theorie, dass eine fettreiche, ballaststoffarme Ernährung Entzündungen fördern kann, indem sie die Zusammensetzung des Darm-Mikrobioms negativ beeinflusst.

Verschiedene Ernährungsweisen, darunter die mediterrane Ernährung und die Pritikin-Diät, können Entzündungen reduzieren. Im Allgemeinen haben diese Diäten einen relativ hohen Anteil an Gemüse, Obst, Vollkorn, Nüssen, Samen und gesunden Fetten. Die Pritikin-Diät, in Verbindung mit regelmäßiger Bewegung, reduziert nachweislich den CRP-Spiegel im Blut.

Mit dem Kommen und Gehen der beliebten Diäten wird jedoch immer deutlicher, dass es keine allgemeingültigen Lösungsansätze gibt. Die genetische Forschung deutet darauf hin, dass einige Menschen anfälliger für Entzündungen sind als andere, und dass die gleichen Ernährungsumstellungen nicht für alle von uns wirksam sind. Obwohl Studien über den Nutzen einer Nahrungsmittelergänzung mit mehrfach ungesättigten Fettsäuren im Allgemeinen recht widersprüchlich waren, kann sie beispielsweise Menschen mit bestimmten Genotypen zugute kommen. In dieser Gruppe hat sich gezeigt, dass der Verzehr von Omega-3-Fettsäuren Entzündungen reduziert, indem sie epigenetische Marker wie die DNA-Methylierung verändern.

Entzündungen wurden auch mit dem Verhältnis von Omega-3- zu Omega-6-Fettsäuren in der Ernährung in Verbindung gebracht. Die amerikanische Standarddiät neigt zu einer geringeren Zufuhr von Omega-3 und einer höheren Zufuhr von Omega-6, ein Verhältnis, von dem angenommen wird, dass es systemische Entzündungen fördert und zur Entwicklung von Atherosklerose beiträgt.

Und vergessen wir nicht den Darm. Wenn wir viele pflanzliche Lebensmittel zu uns nehme, kann dies zu einem positiven Verhältnis von nützlichen Bakterien in unserem Darm führen. Einige dieser mikrobiellen Begleiter produzieren kurzkettige Fettsäuren, die dabei helfen, Entzündungen zu verringern. Kurzkettige Fettsäuren beeinflussen auch die Genexpression in einer Weise, die die Produktion von entzündlichen Zytokinen reduziert, einem Protein, das normalerweise vom Immunsystem hergestellt wird.

Stress und Entzündung

Chronischer psychischer Stress spielt auch bei systemischen Entzündungen eine Rolle. Cortisol, eines der Stresshormone des Körpers, beeinflusst die Entwicklung von Entzündungen. Es gibt einige Hinweise darauf, dass im Falle eines durch chronischen Stress beständig erhöhten Cortisolspiegels, die

Rezeptoren von Immunzellen weniger empfindlich auf das Hormon reagieren und damit seine Fähigkeit, Entzündungen zu kontrollieren, verringern. Darüber hinaus wissen wir aus Tierstudien, dass eine chronische Belastung durch Stress die Genexpression in Immunzellen verändert und sie entzündungsanfälliger macht. Interessanterweise wurden diese Muster der pro-inflammatorischen Genexpression auch bei jungen Erwachsenen gefunden, die der Art von chronischem Stress ausgesetzt sind, die mit einem niedrigen sozioökonomischen Status verbunden ist.

Stressabbautechniken können dabei helfen, die Auswirkungen von Stress auf Entzündungen zu mildern. Eine systematische Überprüfungsstudie zeigte, dass mentale und körperliche Interventionen wie Yoga, Tai Chi und Meditation die Expression von pro-inflammatorischen Genen verringern. Regelmäßige körperliche Aktivität ist auch ein großartiger Entzündungsbekämpfer: Zahlreiche Studien konnten die entzündungshemmenden Eigenschaften von Bewegung nachweisen. Eine 2017 in der Zeitschrift Brain, Behavior, and Immunity veröffentlichte Studie kam zu dem Schluss, dass nur 20 Minuten mäßige Bewegung, einschließlich Laufen auf einem Laufband, zu einer Verringerung von TNF (Tumornekrosefaktor), einem entzündungsfördernden Zytokin, führten.

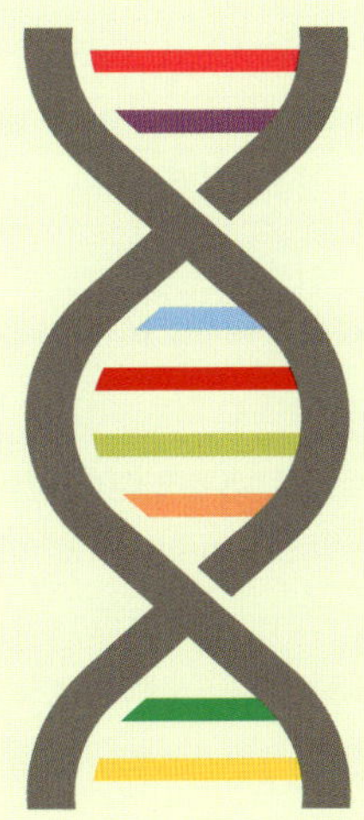

Umwelt sein könnte. Er ist der Ansicht, dass wir Säuglinge und Kinder auch einer breiteren Palette verschiedener Mikroben aussetzen müssen, um die Entwicklung ihres Immunsystems zu fördern, genauso wie wir kognitive und soziale Reize zur Förderung der Gehirnentwicklung einsetzen. Auf diese Weise können wir ihre Wahrscheinlichkeit, eine chronische Entzündung zu entwickeln und vielleicht auch die einer Atherosklerose verringern.

DIE WISSENSLÜCKEN SCHLIESSEN

Auch wenn wir noch nicht alle Antworten haben, scheint es doch wahrscheinlich, dass eine chronische Entzündung eine Reaktion auf eine Vielzahl von Umweltfaktoren ist. Dazu gehören eine mangelhafte Ernährung und toxische Belastungen, auch durch Zigarettenrauch, sowie ein Lebensstil, der uns kaum mit Mikroben in Kontakt kommen lässt. Wie bereits erwähnt, gibt es Hinweise darauf, dass eine Neigung zu chronischen Entzündungen bereits im Mutterleib angelegt werden kann. Wir wissen zum Beispiel, dass Babys mit einem niedrigen Geburtsgewicht (und möglicherweise auch sehr schwere Neugeborene) schon bei der Geburt anfälliger für Entzündungen sind.

Im Jahr 2017 nutzte Thomas McDade Daten aus der oben genannten philippinischen Geburtskohorte, um die Verbindung zwischen epigenetischen Veränderungen im Kindesalter und chronischen Entzündungen im Erwachsenenalter zu erklären. Seine Forschung ergab, dass die Qualität der Ernährung, die Robustheit der mikrobiellen Aussetzung und der sozioökonomische Status im Kindesalter die DNA-Methylierung in neun Genen vorhersagen könnten, die an der Regulierung von Entzündungen beteiligt sind. Es ist ein weiterer Schritt auf dem vielschichtigen Weg, der die verschiedenen biologischen Mechanismen, die in den ersten Lebensjahren am Werk sind, und bei Erwachsenen zu einer Herzerkrankung führen können, in den richtigen Kontext zu setzen sucht.

HERZERKRANKUNGEN, ENTZÜNDUNGEN UND SOZIALE BENACHTEILIGUNG

Je mehr wir in Erfahrung bringen, desto stärker treten die Verbindungen zwischen Herzkrankheiten, chronischen Entzündungen und sozialer Benachteiligung hervor. Armut ist aus verschiedenen Gründen mit einer schlechten Ernährung verbunden, nicht zuletzt durch den übermäßigen Verzehr von verarbeiteten Lebensmitteln, die zur Verschlimmerung von Entzündungen beitragen können. Entzündungen wurden auch mit Misshandlungen im Kindesalter in Verbindung gebracht. Eine Studie aus dem Jahr 2017 ergab, dass mehr als 10 Prozent der Menschen mit einem hohen CRP-Spiegel in den ersten zehn Jahren ihres Lebens irgendeine Form von Missbrauch erlebt hatten, und ihr CRP-Spiegel spiegelte die Schwere des Missbrauchs wider. Wir wissen, dass sich die CRP-Werte durch Stress oder hormonelle Schwankungen erhöhen. Die wissenschaftliche Gemeinde ist jedoch noch nicht sicher, ob CRP nur ein Entzündungsmarker oder ein Krankheitserreger an sich ist.

Insbesondere übergewichtige und adipöse Menschen haben einen deutlich höheren CRP-Spiegel. Susan Prescott spekuliert, dass chronische Entzündungen ein Verbindungspunkt zwischen CVD und Adipositas sein könnten, da adipöse Fettgewebe Substanzen freisetzen, die Entzündungen fördern.

Herzarrhythmien

Im Englischen gibt es den Begriff „Holiday Heart Syndrome“, der sich auf Herzprobleme aufgrund von Freizeitstress bezieht. Der Ausdruck wurde 1978 geprägt und beschreibt vor allem das Auftreten von Herzrhythmusstörungen, meist Vorhofflimmern, nach einem übermäßigen Alkoholgenuss. Er kam zustande, als Ärzte feststellten, dass Patienten, die keine zugrundeliegenden Herzerkrankungen hatten, häufiger Herzrhythmusstörungen nach Wochenenden und Feiertagen erlebten, wenn sie mehr Alkohol getrunken hatten.

Herzrhythmusstörungen treten auf, wenn die elektrischen Impulse, die Ihren Herzschlag koordinieren, nicht richtig funktionieren. Herzrhythmusstörungen umfassen auch Bradykardie (Herzschlag ist langsamerer normal) und Tachykardie (Herz schlägt zu schnell). Vorhofflimmern (VHF), das durch einen unregelmäßigen Herzschlag gekennzeichnet ist, ist die häufigste Form einer Arrhythmie. Laut einer Studie aus dem Jahr 2019, die in der Zeitschrift Heart Rhythm veröffentlicht wurde, besteht bei etwa 25 Prozent der Erwachsenen über 40 in den Vereinigten Staaten ein Risiko für VHF. VHF betrifft weltweit etwa 35 Millionen Menschen. Die Zahl der Menschen mit dieser Erkrankung steigt rasant an, und die Sterblichkeitsraten im Zusammenhang mit VHF als primäre oder beitragenden Todesursache steigen seit mehr als 20 Jahren.

Die größte Gefahr im Zusammenhang mit Vorhofflimmern ist ein ischämischer Schlaganfall, der auftritt, wenn sich Blutgerinnsel im Herzen bilden und zum Gehirn gelangen; bei Menschen mit VHF erhöht sich das Risiko hierfür um das Fünffache. Weil das Herz so unregelmäßig schlägt, wird das Blut nicht richtig herausgepumpt, sodass es sich sammelt und eine Gerinnung wahrscheinlicher ist, bevor es zum Gehirn gelangt. VHF wird als Grundursache für etwa 20 Prozent der ischämischen Schlaganfälle angesehen.

Das Risiko für Vorhofflimmern steigt mit zunehmendem Alter. Zu den Risikofaktoren gehören neben Alkoholkonsum auch Bluthochdruck, Diabetes, Adipositas, Schilddrüsenüberfunktion und chronische Nierenerkrankungen. Weitere potenzielle Auslöser sind ein Elektrolytungleichgewicht, Stress und verschreibungspflichtige Medikamente. Auf Grundlage einer Umfrage unter 1.300 Patienten mit VHF identifizierte die Studie von 2019 mehrere häufige Auslöser. Dazu gehörten Kaffeekonsum (28 Prozent) und Schlafmangel (21 Prozent). Der Konsens war, dass, wenn zwei oder mehr Auslöser kombiniert wurden, die Wahrscheinlichkeit eines Auftretens der Krankheit zunahm. Es sei darauf hingewiesen, dass auch andere Studien ergeben haben, dass schon ein mäßiger Tee- und Kaffeekonsum für Menschen mit VHF problematisch ist.

Darüber hinaus wurde VHF mit der Teilnahme an Ausdauersportarten wie Marathonläufen und Fußballspielen in Verbindung gesetzt.

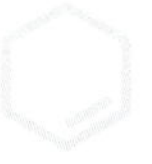

Eine Entwicklungskomponente

Herzarrhythmien haben eine erbliche Komponente: Bestimmte Gene sind mit einem erhöhten Risiko verbunden. Sie können auch schon während der fötalen Entwicklung angelegt werden. Eine im Journal of the American Heart Association veröffentlichte Studie aus dem Jahr 2017, die Daten aus der Helsinki Birth Cohort Study verwendete, fand einen U-förmigen Zusammenhang zwischen Geburtsgewicht und Häufigkeit von VHF: Babys, die mit einem niedrigen oder hohen Geburtsgewicht geboren wurden, waren einem erhöhten Risiko ausgesetzt. Die Autoren entdeckten außerdem, dass die Nachkommen adipöser Mütter, unabhängig vom eigenen Geburtsgewicht, etwa 35 Prozent häufiger VHF entwickeln als die Nachkommen von Müttern, deren BMI im Normalbereich liegt. Sie schlugen vor, dass eine Anpassung des Lebensstils während der Schwangerschaft zur Verringerung einer Adipositas der Mutter einen positiven Effekt auf das VHF-Risiko in zukünftigen Generationen haben könnte. Darüber hinaus identifizierte die Studie eine hohe Statur als Risikofaktor, was die höhere Inzidenz von VHF bei Männern erklären könnte.

Ihnen war zwar klar, dass die zugrundeliegenden Mechanismen noch nicht vollständig verstanden sind, aber die Autoren der Studie spekulierten, dass epigenetische Veränderungen im Mutterleib zur Entwicklung der Erkrankung beitragen könnten. Sowohl Adipositas als auch VHF stehen im Zusammenhang mit Entzündungen, und VHF spricht auch stark auf Umweltauslöser wie Luftverschmutzung an. Eine in der Zeitschrift Heart Rhythm veröffentlichte Studie aus dem Jahr 2015 ergab, dass eine frühe Aussetzung gegenüber Passivrauch, entweder im Mutterleib oder in der Kindheit, mit einem erhöhten Risiko für die Entwicklung der Krankheit verbunden ist. Seit kurzem sehen Wissenschaftler auch Zusammenhänge mit dem Immunsystem. Immunzellen scheiden bestimmte Substanzen aus, die mit Arrhythmien in Verbindung gebracht wurden. Im Jahr 2017 berichteten Wissenschaftler, dass Makrophagen, eine Art weiße Blutkörperchen, die für die Abwehr von Infektionen zuständig sind, Ihrem Herzen helfen, regelmäßig zu schlagen.

Gemeinsame Auslöser

Auslöser für VHF umfassen Alkoholkonsum, Stress, Nahrungsmittelallergien, Elektrolytunausgeglichenheiten und eine Aussetzung gegenüber Giftstoffen.

ALKOHOLKONSUM

Epidemiologische Studien zeigen, dass der Alkoholkonsum eine entscheidende Rolle bei der Auslösung von VHF spielt, auch bei Menschen ohne vorherige Anzeichen von Herzerkrankungen. Insbesondere das Koma-Trinken stört bekanntlich das Leitungssystem des Herzens und führt zu unregelmäßigen Herzschlägen. Bei Menschen mit einer Vorgeschichte von VHF kann ein übermäßiger Alkoholkonsum auch die Freisetzung bestimmter Neurotransmitter im Zusammenhang mit dem Herzrhythmus erhöhen. (Mindestens eine Studie ergab jedoch, dass er keine Auswirkungen auf Menschen ohne Vorgeschichte von VHF hatte.)

STRESS

Zahlreiche Studien haben verschiedene Arten von Stress, einschließlich eingebildetem Stress, mit einem erhöhten Risiko für VHF in Zusammenhang setzen können. Eine Studie aus dem Jahr 2018, die auf Daten der schwedischen Longitudinal Occupational Survey of Health basiert, zeigte, dass Menschen, die unter Stress am Arbeitsplatz leiden, 50 Prozent häufiger VHF entwickeln. Eine weitere Studie, die im selben Jahr im American Journal of Cardiology veröffentlicht wurde, verband traumatische Lebensereignisse mit der Entwicklung von VHF bei Frauen über 45 Jahren. Und eine Studie aus dem Jahr 2015, die in den Annals of Internal Medicine veröffentlicht wurde und auf den Forschungsergebnissen der Studie Reasons for Geographic and Racial Differences in Stroke (REGARDS) basiert, identifizierte ein hohes Maß an wahrgenommenem Stress im Zusammenhang mit niedrigem Einkommen als Risikofaktor für VHF.

Die unmittelbare Sorge bei VHF besteht zwar darin, dass es zu einem Schlaganfall kommen könnte, aber allein die Angstzustände, an denen Personen mit einem unregelmäßigen Herzschlag häufig leiden, sind an sich schon problematisch, und es wurden bereits Bedenken über die langfristigen Auswirkungen der Krankheit auf die psychische Gesundheit und die Lebensqualität geäußert.

NAHRUNGSMITTELALLERGIEN

Obwohl die Forschungsergebnisse größtenteils anekdotischer Art sind, wurden auch Lebensmittelempfindlichkeiten mit VHF in Verbindung gebracht. Viele Menschen berichten, dass sie auf den Konsum von Tyramin reagieren, eine Verbindung, die in natürlich gealterten und fermentierten Lebensmitteln vorkommt (sie wurde auch mit Migräne-Kopfschmerzen in Verbindung gebracht). Zu den Hauptübeltätern gehören gereifte Käsesorten wie Cheddar oder solche, die Schimmelpilze enthalten, wie Blauschimmelkäse, sowie fermentierte Lebensmittel wie Sauerkraut und Sojasauce.

Mononatriumglutamat (MNG), ein Bestandteil, der als Geschmacksverstärker in vielen verarbeiteten Lebensmitteln verwendet wird, und Aspartam, ein künstlicher Süßstoff, sind für Menschen mit VHF ebenfalls problematisch. Obwohl keine Peer-Review-Studien vorliegen, berichten viele Menschen mit VHF, dass der Konsum von MSG oder Aspartam bei ihnen eine Episode auslösen kann. Während des Verdauungsprozesses produziert MNG freies Glutamat und Aspartam setzt Aspartat frei. Beide Substanzen sind Neurotransmitter und als Excitotoxine bekannt, das heißt, sie überstimulieren das Gehirn und möglicherweise das Herz über ihren Einfluss auf den Vagusnerv. Diese Substanzen werden in verarbeiteten Lebensmitteln verwendet, weil sie die „Abhängigkeit" von bestimmten Geschmacksrichtungen fördern.

Jüngste Forschungen, darunter eine Studie unter der Schirmherrschaft der Mayo Clinic, untersuchen den Zusammenhang zwischen VHF und Autoimmunerkrankungen. Andere Studien haben Zusammenhänge mit dysbiotischen Darmbakterien untersucht. Ein aus dem Gleichgewicht geratenes Mikrobiom könnte eine Rolle bei der Auslösung von VHF spielen, indem es das autonome Nervensystem aktiviert, das über den Vagusnerv aktiv mit dem Darm verbunden ist. Eine weitere Darmverbindung besteht durch das Immunsystem, das in einigen Studien, einschließlich

Forschungsprojekten zur Histaminintoleranz, mit VHF in Zusammenhang gesetzt wurde. Histaminintoleranz kann ein sehr breites Spektrum an Symptomen hervorrufen. Im Allgemeinen ergeben sich diese Reaktionen aus Defiziten im Zusammenhang mit der Funktion des DAO- oder HNMT-Gens, welche die Fähigkeit des Körpers zur Histaminverarbeitung beeinträchtigen. Neben Herzrhythmusstörungen sind diese Mängel mit einer Vielzahl von Autoimmunerkrankungen verbunden, darunter Glutenempfindlichkeit und entzündliche Darmerkrankungen. Hohe Mengen an Histamin sind in bestimmten Lebensmitteln enthalten, wie z. B. in Nachtschattengewächsen, zu denen Tomaten, Kartoffeln, Paprika und Auberginen gehören. Viele verschreibungspflichtige Medikamente können ebenfalls eine Histaminreaktion auslösen, genauso wie der Verzehr von würzigen Lebensmitteln oder solchen, die zu Blähungen führen.

ELEKTROLYTUNAUSGEGLICHENHEITEN

Elektrolyte sind Chemikalien, die Strom in Ihrem Körper leiten. Dazu gehören geladene Formen von Natrium, Kalzium, Kalium und Magnesium. Ihr Herzmuskel verwendet diese Mineralien, um elektrische Impulse zu übertragen. Wenn es zu einem Ungleichgewicht kommt, kann ein unregelmäßiger Herzschlag die Folge sein. Ein häufiges Elektrolytungleichgewicht tritt bei zu viel Natrium und zu wenig Kalium auf. Diese Elemente sind eng miteinander verbunden und bei einer Ernährungsweise entsprechend der amerikanischen Standardernährung ist eine Unausgeglichenheit praktisch vorprogrammiert. Schuld daran ist hauptsächlich der übermäßige Verzehr von verarbeiteten Lebensmitteln, die bekanntlich einen hohen Natriumgehalt aufweisen. Laut Harvard Heart Letter verbraucht der Durchschnittsamerikaner täglich zwischen 2.500 und 7.500 mg Natrium. Die empfohlene Tagesdosis für Kalium beträgt 4.700 mg, von der ein typischer Nordamerikaner wahrscheinlich nur 2.500 mg pro Tag zu sich nimmt. Kalium wird auch durch bestimmte Medikamente wie Kortikosteroide und Diuretika schneller aufgebraucht, was ein Faktor sein könnte, der die schnell steigenden Raten von VHF bei älteren Menschen erklärt.

Während Kalium an sich schon wichtig ist, hilft der Verzehr von noch mehr Kalium dem Körper dabei, überschüssiges Natrium auszuscheiden. Es gibt Hinweise darauf, dass eine Verbesserung des Gleichgewichts zwischen diesen beiden Mineralien der Herz- und Gefäßgesundheit zugute kommt (siehe „Bluthochdruck und Salz“, Seite 200). Der beste Weg, die Kaliumzufuhr zu erhöhen und gleichzeitig die Natriumzufuhr zu senken, ist, mehr Vollwertkost zu essen, insbesondere frisches Obst, Gemüse und Hülsenfrüchte.

Wenn es darum geht, den Herzrhythmus regelmäßig zu halten, ist Magnesium ein besonders wichtiger Elektrolyt, da es eine angemessene Funktion des elektrischen Systems Ihres Herzens unterstützt. Es fehlt aber leider nicht nur fast vollständig in der amerikanischen Standardernährung, sondern Lebensstilfaktoren wie Stress und bestimmte verschreibungspflichtige Medikamente erschöpfen die Magnesiumspeicher des Körpers auch noch schneller. Weitere Informationen zu Magnesiumquellen finden Sie unter „Ernährungsstrategien zur Behandlung von Bluthochdruck“, Seite 202.

AUSSETZUNG GEGENÜBER GIFTSTOFFEN

Herzrhythmusstörungen wurden auch mit zahlreichen Umweltgiften in Verbindung gebracht, darunter Pestizide, verkehrsbedingte Luftverschmutzung und eine Aussetzung gegenüber Propan oder Chlorgas, Farbverdünnern und Schwermetallen. Obwohl Studien einige dieser Auslöser identifiziert haben, konnten sie keine großen Einblicke in die Mechanismen gegeben, die vom Auslöser zu einer VHF-Episode führen. Sie sind jedoch erwähnenswert, da die VHF-Raten so schnell steigen und die Ursachen so vielfältig sind.

STRAHLENTHERAPIE

In den letzten Jahren wird die Strahlentherapie vermehrt als ein ernsthaftes Problem im Zusammenhang mit Herz-Kreislauf-Erkrankungen betrachtet. Während eine Strahlenbehandlung bei vielen Krebsarten ein wichtiger Bestandteil der Therapie ist, da sich die Überlebensraten für Krebs verbessern, sind nun auch die potenziell negativen Nebenwirkungen in den Fokus gerückt. Viele Mediziner, insbesondere Kardiologen, glauben, dass Strahlentherapie zum Teil auch in Situationen eingesetzt wird, in denen der Nutzen die Risiken nicht überwiegt. Infolgedessen sind strahleninduzierte Herzerkrankungen ein wachsendes Problem. Das Risiko ist bei Frauen am größten, deren linke Brust über dem Herzen bestrahlt wird. Die Patientinnen sollten ihre Kardiologen vor der Behandlung nach diesem Problem fragen.

Laut einer im New England Journal of Medicine veröffentlichten Studie aus dem Jahr 2013 zeigen sich die Auswirkungen einer Strahlenbehandlung bereits nach fünf Jahren. Je größer die Strahlendosis, desto größer ist das Risiko eines nachfolgenden Herzinfarkts. Strahlentherapie wurde auch mit Herzrhythmusstörungen in Verbindung gebracht. Sie erzeugt reaktive Sauerstoffspezies, wobei es sich um hochgiftige Substanzen handelt. Außerdem kann sie die elektrischen Muster des Herzens verändern und hat einen signifikanten Einfluss auf die Expression zahlreicher Gene.

Studien haben Zusammenhänge zwischen Strahlenbehandlungen, Herzrhythmusstörungen und Veränderungen in der Genexpression im Zusammenhang mit Histonmodifikationen, RNA-basierten Mechanismen und DNA-Methylierung identifiziert. Diese epigenetischen Veränderungen können sich aus einer Vielzahl von Faktoren ergeben, zu denen auch Entzündungen und Gefäßerkrankungen gehören. Experten sind sich jedoch einig, dass diese Veränderungen der Genexpression noch lange nach der eigentlichen Bestrahlung andauern.

KÖRPERLICHE AKTIVITÄT UND CHRONISCHE KRANKHEIT

Wenn Sie nicht gerade auf dem Mond leben, wissen Sie wahrscheinlich, dass Bewegung, auch in moderaten Mengen, sehr, sehr gut für Sie ist. Ein wenig körperliche Betätigung hilft Ihnen nicht nur, ein gesundes Gewicht zu halten, Ihre Muskeln zu stärken und mobil zu bleiben, sondern reduziert auch Ihr Risiko für eine Vielzahl von Krankheiten, die von Typ-2-Diabetes über Herz-Kreislauf-Erkrankungen bis hin zu manchen Krebsarten reichen. Ach so, und ganz nebenbei verbessert Sport auch Ihre Stimmung und die psychische Gesundheit.

In den letzten Jahren suchen Forscher angestrengt nach den Mechanismen, die all diese Vorteile möglich machen. Gibt es auf zellulärer Ebene irgendetwas, das helfen könnte zu erklären, warum Bewegung Ihr Risiko für chronische Krankheiten beeinflussen kann? Kein Wunder, dass einige der Antworten in Ihrem Epigenom verwurzelt sind. In einem umfassenden Übersichtsartikel, der 2017 in Acta Physiologica veröffentlicht wurde, hob der Sportphysiologe Joshua Denham die wachsende Zahl der Forschungsarbeiten hervor, die Bewegung mit epigenetischen Veränderungen in Zusammenhang setzen, die Ihr Risiko für eine Vielzahl von Krankheiten verringern können. Bei bestimmten Genen kann es recht schnell zu Verbesserungen kommen. In einer Mausstudie kehrten Nachkommen, die eine Neigung zu Adipositas und Stoffwechselsyndrom erbten, ihr bedauernswertes Vermächtnis in nur acht Wochen um, und zwar dank einer Intervention, die ein Ernährungs- und Bewegungsprogramm umfasste. Interessanterweise wiesen Studien mit menschlichen Teilnehmern, die sichtbare körperliche Verbesserungen nachweisen, auch darauf hin, dass acht Wochen ein angemessener Zeitrahmen sind, innerhalb dessen sich erwartungsgemäß erste Ergebnisse zeigen.

Im Jahr 2014 veröffentlichten Wissenschaftler des schwedischen Karolinska-Instituts eine Studie, die 23 Männern und Frauen drei Monate lang beobachtete. Die Probanden fuhren dreimal pro Woche 45 Minuten lang mit nur einem Bein Fahrrad. Sowohl vor als auch nach dem Beginn des Trainings wurden Muskelbiopsien ihrer Beine durchgeführt. Wie erwartet zeigte das trainierte Bein eine körperliche Verbesserung. Aber die Biopsien zeigten auch neue Methylierungsmuster in rund 7.000 Genen: solche, die mit Insulinreaktion, Entzündung und der Art und Weise, wie der Körper Energie verarbeitet, in Zusammenhang stehen.

Zahlreiche Studien haben auch Zusammenhänge zwischen Bewegung und positiven Veränderungen der DNA-Methylierung festgestellt. Zum Beispiel hat sich gezeigt, dass Bewegung die DNA-Methylierung modifiziert, um die Expression von Genen zu erhöhen, die mit der Tumorsuppression zu tun haben, und die Aktivität von Genen zu verringern, die das Wachstum von Krebszellen fördern.

In einer weiteren Studie untersuchten Forscher der Mayo Clinic die Vorteile von 12 Wochen hochintensivem Intervalltraining (HIT) sowohl bei jüngeren als auch älteren Menschen. Sie fanden ein überraschendes Ergebnis: Je älter Sie sind, desto wahrscheinlicher ist es, dass Ihre Gene auf die Anstrengung reagieren. Mehr als 400 Gene in Muskelzellen wurden bei denjenigen Probanden, die älter als 64 Jahre waren, unterschiedlich exprimiert. In der jüngeren Gruppe geschah dies nur bei 275 Personen. Es ist jedoch wichtig zu beachten, dass Menschen über 50 Jahre sehr vorsichtig sein sollten, wenn es darum geht, eine mehr als nur moderate Bewegung aufzunehmen. Extreme sportliche Betätigung ist besonders riskant für ältere Erwachsene, die möglicherweise unerkannte Herz-Kreislauf-Erkrankungen haben. Und auch körperlich fittere Menschen sollten vorsichtig damit sein, Ausdauersportarten wie Marathonläufe zu betreiben. Viele Kardiologen sind der Meinung, dass das Training ab einem bestimmten Punkt neben der Belastung von Gelenken und Bändern auch das Herz schädigen kann.

Dennoch gibt es Hinweise darauf, dass Bewegung Ihnen helfen kann, biologisch jung zu bleiben, denn sie hält Ihre Telomere lang (siehe Seite 227 für weitere Informationen über Telomere). Eine deutsche Studie an eher sesshaften und aktiveren Menschen verschiedener Altersgruppen ergab, dass eine Gruppe von engagierten Läufern mit einem Durchschnittsalter von 51 Jahren außergewöhnlich „jugendliche" Telomere hatte – nur etwas kürzer als die Telomere der Läufer in den 20ern.

8

ÄLTER-WERDEN

Der Kern chronischer Krankheiten liegt nicht in einer einzigen, alles überwältigenden Störung des Körpers, die entweder bei der Empfängnis oder im mittleren Alter stattfindet. Es gibt zwei Pfade, die zu solchen Erkrankungen führen. Die Gesundheit der gesamten Lebenszeit wird durch die Mutter angelegt, und ein guter Start im Mutterleib ist sehr wichtig für unser lebenslanges Wohlbefinden.

— DAVID BARKER, *NUTRITION IN THE WOMB*

FALLS SIE AUF DER Suche nach dem Jungbrunnen sind, könnte ein guter erster Schritt sein, sich ein paar Tipps von Robert Marchand zu holen. Dieser übersprudelnde Franzose hat in seinem Leben so ziemlich alles gemacht: Feuerwehrmann, Zuckerrohrpflanzer und Holzfäller sind nur drei seiner vielen Beschäftigungen. Während des Zweiten Weltkriegs war er eine Zeitlang Kriegsgefangener. Mit 35 begann er, sich für das Radfahren zu interessieren und wurde Siebter im Grand Prix des Nations, einer jährlichen Veranstaltung in Frankreich, an der sowohl Amateur- als auch Profiradsportler teilnehmen. Das Dumme war nur, dass seine vielen verschiedenen Jobs ihm kaum Zeit für das Training ließen, sodass er erst im reifen Alter von 70 wieder mit dem Fahrradfahren begann. Ab diesem Zeitpunkt hatte er endlich die Muße, dem Sport die nötige Zeit zu widmen und bis zu seinem 100. Geburtstag hatte er mehrere Weltrekorde gebrochen.

Robert Marchand ist ein Lehrbuchbeispiel guten Alterns. Sein Leben zeigt uns, dass es beim Älterwerden nicht nur ums Überleben geht; wir müssen auch unsere körperliche und geistige Gesundheit aufrechterhalten. Wenn wir über das Älterwerden sprechen, taucht oft das Wort Widerstandskraft auf, normalerweise im Zusammenhang mit Zügen wie der Fähigkeit sich von Schlägen zu erholen oder Herausforderungen zu meistern. Monsieur Marchand war offensichtlich recht widerstandsfähig. Im Jahr 2014 brach er im Alter von 102 Jahren seinen eigenen Rekord für die weiteste Strecke bei über Hundertjährigen, indem er 26,9 km in einer Stunde radelte. Im Jahr 2017 brach er einen weiteren Rekord, als er auf einer Radstrecke 22,5 km in genau einer Stunde fuhr.

Sein Geheimnis ist ein allgemeiner Ansatz für alle Lebensbereiche, der mit den meisten Richtlinien für ein gesundes Leben konform geht. Er sagt, er esse viel Gemüse und Obst und bis vor kurzem auch ein wenig Fleisch (das er inzwischen weglässt). Er trinkt auch Kaffee, aber nur sehr wenig. Und seinem Coach zufolge setzt er sich auch gern hohe Ziele.

Anscheinend haben Robert Marchand eine gesunde Ernährung, viel sportliche Betätigung und eine positive Einstellung dabei geholfen, sich noch im Alter von 107 Jahren jung zu fühlen. Was wir aber genau wissen, ist, dass er sehr starke Muskeln hat, was bei älteren Menschen normalerweise nicht der Fall ist – eine Eigenschaft, die schon an sich eine gute Gesundheit fördert und dabei hilft, Entzündungen zu kontrollieren.

WAS IST ALTERN?

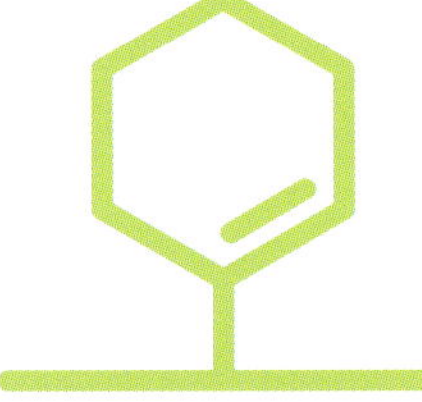

Seneszenz:
Erschöpfungsmoment von Zellen, ab dem sie sich nicht weiter teilen aber auch nicht sterben.

Altern ist ein komplexer Prozess. Warum altern einige Menschen gut und andere scheinen schon vor ihrer Zeit alt zu werden? Viele verschiedene Elemente tragen dazu bei, wie erfolgreich wir das Fortschreiten der Jahre überstehen, einschließlich der Dinge, die sich ereignet haben, als wir uns noch im Mutterleib befanden. Das Älterwerden ergibt sich im Grunde aus den gesammelten Effekten unzähliger winziger Veränderungen, viele von ihnen epigenetischer Art, die im Laufe der Jahre stattfinden. Biologisch gesehen findet das Altern in Ihren Zellen statt. Alle Teile des Körpers enthalten Zellen. Aus verschiedenen Gründen können Wissenschaftler nicht mit Sicherheit sagen, wie viele, aber es sind etwa 37 Billionen laut einer Schätzung von 2013, die in Annals of Human Biology veröffentlicht wurde. Es ist wirklich bemerkenswert: Wir beginnen das Leben als eine einzige Zelle und enden durch den Prozess der Replikation mit dieser riesigen Menge an aktiven Zellen, die alle unterschiedliche Aufgaben erfüllen, um unseren Körper am Laufen zu halten. Ihr Körper erschafft ständig neue Zellen durch einen Prozess, der als Teilung bekannt ist. Diese Zellen altern und vermehren sich je nachdem, wo sie sich befinden, unterschiedlich schnell. Zum Beispiel vermehren sich die Zellen im Herzen nur langsam und die Darmzellen sind eher von der schnellen Partie. Leider beginnt sich dieser Prozess ab einem Alter von etwa 35 Jahren zu verlangsamen. Unsere Zellen werden allmählich „alt". Sie erreichen einen Punkt, der als Seneszenz bekannt ist, an dem sie sich nicht mehr selbst reproduzieren können. Und da Ihre Lebensdauer vereinfacht ausgedrückt durch die Teilungsfähigkeit Ihrer Zellen bestimmt wird, beginnen Sie zu altern, wenn diese sich nicht mehr erneuern.

Telomere

Schon während ihrer Kindheit im australischen Staat Tasmanien interessierte sich Elizabeth Blackburn für die Natur, was aber auch nicht weiter verwunderlich ist, da sie aus einer Familie von Physikern und anderen Wissenschaftlern stammt. Wie viele Kinder hatte sie Spaß an selbst durchgeführten Experimenten und sammelte z. B. Kaulquappen in einem Glas. Aber ihre angeborene Neugier führte sie auf einen ganz einzigartigen Weg, den dann doch nicht so viele Kinder im Erwachsenenalter einschlagen. 2009 erhielt sie zusammen mit ihren zwei Mitarbeitern den Nobelpreis für Physiologie oder Medizin.

Professor Blackburn hat einen Großteil ihres Berufslebens dem Studium von Tetrahymena gewidmet, einer Art einzelligem Tier, das in Süßwasserteichen weit verbreitet ist. Weil es in der Nähe der Oberfläche von Teichen in Algen lebt, nennt sie es „Teichschaum". Als Wissenschaftlerin interessierte sie sich für Chromosomen, insbesondere für deren Endabschnitte, die als Telomere bezeichnet werden. Da Teichschaum eine Fülle von Telomeren enthält, rückte er in den Mittelpunkt ihrer Forschungsarbeit.

Womit wir zurück zur Zellteilung kommen. Telomere spielen eine wichtige Rolle bei der Zellteilung. Manchmal werden sie mit den Kunststoffspitzen an den Enden von Schnürsenkeln verglichen, die ein Ausfransen verhindern sollen. Einige Zellen teilen sich tausende Male, und ihre gesamte DNA muss kopiert werden. Telomere leben an den Enden von Chromosomen, schützen sie und helfen dabei, sie während des Vermehrungsprozesses stabil zu halten. Jedes Mal, wenn sich eine Zelle teilt, neigen die Telomere jedoch dazu, sich etwas zu verkürzen. Die Länge der Telomere und die Geschwindigkeit, mit der sie sich verkürzen, haben mit dem Alterungsprozess zu tun.

Noch eine Anekdote über Teichschaum: Er verfügt über besonders viele Telomere, die sich im Gegensatz zu den meisten anderen Organismen bei der Zellteilung nicht verkürzen. Wie Blackburn und ihr Team entdeckten, haben Tetrahymena die Fähigkeit, ein Enzym zu produzieren, das verhindert, dass sich die Telomerenden verkürzen. Sie nannten dieses Enzym Telomerase. Grundsätzlich synthetisiert

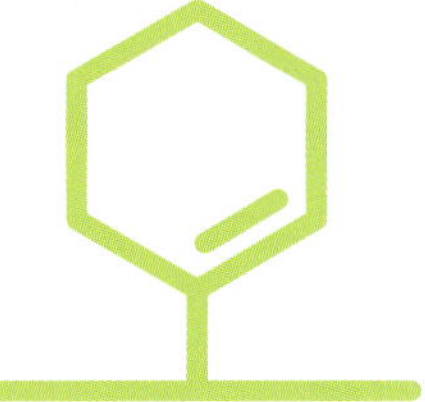

Telomere:
DNA-Teilchen am äußeren Rand von Chromosomen, die diese während der Zellteilung schützen.

Telomerase:
Ein Enzym, das oft als „Anti-Aging-Enzym" bezeichnet wird und Telomere instand hält, wodurch sie länger bleiben.

die Telomerase mit jeder Teilung ein neues DNA-Segment, das neu hinzukommt, um das verloren gegangene Telomersegment auszugleichen und die Alterung des Chromosoms zu verhindern.

Telomerlänge

Wir wissen, dass Gene sowohl bei Telomeren als auch beim Altern eine Rolle spielen, denn Wissenschaftler haben seltene genetische Krankheiten identifiziert, die als Telomersyndrome bekannt sind und mit vorzeitigem Altern verbunden sind. Darüber hinaus konnten wir durch die Untersuchung von Hundertjährigen und ihren Nachkommen ein langes Leben mit einer größeren Häufigkeit bestimmter genetischer Varianten verbinden. Dank genomweiter Assoziationsstudien konnten die Wissenschaftler eine Reihe von Einzel-Nukleotid Polymorphismen (Single-Nucleotide Polymorphisms, SNP) identifizieren, die mit der Telomerlänge (TL) assoziiert sind. Wenn es jedoch um Gene, Altern und TL geht, machen die bisher identifizierten genetischen Varianten nur einen kleinen Teil der Unterschiede in der TL und deren Verhältnis zur Langlebigkeit aus, auch wenn die TL eine genetische Komponente zu haben scheint.

Besteht also eine Verbindung zwischen der Telomerlänge, der Rate, mit der sich die Telomere verkürzen und dem Altern? Und wenn ja, welche? Verkürzte Telomere stehen im Zusammenhang mit dem Älterwerden, aber wissenschaftlich gesehen ist unser Alter nicht unbedingt chronologisch. Altern ist ein zellulärer Prozess, definiert durch verkürzte Telomere und indirekt durch die Fähigkeit des Körpers, Telomerase zu produzieren. Wissenschaftler glauben heute, dass Anomalien der TL als Frühwarnsystem für Krankheiten und Sterblichkeit unabhängig vom chronologischen Alter dienen können. Infolgedessen zielt ein Großteil der aktuellen Forschung darauf ab, ein besseres Verständnis der TL und ihrer Auswirkungen auf Gesundheit und Krankheit in verschiedenen Lebensabschnitten zu erlangen. Während kürzere Telomere mit vielen Stoffwechsel- und Entzündungskrankheiten (einschließlich Demenz und Herz-Kreislauf-Erkrankungen) assoziiert wurden, bleibt abzuwarten, ob eine beschleunigte Telomerverkürzung eine Ursache oder eine Folge von Alterung und Krankheit ist.

FÖTALE ENTWICKLUNG UND TELOMERLÄNGE

Obwohl sich die Wissenschaft noch in der Frühphase befindet, glauben viele Forscher, dass es einen starken Zusammenhang zwischen der TL am Lebensanfang und einer späteren Anfälligkeit für oder Resistenz gegen Krankheiten gibt. Einige vermuten, dass diese Beziehungen ihren Ursprung in utero haben können. So ergab beispielsweise eine 2007 im American Journal of Clinical Nutrition veröffentlichte Studie, dass Kinder mit einem niedrigen Geburtsgewicht eher kürzere Telomere und eine veränderte Immunfunktion aufweisen. In einem Artikel aus dem Jahr 2013, veröffentlicht in der Zeitschrift Psychoneuroendocrinology, identifizierten die Forscher eine Reihe von Faktoren, die die Telomerlänge über die gesamte Lebensdauer beeinflussen. Dazu gehören Stress der Mutter während der Schwangerschaft, schwierige Erfahrungen in der Kindheit, Depressionen und ein ungesunder Lebensstil.

Wenn die TL von unseren Erfahrungen beeinflusst wird, scheint es logisch anzunehmen, dass je länger Ihre Telomere bei der Geburt sind, Ihre Gesundheit wahrscheinlich ein Leben lang umso besser ist. Obwohl es keine Studien mit menschlichen Teilnehmern gibt, die diese Theorie stützen, fand eine Studie aus dem Jahr 2012 mit Zebrafinken heraus, dass die TL am Lebensanfang ein starker Prädiktor für die Lebensdauer einer Gruppe dieser Vögel war. Die Autoren vermuteten eine Beteiligung der „Telomerbiologie“ an den Wechselwirkungen zwischen Genen und Umwelt, die in der Gebärmutter stattfinden. Sie gingen davon aus, dass sowohl TL als auch Telomerase im Mutterleib plastisch sind und dass die TL durch die Abläufe in der Gebärmutter beeinflusst werden kann. Wie wir wissen, können belastende Erfahrungen während der Schwangerschaft langfristige epigenetische Auswirkungen auslösen. Die Autoren dieser Studie argumentierten, dass die durch Stress hervorgerufenen epigenetischen Veränderungen das „Telomerbiologiesystem“ beeinträchtigen könnten.

Andere Forschungsarbeiten sind zwar spärlich gesät, unterstützen aber diese Sichtweise. Eine Studie aus dem Jahr 2011, an der Elizabeth Blackburn beteiligt war, ergab, dass junge Erwachsene, deren Mütter während der Schwangerschaft stark belastet gewesen waren, viel häufiger kürzere Telomere hatten als eine vergleichbare Kontrollgruppe, deren Mütter nicht gestresst gewesen waren. Wie die Forscher betonten, wurden verkürzte Telomere sowie eine verminderte Telomerase-Aktivität konsequent mit der Anfälligkeit für Krankheiten verknüpft. Sie stellten auch fest, dass die Telomerase-Aktivität durch Verhaltensinterventionen verbessert werden kann, die Stress abbauen, wie eine psychologische Beratung und Strategien zum Stressmanagement.

IHR LEBENSSTIL LÄSST DIE UHR LANGSAMER TICKEN

Die Telomerlänge scheint von zwei Dingen abzuhängen: der Länge Ihrer Telomere bei der Geburt und dem Grad der Erosion, die während des gesamten Lebens auftritt. Während vorläufige Untersuchungen darauf hindeuten, dass es eventuell nicht möglich ist, die Uhr zurückzudrehen, können Sie möglicherweise Schritte unternehmen, um die Geschwindigkeit, mit der Sie altern, zu verlangsamen. Zum Beispiel fand eine 2008 in der Zeitschrift Lancet Oncology veröffentlichte Pilotstudie heraus, dass nur drei Monate intensiver Lebensstiländerungen in einer Gruppe von 30 Männern mit risikoarmem Prostatakrebs die Telomerase-Aktivität in bestimmten Zellen des Immunsystems erhöhten und damit zur Wartung der Telomere beitrugen. In dieser Studie wurden jedoch keine Änderungen der TL festgestellt.

In einer Folgestudie wurden 10 der ursprünglich untersuchten Männer für einen Zeitraum von fünf Jahren in ein Programm aufgenommen, das umfassende Änderungen des Lebensstils, einschließlich Ernährung, Aktivität, Stressmanagement und soziale Unterstützung beinhaltete. Eine Kontrollgruppe, deren Lebensstiländerungen als geringfügig beschrieben wurden, wurde im gleichen Zeitraum ebenfalls überwacht. Die Forscher fanden heraus, dass die TL in der Gruppe, die an dem Programm zur Anpassung des Lebensstils teilnahm, signifikant zunahm, in der Kontrollgruppe jedoch abnahm. Mit anderen Worten, je mehr die Teilnehmer sich an die rigorosen Lebensstiländerungen hielten, desto länger wurden ihre Telomere. Es sei darauf hingewiesen, dass die Stichprobe klein war und es Einschränkungen in der Studiengruppe gab: Die Teilnehmer waren allesamt ältere Männer, die an Prostatakrebs mit geringem Risiko litten. Die Überprüfung dieser Ergebnisse mit größeren Studien, die auf breiteren Bevölkerungsgruppen basieren, wäre hilfreich.

UND WAS HAT DAS ALLES ZU BEDEUTEN?

Seitdem hat sich eine Reihe von Studien mit den Auswirkungen von Lebensstiländerungen auf die TL beschäftigt, die Ergebnisse sind jedoch nicht eindeutig. Basierend auf dem, was wir über die gesundheitlichen Vorteile von Bewegung und ihre positiven Auswirkungen auf bestimmte Krankheiten wie Herz-Kreislauf-Erkrankungen und einige Krebsarten wissen, erscheint es jedoch vernünftig anzunehmen, dass sie günstige Veränderungen auf zellulärer Ebene bewirken könnten. Studien haben jedoch gezeigt, dass extreme Bewegung (egal ob Ausdauer- oder Krafttraining) die Telomere eher verkürzt. Obwohl eindeutig weitere Forschungsstudien vonnöten sind, scheint es im Moment so, dass mittlere Mengen an mittel-intensiver Bewegung wahrscheinlich die sicherste Strategie zur Erhaltung der Telomerlänge sind.

Die Frage ist, ob lange Telomere mit gesundheitlichen Risiken verbunden sind. Die Antwort ist: vielleicht. Obwohl sich die Forschung noch im Anfangsstadium befindet, sind sowohl längere als auch kürzere Telomere mit einem erhöhten Risiko für bestimmte Krebsarten verbunden. Im Gegensatz zu anderen Zellen, die sich bis zum Ende ihrer Existenz vermehren, haben Krebszellen eine endlose Fähigkeit zur Teilung. Das bedeutet, dass eine ihrer Herausforderungen darin besteht, ihre Telomere vor dem Schrumpfen zu bewahren, was sie durch eine Erhöhung ihrer Produktion von Telomerase angehen. Wie hoch ist die Fähigkeit der Telomerase, den Alterungsprozess zu verlangsamen im Verhältnis zu ihrem Potenzial, Krebserkrankungen zu begünstigen? Auch dies konnte noch nicht eindeutig festgestellt werden. Vorläufige Studien an Mäusen deuten darauf hin, dass kein Risiko besteht, aber das Thema ist derzeit Gegenstand einer Debatte. Es besteht jedoch kein Zweifel daran, dass die Beziehungen zwischen Telomeren, Telomerase, Krebs und Alterung die Türen zu spannenden neuen Forschungsprojekten an vielen verschiedenen Fronten geöffnet haben.

Und so ernähren Sie ihre Telomere

Eine Vielzahl von Lebensmittelkomponenten könnte womöglich in der Lage sein, die TL zu verringern oder zu erhöhen. Das Problem ist, dass die Ernährungsstudien zu der Thematik bei weitem nicht eindeutig sind. So hat beispielsweise die mediterrane Ernährung, die in Bezug auf ihren allgemeinen gesundheitlichen Nutzen anerkannt wird, hinsichtlich der TL zu gemischten Ergebnissen geführt. Eine im Jahr 2016 in der Zeitschrift Clinical Nutrition veröffentlichte Studie untersuchte eine Gruppe von mehr als 500 Studienteilnehmern mit hohem kardiovaskulärem Risiko. In der Gruppe, die fünf Jahre lang die mediterranen Ernährung befolgte, wurden längere Telomere nur bei den Frauen, nicht jedoch bei den Männern festgestellt. Es gibt auch Hinweise darauf, dass bestimmte Nährstoffe einen Einfluss auf die TL haben können. So berichtet beispielsweise eine im Journal of Nutrition veröffentlichte Studie aus dem Jahr 2016, dass verschiedene Nährstoffe die Expression des TERT-Gens, das mit der Telomerase-Aktivität verbunden ist, positiv beeinflussen könnten. Dazu gehören Genistein (das in Soja, Sonnenblumenkernen, Brokkoli und anderen Lebensmitteln enthalten ist), Epigallocatechingallat (EGCG), ein Polyphenol, das bekanntermaßen ein potenter Krebsbekämpfer ist (in grünem und schwarzem Tee, Pekannüssen und rohen Preiselbeeren enthalten) sowie Sulforaphan (in Kohlgemüsen wie Blumenkohl, Grünkohl und Blattkohl vorhanden).

Die Studie identifizierte auch eine Reihe von spezifischen Nährstoffen im Zusammenhang mit der Telomerlänge, darunter Folat, Vitamin B12, Niacinamid (eine Form von Vitamin B3), Vitamin A, C, D und E sowie die Mineralien Magnesium, Zink und Eisen. Daten aus der Nurses' Health Study verknüpften Ballaststoffe, insbesondere aus Getreide, mit längeren Telomeren bei Frauen mittleren Alters und älteren Frauen. Wie die Forscher jedoch feststellten, interagieren die Nährstoffe wohl miteinander, und weil die Forschung noch so wenig vorangeschritten ist, ist es wahrscheinlich verfrüht, spezifische Nährstoffe zu empfehlen, die längere Telomere fördern könnten.

KREBS

Es besteht kein Zweifel daran, dass Krebs weltweit immer häufiger auftritt. Ein Grund dafür ist, dass wir immer älter werden und Krebs nun einmal eine Alterserkrankung ist. Adipositas ist außerdem einer der Hauptrisikofaktoren für Krebs und wurde schon mehr als einmal als „weltweite Epidemie“ bezeichnet. Daher ist es wahrscheinlich nicht wirklich überraschend, dass Krebs weltweit die wichtigste Todesursache ist und dass 40 Prozent aller Männer und Frauen im Laufe ihres Lebens eine Krebsdiagnose erhalten werden.

Die vier weltweit am häufigsten auftretenden Krebsarten sind Brustkrebs (bei Frauen), Lungenkrebs (bei Männern und Frauen), Prostatakrebs (bei Männern) und kolorektale Krebserkrankungen (bei Männern und Frauen). Die gute Nachricht ist, dass in manchen Regionen, wie in den Vereinigten Staaten, die Sterblichkeitsrate durch Krebs stetig zurückgeht. Der American Cancer Society zufolge ist die Anzahl der Todesfälle durch Krebs in den letzten zwei Jahrzehnten um mehr als 25 Prozent zurückgegangen, da weniger Personen rauchen und die Vorsorgeuntersuchungen und Behandlungen besser geworden sind.

Wie oft Krebs auftritt, wie hoch das Sterberisiko letztlich ist und welche Arten von Krebs am häufigsten auftreten, hängt jedoch von der jeweiligen Region ab. Außerdem gibt es auch innerhalb der USA Unterschiede zwischen Menschen verschiedener ethnischer Abstammung und Zugehörigkeit. In Entwicklungsländern ist beispielsweise noch immer Lungenkrebs bei Männern am häufigsten, während es in den Industriestaaten Prostatakrebs ist. Bei den Prostatakrebspatienten gibt es innerhalb der Vereinigten Staaten bei Betroffenen Unterschiede zwischen den Ethnien: Afroamerikanische Männer haben eine etwa 70 Prozent höhere Wahrscheinlichkeit daran zu erkranken als Personen kaukasischer oder hispanischer Abstammung. Im Jahr 2015 war es um 14 Prozent wahrscheinlicher, dass ein Afroamerikaner an Krebs stirbt, als eine Person weißer Hautfarbe.

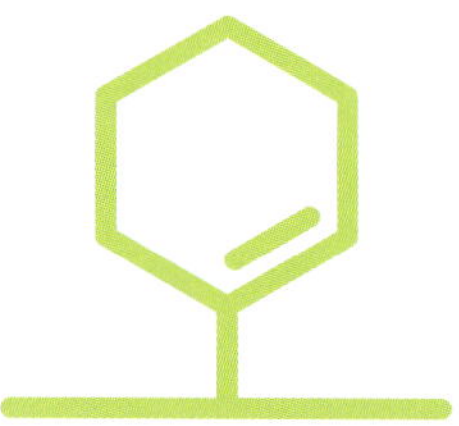

Reaktive Sauerstoffspezies (Reactive Oxygen Species, ROS):

Eine instabile Molekülart, die Sauerstoff enthält, oft als „freie Radikale" bezeichnet. Traditionell wird angenommen, dass es zu Zellschäden kommt, wenn sich ROS aufbauen, ein Prozess, der oft mit der Entstehung von Rost an einem Auto verglichen wird. Neuere Untersuchungen deuten jedoch darauf hin, dass ROS in einigen Kontexten auch von Vorteil sein können.

Onkogene:

Gene, die von der Norm abweichen, entweder durch Mutation oder durch erhöhte Expression, wodurch sie über das Potenzial verfügen, das Wachstum von Krebszellen auszulösen.

Tumorsuppressive Gene:

Gene, die auf vielfältige Weise die Entwicklung und das Wachstum von Krebszellen verhindern.

Eine Alterserkrankung

Je mehr die Forscher über Krebs in Erfahrung bringen, desto klarer wird, dass es sich hauptsächlich um eine Alterserkrankung handelt. Das Auftreten von Krebserkrankungen steigt mit dem Alter und einige molekulare Veränderungen, die mit dem Altern zu tun haben, überschneiden sich mit Prozessen, die mit Krebs in Zusammenhang stehen. Genau wie das Altern selbst ist eine Krebserkrankung üblicherweise das kumulative Ergebnis vieler Belastungsarten, die über einen langen Zeitraum stattfinden. Zusammen mit anderen Faktoren werden sowohl unser Alterungsprozess als auch Krebs durch eine erhöhte Herstellung von reaktiven Sauerstoffspezies gefördert und könnten mit epigenetischen Veränderungen zu tun haben, die mit der DNA-Methylierung in Zusammenhang stehen.

Was ist Krebs?

Im Grunde genommen ist Krebs eine Krankheit, bei der die Zellen Ihres Körpers unkontrolliert wachsen und sich teilen. Zwei verschiedene Kategorien genetischer Aktivität liegen seiner Entwicklung zugrunde: eine erhöhte Expression von Onkogenen, die das Zellwachstum fördern, in Kombination mit einer verminderten Expression von Tumorsuppressorgenen, die die entgegengesetzte Wirkung haben und das Zellwachstum hemmen. Krebs hängt von der sich gegenseitig unterstützenden Aktivität beider Gentypen ab.

Im Wesentlichen entsteht Krebs, wenn die Systeme, die die Teilung und Vermehrung von Zellen steuern, aus dem Gleichgewicht geraten. Den Ursprung hiervon festzustellen ist sehr schwierig, da dieser Gleichgewichtsverlust das Ergebnis vieler verschiedener Wechselwirkungen sein kann, von denen einige synergistische Auswirkungen haben können. Dazu gehören Schäden an der DNA, oxidativer Stress, Lebensstilfaktoren und epigenetische Veränderungen, die sich im Laufe der Zeit angesammelt haben. Wie die Canadian Cancer Society feststellt: „Nur sehr wenige Krebsarten haben eine einzige bekannte Ursache. Die meisten Krebsarten scheinen durch eine komplexe Mischung aus vielen Risikofaktoren verursacht zu werden." Die Krankheit kann sich auch bei Menschen entwickeln, die keine Risikofaktoren haben.

Entgegen der landläufigen Meinung ist Krebs in vielen Fällen kein Todesurteil. Heutzutage wird die Krankheit eher als eine sehr spezifische Form der chronischen Erkrankung behandelt. In den letzten Jahrzehnten haben die Fortschritte in der Krebsbehandlung vielen Patienten, die eine Krebserkrankung überstanden haben, ermöglicht, länger zu leben. Häufig ist jedoch eine kontinuierliche Pflege notwendig, da es durch die Behandlung zu Behinderungen kommen kann, einschließlich chronischer Schmerzen, chronischer Müdigkeit oder Folgen, die bestimmte Körperfunktionen beeinträchtigen können, wie z. B. strahlungs- oder chemotherapieinduzierte Herzerkrankungen. Nach der Behandlung sollten die Überlebenden bestimmte Empfehlungen hinsichtlich Ernährung und Lebensstil befolgen, um ein erneutes Auftreten von Krebs zu verhindern.

DER ZUSAMMENHANG ZWISCHEN ADIPOSITAS, ENTZÜNDUNGEN UND KREBS

Chronische Entzündungen (siehe „Entzündungen: eine häufige Bedrohung", Seite 211), die eng mit Übergewicht und Fettleibigkeit zusammenhängen, können das Risiko einer Krebsentwicklung erhöhen. Überschüssiges Bauchfett produziert Hormone, die die Insulin-, Östrogen- und Leptinspiegel erhöhen, die allesamt mit der Entwicklung von Krebs in Zusammenhang stehen.

Haben unsere Gene etwas mit Krebs zu tun?

In den letzten Jahren hat die Vorstellung, dass bestimmte Menschen aufgrund ihrer spezifischen Gene ein hohes Risiko für die Entstehung von Krebs haben, erheblich an Bedeutung gewonnen. Die Medien haben insbesondere zwei Variationen des BRCA-Gens hervorgehoben. Diese so genannten Krebsgene, die in Familien gehäuft aufzutreten scheinen, sind starke Prädiktoren für das Risiko der Entstehung von Brust- und/oder Eierstockkrebs. Laut dem US National Cancer Institute sind jedoch nur etwa 5 bis 10 Prozent des Krebsrisikos in dem Sinne vererbbar, dass die Gene, die Ihre Eltern an Sie weitergegeben haben, die konkrete Ursache der Krankheit darstellen; die meisten genetischen Veränderungen, die Krebs verursachen, werden zu Lebzeiten erworben, und zwar „als Folge von Fehlern, die auftreten, wenn sich die Zellen teilen oder durch die Einwirkung von karzinogenen Substanzen, die die DNA schädigen, wie bestimmte chemische Verbindungen im Tabakrauch."

Das Epigenom hat eine Schlüsselfunktion

In den 1980er Jahren entdeckten Wissenschaftler Zusammenhänge zwischen einer niedrigen DNA-Methylierung und Darmkrebs und identifizierten so die ersten epigenetischen Veränderungen, die mit der Krankheit in Zusammenhang gesetzt werden konnten. Heute sind sich die Wissenschaftler einig, dass beim Menschen Veränderungen am Epigenom ein Zeichen aller Krebsarten sind. Und Veränderungen in der Genexpression sind ein Mechanismus mit dem Potenzial, sowohl die Entstehung von Krebs als auch dessen Progression zu beeinflussen.

In einem Artikel mit dem Titel „Epigenetics in Cancer“, der in der Zeitschrift Carcinogenesis veröffentlicht wurde, heißt es: „Epigenetische Modifikationen können die wichtigsten Auslöser für bestimmte Krebsarten sein.“ Zusammenfassend kamen die Forscher zu dem Schluss, dass die meisten dieser Veränderungen vererbbar sind und dass viele bei der embryonischen Modifikation von generischen Zellen zu speziellen Funktionen durch Genexpression festgelegt werden. Im Laufe des Lebens kann diese Erblichkeit verändert werden – positiv, in einer Weise, die verschiedene Krebs-Signalwege hemmt, oder negativ, was die Voraussetzungen für die Entwicklung der Krankheit schaffen kann.

Wodurch entsteht Krebs?

Die meisten zellulären Veränderungen, die zu Krebs führen, treten als Reaktion auf Umwelteinflüsse durch einen oder mehrere der folgenden Faktoren auf: Rauchen, Alkoholkonsum, Fettleibigkeit, chronische Entzündungen, Karzinogene (krebserregende Chemikalien), körperliche Inaktivität, Viren und Strahlung. So ist Rauchen beispielsweise mit Lungenkrebs verbunden; hochriskante Formen des menschlichen Papillomavirus können Gebärmutterhalskrebs verursachen; das Umweltgift Benzol, das ein Bestandteil von Benzin ist und in Produkten wie Kunststoffen und Pestiziden weit verbreitet vorkommt, wurde mit Leukämie in Verbindung gebracht; und eine Strahlenbelastung kann Schilddrüsenkrebs auslösen.

Dass Umwelteinflüsse sich auf die Krebsentstehung auswirken, erscheint recht überzeugend. Nehmen wir zum Beispiel eine Studie aus dem Jahr 2018, die in der Zeitschrift Environmental Health veröffentlicht wurde und Gesundheitsdaten von mehr als 5.000 Flugbegleitern und Flugbegleiterinnen untersuchte, von denen 80 Prozent Frauen waren. Obwohl es seit langem bekannt ist, dass Flugbegleiter ein erhöhtes Risiko für Melanome und Brustkrebs haben, war bei den untersuchten Personen auch die Inzidenz mehrerer anderer Krebsarten erhöht, darunter Gebärmutter-, Gebärmutterhals-, Schilddrüsen- und Magen-Darm-Krebs. Die Inzidenz von Nicht-Melanom-Hautkrebs war mehr als viermal größer als die Norm, und sie hatten eine doppelt so hohe Wahrscheinlichkeit Brustkrebs zu entwickeln. Die Forscher vermuteten, dass die Aussetzung gegenüber potenziell krebserregenden Substanzen wie Pestiziden und Flammschutzmitteln sowie eine höhere Konzentration an kosmischer ionisierender Strahlung etwas mit diesen Zahlen zu tun hatten. Sie stellten auch die potenziellen Auswirkungen von gestörten Schlafmustern fest, die als

Krebsrisiko identifiziert wurden. Diese Art von Umweltfaktoren können einen Einfluss auf die Expression von Onkogenen und Tumorsuppressorgenen haben.

Die Wurzeln von Krebserkrankungen können schon bei Föten angelegt werden

Heute wissen wir, dass das Risiko für die Entstehung bestimmter Krebsarten bis zur fötalen Erfahrungswelt zurückgeführt werden kann. Zum Beispiel gibt es einige Hinweise dafür, dass Neugeborene, die deutlich überdurchschnittlich groß sind, ein erhöhtes Risiko für Brust-, Eierstock-, Prostata-, Hoden- und Darmkrebs haben. Darüber hinaus haben zahlreiche epidemiologische Studien von David Barker und seinen Mitarbeitern einige Krebsarten (darunter Brust-, Eierstock-, Lungen-, Darm- und Prostatakrebs) mit verschiedenen physikalischen Eigenschaften in Verbindung gebracht. Dazu gehören das Verhältnis zwischen Geburtsgewicht und -länge, das Wachstum der Beckenknochen und die Form der Plazentaoberfläche bei der Geburt. Wahrscheinlich werden diese Marker von einer Reihe von Umweltauswirkungen in der Gebärmutter beeinflusst, darunter Hormonspiegel, toxische Belastungen und Ernährung. (Es ist belegt, dass Mütter mit breiten Hüften einen höheren Östrogenspiegel haben, was sich auf die Vorläuferzellen von Brüsten, Eierstöcken und Bauchspeicheldrüse auswirkt.) Wir wissen, dass diese „Programmierung" das Epigenom verändern kann und dass seine Auswirkungen nicht sofort offensichtlich sind. Wie Susan Prescott in ihrem Buch Origins schrieb, „kann ein Teil des Umweltrisikos bei Krebserkrankungen ziemlich früh vererbt werden und erst nach vielen Jahren ans Licht kommen."

ENTWICKLUNG DER BRUSTDRÜSE

Schauen wir uns z. B. einmal Brustkrebs an. Wie bereits erwähnt, handelt es sich hierbei um die häufigste Krebserkrankung weltweit, und obwohl die Genetik eine Rolle bei der Entwicklung spielen kann, sind mehr als 70 Prozent der Brustkrebserkrankungen nicht mit einer Erblichkeit verbunden.

Die Brustdrüsen beginnen bereits in der Gebärmutter mit der Entwicklung, wahrscheinlich in der vierten Schwangerschaftswoche, einer sensiblen Phase in der fötalen Entwicklung. Brustkrebs wurde sowohl mit hohem als auch mit niedrigem Geburtsgewicht in Verbindung gebracht. Darüber hinaus haben Forscher die erhöhte Inzidenz von Brustkrebs in den letzten 50 Jahren mit einer Aussetzung gegenüber verschiedenen Umweltchemikalien verknüpft, die die Auswirkungen von Östrogen nachahmen. Der Grad der Folgen hängt von der Dosis und dem Zeitpunkt der Aussetzung während des Entwicklungsprozesses ab. Darüber hinaus haben Laboruntersuchungen die fötale Aussetzung gegenüber hormonaktiven Chemikalien (siehe „Endokrine Disruptoren", Seite 90) – die in bestimmten Herbiziden und in verschmutzter Luft vorkommen – mit verschiedenen Entwicklungsproblemen in den Milchdrüsen in Verbindung gebracht, von denen Wissenschaftler vermuten, dass sie mit Brustkrebs zusammenhängen.

Die DES-Story

1938 machte Dr. Charles Dodd eine aufregende Entdeckung, als er und sein Team aus Wissenschaftlern erfolgreich die erste synthetisierte Version eines natürlichen Hormons herstellen konnten. Diethylstilbestrol (DES), welches natürliches Östrogen imitiert, wurde anfangs verschrieben, um die störenden Symptome der Wechseljahre zu erleichtern. Die Nachricht, dass dieses Medikament, das stärker war als natürliches Östrogen, zur Verbesserung des Schwangerschaftsergebnisses angewendet werden könnte, verbreitete sich schon bald unter den Ärzten. Nach einem Artikel, der 1948 in *American Journal of Obstetrics & Gynecology* veröffentlicht wurde (der sich aber auf die Ergebnisse ungenauer Forschungen stützte) wurde das Arzneimittel auch dazu vermehrt eingesetzt. 1953 wurde die erste kontrollierte, randomisierte, doppelblinde Studie zur Anwendung von DES während der Schwangerschaft in derselben Zeitschrift veröffentlicht, und diesmal kamen die Forscher zu dem Schluss, dass DES keinen Nutzen in Bezug auf die Vermeidung von Fehlgeburten zeigte. Zu diesem Zeitpunkt war das Medikament jedoch bereits gut etabliert und wurde weiterhin häufig verschrieben, wahrscheinlich auch, weil die Pharmaunternehmen die Schlussfolgerungen der Studie ignorierten.

Ein beliebtes Arzneimittel

Durch die enthusiastische Unterstützung der Hersteller gewann DES, wie es bei Medikamenten so üblich ist, an Bedeutung und wurde bald zu einem beliebten Mittel gegen eine Vielzahl von Krankheiten, darunter schwangerschaftsbedingte Übelkeit. Ärzte des Royal Children's Hospital in Melbourne, Australien verschrieben das Hormon sogar sehr großen vorpubertären Mädchen, um ihr Wachstum zu hemmen. Die amerikanische Agrarindustrie schloss sich dem Programm ebenfalls an und begann, DES routinemäßig an Rinder und Hühner zu verfüttern, um verschiedene Kostenersparnisse zu erzielen. Diese Praxis wurde bald in Frage gestellt, als diese „Off-Label"-Nutzung mit unerwünschten Nebenwirkungen in Zusammengang gebracht werden konnte, wie der Entwicklung einer Brust bei Männern. Bereits 1959 hatte die amerikanische Zulassungsbehörde FDA die Verwendung von DES in Hühnerfutter verboten, aber dieses Verbot trat erst nach sieben Jahren in Kraft, und ein späteres Verbot seiner Verwendung in Rinderfutter wurde erst 1980 durchgesetzt.

Ungewöhnliche Verbindungen in den richtigen Kontext setzen

Leider mussten schwangere Frauen bis 1971 warten, bevor auch nur ein Minimum an Maßnahmen zu ihren Gunsten ergriffen wurde. In diesem Jahr wurde im New England Journal of Medicine eine alarmierende Forschungsarbeit veröffentlicht, die eine pränatale Aussetzung gegenüber DES mit der Entwicklung einer höchst ungewöhnlichen Art von Vaginalkrebs bei weiblichen Nachkommen verband. Unter normalen Bedingungen tritt das klarzellige Adenokarzinom (Clear-Cell Adenocarcinoma, CCA) selten und erst nach der Menopause auf, aber in den späten 1960er Jahren tauchten Gruppen von jungen Frauen auf, die an der Krankheit litten.

Als die Verbindung zwischen DES und CCA schließlich hergestellt wurde, empfahl die FDA, dass Ärzte die Verschreibung des Medikaments einstellen sollten. Es wurde jedoch nicht vollständig verboten, und DES wurde weiterhin in den Vereinigten Staaten verschrieben, wo Schätzungen zufolge etwa 4 Millionen Föten dem Medikament ausgesetzt waren. DES wurde auch in anderen Teilen der Welt weitgehend verschrieben, wo ähnliche Nebenwirkungen gemeldet wurden. Nach vielen Beschwerden der Bevölkerung (und schließlich auch nach einigen Gerichtsprozessen) handelte die FDA letztendlich im Jahr 2000 und entzog die Zulassung für den Einsatz von DES bei Menschen.

Eine Vielzahl von Konsequenzen

Wir wissen heute, dass der Einsatz des Medikaments das Risiko für eine Vielzahl von Gesundheitsproblemen deutlich erhöht hat, insbesondere in der

Gruppe der „DES-Töchter“. Die Töchter von Frauen, die DES während der Schwangerschaft einnahmen, sind deutlich anfälliger für Fruchtbarkeitsprobleme. Wenn es ihnen gelingt, schwanger zu werden, ist die Wahrscheinlichkeit einer Eileiterschwangerschaft oder einer Präeklampsie (auch bekannt als Toxämie) höher. Sie sind auch einem höheren Risiko ausgesetzt, eine Fehl- oder Totgeburt zu haben oder ein Frühchen zu bekommen. Bis zum Alter von 40 Jahren haben DES-Töchter eine doppelt so hohe Wahrscheinlichkeit wie Frauen, die dem Medikament nicht ausgesetzt waren, Brustkrebs zu entwickeln, und diese Rate steigt mit zunehmendem Alter. Darüber hinaus ist die Wahrscheinlichkeit, dass ihre Mütter an Brustkrebs erkranken, um 30 Prozent höher als bei Frauen, die DES nicht einnahmen.

Auch DES-Söhne können negative gesundheitliche Auswirkungen erleiden. Obwohl die Studien bezüglich einiger dieser Risiken nicht schlüssig sind, ist es möglich, dass es bei ihnen zu einer erhöhten Inzidenz von nicht-krebsartigem Wachstum an den Hoden und anderen Genitalanomalien kommen kann, wie Hoden, die nicht in den Hodensack hinabsinken, was ein Risikofaktor für Hodenkrebs sein kann. Tierversuche haben eine DES-Exposition der Männchen mit einem erhöhten Risiko für Prostatakrebs in Verbindung gebracht. Da die DES-Söhne als Gruppe erst jetzt um die 50 sind und in diesem Alter normalerweise die Rate von Prostatakrebs langsam ansteigt, liegen noch keine epidemiologischen Beweise vor, um diesen Zusammenhang überprüfen zu können.

Bedauerlicherweise zeichnet sich im Laufe der Jahre ab, dass die negativen Auswirkungen einer DES-Aussetzung an eine dritte Generation weitergegeben werden. Untersuchungen deuten darauf hin, dass einige DES-Enkelinnen Menstruationsbeschwerden haben, wie später eintretende Menarchen und unregelmäßige Perioden. Diese Marker können auf eine höhere Anfälligkeit für bösartige Tumore hinweisen, eine Theorie, die bisher nur durch Studien an Mäusen gestützt wird. Bei Mäusen haben Enkel aus „DES-Familien“, die dem Medikament selbst nicht ausgesetzt waren, eine höhere Wahrscheinlichkeit Krebstumore im Fortpflanzungsapparat zu bekommen. Auch hier zeigten sich diese Krebsarten als die Mäuse älter wurden, wie es bei Krebs nun einmal so ist. Es wird sicherlich noch einige Zeit dauern, bis wir die vollen Auswirkungen des DES-Experiments erfassen können.

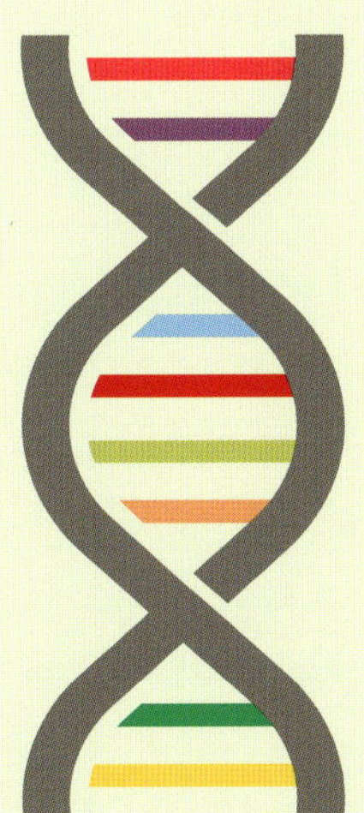

WEITERE VERBINDUNGEN

Mehrere andere Krebsarten lassen sich ebenfalls auf Erfahrungen im Mutterleib zurückführen, die durch die Belastung mit Giftstoffen wie Zigarettenrauch oder Alkohol und Umweltgiftstoffen wie Schwermetallen, Luftverschmutzung und Strahlung verursacht wurden. Wenn eine schwangere Frau krebserregende Nahrungsbestandteile wie Nitrosamine in Fleischwaren isst, steigt das Risiko, dass ihre Nachkommen Hirntumore entwickeln. In der jüngeren Geschichte liefert die Verwendung des östrogenen Medikaments DES (siehe „Die DES-Story", Seite 236) eines der anschaulichsten und alarmierendsten Beispiele für die Auswirkungen, die ein pharmazeutisches Medikament auf die fötale Entwicklung haben kann. Leider werden wir die Auswirkungen dieser biologischen Zeitbombe für die nächsten Generationen wahrscheinlich niemals vollständig verstehen.

Ernährungs-Epigenomik und Krebs

Es ist inzwischen allgemein anerkannt, dass die Ernährung die Genexpression beeinflussen kann, was im Mittelpunkt der neu entstehenden Wissenschaft der Ernährungs-Epigenomik steht. Es überrascht nicht, dass diese Wechselwirkungen sehr kompliziert sind, aber im Allgemeinen wissen wir, dass bestimmte Nährstoffe und bioaktive Komponenten der Nahrung verschiedene Stoffwechselpfade beeinflussen. Im Fall von Krebs können einige dieser Ernährungszentren die Art und Weise, wie krebserregende Stoffe verstoffwechselt werden, verändern. Insbesondere der phytochemische Gehalt von Obst und Gemüse kann zur Krebsprävention beitragen, indem er Veränderungen in der Genexpression beeinflusst, die vor einer Entwicklung der Krankheit schützen.

Zu den wirksamsten krebsbekämpfenden Lebensmitteln und Verbindungen gehören Kreuzblütler, Carotinoide, Polyphenole und Isoflavone.

Kreuzblütler

Kreuzblütler wie Brokkoli, Rosenkohl, Weißkohl und Blumenkohl liefern Sulforaphan und Indol-3-Carbinol, die beide nachweislich direkte epigenetische Auswirkungen haben, die zum Schutz vor Krebs beitragen können. Der regelmäßige Verzehr dieser Gemüse reduziert das Risiko, Krebs zu entwickeln, kann bei einer bereits vorliegenden Erkrankung deren Entwicklung verlangsamen und die Wirksamkeit einer Chemotherapie verbessern. Es kann vorteilhafter sein, Kreuzblütler roh zu konsumieren. Sie klein zu schneiden und gut zu kauen hilft dabei, ihre Schutzwirkung zu aktivieren, während eine Überhitzung sie inaktiv werden lassen kann.

Im Jahr 2012 berichteten Forscher über die Ergebnisse der Shanghai Breast Cancer Survival Study, die 5.000 weibliche Überlebende von Brustkrebs untersuchte. Für diejenigen, die in den ersten drei Jahren nach ihrer Diagnose am meisten Gemüse aus der Familie der Kreuzblütler gegessen hatten, sank das mit der Krankheit verbundene Sterberisiko um 62 Prozent und das Risiko, dass der Krebs wieder auftrat, um 35 Prozent. Je mehr Kreuzblütler konsumiert wurden, desto größer war auch der Schutz vor Magen-, Lungen-, Darm- und Rektalkrebs.

Carotinoide

Carotinoide sind Pigmente, die am häufigsten in rotem, grünem, orangem und gelbem Obst und Gemüse vorkommen. Die Forschung hat gezeigt, dass je mehr dieser Verbindungen Sie zu sich nehmen, desto geringer ist die Wahrscheinlichkeit, dass Sie Krebs entwickeln. Beta-Carotin ist das bekannteste Carotinoid; andere umfassen Lutein, Lycopin, Zeaxanthin und Beta-Cryptoxanthin. Einige Carotinoide unterdrücken das Tumorwachstum, indem sie die Genexpression beeinflussen. Die Auswirkungen von Lycopin auf Prostatakrebs sind gut erforscht, und obwohl die Ergebnisse nicht ganz eindeutig waren, verband eine umfangreiche Literaturübersicht, die 2015 veröffentlicht wurde, eine höhere Zufuhr von Lycopin (reichlich in Tomaten vorhanden) mit einem geringeren Risiko für die Entwicklung der Krankheit.

Polyphenole

Polyphenole sind stark wirksame chemische Verbindungen in Pflanzen, die in einer Vielzahl von Lebensmitteln enthalten sind, darunter in grünem Tee, Kurkuma, Rotwein und Sojabohnen. Sie scheinen das Epigenom von Krebszellen signifikant zu verändern, indem sie die DNA-Methylierung hemmen. Einige der bekanntesten polyphenolischen Verbindungen sind Catechine, Curcumin und Resveratrol.

Catechine sind in einer Reihe von Lebensmitteln enthalten, von denen der bekannteste Grüntee ist. Im Hinblick auf die Krebsprävention scheint Catechin EGCG das wirksamste zu sein. Diese Chemikalie schützt vor einer Vielzahl von Krebsarten, wahrscheinlich durch ihre Fähigkeit, die Aktivität des Gens DNMT zu hemmen, das für ein Protein kodiert, das die DNA-Methylierung reguliert und neben Krebs mit zahlreichen anderen Krankheiten in Zusammenhang steht.

Curcumin, der Hauptbestandteil der Gewürzes Kurkuma, scheint die DNMT-Aktivität ebenfalls zu hemmen. Darüber hinaus kann es neben anderen krebsvorbeugenden Eigenschaften auch die Expression bestimmter Onkogene verringern.

Resveratrol, das in Rotwein und Früchten wie roten Trauben, Heidelbeeren und Himbeeren enthalten ist, ist als Antioxidans bekannt. Aber es hat auch krebsbekämpfende und entzündungshemmende Wirkungen im Körper und bietet so einen weiteren Schutz vor Krebs (obwohl einige Forschungen zeigen, dass es einen negativen Einfluss auf die Bauchspeicheldrüse und die Muskelentwicklung bei Nachkommen hat). In Laborstudien hat sich gezeigt, dass Resveratrol das Wachstum verschiedener Krebsarten reduziert, darunter Leber-, Haut-, Brust-, Prostata-, Lungen- und Darmkrebszellen.

Krebs, Ernährung und Lebensstil

Unsere Ernährung und unser Lebensstil können sich auf die Entwicklung einer Krebserkrankung auswirken, was wahrscheinlich in ihrer Interaktion mit dem Epigenom begründet liegt. Der World Cancer Research Fund International schätzt, dass etwa 20 Prozent aller Krebsdiagnosen in den Vereinigten Staaten mit Übergewicht oder Adipositas, fehlender körperlicher Betätigung, übermäßigem Alkoholgenuss und/oder schlechter Ernährung zu tun haben. Die meisten Experten stimmen überein, dass regelmäßige Vorsorgeuntersuchungen wichtig sind, um Krebs frühzeitig zu diagnostizieren. Diese sind für Gebärmutterhals-, Dickdarm-, Brust-, Lungen- und Prostatakrebs weitläufig erhältlich. Der Test auf Dickdarmkrebs kann sogar die Entwicklung der Erkrankung tatsächlich eindämmen, da Krebszellen in der ersten Entwicklungsphase (Polypen) während der Untersuchung entfernt werden.

Strategien zur Krebsvorsorge

Die folgenden Strategien stammen vom World Cancer Research Fund International, der World Health Organization (WHO), dem American Institute for Cancer Research und der American Cancer Society.

ERNÄHRUNGSSTRATEGIEN

Ernähren Sie sich mit nährstoffreicher Vollwertkost mit einer Vielzahl von pflanzlichen Lebensmitteln. Alle großen medizinischen Organisationen sind sich einig darin, dass eine pflanzliche Ernährung, die reich an Vollwertkost ist und nur wenig rotes Fleisch und hochverarbeitete Lebensmittel umfasst, das Risiko für die Entstehung von Krebs senken kann. Bis zu 45 Prozent der Darmkrebsfälle könnten allein durch Ernährungs- und Lebensstiländerungen vermieden werden. Nahrungsmittel auf pflanzlicher Basis sind reich an Phytochemikalien, die den Körper vor präkanzerösen Veränderungen schützen und dabei helfen, Entzündungen zu verringern.

- **Begrenzen Sie Ihren Konsum von Lebensmitteln mit hoher Energiedichte.** Dazu gehören auch verarbeitete Lebensmittel. Lebensmittel, die kalorienreich und nährstoffarm sind, fördern eine Gewichtszunahme und erhöhen das Risiko, eine Insulinresistenz und letztlich Diabetes zu entwickeln. Typ-2-Diabetes erhöht das Risiko von Krebserkrankungen der Leber, Bauchspeicheldrüse, Gebärmutter, des Dickdarms, Enddarms, sowie der Brust und der Blase.
- **Begrenzen Sie Ihren Verzehr von rotem Fleisch.** Es gibt überzeugende Hinweise auf eine Verbindung zwischen rotem Fleisch – dazu gehören Rind, Schwein und Lamm – und der Entstehung von Darmkrebs. Die International Agency for Research on Cancer (IARC) stuft rotes Fleisch als „wahrscheinlich krebserregend“ ein. Ganz darauf zu verzichten ist aber nicht notwendig: Sie können bis zu 510 g pro Woche essen, ohne Ihr Krebsrisiko zu erhöhen. Es ist jedoch wichtig, beim Kochen zu verhindern, dass das Fleisch anbrennt. Die geschwärzten Bereiche von zu stark erhitztem Fleisch enthalten krebserregende Stoffe, die als heterocyclische Amine (HCA) bezeichnet werden, und eine häufige Aussetzung gegenüber diesen Verbindungen ist mit einem erhöhten Risiko für Bauchspeicheldrüsen- und Darmkrebs verbunden. Darüber hinaus entstehen durch die Verbrennung von Fett aus gegrilltem Fleisch polyzyklische aromatische Kohlenwasserstoffe (PAK), eine weitere potenzielle Quelle von Karzinogenen, die mit Magenkrebs in Verbindung stehen. Beim Grillen von Fleisch kann die Verwendung einer Marinade sowohl den HCA- als auch den PAK-Wert senken.
- **Vermeiden Sie stark verarbeitetes Fleisch.** Sowohl die IARC als auch die WHO betrachten verarbeitetes Fleisch wie Aufschnitt, Hot Dogs und Speck als krebserregend. Schon ein geringer täglicher Konsum (z. B. vier Speckstreifen oder ein Hot Dog) kann das Risiko für Darmkrebs erhöhen. Das Härten (Zugabe von Nitriten oder Nitraten) und Räuchern von Fleisch kann zur Bildung von N-Nitrosoverbindungen (N-Nitroso Compounds, NOC) und PAKs führen, die beide als krebserregend gelten. Darüber hinaus produziert das Erwärmen von Speck und Hot Dogs noch mehr PAK. Die Wahl von „nitratfreiem“ Fleisch ist keine risikofreie Alternative; dieses Fleisch wird oft mit nitratreichem

Selleriesaft konserviert. Aktuell wird nicht davon ausgegangen, dass die Verwendung von Nitraten aus einer „natürlichen“ Quelle zur Fleischkonservierung die insgesamt negativen gesundheitlichen Auswirkungen tatsächlich verringert.

- **Vermeiden Sie künstliche Süßstoffe und Lebensmittel mit Zuckerzusatz.** Neue Erkenntnisse deuten darauf hin, dass künstliche Süßstoffe das Risiko von Fettleibigkeit erhöhen, die mit einigen Krebsarten in Verbindung gebracht wird. Laboruntersuchungen aus den 1970er Jahren, die heftig kritisiert wurden, verknüpften den künstlichen Süßstoff Saccharin mit Blasenkrebs. Die FDA kam jedoch zu dem Schluss, dass kleine Mengen künstlicher Süßstoffe das Krebsrisiko nicht erhöhen. Das Problem ist, dass viele Menschen eine große Menge Cola Light und ähnliche Getränke zu sich nehmen und, wie die Harvard Medical School warnt, wir nicht wissen, welche gesundheitlichen Auswirkungen dieser Konsum über viele Jahre hinweg haben könnte. Was den Zucker betrifft, so sehen einige Wissenschaftler Krebs heute als eine Stoffwechselerkrankung an, und eine wachsende Zahl darauf bezogener Forschungsarbeiten deutet darauf hin, dass Zucker das Wachstum von Krebszellen unterstützt.
- **Schränken Sie den Konsum von salzigen und mit Natrium verarbeiteten Lebensmitteln ein.** Stark gesalzene Lebensmittel können die Magenschleimhaut schädigen und das Risiko von Magenkrebs erhöhen.
- **Vermeiden Sie frittierte Lebensmittel.** Laborstudien haben ergeben, dass eine Aussetzung gegenüber Acrylamid, einer Chemikalie, die beim Frittieren von Lebensmitteln entsteht, das Risiko für verschiedene Krebsarten erhöht. Beim Menschen konnte der regelmäßige Verzehr von frittierten Lebensmitteln mit einem signifikanten Anstieg des Prostatakrebsrisikos in Zusammenhang gesetzt werden.

VERÄNDERUNGEN DES LEBENSSTILS

- **Seien Sie so schlank wie möglich, ohne untergewichtig zu werden.** Es besteht ein eindeutiger Zusammenhang zwischen Übergewicht oder Adipositas und einem erhöhten Risiko für postmenopausalen Brustkrebs, Kolorektal-, Gebärmutterhals-, Speiseröhren-, Nieren- und Bauchspeicheldrüsenkrebs. Es erhöht auch das Risiko einer Entwicklung von Non-Hodgkin-Lymphom, multiplem Myelom und Krebserkrankungen von Gallenblase, Leber, Gebärmutterhals und Eierstöcken sowie von aggressivem Prostatakrebs.
- **Betätigen Sie sich täglich mindestens 30 Minuten lang sportlich und vermeiden Sie ein übermäßig langes Sitzen.** Experten empfehlen, 5 Minuten lang zu stehen und herumzulaufen, nachdem man 30 Minuten lang gesessen hat. Die erhöhte körperliche Aktivität senkt direkt das Risiko für verschiedene Krebsarten, darunter Brust-, Gebärmutterhals-, Prostata- und Darmkrebs.
- **Rauchen Sie nicht und benutzten Sie auch keinen Kautabak.** 90 Prozent aller Lungenkrebserkrankungen sind auf das Rauchen zurückzuführen.
- **Schränken Sie Ihren Alkoholkonsum ein.** Experten empfehlen maximal zwei Getränke pro Tag für Männer und eines für Frauen. Sie sind sich auch einig darin, dass Abstinenz am besten ist, da auch kleine Mengen Alkohol das Risiko für Brust-, Mund-, Rachen-, Ösophagus-, Leber- und Kolorektalkrebs erhöht. Je mehr Sie trinken, desto größer ist das Risiko.
- **Kombinieren Sie Alkohol nicht mit Rauchen.** Die Kombination von Alkohol und Rauchen ist gefährlich. Eine 2006 in der Zeitschrift Alcohol Research & Health veröffentlichte Studie ergab, dass die Kombination von Alkohol und Tabakkonsum das Risiko von Krebserkrankungen der Mundhöhle, des Rachens und des Kehlkopfes synergistisch erhöht. Andere Studien fanden noch größere Risikoanstiege im Zusammenhang mit einem kombinierten Konsum. Die 2004 veröffentlichte Studie zeigte, dass Menschen, die stark tranken und rauchten, ein 300-fach höheres Risiko für diese Krebsarten hatten als Menschen, die weder tranken noch rauchten.

Isoflavone

Mehrere Isoflavone, die vor allem in Soja- und Ackerbohnen enthalten sind, wurden auf ihre krebshemmenden Eigenschaften hin untersucht. Genistein ist die am besten untersuchte dieser bioaktiven Verbindungen. Dieses Phytoöstrogen schützt vor vielen Krebsarten, insbesondere Brustkrebs, obwohl es auch Gebärmutterhals-, Prostata-, Darm- und Speiseröhrenkrebs zu hemmen scheint. Unter besonderen Umständen hat sich gezeigt, dass Genistein die Expression von miRNA (einer Art RNA-Molekül), die Histon-Acetylierung und/oder DNA-Methylierung verbessert. Es kann sogar Tumorsuppressorgene reaktivieren. Ein häufiges Missverständnis ist, dass es ratsam sei, Soja eher zu vermeiden, aber Studien mit menschlichen Teilnehmern zeigen, dass der Sojakonsum das Risiko von Brustkrebs nicht erhöht und es sogar senken kann.

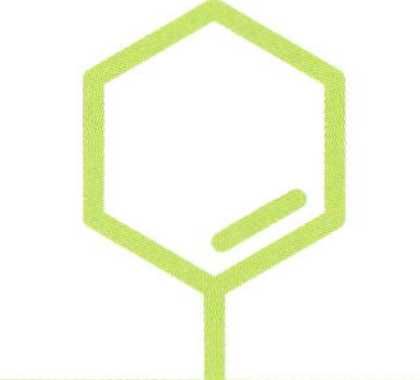

Bioaktive Zusammensetzungen:

Chemikalien in der Nahrung, die Ihrem Stoffwechsel dabei helfen, für eine gute Gesundheit zu sorgen.

Phytoöstrogen:

Eine Form von Östrogen, das auf natürliche Weise in Pflanzen vorkommt; kommt in relativ großen Mengen in Sojaprodukten vor.

Häufige Karzinogene, die mit der Lebensmittelherstellung in Zusammenhang stehen

Viele Pestizide, die in der Lebensmittelproduktion eingesetzt werden, enthalten bekannte Karzinogene. Dazu gehören bestimmte synthetische Stoffe wie Chlorkohlenwasserstoffe, Kreosot und Sulfallat, von denen einige in bestimmten Ländern verboten sind. Andere, wie DDT (das weltweit verboten ist, obwohl es in einigen Gebieten immer noch in begrenztem Umfang eingesetzt wird) und Lindan, sind dafür bekannt, das Wachstum von Tumoren zu fördern. Es besteht ein Zusammenhang zwischen einer beruflichen Aussetzung gegenüber diesen Chemikalien und der Entstehung verschiedener Krebsarten, insbesondere Lymphomen und Leukämie.

Was die Krebsvorsorge angeht, bleibt jedoch umstritten, ob es besser ist, eine organische Ernährung – bestehend aus Lebensmitteln, die ohne Pestizide und Herbizide hergestellt werden – oder eine sogenannte konventionelle Ernährung zu sich zu nehmen. Eine große prospektive Studie, die mehr als 600.000 Frauen in Großbritannien über einen Zeitraum von mehr als neun Jahren beobachtete, zeigte wenig bis gar keinen Rückgang der Krebshäufigkeit im Zusammenhang mit dem Konsum von Bio-Lebensmitteln, mit Ausnahme von Non-Hodgkin-Lymphomen. Eine französische Studie, die fünf Jahre lang

70.000 Personen beobachtete und 2018 in der Zeitschrift JAMA Internal Medicine veröffentlicht wurde, kam jedoch zu dem Schluss, dass ein häufiger Konsum von Lebensmitteln aus biologischem Anbau das Krebsrisiko um bis zu 25 Prozent senken könnte.

PFLANZLICHE NAHRUNGSMITTEL SENKEN DAS KREBSRISIKO

Es gibt recht eindeutige Hinweise darauf, dass eine Ernährung, die reich an pflanzlichen Lebensmitteln ist, das Krebsrisiko verringern kann. Wenn es für Sie eher schwierig ist, Bio-Lebensmittel einzukaufen, kaufen Sie stattdessen konventionell produzierte Produkte. Sie können sich die sogenannten „Clean 15" und das „Dirty Dozen" der Environmental Working Group (www.ewg.org) anschauen, um Ihre ernährungsbedingte Belastung durch Pestizide und Herbizide zu reduzieren.

BPA-AUSSETZUNG

BPA (Bisphenol A) ist eine Chemikalie, die häufig in Lebensmittelverpackungen enthalten ist, wie zum Beispiel in Plastikwasserflaschen. In Kanada und der Europäischen Union ist seine Anwendung derzeit verboten, da es als Endokrin-Disruptor bekannt ist und erwiesenermaßen das Wachstum bestimmter Krebszellen in Laborstudien begünstigte. Indem Sie Ihre Aussetzung gegenüber BPA verringern, können Sie sich besser vor Eierstock-, Brust- und Prostatakrebs schützen.

OSTEOPOROSE

Ich gehe wirklich liebend gerne spazieren. Ich wohne in einer Großstadt und gehe überall zu Fuß hin, nicht nur, weil ich eben gerne laufe, sondern auch weil ich sicher bin, dass es gut für meine Gesundheit ist. Das Laufen tut mir auch wirklich gut, genauso wie mein Pilateskurs und meine Besuche im Fitnessstudio, wo ich jedes Mal 40 Minuten lang Gewichte stemme. Zum Teil mache ich so viel Sport, weil ich als Frau jenseits der 50 härter arbeiten muss, um meine Knochen stark zu erhalten. Ich weiß, dass ich besonders anfällig für Osteoporose bin, was unter anderem mein Risiko für Knochenbrüche erhöht. Und das macht mir Sorgen. Ich weiß, dass es verheerende Folgen haben kann, sich einen Knochen zu brechen, nicht nur, weil ich die Forschungsarbeiten zu dem Thema in- und auswendig kenne, sondern auch durch Erfahrungen in meiner eigenen Familie.

Schneeballeffekte

Wenn Sie sich jemals einen Knochen gebrochen haben, wissen Sie, dass das Ihre Beweglichkeit erstmal ganz schön einschränkt. Wenn Sie eine ältere Person sind und sich eine Hüfte brechen, wird höchstwahrscheinlich eine Art Schneeballeffekt ausgelöst, der letztendlich zu Ihrem Tod führen könnte. Frakturen begrenzen unsere Mobilität, und der daraus entstehende Aktivitätsverlust beschleunigt wiederum eine Verringerung der Knochendichte. Ein recht hoher Prozentsatz der Personen, die sich eine Hüfte brechen, erholen sich nie ganz davon, und ganze 50 Prozent sterben in einem Zeitraum von sechs Monaten nach dem Unfall.

Meine bereits verstorbene Schwiegermutter war einer dieser Fälle. Ab einem Alter von etwa 80 Jahren hatte sie zwar einige kleine gesundheitliche Probleme, aber sie lebte weiterhin ein eigenständiges und erfüllendes Leben bis sie kurz nach ihrem 90. Geburtstag fiel und sich die Hüfte brach. Wie so viele andere erholte sie sich nie ganz von dem Sturz und ihr Gesundheitszustand wurde rasch schlechter. Statistiken zeigen, dass etwa 15 Prozent der Menschen, die zuvor eigenständig leben konnten, nach einem Hüftbruch in eine Pflegeeinrichtung ziehen müssen. Meine Schwiegermutter war auch hierfür ein Beispiel. Nach recht kurzer Zeit zog sie von ihrer eigenen Wohnung zunächst in eine betreute Wohneinrichtung für ältere Menschen und schließlich in ein Altersheim, wo sie schon bald starb.

Häufig und teuer

Im Alter nehmen Knochenmasse und Knochendichte ab, was die Osteoporose zu einer besonders beängstigenden Krankheit macht. Ihre Anfälligkeit hierfür nimmt mit zunehmendem Alter dramatisch zu, und wenn Sie eine Frau sind, sind Sie einem noch größeren Risiko ausgesetzt. Etwa 10 Prozent der 60-jährigen Frauen haben Osteoporose, und bis zum Alter von 90 Jahren leiden 66 Prozent der Frauen an der Krankheit. Männer sind zwar nicht so anfällig, aber sobald sie ihren 60. Geburtstag erreichen, steigt auch bei ihnen das Risiko allmählich an und liegt zwischen 10 und 16 Prozent. Nach dem 50. Lebensjahr erleidet jede zweite Frau und jeder fünfte Mann eine Fraktur aufgrund von Osteoporose.

Osteoporose ist eine der beiden häufigsten Erkrankungen des Bewegungsapparates im Alter (die andere ist Arthrose). Die damit verbundene Belastung betrifft nicht nur den jeweiligen Patienten und beschränkt sich auch nicht allein auf die Krankheit. Schwere Frakturen schränken unter anderem die Mobilität ein, was dem Alltag die Freude nehmen und emotionale Störungen wie Depressionen zur Folge haben kann. Die weltweite Belastung nimmt mit zunehmendem Alter der Bevölkerung zu; nach Statistiken der International Osteoporosis Foundation hat eine Behinderung durch Osteoporose noch größere wirtschaftliche Auswirkungen als eine durch Krebs verursachte, mit Ausnahme von Lungenkrebs.

Zusammenhänge mit der fötalen Entwicklung

Es gibt zwar zahlreiche Ernährungs- und Lebensstrategien, die dazu beitragen können, den Ausbruch der Krankheit zu verhindern oder zumindest zu verzögern (siehe „Knochenverlust vorbeugen“, Seite 246), aber die Wissenschaft geht immer mehr mit den Beobachtungen von David Barker konform, dass Säuglinge mit einem niedrigen Geburtsgewicht eine geringere Knochenmasse und ein erhöhtes Risiko für die Entwicklung einer Osteoporose im späteren Leben haben. Da ein Fötus offensichtlich wenig Nutzen für sein Skelett hat, wird die Entwicklung der Knochenmasse häufig in Mitleidenschaft gezogen, wenn nicht alle Körpersysteme gleichermaßen ausgebildet werden können.

Wie Dr. Barker 2008 in seinem Buch Nutrition in the Womb betonte, „hängt die Stärke eines Knochens von seiner Größe und der Dichte der darin enthaltenen Kalziumsalze ab. [...] Säuglinge mit einem niedrigeren Geburtsgewicht haben eine geringere Knochenmasse, die sie ein Leben lang begleiten wird. Auch Menschen, die bei der Geburt klein waren oder im Kindesalter nicht angemessen gewachsen sind, weisen eine lebenslange Veränderung der beiden Hormone Wachstumshormon und Cortisol auf, die die Knochenmasse beeinflussen. Diese Veränderungen führen sowohl zu einer geringeren Knochenmasse bei voller Entwicklung als auch zu einem schnelleren Verlust der Knochenmasse im Alter.“ Eine 2009 in der Zeitschrift PLoS Medicine veröffentlichte Studie nutzte Daten aus der Helsinki-Studie von „Erwachsenen mit einem sehr niedrigen Geburtsgewicht” (nämlich denjenigen, deren Gewicht weniger als 1.500 g betrug, verglichen mit einem durchschnittlichen Geburtsgewicht bei vollständiger Austragung von etwa 3.500 g) und stellten fest, dass Säuglinge, die frühzeitig und mit einem niedrigen Geburtsgewicht geboren worden waren, bis zum Erreichen des jungen Erwachsenenalters eine deutlich geringere Knochenmasse und -dichte aufwiesen als ihre Altersgenossen, die am selben Tag geboren wurden. Die Forscher wiesen darauf hin, dass Frühchen einen wichtigen Entwicklungszeitraum im letzten Schwangerschaftsdrittel vorenthalten bleibt, der für die Knochenmineralisierung von Bedeutung ist. Diese Babys werden mit einer suboptimalen Knochenmineralisierung geboren und die Entwicklung der Knochenmasse ist wahrscheinlich während der Kindheit bei ihnen beeinträchtigt. In ihrem Buch Origins beobachtete Susan Prescott, dass anhand des Geburts- und des Körpergewichts im Kleinkindalter sowohl Wachstumshormon- als auch Cortisolspiegel im späteren Leben vorhersagbar sind. Kinder, die im ersten Lebensjahr unterdurchschnittlich wenig wiegen und/oder in der gesamten Kindheit langsam wachsen, haben ein viel größeres Risiko, sich später im Leben eine Hüfte zu brechen. Die Frage ist, welche mütterlichen Faktoren mit diesen Ergebnissen in Zusammenhang stehen.

Die Wichtigkeit der mütterlichen Ernährung

Der Fötus beginnt etwa in der fünften Schwangerschaftswoche mit der Entwicklung des Skeletts. Wie Dr. Prescott bemerkte, hängen die Prozesse der Skelettentwicklung von bestimmten Hormonen und der Verfügbarkeit verschiedener Nährstoffe wie Vitamin D, Kalzium und Phosphat ab. Alles, was

Knochenverlust vorbeugen

Ihre Knochen sind das Material, aus dem Ihr Skelett aufgebaut ist. Sie stützen und schützen nicht nur Ihre Organe, sondern in ihnen werden auch Blutzellen hergestellt, die dabei helfen, sie vor Infektionen zu schützen. Sie stellen auch einen Speicher verschiedener Mineralien dar, besonders Kalzium und Phosphor, auf die Ihr Körper in Notlagen zurückgreifen kann.

Ihr Körper baut beständig alte Knochenmasse ab und produziert neuen Knochen, wozu er Zellen nutzt, die wir Osteoklasten und Osteoblasten nennen. Schon im Mutterleib und während der gesamten Kindheit und im jungen Erwachsenenalter stellt Ihr Körper neue Knochenmasse schneller her, als er alte abbaut. Wenn Sie etwa 30 Jahre alt sind, ist Ihre Knochenmasse sozusagen auf der Höhe. Danach bleibt sie eine Zeitlang stabil und beginnt schließlich abzubauen. Dieser Prozess kann letzten Endes zu Osteoporose führen.

Faktoren, die den Knochenverlust beeinflussen

Im Erwachsenenalter liegt die Herausforderung darin, den Prozess des Knochenverlusts zu verlangsamen. Während unseres gesamten Erwachsenenlebens können schlechte Ernährung, Rauchen, übermäßiger Alkoholkonsum, einige Medikamente und bestimmte Erkrankungen den Prozess des Knochenabbaus beschleunigen und beeinträchtigen, wie schnell Ihr Körper neue Knochenmasse produziert. Weitere Einflüsse umfassen Entzündungen, hormonelle Veränderungen, einen sesshaften Lebensstil und übermäßigen Stress.

ENTZÜNDUNGEN

Bei Erwachsenen mit verminderter Knochendichte hat sich gezeigt, dass sie einen höheren Gehalt an C-reaktivem Protein, einem Entzündungsmarker im Blut, aufweisen. Wir wissen, dass Menschen mit bestimmten entzündlichen Autoimmunerkrankungen, einschließlich rheumatoider Arthritis, systemischem Lupus erythematodes (SLE) und Zöliakie, aus verschiedenen Gründen zusätzlich zu den damit verbundenen chronischen Entzündungen auch eher Osteoporose entwickeln. So fördern beispielsweise bei der rheumatoiden Arthritis die Antikörper, die das eigene Gewebe angreifen, auch die Osteoklastenaktivität (die zu einem Knochenabbau führt). Darüber hinaus sind die häufig zur Behandlung dieser Erkrankungen verwendeten Steroidpräparate mit einer langsameren Knochenregeneration und einem erhöhten Risiko für Knochenbrüche verbunden.

HORMONELLE VERÄNDERUNGEN

Frauen jenseits der 50 sind die Gruppe mit dem größten Risiko für die Entwicklung einer Osteoporose. Während und nach der Menopause sinkt der Östrogenspiegel deutlich ab, und dieses Hormon spielt eine entscheidende Rolle bei der Unterstützung von Osteoblasten, die neuen Knochen bilden. Eine dänische Studie zur Osteoporoseprävention beobachtete mehr als 1.500 Frauen in den Wechseljahren, um Risikofaktoren für Osteoporose zu identifizieren, und fand heraus, dass unsere Gene eine Rolle spielen könnten. Eine Variation im MTHFR-Gen (C677TT) war mit einer signifikant niedrigeren Knochenmineraldichte am Oberschenkelknochen (Femur), an der Hüfte und an der Wirbelsäule verbunden, und die Häufigkeit von Knochenbrüchen stieg um mehr als das Doppelte, wenn bei Frauen dieses SNP vorlag. Eine Meta-Analyse von MTHFR-Genotypstudien bestätigte diese Ergebnisse.

EIN SESSHAFTER LEBENSSTIL

Langes Sitzen erhöht das Risiko für Osteoporose. Mangelnde körperliche Aktivität im Erwachsenenalter trägt zu einer Erhöhung der Knochenresorption (Knochenabbau) bei, was mit einem Abnehmen der Knochenmasse einhergeht. Auf der anderen Seite haben Menschen, die körperlich fit sind, eine höhere Knochenmineraldichte. Ein häufigeres Stehen und die Durchführung von Belastungsübungen wie Gehen und Joggen reduzieren das Risiko eines Knochenabbaus. Krafttraining und Bewegungsabläufe, die auch eine höhere Belastung umfassen, fördern die Knochenbildung und reduzieren den altersbedingten Knochenverlust.

ÜBERMÄSSIGER STRESS

Chronischer körperlicher Stress erhöht den Cortisolspiegel, was die Knochenmasse verringern kann, indem es sich auf die Knochenresorption und -bildung auswirkt.

TABAK UND ALKOHOL

Obwohl die kausalen Zusammenhänge nicht eindeutig sind, sind sowohl Zigarettenrauchen als auch ein übermäßiger Alkoholkonsum mit einer geringeren Knochendichte verbunden.

Eine gesunde Ernährung für gesunde Knochen

Im Grunde kann man sagen, dass der beste Ernährungsansatz für bessere Knochengesundheit denen ähnelt, die anderen chronischen Erkrankungen vorbeugen: ausreichend vollwertige Nahrungsmittel, einschließlich Vollkornprodukten, welche, neben vielen anderen Nährstoffen, oft „knochenfreundliche" Mineralstoffe wie Kalzium und Magnesium beinhalten. Omega-3-Fettsäuren haben sich ebenfalls als nützlich für die Gesundheit unserer Knochen erwiesen. Es ist auch wichtig auf verarbeitete Lebensmittel zu verzichten. Sie sind allgemein bedenklich, aber vor allem enthalten sie zu viel Salz, was zu einem Kalziumverlust führen kann. Limonaden sind ebenfalls problematisch, da sie viel Phosphat enthalten, das es Ihrem Körper schwerer macht, Kalzium aufzunehmen. Hier sind noch ein paar zusätzliche Tipps, um Ihre Knochen gesund zu halten:

- **Achten Sie auf entzündungshemmende Nahrungsmittel.** Ein Ernährungsansatz mit einem geringen Gehalt an entzündungsfördernden Lebensmitteln verlangsamt die Rate des Knochenabbaus bei Frauen nach den Wechseljahren. Daten aus der Women's Health Initiative verknüpften eine Ernährungsweise mit hohem Gehalt an entzündungsfördernden Lebensmitteln mit einem erhöhten Risiko für Hüftfrakturen bei Frauen weißer Hautfarbe unter 63 Jahren. Es ist bekannt, dass verarbeitete Lebensmittel Entzündungen auslösen können.
- **Nehmen Sie Nahrungsmittel mit hohem Mineralstoffanteil zu sich.** Mineralstoffe sind wichtig für die Knochengesundheit, auch weil Knochen zu etwa 35 Prozent aus Kollagen Typ 1 und zu 65 Prozent aus anorganischen Mineralien bestehen. Kalzium und Phosphor sind die häufigsten Mineralien im Knochen, Magnesium ist in kleineren Mengen vorhanden. Phosphor wird leicht durch die Ernährung aufgenommen, aber Kalzium- und Magnesiummängel treten recht häufig auf. Die Forschung zeigt, dass eine ausreichende Aufnahme dieser Mineralien in allen Lebensabschnitten entscheidend für die Aufrechterhaltung einer gesunden Knochenmasse ist.
- **Erhöhen Sie Ihre Vitamin-D-Zufuhr.** Vitamin D steuert die Konzentration von Kalzium und Phosphor im Blut, was die Menge dieser Mineralien beeinflusst, die in den Knochen verwendet und gespeichert werden können. Viele Menschen müssen möglicherweise ein Ergänzungsmittel einnehmen, um ein angemessenes Niveau dieses Vitamins zu gewährleisten.
- **Essen Sie mehr Präbiotika.** Präbiotika finden sich in Lebensmitteln, die unverdauliche Ballaststoffe enthalten, die zu einer Kraftstoffquelle für Ihre Darmbakterien werden (siehe „Präbiotika", Seite 282). In Tier- und einigen Humanstudien wurde die Absorption von Kalzium und Magnesium aus der Nahrung durch eine höhere Zufuhr von Präbiotika erhöht. Weitere Forschungsarbeiten sind erforderlich, um die volle Wirkung Ihrer Darmflora auf das Osteoporoserisiko zu verstehen, aber in der Zwischenzeit ist eine ballaststoffreiche Ernährung sinnvoll.
- **Nehmen Sie ein probiotisches Nahrungsergänzungsmittel.** Eine schwedische Studie von 2018 im Journal of Internal Medicine ergab, dass die Einnahme eines probiotischen Mittels mit dem Bakterium Lactobacillus reuteri den Knochenschwund in einer Gruppe von Frauen im Alter von 75 bis 80 Jahren im Vergleich zu einer Kontrollgruppe, die Placebo erhielt, um fast 50 Prozent verringerte. Es ist bekannt, dass L. reuteri eine entzündungshemmende Wirkung innehat, die möglicherweise für diese positiven Ergebnisse verantwortlich gemacht werden kann.

diese Abläufe stört, kann das Risiko des Babys erhöhen, später im Leben eine Osteoporose zu entwickeln. Zu den Störfaktoren gehören Erkrankungen wie mütterlicher Diabetes, Präeklampsie und Bluthochdruck sowie ein möglicher Tabakkonsum der Mutter, ihre Fettmasse und wie viel körperliche Bewegung sie bekommt, und zwar insbesondere im letzten Schwangerschaftsabschnitt. Natürlich hilft eine gute mütterliche Ernährung dem Baby, starke und gesunde Knochen zu entwickeln. Eine 2009 im Journal of Bone and Mineral Research veröffentlichte Längsschnittstudie verknüpfte speziell die Ernährung der Mutter während der Schwangerschaft mit einer größeren Knochengröße und einer höheren Knochenmineraldichte bei neunjährigen Kindern. Die Forscher kamen zu dem Schluss, dass die Kinder von Müttern, die sich während der Schwangerschaft „umsichtig" ernährten – das heißt viel Vollwertkost und wenig verarbeitete Nahrungsmittel – gesunde Knochen entwickeln. Während eine ausgewogene Ernährung auf Grundlage von Vollwertkost immer eine gute Idee ist, sind einige spezifische Nährstoffe wie Kalzium und Vitamin D für den Aufbau und Erhalt der Knochenmasse besonders wichtig. Zahlreiche Ernährungs- und Lebensstilanpassungen haben sich als hilfreich erwiesen, um die Knochen gesund zu erhalten und so Frakturen vorzubeugen (siehe „Knochenverlust vorbeugen", Seite 246). Wissenschaftler untersuchen auch die Rolle von Leptin (siehe „Was ist Leptin und warum sollten Sie darauf achten?", Seite 172), einem Hormon, das traditionell mit Appetit und Gewichtskontrolle in Verbindung gebracht wird. Leptin beeinflusst das Wachstum und die Entwicklung der sogenannten Osteoblasten, bei denen es sich um Zellen handelt, die Knochen synthetisieren, und Studien zeigen, dass die Menge an Leptin, die ein Fötus aufnimmt, von der Qualität der Ernährung der Mutter und ihren Fettspeichern abhängt. Forscher haben Leptin-Konzentrationen im Nabelschnurblut untersucht und hohe Werte des Hormons mit einer positiven Knochenmineraldichte in Verbindung bringen können.

SARKOPENIE

Falls Sie nicht gerade Anfang zwanzig oder sogar noch jünger sind, sind Ihre Muskeln wahrscheinlich nicht mehr das, was sie mal waren. Das Problem ist einfach: Sie werden älter. Das Altern geht natürlich im Allgemeinen nicht spurlos an Ihrem Körper vorbei, aber die Muskeln sind besonders stark von diesem Prozess betroffen. Den Höhepunkt der Muskelkraft erreichen Sie mit etwa 25, danach geht es steil bergab. Und falls Sie gerade Ihre 80. Geburtstagsfeier vorbereiten, wird es Sie kaum freuen zu erfahren, dass die Hälfte Ihrer jugendlichen Muskelmasse bereits auf Nimmerwiedersehen verschwunden ist. Der Verlust von Muskelmasse – und, was wahrscheinlich noch wichtiger ist, von Muskelkraft – im Alter wird als Sarkopenie bezeichnet. Faktoren, die sich darauf auswirken, umfassen einen neurologischen Verfall, hormonelle Veränderungen, Entzündungen, eine verringerte körperliche

Betätigung, schlechte Ernährung und chronisch-entzündliche Krankheiten wie rheumatoide Arthritis. Die Anlage für Sarkopenie wird jedoch schon sehr früh bestimmt: im Mutterleib und in der frühen Kindheit. Wie David Barker schrieb wird ein „langsames Wachstum im Mutterleib und während der ersten Lebensmonate von der Entwicklung einer verringerten Muskelmenge begleitet. Menschen mit einem niedrigen Geburtsgewicht haben tendenziell ihr ganzes Leben lang weniger Muskelmasse".

Über die Jahre haben zahlreiche Studien, von denen einige von Dr. Barkers Kollegen durchgeführt wurden, seine Ergebnisse bestätigt: mehr Muskeln zum Zeitpunkt der Geburt bedeuten eine bessere Glukosekontrolle im Erwachsenenalter und ein längeres behinderungsfreies Leben. Die Forschungsprojekte umfassten sowohl epidemiologische Studien als auch solche mit einem eher biologischen Fokus. Zum Beispiel konnte in Tierstudien gezeigt werden, dass bei einem Fötus, der nicht ausreichend mit Proteinen und Kalorien versorgt wird, bestimmte biologische Pfade beeinträchtigt werden, die mit der Proteinsynthese in Zusammenhang stehen. Eine der Folgen besteht darin, dass das Baby mit weniger Skelettmuskelgewebe geboren wird, und die Gewebe, über die es verfügt, nur eine suboptimale Qualität aufweisen.

Der Einfluss der Muskelmasse auf die Gesundheit

Die Muskelmasse macht bis zu 60 Prozent unserer Gesamtkörpermasse aus. Die Aufrechterhaltung der Muskelmasse und -stärke während des gesamten Lebens ist für unsere Gesundheit und unser Wohlbefinden von entscheidender Bedeutung, da die Muskeln mit vielen Körperfunktionen verbunden sind. Jeder, der auch nur für eine kurze Zeit ans Bett gefesselt war, kann Ihnen sagen, dass die Muskelkraft schnell abnimmt. Werden die Muskeln nicht benutzt, bauen sie sehr schnell ab.

Muskeln sind ein metabolisch aktives Gewebe, dessen Verlust schwerwiegendere Folgen haben kann. Eine verringerte körperliche Aktivität im Zusammenhang mit Krankheiten wie Arthritis und Osteoporose kann einen Schneeballeffekt von negativen Auswirkungen auslösen, die das Risiko für andere Erkrankungen wie Diabetes und Herzerkrankungen erhöhen.

Der Adipositas-Faktor

Während biologische und metabolische Veränderungen die treibenden Kräfte hinter der Sarkopenie sind, kann auch Fettleibigkeit einen wesentlichen Beitrag zu ihrer Entwicklung leisten. Faktoren, die mit Adipositas verbunden sind, wie übermäßige Kalorienzufuhr, ein bewegungsarmer Lebensstil und chronische Entzündungen, können zu sarkopenischer Adipositas führen. Diese Erkrankung ist definiert als das Zusammenwirken von Sarkopenie und Adipositas, und sie ist besonders problematisch, da die beiden Krankheiten Hand in Hand gehen, was zu einem hohen Risikofaktor führt.

Menschen, die nicht adipös sind, haben ein angemessenes Gleichgewicht zwischen Muskelmasse und Körpergewicht. Die Muskelmasse ist bei adipösen Personen die im Verhältnis zu ihrem Gewicht häufig viel zu niedrig, was die körperlichen Anforderungen des täglichen Lebens

Ernährungs- und Lebensstilansätze zur Sarkopenie-Prävention

Maßnahmen, die sich auf eine bessere Ernährung und vermehrte körperliche Betätigung konzentrieren, führen wahrscheinlich zu einem positiven Ergebnis, sowohl bei der Vorbeugung gegen Sarkopenie als auch bei der Verlangsamung des Prozesses.

Nehmen Sie mehr Proteine zu sich

Erwachsene über 50 benötigen mehr Nahrungsprotein als jüngere Menschen, denn sie verstoffwechseln das Protein weniger effizient. Sie benötigen deshalb mehr davon, um die gleiche Menge an Muskeln zu bilden. Beachten Sie jedoch, dass ein zu hoher Proteinkonsum auch zu Nierenschäden führen kann, insbesondere bei älteren Menschen.

Die derzeit empfohlene Proteinzufuhr für gesunde jüngere Erwachsene beträgt 0,8 g pro Kilogramm Körpergewicht – das sind 54 g Protein pro Tag für einen 68 kg schweren Erwachsenen. Aber diese Menge reicht nicht aus, um Sarkopenie bei älteren Erwachsenen zu verhindern. Studien zeigen, dass Erwachsene über 50 Jahre mindestens 1 bis 1,5 g Protein pro Kilogramm Körpergewicht konsumieren sollten, oder 68–102 g Protein pro Tag, wenn Sie zum Beispiel 68 kg wiegen. Leider haben Studien gezeigt, dass 35–40 Prozent der älteren Erwachsenen diese Anforderung nicht erfüllen können.

Die einfachste Art, die Proteinzufuhr zu erhöhen, ist, mehr Lebensmittel aus tierischen Quellen wie Eier, Fisch, Geflügel und Fleisch zu essen, da diese Lebensmittel eine reiche Quelle an „vollständigem“ Protein sind. Vollständige Proteine liefern alle neun essentiellen Aminosäuren, die Ihr Körper braucht und nicht selbst herstellen kann. Einige Vollkorngetreide wie Amaranth, Quinoa und Buchweizen liefern ebenfalls vollständiges Protein, wenn auch in kleineren Mengen im Vergleich zu Lebensmitteln tierischen Ursprungs. Die meisten anderen pflanzlichen Lebensmittel enthalten „unvollständiges“ Protein, das bedeutet, sie enthalten nicht die gesamte Bandbreite an essentiellen Aminosäuren. Wenn Sie jedoch den ganzen Tag über eine Vielzahl von pflanzlichen Lebensmitteln essen, wird die erforderliche Menge an diesen Nährstoffen bereitgestellt. Bohnen und Hülsenfrüchte (einschließlich Sojabohnen), Nüsse, Samen und Vollkorn bieten die besten pflanzlichen Proteinquellen.

Da pflanzliche Lebensmittel nicht so proteinreich sind wie tierische Lebensmittel, kann es eine ganz schöne Herausforderung sein, ausreichend Proteine zu sich zu nehmen, wenn Sie sich vegetarisch oder vegan ernähren. Infolgedessen nehmen immer mehr Menschen Proteinpulver – basierend auf Quellen wie Erbsen, Hanf, Reis und Molke (aus Milchprodukten) – in ihre Ernährung auf. Bei Proteinpulvern handelt es sich zwar um eine verarbeitete Proteinquelle (einige enthalten zugesetzte Zucker sowie andere Zusatzstoffe), aber sie können eine effektive Strategie zur Steigerung der Proteinaufnahme darstellen.

Wir wissen inzwischen, dass das Timing bei älteren Menschen Einfluss darauf hat, wie effektiv der Körper Protein verwendet. Eine 2017 im American Journal of Clinical Nutrition veröffentlichte Studie untersuchte eine Stichprobe von Personen, die in Quebec wohnhaft waren, im Alter von 67 bis 84 Jahren und kam zu dem Schluss, dass der Verzehr von Protein zum Frühstück vorteilhaft ist. Die Forscher fanden heraus, dass die gleichmäßige Verteilung der Proteinzufuhr über drei Mahlzeiten pro Tag – anstatt einer Zufuhr des Großteils beim Mittag- und Abendessen, was eher der Norm entspricht – zu mehr Muskelmasse und Kraft führte, als wenn am Morgen wenig oder kein Protein konsumiert wurde.

Optimieren Sie Ihre Vitamin-D-Zufuhr

Ein niedriger Vitamin D-Spiegel steht im Zusammenhang mit einer geringeren Muskelkraft bei älteren Erwachsenen. Ein zusätzliches Vitamin-D-Ergänzungsmittel erhöht nicht nur die Muskelkraft und -funktion, sondern verringert auch nachweislich die Häufigkeit von Stürzen.

Treiben Sie regelmäßig Sport

Wenn es darum geht, die Muskeln zu unterstützen, ist Bewegung mindestens genauso wichtig wie eine gute Ernährung. Es hat sich gezeigt, dass Krafttraining – Bewegungen, die Ihre Skelettmuskeln zum Zusammenziehen bringen – bei älteren Erwachsenen die Kraft erhöht und die Gebrechlichkeit verringert. Rhythmische Übungen – Bewegungen, die Ihre Pulsfrequenz und Atmung erhöhen – können nicht nur die Kraft steigern, sondern auch den Gang und die allgemeine Lebensqualität verbessern. Im Idealfall wird ein Minimum von 20 bis 30 Minuten dreimal pro Woche für jede Art von Training empfohlen, obwohl bereits 10 Minuten pro Tag nachweislich die Gebrechlichkeit reduzieren und die Lebensdauer verlängern können.

Aktuelle Untersuchungen aus der Mayo Clinic deuten darauf hin, dass Bewegung den Alterungsprozess auf Zell-Ebene verlangsamen kann. Obwohl sich Aerobic und Krafttraining als sehr vorteilhaft erwiesen, wenn es um den Aufbau von Muskelmasse ging, hatte Krafttraining den größten Gesamtnutzen für ältere Menschen. Am meisten überraschte die Forscher der Einfluss der sportlichen Betätigung auf die Genaktivität. Bei Teilnehmern über 64 Jahren waren fast 400 Gene betroffen. Es wird angenommen, dass die relevanten Gene die Mitochondrien beeinflussen, indem sie Energie produzieren, um Muskelzellen zu ernähren. Anscheinend wirkt Bewegung auf zellulärer Ebene, indem sie die Zellen dazu ermutigt, mehr Proteine herzustellen, die den Energiebedarf des Körpers decken. Noch wichtiger ist, dass Bewegung die mitochondriale Funktion erhöht und den Muskelstoffwechsel verbessert.

Es ist wichtig daran zu denken, dass Ihre Trainingseinheiten nicht unbedingt sehr anstrengend sein müssen, um zu guten Ergebnissen zu führen. Eine Studie, die 2017 in der Zeitschrift Experimental Gerontology veröffentlicht wurde, ergab, dass für Menschen über 50 ein Training mit niedriger Intensität genauso vorteilhaft ist wie ein intensiveres. Es stellte sich heraus, dass es in dieser Gruppe kein Vorteil war, wenn die Anzahl der Trainingseinheiten von zwei auf drei pro Woche erhöht wurde. Einer der Forscher erwog die Möglichkeit, dass ältere Menschen sich nicht mehr so schnell von der durch Bewegung hervorgerufenen Entzündungsreaktion erholen wie jüngere, und dass ihr Körper schlicht mehr Zeit zwischen den Trainingseinheiten braucht.

anspruchsvoller macht. Geringere Muskelmasse, Fettleibigkeit und körperliche Inaktivität sind mit einem höheren Anteil an intermuskulärem Fettgewebe (Intermuscular Adipose Tissue, IMAT) verbunden, wobei es sich um Fett mit infiltriertem Skelettmuskelgewebe handelt. Ein erhöhtes IMAT beeinflusst die Zusammensetzung der Muskeln, was zu einem geringeren Anteil an mageren Muskeln führt und sowohl Kraft als auch Beweglichkeit beeinträchtigen kann. Experten glauben, dass bei fettleibigen Menschen, die unter Muskelschwäche leiden, die beiden Erkrankungen synergistisch zusammenwirken und so das Risiko negativer gesundheitlicher Folgen erhöhen.

DEMENZ UND ALZHEIMER

Bei Demenz handelt es sich eigentlich nicht um eine Erkrankung, sondern vielmehr um eine Ansammlung verschiedener Symptome, die mit einem Verlust der kognitiven Fähigkeiten einhergehen, der mit dem Altern in Verbindung gebracht wird, darunter auch das Gedächtnis. Eine Demenz ist zwar kein unausweichlicher Teil des Älterwerdens, aber sie ist trotzdem für viele Menschen ab 65 eine der größten Sorgen bezüglich ihrer Gesundheit, da ab diesem Alter das Risiko für eine Entwicklung dieser Krankheit steigt. Im Vereinigten Königreich sind z. B. etwa 2 Prozent aller Personen zwischen 65 und 69 von Demenz betroffen. Zwanzig Jahre später ist das Risiko bereits um ein Vielfaches höher: Zwischen 85 und 89 leiden etwa 20 Prozent der Personen an einer Demenz.

Mit der Zeit können sich leichte Symptome, die eher unangenehm sind, wie eine gelegentliche Vergesslichkeit, zu einem schwerwiegenderen Problem entwickeln und zu einer behindernden Verwirrtheit führen, die die Patienten vollkommen abhängig machen kann. In diesem letzten Stadium der Krankheit kann es notwendig sein, dass andere sich um alle alltäglichen Bedürfnisse der Patienten kümmern müssen.

Die Alzheimerkrankheit (AK) ist eine Unterart der Demenz und der am häufigsten auftretende Typ der Erkrankung. 60 bis 80 Prozent aller Demenzfälle entsprechen dem Krankheitsbild der AK, bei der es sich um eine schnell fortschreitende Erkrankung des Gehirns handelt, die nach und nach das Gedächtnis und die kognitiven Fähigkeiten zerstört. Mehr als 50 Millionen Menschen leiden weltweit an AK, und diese Rate wird sich wahrscheinlich alle 20 Jahre verdoppeln, was etwa den Vorhersagen für Diabetes entspricht.

Bündel und Klümpchen

Die Alzheimer-Krankheit ist nach dem deutschen Neurologen Dr. Alois Alzheimer benannt. Anfang des 20. Jahrhunderts beschloss Alzheimer, das Gehirn einer Frau zu untersuchen, die mit 51 Jahren verstorben war und zuvor Symptome gezeigt hatte, die wir heute mit der Erkrankung in Verbindung bringen würden. Die Neugierde des Arztes wurde dadurch geweckt, dass seine Patientin eigentlich zu jung war, um so schwer betroffen zu sein. Mithilfe neuer Technologien konnte er schwere Anomalien in ihrem Hirngewebe identifizieren, insbesondere in der Region, die mit Sprache und Gedächtnis verbunden ist. Die Autopsie zeigte eine Art Klümpchen (heute als Amyloid-Plaques bekannt) und in sich verdrehte Faserbündel (heute Tau-Bündel genannt). Beide bestehen aus Proteinpartikeln, die bereits in einem gesunden Gehirn vorhanden sind. Das Problem ist, dass sie bei Patienten mit AK auf unbekannte Weise Fehlbildungen entwickeln.

In der wissenschaftlichen Gemeinschaft gibt es eine breite Diskussion und Meinungsverschiedenheiten darüber, was den toxischen Schneeballeffekt auslöst, der schließlich zu Demenz führt. Der Streit ist manchmal als „Kampf der Proteine“ oder „Plaque versus p-Tau“ beschrieben worden. Neuere Studien deuten darauf hin, dass p-Tau (Bündel) stärker mit dem kognitiven Rückgang verbunden ist als Plaque (Klümpchen). Hierbei handelt es sich um heiß diskutierte Theorien, die den Rahmen dieses Buches bei weitem sprengen würden. In mancher Hinsicht könnte der Fokus auf diese Anomalien die Blickrichtung der Forscher jedoch eingeschränkt haben und damit die Möglichkeit, andere Mitverursacher der Krankheit zu identifizieren, die einfacher geändert werden können. Zum Beispiel gibt es heute vermehrt Hinweise auf das, was Experten „vaskuläre Demenz“ nennen – Anomalien in den Blutgefäßen, die zu der Krankheit führen – und diese scheint mit Diabetes zu tun zu haben.

Gene und Alzheimer

Aktuelle Erkenntnisse deuten darauf hin, dass die Alzheimer-Krankheit (AK) – insbesondere der spät einsetzende Typ – sich bei den meisten Menschen aus einer Kombination von Genen, Lebensstil und Umweltfaktoren ergibt. Egal ob die Krankheit früh oder spät ausbricht, kann eine „familiäre“ Verbindung bestehen, was bedeutet, dass auch ein Elternteil oder Großelternteil an der Erkrankung leidet. Die früh einsetzende Alzheimer-Krankheit (Early-Onset Alzheimer’s Disease, EOAD) tritt typischerweise im Alter zwischen 30 und 65 Jahren auf und ist viel seltener als die spät einsetzende Alzheimer-Krankheit (Late-Onset Alzheimer’s Disease LOAD). Etwa 60 Prozent der Menschen mit EOAD haben eine von drei spezifischen Genvarianten, die sie für die Entwicklung der Erkrankung prädisponieren. Allerdings haben die Wissenschaftler noch keine klare Vorstellung davon, warum die restlichen circa 40 Prozent die Krankheit bekommen.

Genetische Zusammenhänge mit LOAD, der Form, von der die meisten Menschen betroffen sind, sind weit weniger überzeugend. Wissenschaftler konnten jedoch eine Variante eines Gens, ApoE-4, identifizieren, die das Risiko erhöht, die Krankheit zu entwickeln. Menschen mit zwei Kopien dieser Variation haben ein 15 Prozent höheres Risiko, an LOAD zu erkranken, und ein um 10 Jahre niedrigeres durchschnittliches Alter beim ersten Auftreten der Krankheit. Das ApoE-Gen ist stark mit dem Immunsystem verbunden, was nach jüngsten Forschungsergebnissen eine Rolle bei LOAD spielen könnte. Interessanterweise wurde eine weitere Variante des ApoE-Gens, ApoE-2, mit einem reduzierten Risiko für die Entwicklung der Erkrankung in Verbindung gebracht. Studien zeigen nun, dass eine Reihe von Genen, die mit dem Immunsystem zu tun haben, die Entwicklung von AK beeinflussen, was das Risiko sowohl erhöhen als auch verringern kann.

Wurzeln in der fötalen Umgebung

Auch wenn die Alzheimer-Krankheit (AK) in der Regel erst spät im Leben auftritt, vermuten Wissenschaftler, dass eine Prädisposition dafür bereits viel früher angelegt wird, möglicherweise schon in der Gebärmutter. Zum Beispiel vermuten die Forscher Bryan Maloney und Debomoy Lahiri von der Indiana University School of Medicine, dass AK und einige andere Formen der Demenz mit epigenetischen Veränderungen zusammenhängen, die in utero entstehen können (möglicherweise sogar über vorgeprägte Gene der Eltern). Inspiriert von David Barkers Arbeit entwickelten sie ein Modell (Latent Early-life Associated Regulation, kurz LEARn), das dabei hilft, spezifische epigenetische Veränderungen während der Entwicklung zu identifizieren, die im späteren Leben zu Alzheimer führen können. Auslöser für diese Veränderungen können ein Kontakt mit Toxinen wie Schwermetallen oder Pestiziden im Mutterleib, Ernährungsfaktoren wie die Folatversorgung oder Erkrankungen der Mutter wie ein hoher Cholesterinspiegel oder Entzündungen sein.

Wenn zum Beispiel ein Fötus einem Giftstoff ausgesetzt ist, sind mögliche Auswirkungen auf seine Entwicklung bei der Geburt wahrscheinlich nicht erkennbar. Im Falle von AK würden die Auswirkungen etwa sechs Jahrzehnte lang latent bleiben, bevor sie sich tatsächlich zeigen. Die Doktoren Maloney und Lahiri verwenden als Beispiel bleihaltiges Benzin. Obwohl es 1996 in den Vereinigten Staaten verboten wurde, wird es nach ihrem LEARn-Modell etwa 50 Jahre dauern, bis die AK-Rate infolge des Verbots wirklich sinkt. Das bedeutet, dass seine Auswirkungen möglicherweise erst spürbar werden, wenn Kinder, die nach 1996 geboren wurden, das Risikoalter für LOAD erreichen.

Diese lästigen Bakterien

Der Einfluss der Darmflora ist ein weiterer potenzieller Faktor, den die Forscher derzeit im Zusammenhang mit Demenz untersuchen. Es ist bekannt, dass sich die Zusammensetzung Ihrer Darmbakterien im Laufe der Zeit allmählich ändert und sich ihre Vielfalt im Allgemeinen mit dem Alter verringert. Paul O'Toole, ein Mikrobiologe, der dem irischen University College Cork angehört, ist besonders besorgt über die mangelnde Vielfalt, die typischerweise die Ernährung älterer Menschen charakterisiert. Eine wenig abwechslungsreiche Ernährung – im Englischen oft mit dem Klischee „Tee und Toast" beschrieben – wirkt sich negativ auf die Bakterienzusammensetzung aus und schränkt den mikrobiellen Artenreichtum ein. Dr. O'Toole hat ein altersbedingtes bakterienarmes Mikrobiom mit einer Reihe von gesundheitlichen Auswirkungen verknüpft, von kardio-metabolischen und entzündlichen Prozessen bis hin zu einem kognitiven Verfall. Der Verlust der Vielfalt in den wichtigsten Gruppen nützlicher Bakterien wirkt sich unter anderem auf die Produktion von gesundheitsfördernden Verbindungen aus, die von Bakterien hergestellt werden, wie beispielsweise kurzkettige Fettsäuren. Dieser Prozess könnte mit einer verminderten kognitiven Funktion und der Alzheimer-Krankheit in Verbindung stehen. (Für weitere Informationen über das Mikrobion siehe Kapitel 9.)

Gute Nachrichten am Horizont

In den Vereinigten Staaten ist der Anteil älterer Erwachsener mit Demenz, einschließlich AK, in den letzten Jahren deutlich gesunken, und zwar von 11,6 Prozent im Jahr 2000 auf 6,8 Prozent im Jahr 2012. Forscher, die sich mit Daten aus der Framingham Heart Study beschäftigt haben, glauben, dass der Rückgang mit einem Trend zu einem höheren Bildungsniveau verbunden sein könnte, der mit einer Verringerung der meisten vaskulären Risikofaktoren (außer Fettleibigkeit und Diabetes) einhergeht. Obwohl die Teilnehmer an der Framingham-Studie tendenziell gebildeter und wohlhabender sind als die meisten Menschen, stimmen die Forscher darin überein, dass dieser Rückgang darauf hindeutet, dass das Risiko der Entwicklung einer AK durch Faktoren verändert werden kann, die kontrollierbar sein können.

Risikofaktoren für Demenz und Alzheimer

Neue Erkenntnisse deuten darauf hin, dass gesunde Ernährungs- und Lebensstilentscheidungen und eine Verringerung der Belastung durch Umweltgifte bevor die ersten Warnzeichen überhaupt offensichtlich werden, die Entwicklung von Demenz, einschließlich AK, zumindest verzögern und möglicherweise sogar ganz verhindern können. Die Identifizierung von Risikofaktoren und das frühzeitige Eingreifen ist die vielversprechendste Strategie.

Adipositas

Während einige der Forschungsergebnisse, die Fettleibigkeit mit Demenz in Verbindung bringen, widersprüchlich sind (es gibt die Theorie, dass die Verwendung des Body-Mass-Index zur Beurteilung von Adipositas für bestimmte Diskrepanzen verantwortlich sein kann), haben mehrere Studien überschüssiges Bauchfett, insbesondere im mittleren Alter, mit einem erhöhten Risiko für Demenz verknüpft. Eine Studie aus dem Jahr 2010, die in Annals of Neurology veröffentlicht wurde, kam zu dem Schluss, dass je mehr Bauchfett Sie haben, desto mehr wird Ihr Gehirn später im Leben schrumpfen. Eine Reihe von gemeinsamen Pfaden deutet auf Zusammenhänge zwischen den beiden Erkrankungen hin. So leiden adipöse Menschen eher an einer chronischen Entzündung, einem Risikofaktor für Demenz. Außerdem ist es wahrscheinlicher, dass sie einen sitzenden Lebensstil haben und an gesundheitlichen Problemen wie Diabetes und hohem Cholesterinspiegel leiden, die ebenfalls das Risiko einer Demenz erhöhen.

Diabetes

Typ-2-Diabetes und AK sind so eng miteinander verbunden, dass Alzheimer manchmal als „Typ-3-Diabetes“ bezeichnet wird. Ein Literaturüberblick aus dem Jahr 2008, der im Journal of Diabetes Science and Technology veröffentlicht wurde, identifizierte Beeinträchtigungen bei der Verwendung von Glukose und der Verstoffwechselung von Energie im Gehirn als biologische Marker, die den Beginn einer Demenz anzeigen können. Sie kommt zu dem Schluss, dass AK eine Form von Diabetes ist, die selektiv das Gehirn befällt. Einige Forscher vermuten, dass das APP(Amyloid Precursor Protein)-Gen, das die Insulinpfade beeinflusst, das gemeinsame Bindeglied ist. Diese Pfade beeinflussen unter anderem den Stoffwechsel, der die Funktion des Nervensystems unterstützt und eine mögliche Verbindung zum Gehirn darstellen könnte.

Cholesterinspiegel

Wie bereits erwähnt, wurde das ApoE-Gen bei einem kleinen Prozentsatz von Menschen mit LOAD in Verbindung gebracht. Dieses Gen spielt auch eine Rolle bei der Verarbeitung und Verwendung von Cholesterin und anderen Fetten, weshalb Forscher derzeit untersuchen, wie Cholesterin im Gehirn verarbeitet wird und ob dies mit dem Cholesterinspiegel im Blut zu tun hat. Eine kürzlich in Neurology veröffentlichte Studie ergab, dass ein hoher Cholesterinspiegel im Blut signifikant mit den mit AK verbundenen Ablagerungen im Gehirn zusammenhängt. Eine chronisch beeinträchtigte Durchblutung des Gehirns führt zu Gefäßschäden und reduziert die Fähigkeit des Körpers, Plaqueansammlungen zu entfernen.

Es ist erwähnenswert, dass sich viele der Risikofaktoren für Demenz und Alzheimer mit denen für Herzerkrankungen überschneiden. Dazu gehören Bluthochdruck, ein hoher Cholesterinspiegel, Bewegungsmangel, Fettleibigkeit, Rauchen und eine nährstoffarme Ernährung ohne Obst und Gemüse. Menschen mit hohem Cholesterinspiegel haben oft Bluthochdruck und Diabetes.

Entzündungen

Einige Forscher, wie die Autoren eines 2015 in der Zeitschrift Lancet Neurology veröffentlichten Artikels, haben die Theorie aufgestellt, dass Entzündungen eine wichtige Rolle bei der Entwicklung von AK spielen. Ihrer Meinung nach handelt es sich hierbei nicht um einen „Statisten“, der durch die Plaques und Bündel aktiviert wird, sondern vielmehr um einen aktiven Teilnehmer, der „genauso viel oder noch mehr zur Pathogenese beiträgt wie die Plaques und Bündel selbst.“

Die Forscher glauben heute, dass AK (und Demenz im Allgemeinen) in vielerlei Hinsicht eine degenerative Entzündungskrankheit sein könnte, die mit langfristigen Ernährungsmängeln und schlechten Lebensgewohnheiten einhergeht, wie einem übermäßigen Alkoholkonsum und unzureichender körperlicher Bewegung. Sie glauben auch, dass chronischer Stress an der Krankheitsentwicklung beteiligt sein könnte. Wir wissen, dass Erkrankungen wie systemische Entzündungen und Fettleibigkeit bestimmte Wechselwirkungen zwischen dem Immunsystem und dem Gehirn behindern können, was ein Fortschreiten der Demenz beschleunigt.

Hohe Homocystein-Spiegel

Ältere Menschen neigen dazu, einen höheren Homocystein-Spiegel zu haben, eine Aminosäure, die der Körper selbst herstellt. Diese Erhöhung könnte die Folge einer verminderten Nierenfunktion sein oder sich daraus ergeben, dass ältere Menschen Vitamin B12 weniger effizient umsetzen. Hohe Homocystein-Werte wurden mit Krankheiten wie Herzerkrankungen und Schlaganfällen sowie Demenz in Zusammenhang gesetzt. Eine 2002 im New England Journal of Medicine veröffentlichte Studie kam zu dem Schluss, dass „ein erhöhter Plasma-Homocystein-Spiegel ein starker, unabhängiger Risikofaktor für die Entwicklung von Demenz und Alzheimer ist."

Wenn Sie Ihr Homocystein niedrig halten, kann dies das Fortschreiten der Demenz verlangsamen. Lebensstilfaktoren wie Ernährung, Rauchen, Fettleibigkeit, ein sesshaftes Verhalten und Stress können den Homocystein-Spiegel erhöhen, ebenso wie zahlreiche verschreibungspflichtige und rezeptfreie Medikamente. Die Anwendung einiger weit verbreiteter Arzneimittel wie H2-Antagonisten oder Protonenpumpenhemmer (die hauptsächlich zur Behandlung von überschüssiger Magensäure eingesetzt werden) reduziert die Fähigkeit des Körpers, Vitamin B12 umzusetzen, welches dabei hilft, Homocystein unter Kontrolle zu halten.

Eine Nahrungsergänzung mit den Vitaminen B2, B6, B12 und Folsäure ist eine bewährte Therapie zur Senkung des Homocystein-Spiegels im Blut. Eine Studie aus dem Jahr 2012, die VITACOG-Studie, zeigte, dass eine Ergänzung mit den Vitaminen B12, B6 und Folsäure den Homocystein-Spiegel bei Menschen über 70 reduzierte, die bereits an einer leichten kognitiven Beeinträchtigung litten.

Nichtalkoholische Fettleber-Erkrankung

Nicht nur die mit NAFLD (Nonalcoholic Fatty Liver Disease) verbundenen Risikofaktoren (wie Typ-2-Diabetes, Adipositas und Bluthochdruck) tragen zur kognitiven Beeinträchtigung bei, sondern eine in der Zeitschrift Neurology veröffentlichte Studie aus dem Jahr 2016 identifizierte NAFLD sogar als unabhängigen Risikofaktor für einen altersbedingten kognitiven Rückgang. Eine weitere Studie, die Daten aus der Framingham Offspring Cohort verwendet, ergab, dass gesunde Erwachsene mit NAFLD bereits im mittleren Alter ein niedrigeres Gehirnvolumen im Zusammenhang mit Gedächtnisverlust aufweisen könnten.

Alkoholmissbrauch

Eine französische Studie ergab, dass sehr starke Trinker dreimal häufiger an Demenz erkranken als Menschen, die Alkohol in Maßen zu sich nehmen.

Schwere Kopfverletzungen

Das Wieso und Warum ist zwar noch nicht vollständig verstanden, aber ein schweres Schädeltrauma erhöht das Risiko einer Demenz, einschließlich AK. Es besteht die Theorie, dass eine Entzündung das Bindeglied sein könnte, da es nach einer Kopfverletzung häufig zu einer solchen im Gehirn kommt.

Hirnnahrung

Eine mediterrane Ernährungsweise (siehe „Eine nährstoffdichte Ernährung“, Seite 194) kann dabei helfen, das Risiko einer Demenz zu verringern. Einer ihrer Vorteile ist, dass sie Entzündungen in Schach hält, da bekanntermaßen entzündungshemmende Nahrungsmittel ihre Grundlage bilden. Auch Fisch, der über die Omega-3-Fettsäuren EPA und DHA verfügt, ist ein wichtiger Teil dieser Ernährung. Diese Nährstoffe helfen älteren Erwachsenen, die Gehirnfunktion aufrecht zu erhalten, und ein Mangel daran konnte mit einem kleineren Hirnvolumen, einem Indikator für altersbezogenen kognitiven Verfall, in Zusammenhang gebracht werden. Es liegen zwar keine Studien vor, die einen Nutzen für Personen, die bereits an AK leiden, bestätigen könnten, aber es gibt mehrere Forschungsprojekte, die darauf hinweisen, dass diese Fettsäuren die Funktion des Gehirns bei Personen, die an einer leichten altersbedingten kognitiven Beeinträchtigung leiden, verbessern können.

Nehmen Sie mehr antioxidantienreiche Nahrungsmittel zu sich

Oxidativer Stress, der mit der Produktion von freien Radikalen verbunden ist (denken Sie zum Beispiel daran, wie ein geschnittener Apfel an der Luft braun wird), ist bekanntermaßen einer der zugrunde liegenden Prozesse bei der Entwicklung einer Demenz. Ihr Körper produziert regelmäßig reaktive Sauerstoffspezies (Reactive Oxygen Species, ROS), die für bestimmte Zellprozesse notwendig sind. Wenn jedoch zu viele dieser Substanzen gebildet werden, müssen sie durch verschiedene antioxidative Abwehrmaßnahmen neutralisiert werden. Generell kann eine hohe Zufuhr von Antioxidantien – die in zahlreichen Vollwertkostprodukten, insbesondere pflanzlichen Lebensmitteln, sowie Kaffee und Schokolade enthalten sind – dazu beitragen, die Auswirkungen von oxidativem Stress zu reduzieren.

Einige spezifische Antioxidantien wurden in Bezug auf ihre Wirkung auf Demenz und AK hin untersucht. Die Forschungsergebnisse zeigen, dass Menschen mit Demenz einen niedrigeren Spiegel an Vitamin C und Beta-Carotin haben, zwei starke Antioxidantien, die in Zitrusfrüchten, Kiwis, Mangos, Beeren, Karotten, Süßkartoffeln und dunkelgrünem Blattgemüse vorkommen. Eine Studie aus dem Jahr 2018, die im American Journal of Geriatric Psychiatry veröffentlicht wurde, ergab, dass Curcumin, eine Verbindung, die in Gewürzkurkuma enthalten ist, das Gedächtnis und die Stimmung bei einer Gruppe von Erwachsenen im Alter von 50 bis 90 Jahren verbesserte, die über einen Zeitraum von 18 Monaten zweimal täglich Curcuminpräparate eingenommen hatten. Bei der Analyse von Hirnscans fanden die Forscher heraus, dass die Gruppe, die das Nahrungsergänzungsmittel einnahm, auch deutlich weniger Plaque und p-Tau-Bündel aufwies als die Kontrollgruppe, die ein Placebo bekam.

Andere Studien haben gezeigt, dass Verbindungen in Zimt die Bildung von Tau-Bündeln hemmen. Interessanterweise hat Zimt auch bei Menschen mit Diabetes einen niedrigeren Blutzuckerspiegel bewirkt, was ein weiterer Zusammenhang mit AK sein könnte. Es ist wahrscheinlich erwähnenswert, dass viele Kräuter und Gewürze (einschließlich häufig benutzter Arten wie Petersilie) besonders reich an Antioxidantien sind, die theoretisch helfen könnten, dem oxidativen Stress im Zusammenhang mit der Entwicklung von Alzheimer entgegenzuwirken.

Ein sesshafter Lebensstil

Forscher der UCLA fanden heraus, dass langes Sitzen das Gehirn sozusagen schrumpfen lässt. Wenn Sie mehr als drei Stunden am Tag sitzen, verringert jede weitere Stunde die Dicke Ihres medialen Temporallappens – der mit der Gedächtnisfunktion verbunden ist – um 2 Prozent. Aus der entgegengesetzten Perspektive haben andere Studien regelmäßige körperliche Betätigung mit einer verbesserten kognitiven Funktion und einem reduzierten Risiko für Demenz in Verbindung gebracht.

Aussetzung gegenüber Toxinen

Eine Aussetzung gegenüber Umweltgiftstoffen, was auch Pestizide und Aluminium umfasst, wurden ebenfalls mit einem erhöhten Risiko für die Entwicklung einer Demenz verknüpft.

Der richtige Lebensstil für ein gesundes Gehirn

Unsere Ernährung ist nicht die einzige Möglichkeit, unser Gehirn fit zu halten. Eine im Jahr 2015 in JAMA Neurology veröffentlichte Studie zeigte, dass Menschen mit höheren „kognitiven Reserven“ (in dieser Studie definiert als mehr als 16 Jahre Bildung) ein geringeres Risiko für Demenz haben. Das bedeutet zwar nicht, dass jeder wieder zur Schule gehen sollte, aber es hilft zu erklären, warum ein lebenslanges soziales und intellektuelles Engagement für alle Erwachsenen und insbesondere für ältere Menschen so wichtig ist.

Es gibt inzwischen deutliche Hinweise darauf, dass ein aktiver Lebensstil ebenfalls dazu beiträgt, einen kognitiven Verfall zu verhindern. Vor allem rhythmische Bewegungsabläufe scheinen Demenz vorzubeugen, nicht nur wegen ihres kardiovaskulären Nutzens, sondern auch, weil sie dazu beitragen, den Blutfluss zum Gehirn zu erhöhen.

Leider gibt es derzeit keine bekannte Behandlung, die eine Demenz heilen, verzögern oder ihr Fortschreiten aufhalten könnte. Der beste Ansatz ist, uns gesund zu ernähren und einen Lebensstil zu führen, der sowohl den Geist als auch den Körper auf Trab hält. Diese Schritte senken auch Ihr Risiko für Herzerkrankungen und Diabetes und helfen dabei, Entzündungen, Ihren Blutdruck und den Cholesterinspiegel unter Kontrolle zu halten, die allesamt einen Einfluss auf das alternde Gehirn haben.

SCHLAF UND GESUNDHEIT

Wir wissen heute alle, dass guter Schlaf viele Vorteile hat, aber die Wissenschaft hat immer noch keine hinreichenden Antworten auf die Frage, worin genau der Zusammenhang zwischen Schlaf, Gesundheit und Wohlbefinden besteht. Es ist bekannt, dass eine angemessene Menge geruhsamen

Schlafes das Gedächtnis, die Stimmung und die Funktion des Immunsystems verbessert und dass Schlaf die Selbstheilungsfähigkeit des Körpers unterstützt. Menschen, die regelmäßig um die acht Stunden erholsamen Schlaf bekommen, fühlen sich besser und haben eine geringere Wahrscheinlichkeit dafür, bestimmte Krankheiten zu entwickeln. Auf der anderen Seite haben Personen, die schlecht oder weniger als sechs Stunden schlafen, eine höhere Wahrscheinlichkeit für die Entwicklung bestimmter Krankheiten, wie Herzerkrankungen, Diabetes, Bluthochdruck und Adipositas. Eine schlechte Nachtruhe kann sogar unsere Lebenserwartung verkürzen: Mehrere umfangreiche Studien haben gezeigt, dass fünf Stunden oder noch weniger pro Nacht das Sterblichkeitsrisiko durch andere Ursachen um etwa 15 Prozent erhöht.

Die circadiane Rhythmik

Alle Menschen sind im Prinzip tagaktive Kreaturen, was bedeutet, dass wir tagsüber aktiv und aufmerksam sind und nachts schlafen. Die Wahrheit ist einfach, dass wir aus rein biologischer Sicht auf diesen Rhythmus ausgelegt sind. Wenn wir das System überlisten wollen, sind oft Krankheiten und Entzündungen die Folge. Studien deuten beispielsweise darauf hin, dass Personen, die in Nachtschichten arbeiten, und ganz besonders Frauen, ein erhöhtes Risiko für die Entwicklung bestimmter Krebsarten haben. Frauen die zu mehr als 32 Prozent Nachtschicht arbeiten, haben eine höhere Wahrscheinlichkeit, Brustkrebs zu bekommen. Dieses Risiko steigt z. B. bei Nachtschwestern im Krankenhaus auf 58 Prozent. Nachtschichtarbeiter haben auch ein höheres Risiko für Lungenkrebs und Krebserkrankungen des Verdauungsapparats, Diabetes und Adipositas. Die International Agency for Research on Cancer hat Schichtarbeit in der Tat sogar als „wahrscheinlich krebserregend" bei Menschen klassifiziert.

Die Rolle der Hormone

Die circadiane Rhythmik bestimmt die Zeiten, zu denen wir uns müde oder wach fühlen, und eine der Möglichkeiten, dies zu tun, ist durch die Freisetzung von Hormonen wie Melatonin. Melatonin hat eine weitreichende Wirkung im menschlichen Körper. Es beeinflusst die Fähigkeit, Infektionen zu bekämpfen sowie die Häufigkeit bestimmter Krebsarten, und es korreliert mit dem Entzündungsniveau im Körper. Mit zunehmendem Alter produziert Ihr Körper allmählich weniger Melatonin, ein Prozess, der mit vermehrt auftretender Insomnie (Schlaflosigkeit) und schlechterer Schlafqualität bei älteren Menschen verbunden ist. Sowohl kurz- als auch langfristiger Schlafmangel hat zahlreiche gesundheitliche Folgen, von einer Beeinträchtigung des Immunsystems bis hin zur Erhöhung des Risikos für Bluthochdruck. Zu wenig Schlaf kann zu einem hormonellen Ungleichgewichten führen, was die Glukoseregelung beeinträchtigt und mit der Zeit zu Diabetes führen kann. Schlaflosigkeit und kurzfristiger Schlafentzug wurden auch mit erhöhten Mengen an entzündlichen Chemikalien im Körper in Verbindung gebracht, einschließlich C-reaktivem Protein (CRP), einem bekannten Risikofaktor für Herzerkrankungen und Adipositas. Auch Kinder erleben negative Auswirkungen von Schlafstörungen, die bei ihnen zu einem höheren CRP-Wert und andere Entzündungsindikatoren führen können.

MAGNESIUM

Ein Magnesiummangel wurde mit Schlaflosigkeit sowie Stress und Angststörungen in Verbindung gebracht, und es ist bekannt, dass ausreichende Mengen des Mineralstoffs einen erholsameren Schlaf fördern. Unter seinen vielen Funktionen interagiert das Mineral mit Neurotransmittern, die den Schlaf fördern. In einer kleinen Studie an älteren Menschen schliefen diejenigen, denen im Laufe von acht Wochen täglich 500 mg Magnesium verabreicht wurden, schneller ein und ihr Schlaf war tiefer als bei der Kontrollgruppe. Zu den Lebensmitteln, die Magnesium liefern, gehören Vollkornprodukte, dunkelgrünes Blattgemüse sowie Nüsse und Samen.

Genexpression und die circadiane Rhythmik

Wir wissen, dass die circadiane Rhythmik durch die Genexpression beeinflusst wird und dass einige der negativen Auswirkungen von Schlafstörungen mit epigenetischen Veränderungen zusammenhängen könnten. Tierstudien haben beispielsweise einen Zusammenhang zwischen Schlafentzug und Veränderungen in der Genexpression aufgedeckt, die das Risiko für Fettleber und Insulinresistenz erhöhen. Diese Veränderungen verlangsamen außerdem die Geschwindigkeit, mit der Myelin im Gehirn repariert wird. Myelin schützt das Gehirn und viele Experten glauben, dass sein Abbau eine Hauptrolle im Alterungsprozess der Menschen spielt.

Genauer gesagt wissen wir, dass ein unterbrochener Schlaf die DNA-Methylierung beeinträchtigen kann. Die Gesamt-DNA-Methylierung ist zwar kein genauer Marker für einen möglichen Schaden (es kommt darauf an, welche Gene methyliert werden), aber dieses Phänomen kann dennoch ein Hinweis auf eine potenzielle systemische Störung sein. Kinder, die an obstruktiver Schlafapnoe leiden, einer Schlafstörung, bei der es zu Atemunterbrechungen kommt, weisen eine erhöhte DNA-Methylierung auf, was mit Entzündungen und einer verringerten Immunfunktion in Zusammenhang gesetzt wurde. Bei Menschen, die an Insomnie leiden und solchen, die langfristig Nachtschichten arbeiten, ist die DNA-Methylierung ebenfalls verändert.

Wenn wir von Genexpression und Schlaf sprechen, so handelt es sich hierbei um ein Geben und Nehmen. Die Auswirkungen von chronischem Stress auf die hormonelle Belastungsantwort des Körpers kann epigenetische Veränderungen hervorrufen, die sich auf das Gehirn auswirken und letztlich unseren Schlaf beeinträchtigen. Zusammengefasst: Wie gut und wie viel Sie schlafen ist überaus wichtig. Auf Ihrer To-Do-Liste für eine gute Gesundheit und zur Prävention chronischer Krankheiten sollten Sie gesunde Schlafgewohnheiten auf keinen Fall unter den Tisch fallen lassen, direkt neben guter Ernährung, sportlicher Betätigung und Stressmanagement.

IHR MIKROBIOM

In Ihrem Darm befindet sich ein rechtgehender Dschungel; ein stabiles Ökosystem, das Ihnen Ihr ganzes Leben lang erhalten bleibt. Unsere einzigartige, persönliche Darmflora ist eines der bleibendsten Erbstücke unserer Mütter. Bisher haben wir womöglich unterschätzt, wie wichtig dieses Erbe ist, denn es scheint über Kräfte zu verfügen, die uns noch ganz unbekannt sind

— DAVID BARKER, *NUTRITION IN THE WOMB*

„KEIN MENSCH IST EINE INSEL", erklärte im 17. Jahrhundert der Dichter John Donne und prägte eine der meistzitierten Weisheiten der englischsprachigen Literatur. Der Gedanke dahinter ist, dass wir uns niemals allein genügen, sondern vielmehr ein „Stück des Kontinents, ein Teil des Ganzen" sind. Ich frage mich, was Donne wohl geschrieben hätte, wenn er auch nur eine Idee davon gehabt hätte, woraus dieser „Kontinent" aus biologischer Sicht tatsächlich besteht? Seine Vision der Menschheit umfasste physische und in geringerem Umfang auch psychische Eigenschaften. In den letzten Jahren haben wir immer mehr über die genetischen Grundlagen in Erfahrung gebracht, die dieser Einheit, die Sie darstellen, zugrunde liegt, wie z. B. die 23.000 Chromosomenpaare, die Sie von Ihren Eltern geerbt haben, und auch über die DNA. Aber in Wahrheit sind wir sogar noch viel mehr als nur das: Ein lebendiges Universum an Bakterien, die in und auf unserem Körper leben.

Die Mikroben, die sich in Ihrem Darm befinden, umfassen viele Billionen Gene, was sie genetisch gesehen viel robuster macht, als Sie selbst. Und außerdem – und jetzt setzen Sie sich besser – sagen Wissenschaftler, dass mehr als die Hälfte unseres Körpers überhaupt nicht menschlich ist. Diese unsichtbaren Siedler befinden sich in allen Teilen Ihres Körpers. Sie werden sogar manchmal als Ihr „zweites Genom" bezeichnet. Diese Realität gibt der rhetorischen Frage „Was ist der Mensch?" eine ganz neue Bedeutung.

Ihr zweites Genom

Zusammen bilden die Bakterienzellen Ihres Körpers und ihre Gene das Mikrobiom. Dieses „zweite Genom" ist in konstanter Kommunikation mit Ihren eigenen Genen begriffen, und zwar so sehr, dass ihre Beziehung manchmal als komplexes Ökosystem und soziales Netzwerk beschrieben wird. Und genau wie Ihre Gene haben Ihre Darmbakterien die Fähigkeit, sich bemerkbar zu machen, was bedeutet, dass sie sich ebenfalls „lauter" und „leiser" schalten können, wenn Umweltfaktoren dies notwendig machen. Und darin besteht ein Großteil der Bedeutung dieser Bakterien. Wir wissen zwar noch nicht genug darüber, wie sie genau funktionieren, aber was wir wissen ist, dass sie die Fähigkeit haben, wichtige Körperfunktionen zu beeinflussen, z. B. Ihren Stoffwechsel und die Hirnfunktion.

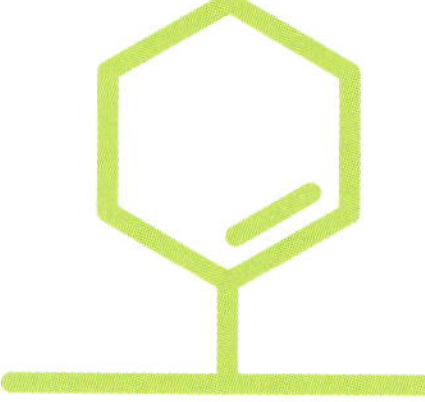

Mikrobiom:
Die Ansammlung von Bakterien, die in und auf Ihrem Körper leben.

Mikrobielle Signalisierung:
Die Fähigkeit von Mikroben, die in Ihrem Darm leben, chemische Signale auszusenden, die mit weit entfernten Organen wie dem Gehirn kommunizieren.

Ihre Darmmikroben sind schlauer als Sie vielleicht denken. Sie können sich z. B. mit weit entfernten Organen austauschen (weit über den Darm hinaus) und so Veränderungen im gesamten Körper hervorrufen. Diese beeindruckende Fähigkeit wird als mikrobielle Signalisierung bezeichnet. Vereinfacht ausgedrückt rufen die Bakterien ihre Truppen zusammen, um Herausforderungen zu bekämpfen, die ihr Wohlergehen bedrohen – oft auf Ihre Kosten. Mikrobielle Signalisierung wurde mit einer Anzahl von Krankheiten in Zusammenhang gebracht, von nichtalkoholischer Fettleberkrankheit bis hin zu Adipositas und Typ-2-Diabetes, und das sind bei weitem noch nicht alle.

Was hat Ihr zweites Genom mit Ihrer frühkindlichen Entwicklung zu tun? Nun, es ist durchaus möglich, dass die Bakterien in Ihrem Darm (und anderswo) bereits im Mutterleib angelegt wurden. Hierbei handelt es sich aktuell um ein heiß diskutiertes Thema in der wissenschaftlichen Gemeinschaft, aber seit 2011 waren mehrere Forscher in verschiedenen Teilen der Welt in der Lage, Bakterien in den Plazenten frischgebackener Mütter zu identifizieren, und die Nachweise nehmen mit der Zeit anscheinend zu. Klar ist, dass die Zusammensetzung Ihres Mikrobioms im Grunde genommen bis zu Ihrem dritten Geburtstag festgelegt ist, und das macht Ihre mikrobielle Ökologie zu einem Gegenstand intensiven Entwicklungsinteresses.

DAS MIKROBIOM IST NICHTS NEUES

Heutzutage ist es schwierig, das Thema Mikroben und wie sie sich auf Ihre Gesundheit auswirken zu vermeiden. So scheint es überraschend zu erfahren, dass die meisten Menschen (auch Experten) glauben, dass der Begriff Mikrobiom erst 2001 in unser Vokabular aufgenommen wurde. Der Nobelpreisträger Joshua Lederberg erhält in der Regel die Anerkennung für die Prägung des Begriffs und dem damit verwandten Mikrobiom in eben diesem Jahr. In einem 2017 im Human Microbiome Journal veröffentlichten Artikel zitiert die Immunologin Susan Prescott jedoch mehrere wissenschaftliche Arbeiten, in denen der Begriff weit vor der Jahrtausendwende bereits auftauchte. Selbst meine eigene flüchtige Erforschung der Fragestellung hat mindestens zwei Bücher hervorgebracht, die ihren Standpunkt stützen. Mikrobiom ist in der Tat ein Begriff, der seit mindestens 50 Jahren in der Mikrobiologie verwendet wird; er ist jedoch durch verschiedene andere Fortschritte in der Medizin, einschließlich der Genetik, aus dem Blickfeld geraten.

Warum also das plötzliche Interesse an all diesen „freundlichen“ und „unfreundlichen“ Bakterien? Wissenschaftler haben längst erkannt, dass die Bakterien, die in und auf unserem Körper leben, unsere Gesundheit und unser Wohlbefinden beeinflussen. Für einen Großteil der jüngeren Geschichte lag ihr Fokus aber auf der Identifizierung und Beseitigung von Krankheitserregern – den schlechten Bakterien, die Infektionskrankheiten verursachen. Einige Wagemutige wie Ilja Metchnikoff, Embryologe und Nobelpreisträger, der um die Wende zum 20. Jahrhundert am Pariser Pasteur-Institut arbeitete, haben die andere Seite dieses Forschungsbereichs untersucht. Obwohl er vor allem für seine Arbeit auf dem Gebiet der Immunologie bekannt ist, hat sich Metchnikoff gegen Ende seiner Karriere intensiv für die Darmflora interessiert. Hierbei lag sein Augenmerk auf einer Gruppe von Bulgaren, die für ihre Langlebigkeit bekannt waren, was er auf den Verzehr von Laktobacillus-reichem Joghurt zurückführte.

Dr. Metchnikoff gelangte zu dem Schluss, dass bestimmte Bakterien im Darm die Gesundheit verbessern und den Alterungsprozess verlangsamen könnten. Seine Ideen gewannen zu Beginn des 20. Jahrhunderts an Bedeutung, wurden dann aber allmählich unpopulär. Scott H. Peabody schrieb in einem Artikel im Lancet aus dem Jahr 2012: „Die Blütezeit der Lactobacillus-Therapie endete abrupt mit dem Aufkommen von Sulfonamiden und später Antibiotika.“ Im Nachhinein ist klar, dass nach jahrzehntelangem übermäßigem Gebrauch dieser Medikamente und dem Anstieg der Antibiotikaresistenz das von Metchnikoff begründete Interesse an der Bakterienflora ein Comeback bevorsteht. Jetzt fragen sich sogar ernsthafte Wissenschaftler, ob wir den Kampf gegen Infektionskrankheiten gewonnen haben, während wir den Krieg an anderen Fronten verloren haben.

Sie und Ihre Mikroben sind an einem lebenslangen Prozess der Koevolution beteiligt, der, wie wir gerade lernen, wahrscheinlich erhebliche Auswirkungen auf Ihre Gesundheit hat.

Gesundheit beginnt in Ihrem Darm

Experten weisen uns heute darauf hin, dass viele Krankheiten auf den Gesundheitszustand Ihrer Darmbakterien zurückzuführen sind. Unter den Mikroorganismen in Ihrem Darm gibt es nämlich gute und böse. Die meisten Teilchen in diesem Netzwerk sind Ihre Verbündeten; Kommensale ist das Wort, mit dem Wissenschaftler diese hilfreichen Bakterien beschreiben. Es gibt jedoch ein paar Bösewichte, wie z. B. Viren, einige Hefe- und andere Arten von Pilzen, die in Schach gehalten werden müssen. Um Ihr System am Laufen zu halten, müssen Sie die freundlichen Kerlchen gut behandeln, damit sie die Kontrolle behalten.

Studien haben verschiedene Arten von „guten" und „schlechten" Bakterien verglichen und keine spezifischen Kombinationen gefunden, die bei allen gesunden Menschen vorhanden sind. Aber wenn es um einen gesunden Darm geht, scheint das wichtigste Unterscheidungsmerkmal die Bakterienvielfalt zu sein. Je mehr Bakterienarten Sie beherbergen, desto gesünder sind Sie wahrscheinlich.

Ihr ganz eigenes Ökosystem

Ihr Mund, Ihre Nase, Ihre Lunge, Ihre Geschlechtsorgane und Ihre Haut beherbergen unzählige Mikroben. Darüber hinaus sammeln Sie ständig weitere auf, z. B. von Oberflächen, Menschen und Haustieren – im Grunde von allem, womit Sie während Ihres Lebens in Kontakt kommen. Ihr Körper beherbergt Billionen verschiedener Mikroben, aber wenn es um Ihre Gesundheit geht, haben die Bakterien in Ihrem Verdauungstrakt wahrscheinlich den größten Einfluss. Aus medizinischer Sicht umfasst der Verdauungsapparat die Speiseröhre, den Magen und den Dick- und den Dünndarm. Etwa 1.000 Bakterienarten könnten sich theoretisch dort niederlassen, aber nur etwa 150 siedeln sich tatsächlich an. Jede dieser Arten hat unterschiedliche Stämme, und die Stämme können wiederum unter sich genetisch sehr unterschiedlich sein. Keine zwei Menschen – auch keine eineiigen Zwillinge – haben das gleiche Mikrobiom. Eine Studie der Harvard T. H. Chan School of Public Health aus dem Jahr 2015 zeigte, dass das Mikrobiom einer Person einzigartig ist; es identifiziert sie genauso wie die DNA oder Fingerabdrücke.

Als Säugling kommen Sie aus mikrobieller Sicht relativ – aber nicht vollständig – nackt auf die Welt. Bis vor kurzem wurde angenommen, dass die Gebärmutter eine sterile Umgebung ist und dass Säuglinge erst beim Geburtsprozess mit den ersten Keimen in Kontakt kommen. Wir vermuten jedoch inzwischen, dass das nicht stimmt und dass Ihre Mutter Ihnen vielleicht einige Bakterien weitergegeben hat, während Sie noch in ihrem Bauch waren.

Wenn Sie Glück haben, ist Ihre Mutter in einer so genannten „hochmikrobiellen Umgebung" aufgewachsen – vielleicht auf einem Biobauernhof mit Tieren, der sie mit einer Fülle von

„freundlichen“ Bakterien ausgestattet hat. Sie haben noch mehr Glück, wenn sie in dieser üppigen Landschaft lebte, während sie mit Ihnen schwanger war, denn diese hilfreichen Bakterien hätten in diesem Fall eine reichhaltige Starterkultur für Ihr eigenes Mikrobiom ermöglicht. Hoffentlich musste sie während der Schwangerschaft keine Antibiotika anwenden, denn das hätte Sie um einen Teil Ihres mikrobiellen Erbes gebracht. Und wenn in ihrer Ernährung fermentierte Lebensmitteln wie Joghurt sowie ballaststoffreiches Obst, Gemüse und Vollkorn einen festen Platz hatten, hat dies Ihr bakterielles Erbe wiederum bereichert.

Einer der Vorteile einer solchen biologischen Fülle ist, dass sie die Wahrscheinlichkeit, mit der Sie in der Kindheit eine Allergie entwickeln, reduziert. Die Forschung zeigt nun, dass die Ernährung einer schwangeren Mutter (sowohl die spezifischen Nährstoffe, die sie zu sich nimmt, als auch allgemeinere Muster, wie z. B. viel oder wenig Obst und Gemüse) und ihre Umgebung (z. B. saubere oder verunreinigte Luft) das Mikrobiom ihres Fötus und damit die Entwicklung seines Immunsystems beeinflussen.

Mikrobielle Kolonisierung

Ihre erste größere Erfahrung mit der sogenannten mikrobiellen Kolonisation fand bei Ihrer Geburt statt. Wie Sie in die Welt gekommen sind – durch Vaginalgeburt oder Kaiserschnitt – hat wesentlich dazu beigetragen, das Fundament zu schaffen, auf dem sich Ihr Mikrobiom entwickelt hat. Bei Darmbakterien ist es aus verschiedenen Gründen besser, wenn eine große Vielfalt vorhanden ist (siehe „Dysbiose“, Seite 279). Babys, die vaginal geboren werden, erwerben viele Bakterienstämme, die denen in der Vagina ihrer Mutter ähneln, während diejenigen, die über einen Kaiserschnitt geboren werden, weniger Bakterien aufnehmen, und zwar nur solche, die normalerweise auf der Haut zu finden sind. Ein weiterer Faktor ist chronischer Stress der Mutter, der die vaginalen Bakterien verändern kann und somit das Krankheitsrisiko des Babys negativ beeinflusst.

Wie Sie gefüttert wurden, ist ebenfalls von Bedeutung. Das Mikrobiom von gestillten und mit Pulvernahrung gefütterten Babys unterscheidet sich deutlich. Neben anderen Vorteilen bietet die Muttermilch eine Fülle von nützlichen Bakterien (laut einer Studie bis zu 600 Arten). Eine 2017 in der Zeitschrift JAMA Pediatrics veröffentlichte Studie zeigte, dass Babys im ersten Lebensmonat fast 30 Prozent ihrer Darmbakterien aus Muttermilch und etwa 10 Prozent aus Hautkontakt mit der Brust erhalten. Gestillte Babys haben einen höheren Anteil an nützlichen Bakterien, um sie vor Krankheitserregern zu schützen.

Während Sie nun also heranwuchsen und die Welt erkundeten, wurden Sie mit einer breiteren Palette von Bakterien bekannt, die im Laufe der Zeit Wurzeln schlugen und sich vermehrten und Ihren einzigartigen mikrobiellen Fingerabdruck erstellen sollten, der sich als Reaktion auf Ihren Lebensstil und Ihre Umgebung entwickelt hat. Ihr Mikrobiom wuchs bis zum Alter von etwa drei Jahren weiterhin schnell und stabilisierte sich dann. Danach entwickelte es sich langsamer und konstanter.

Ihr Darm und Ihre Gesundheit

Nachdem wir nun festgestellt haben, dass mehr als die Hälfte Ihres Körpers gar nicht menschlich ist (nach Angaben des Max-Planck-Instituts in Deutschland bestehen nur 43 Prozent des Körpers aus menschlichen Zellen, der Rest sind unsere mikrobiellen Siedler), müssen wir uns fragen, ob vielleicht die Bakterien und gar nicht Sie selbst Ihr Leben kontrollieren. Und das könnte sogar sein. Zum einen ist Ihr Mikrobiom eng mit verschiedenen Körpersystemen verbunden, einschließlich Ihres Stoffwechsel- und Immunsystems sowie Ihres Gehirns. Es sollte also nicht überraschen zu erfahren, dass es mit einer Vielzahl von Krankheiten in Verbindung gebracht wird, von Allergien und Fettleibigkeit bis hin zu Depressionen und Autismus. Ihr Mikrobiom kann auch dazu beitragen, Ihre unterschiedlichen Alltagserfahrungen zu erklären. So können Mikroben beispielsweise die Wirksamkeit eines Medikaments verändern und beeinflussen, ob Ihre Leber in der Lage ist, den Körper zu entgiften. Und wenn Sie, genauso wie ich, einer dieser Menschen sind, auf die Stechmücken furchtbar stehen, können Sie auch Ihren Bakterien die Schuld daran geben. Laut Rob Knight, einem Biologen, der sich auf das Mikrobiom spezialisiert hat, produzieren die Mikroben auf unserer Haut verschiedene Chemikalien, die Stechmücken erkennen können. Die Insekten finden einige attraktiver als andere und werden von Menschen angezogen, die die von ihnen bevorzugten auf ihrer Haut tragen.

Bestimmte Krankheiten können mit einem ungesunden Darm in Zusammenhang stehen, aber wir sind uns nicht sicher, ob ein kränkelndes Mikrobiom tatsächlich die Ursache oder eine Folge der jeweiligen Krankheiten ist. Wahrscheinlich ein wenig von beidem. Viele Faktoren, darunter Ihr Genom, Ihre Ernährung, Ihr Stresspegel und Ihr Lebensstil, beeinflussen Ihr Mikrobiom. Im Laufe eines Lebens verändert sich die Zusammensetzung Ihrer Mikroorganismen dank endloser Wechselwirkungen mit der Umwelt allmählich. Es ist nicht schwer vorstellbar, dass eine Erkrankung Ihr bakterielles Gleichgewicht in die Gefahrenzone bringen kann. Wir verstehen jedoch nicht genau, wie Darmbakterien die Gesundheit beeinflussen. Es gibt Hinweise darauf, dass ein bakterielles Ungleichgewicht einen Krankheitsprozess auslösen kann, und Laborstudien (und einige Interventionsstudien mit menschlichen Teilnehmern) zeigen, dass die Einführung nützlicher Bakterien als Heilmittel wirken kann. So hat beispielsweise eine 2008 in Nature veröffentlichte Mausstudie gezeigt, dass ein pathogenes Bakterium (Helicobacter hepaticus) entzündliche Darmerkrankungen verursachen kann. Mit der Einführung nützlicher Bakterien (Bacteroides fragilis) wurde die Erkrankung behoben.

Eine überzeugende Geschichte über die Fähigkeit des Mikrobioms, die Gesundheit zu beeinflussen, kommt aus China. Im Jahr 2006 experimentierte der Mikrobiologe Liping Zhao an sich selbst, überwachte sein Mikrobiom und konsumierte eine Ernährung aus fermentierten präbiotischen Lebensmitteln (hauptsächlich chinesische Yamswurzel und Bittermelone, kombiniert mit Vollkorn), um seine Fettleibigkeit zu „heilen". Im Laufe von zwei Jahren verlor er 20 kg. Sein Blutdruck, seine Herzfrequenz und sein Cholesterinspiegel sanken auf ein gesundes Maß, und zwar dank der Vermehrung nützlicher Darmbakterien, die sich durch seine ballaststoffreiche Ernährung

BAKTERIEN UND CHRONISCHER STRESS

Seitdem Barry Marshall und Robin Warren im Jahr 2005 der Nobelpreis für Physiologie oder Medizin verliehen worden war, genießen beide auf ihrem Gebiet ein hohes Ansehen. 1984 wurde ihre eigenwillige Idee, dass ein spiralförmiger Bazillus eine chronische Krankheit verursachen könnte, als ziemlich verrückt angesehen. Der Magen galt als sterile Umgebung und damit als unbewohnbar für Bakterien. Damals neigten Menschen mit Geschwüren zu hohen Magensäurespiegeln, von denen die Ärzte annahmen, dass sie mit Stress verbunden waren (wofür es jedoch keine Beweise gab). So wurden die Patienten lebenslang mit Rezepten für verschiedene Arten von Antazida und möglicherweise sogar psychotropen Medikamenten wie Antidepressiva versorgt. Die schlimmsten Fälle wurden mit einer Operation kuriert, deren Ergebnisse bei weitem nicht ideal waren.

Basierend auf Dr. Warrens Arbeit als Pathologe begannen beide Ärzte zu vermuten, dass Bakterien eine Rolle bei der Krankheit spielen könnten. Als er die Magenauskleidungen von Patienten, die an Geschwüren gelitten hatten, biopsierte, bemerkte Dr. Warren unbekannte Bakterien. Es dauerte eine Weile, bis die beiden Ärzte das Bakterium züchten konnten, das heute als Helicobacter pylori bekannt ist. Aus verschiedenen Gründen sah sich Dr. Marshall gezwungen, eine Dosis davon zu trinken, um ihre Theorie zu testen, dass es mit der Geschwürbildung zu tun hatte. Fast unmittelbar nach der Einnahme der Mikrobe bekam er Gastritis, die er erfolgreich mit Antibiotika behandelte. Der Rest ist Geschichte, wie es so schön heißt.

Zu Ende ist die Geschichte damit allerdings noch nicht. H. pylori, wie es allgemein genannt wird, ist eine ziemlich weit verbreitete Bakterienart. Sie ist vor allem bei Menschen in Entwicklungsländern verbreitet, wo Raten von fast 80 Prozent üblich sind. Überraschenderweise wissen wir heute, dass viele Menschen zwar erhebliche Mengen an H. pylori haben, aber nicht alle diese Menschen Geschwüre aufweisen. Das bedeutet, dass H. pylori nicht allein Geschwüre verursacht. Die Frage ist also, welche anderen Faktoren beteiligt sind? Hat der Körper andere Verteidigungslinien, die zusammenbrechen, sodass H. pylori Amok laufen und Geschwüre erzeugen kann? Kurz gesagt ist die Antwort wahrscheinlich „ja". Wie ein im British Journal of Surgery veröffentlichter Übersichtsartikel aus dem Jahr 2017 feststellte, ist der „nicht anerkannte Abwehrfaktor in der Pathogenese von Geschwürkrankheiten" ein reiches und vielfältiges Mikrobiom.

entwickelten. Derzeit ist er an der Rutgers University in den USA und untersucht, wie Ernährung und Darmbakterien zur Linderung von Typ-2-Diabetes eingesetzt werden können.

Ihr Immunsystem

Wussten Sie, dass 70 Prozent Ihres Immunsystems sich in Ihrem Darm befinden? Ihr Mikrobiom kalibriert Ihr Immunsystem seit dem Tag Ihrer Geburt und wahrscheinlich sogar schon früher.

Darüber hinaus hat Ihr Immunsystem im Laufe Ihres Lebens die Bakterienstämme, die sich in und auf Ihrem Körper befinden, geformt. Tatsächlich tanzen Ihr Immunsystem und Ihr Mikrobiom ständig einen komplizierten Pas de deux, inspirieren, modulieren oder beeinträchtigen sogar die Leistung des anderen, je nachdem, wie sich Ihr Leben entwickelt.

Ihr Körper ist auf bestimmte Bakterien angewiesen, um Ihr Immunsystem zu regulieren. Wenn ihre Anzahl aus dem Gleichgewicht kommt, kommt das System durcheinander. So beeinflussen Bakterien beispielsweise, wie bestimmte Immunsystemzellen, wie die sogenannten Toll-like-Rezeptoren (TLR) auf reale oder eingebildete Bedrohungen reagieren. Je nach den Umständen können diese Zellen entzündliche oder entzündungshemmende Substanzen freisetzen. Das Verhalten wird zum Teil von Ihrem Mikrobiom beeinflusst. Ihre Darmbakterien helfen auch dabei, die Zusammensetzung von Zellgemeinschaften zu bestimmen. Ein effektives Immunsystem braucht ein angemessenes Gleichgewicht zwischen Effektor-T-Zellen, die auf den Angriff auf Eindringlinge vorbereitet sind, und regulatorischen T-Zellen, die dabei helfen, diese abzuschwächen. Auch hier tragen Ihre Mikroben wieder dazu bei, dieses Gleichgewicht zu halten.

Allergien

Die am häufigsten mit dem Immunsystem verbundenen Krankheiten sind Allergien. Während es leicht ist, eine allergische Erkrankung als eine hauptsächlich lokalisierte Reaktion abzutun (ein Hautausschlag, eine laufende Nase, gerötete Augen), weist die Immunologin Susan Prescott darauf hin, dass Allergien „in Wirklichkeit eine systemische Erkrankung“ sind. In diesem Zusammenhang gibt eine 2005 in den Archives of Internal Medicine veröffentlichte Studie Anlass zum Nachdenken. Die Forscher fanden heraus, dass Männer, die an allergischer Rhinitis oder Asthma litten, viermal häufiger Atherosklerose entwickelten, die Ablagerungen auf Arterien, die den Weg für einen Herzinfarkt ebnen können. Eine im Jahr 2017 veröffentlichte Meta-Analyse verknüpfte Asthma mit einem erhöhten Risiko für koronare Herzkrankheiten, insbesondere bei Frauen.

Was ist also der Zusammenhang zwischen Asthma oder Allergien, Herzkrankheiten und Ihrem Darm? Nun, zum einen haben zahlreiche Studien gezeigt, dass sich die Bakteriengemeinschaften in ihrem Darm bei Asthma oder Allergien deutlich von denen nichtallergischer Menschen unterscheiden. Vielleicht ist es kein Zufall, dass sich die Bakterien in Ihrem Darm und die Produkte, die sie herstellen, als entzündungsregulierend erwiesen haben. Einige Bakterien wirken entzündungshemmend und andere unterstützen die Entwicklung von Entzündungen. Experten gehen heute davon aus, dass Veränderungen des Mikrobioms den dramatischen Anstieg von Entzündungskrankheiten wie Typ-1-Diabetes und anderen Autoimmunerkrankungen in den Industriestaaten begünstigen. Es besteht auch ein Zusammenhang zwischen Entzündungen und Herzerkrankungen.

Autoimmunerkrankungen

Heutzutage wird häufig das Wort Epidemie verwendet, um die zunehmende Häufigkeit von Autoimmunerkrankungen zu beschreiben: Erkrankungen, bei denen das Immunsystem eines Menschen seinen eigenen Körper angreift. Obwohl Autoimmunerkrankungen äußerst komplex sind, haben Forscher in den letzten Jahren begonnen, den Zusammenhang zwischen ihren steigenden Raten und einer Überbesiedelung mit bestimmten pathogenen Darmbakterien zu untersuchen. Sie konnten auch Verbindungen zwischen spezifischen Mikroben und bestimmten Autoimmunerkrankungen identifizieren, darunter rheumatoide Arthritis und Reizdarmsymptome.

Zöliakie ist ein Beispiel dafür. Im Vergleich zu gesunden Menschen haben Menschen mit Zöliakie einen Überfluss an Darmbakterien, die im Allgemeinen mit einer Entzündung verbunden sind. Es ist außerdem erwähnenswert, dass Menschen mit Zöliakie etwa 10-mal so oft an autoimmunen Schilddrüsenerkrankungen leiden als andere Menschen.

DER ZUSAMMENHANG MIT VERARBEITETEN LEBENSMITTELN

Aus verschiedenen Gründen fragen sich die Forscher mittlerweile, ob es einen Zusammenhang zwischen den steigenden Raten von Autoimmunerkrankungen und der Vorliebe der westlichen Welt für Junk-Food gibt. Diese Annahme scheint sich tatsächlich zu bestätigen. Dieser Zusammenhang besteht in der Beteiligung eines Moleküls, das als Endotoxin bekannt ist. Endotoxin, das bestimmte Arten von Bakterienzellen bewohnt, kann während des Zelllebens oder beim Absterben von Zellen manchmal in den Blutkreislauf „eindringen“. Solange Endotoxin in der Wand der Bakterienzelle bleibt, wo es sich normalerweise befindet, ist es harmlos. Wenn es jedoch in den Blutkreislauf gelangt, löst es Entzündungen aus.

Was braucht es, um Endotoxin loszulösen? Nun, wir wissen jetzt, dass ein typisches Fast-Food-Menü wahrscheinlich den Zweck erfüllt. Als der Forscher Paresh Dandona die Auswirkungen eines fettreichen, kohlenhydratreichen McDonald‘s-Frühstücks untersuchte, war er schockiert, als er feststellte, wie schnell der Blutzucker und der C-reaktive Proteinspiegel, ein Maßstab für Entzündungen, eskalierten. Er bemerkte auch, dass bei seinen Probanden der Endotoxin-Spiegel erhöht war, woraus er schloss, dass sich dies aus den Bakterien in ihrem Darm ergeben hatte. Die gute Nachricht ist, dass Dr. Dandona in nachfolgenden Studien herausfand, dass Endotoxine leicht gezähmt werden können. Alles, was nötig war, war Orangensaft. Als er ein Glas dieses entzündungshemmenden Getränks zur Mahlzeit hinzufügte, blieben Blutzuckerspiegel und Entzündungswerte seiner Probanden stabil.

MAGEN-BYPASS-OPERATIONEN UND DAS MIKROBIOM

Seit Jahrzehnten erforschen Wissenschaftler die potenzielle Rolle von Endotoxin bei chronischen Erkrankungen. Sie lässt sich kaum genau bestimmen, aber Endotoxin wurde mit Autoimmunerkrankungen wie Morbus Crohn, Colitis ulcerosa und rheumatoider Arthritis in Verbindung

DIE HYGIENE-HYPOTHESE

Meine Großmutter hatte einen wunderschönen Garten, in dem ich als kleines Mädchen viele glückliche Momente verbrachte, Gemüse wie grüne Erbsen und Bohnen erntete und Himbeeren von den Sträuchern pflückte. Ich genoss ihren Garten so sehr, dass meine Mutter mir erlaubte, ein kleines Beet in der Nähe unserer Hintertür zu bebauen, wo ich meine eigenen Rettiche zog. In den letzten Jahren habe ich mich oft daran erinnert. Ich wusste damals aber noch nicht, dass ich durch all das Spielen mit der Erde gesunden Organismen im Boden ausgesetzt war, die mein Mikrobiom bereicherten.

Vor der industriellen Revolution stand fast jeder in ständigem Kontakt mit „gutem Schmutz" – so wie ich damals als Kind. Als die Menschen jedoch in städtische Umgebungen abwanderten, änderte sich das Gleichgewicht. Aufgrund der Beengtheit und der unhygienischen Lebensbedingungen konnten pathogene Bakterien Überhand über die nützlichen nehmen. Ohne Kühlung hatten Krankheitserreger ein Leichtes dabei, Nahrungsmittel verderben zu lassen. Schlechte hygienische Bedingungen, wobei Menschen Abwässern und kontaminiertem Trinkwasser aussetzt waren, sorgten für eine hohe Rate an Infektionskrankheiten und damit für eine erhöhte Sterblichkeit.

Damals waren die Wissenschaftler logischerweise daran interessiert, die Ursachen dieser gravierenden Probleme zu ermitteln und zu beseitigen. Pasteurs Entdeckung, dass Bakterien Krankheiten verbreiten können, war ein wahrer Paradigmenwechsel. Er wurde durch die Arbeit anderer Wissenschaftler, wie Joseph Lister, unterstützt, der die Anwendung von Hygienemaßnahmen in die Medizin einführte. Neben der Förderung der öffentlichen Gesundheit, wie der Bereitstellung von sauberem Trinkwasser und ausgedehnten Entsorgungssystemen, war das 20. Jahrhundert in vielerlei Hinsicht erfolgreich im Kampf gegen Keime.

Das Problem ist, dass wir im Zuge des Schutzes vor Krankheitserregern dazu beigetragen haben, eine Makroumgebung zu schaffen, die gegenüber nützlichen Bakterien ungünstig sein kann. Einige Leute glauben, dass wir sozusagen das Kind mit dem Bade ausgeschüttet haben. Die Grundannahme der Hygienehypothese ist, dass die Welt, in der viele von uns leben, viel zu sauber ist. (Interessanterweise habe ich beim Abschluss dieses Buches bemerkt, dass David Barker ein früher Anwender, wenn nicht sogar ein Urheber dieses Begriffs war.) Ein wichtiger Grundsatz hierbei ist Folgender: Wenn Säuglinge und Kleinkinder übermäßig vor Infektionserregern, Parasiten und potenziell nützlichen Mikroorganismen geschützt sind, wird eine angemessene Entwicklung ihres Immunsystems gehemmt.

Denken Sie zum Beispiel daran, dass Babys in den Industriestaaten die meiste Zeit in Innenräumen verbringen. Sie kriechen nicht nur auf relativ sauberen Böden herum und trinken aus sterilisierten Flaschen, sondern es ist auch sehr wahrscheinlich, dass sie irgendwann in ihrem frühen Leben mit Antibiotika behandelt werden. Studien zeigen, dass diese und andere typische Expositionen im Kindesalter die Entwicklung des Mikrobioms verzögern, die Entwicklung bestimmter Bakterienarten unterdrücken und die mikrobielle Vielfalt einschränken können. Daraus resultiert unter anderem die höhere Rate an Allergien.

Der Wert einer mikrobenreichen Umgebung im frühen Leben wurde in einer Studie aus dem Jahr 2016, die im New England Journal of Medicine veröffentlicht wurde, eindeutig festgestellt. Die Forscher betrachteten zwei Gruppen von Kindern, eine aus Amish-Familien, die auf kleinen, vielfältig bewirtschafteten Höfen aufgewachsen waren, und die andere aus einer Hutterer-Gemeinschaft, deren ausgedehnte Höfe industriell geführt wurden. Die Darmbakterien der Amish-Kinder waren deutlich reichhaltiger und vielfältiger als die der Hutterer-Gruppe, und sie hatten deutlich niedrigere Asthmaraten.

gebracht. (Es hat sich auch gezeigt, dass es eine bedeutende Rolle bei der Entwicklung von Atherosklerose spielt, die dabei helfen könnte, den Zusammenhang zwischen Immunreaktion und Herzkrankheiten zu erklären.) Während dies an sich nicht viel über die Rolle des Mikrobioms in der Autoimmunität aussagt, bringen uns Untersuchungen zur Magen-Bypass-Chirurgie weiter auf unserem Forschungsweg. Die Menschen, die sich diesem Eingriff unterziehen, leiden in der Regel an extremer Adipositas, und die Forscher haben festgestellt, dass nach der Operation der Endotoxingehalt in ihrem Blutkreislauf sinkt.

Untersuchungen am Boston's Massachusetts General Hospital helfen uns zu erklären, warum die Operation eine so dramatische Wirkung hat. Studien an Nagetieren haben gezeigt, dass Magen-Bypass-Operationen das Mikrobiom der Tiere vollständig umstrukturierten, wodurch nützliche Mikroben gefördert wurden, die nicht nur Entzündungen reduzierten, sondern auch die Gewichtsabnahme unterstützten. Das ist ein wichtiger Punkt. Nach der Operation konnten die Nagetiere Glukose richtig verstoffwechseln, was darauf hindeutet, dass das Mikrobiom eine wichtige Rolle bei der Beeinflussung von Stoffwechselprozessen spielt.

Heutzutage erforschen Wissenschaftler die Fettleibigkeit als Auslöser für Autoimmunerkrankungen. Wir wissen, dass Adipositas das Mikrobiom verändert (oder umgekehrt), ebenso wie bestimmte Ernährungsweisen (z. B. eine fettreiche Ernährung). Wir verstehen zwar noch nicht alle Mechanismen, aber wie eine Studie aus dem Jahr 2014 in Current Allergy and Asthma Reports feststellte, „wird immer deutlicher, dass die Ernährungsgewohnheiten in westlichen Gesellschaften (‚zu viel', ‚zu fettig', ‚zu salzig') und ein hoher Body Mass Index (BMI) … Risikofaktoren für Autoimmunerkrankungen darstellen."

Darmbakterien und Stoffwechselkrankheiten

Die Zusammenhänge zwischen Darmbakterien und Stoffwechselerkrankungen wie Typ-2-Diabetes und nichtalkoholischer Fettleberkrankheit (Nonalcoholic Fatty Liver Disease, NAFLD) sind gut begründet. Ein mikrobielles Ungleichgewicht wurde auch mit Risikofaktoren für Herzerkrankungen in Verbindung gebracht, darunter hohe LDL-Cholesterin- und Triglyceridwerte. So ist es nicht verwunderlich, dass sich die Forscher fragen, ob Maßnahmen zur „Neugestaltung der Darmbakterienlandschaft" Stoffwechselstörungen begünstigen könnten.

Obwohl dieses Gebiet der Wissenschaft komplex ist, gibt es ein einfaches Beispiel dafür, wie das funktionieren könnte: Die Forschung zeigt uns, dass Menschen mit Typ-2-Diabetes einen reduzierten Spiegel an Bakterien haben, die Chemikalien produzieren, die für die Kontrolle des Blutzuckers (Glukose) nützlich sind. Wenn der Blutzuckerspiegel konstant außerhalb eines akzeptablen Bereichs schwankt, ist eine Insulinresistenz ein wahrscheinliches Ergebnis. Wenn mehr dieser nützlichen Bakterien vorhanden wären, würden sie Substanzen produzieren, die die Produktion von Insulin stimulieren und die Glukoseverwertung verbessern. Eine in der Gastroenterologie veröffentlichte Nagetierstudie aus dem Jahr 2012 zeigte, dass bei der Übertragung von Bakterien von schlanken Spendern auf den Darm von Tieren mit metabolischem Syndrom einige der neuen Bakterien im Mikrobiom der Empfänger eine Substanz produzierten, die ihre Insulinempfindlichkeit verbesserte.

Ernährungsinterventionen können ähnliche Auswirkungen haben. Zum Beispiel können sie helfen, Endotoxin in Schach zu halten. Als Dr. Patrice Cani vom Belgian Fund for Scientific Research Mäusen eine kleine Dosis Endotoxin verabreichte, wurden sie insulinresistent, der erste Schritt eines Schneeballeffekts, der zu Adipositas und schließlich Typ-2-Diabetests führte. Aber wenn dieselben Mäuse mit löslichen Pflanzenfasern gefüttert würden, die reich an Oligosacchariden waren (die in Zwiebeln, Knoblauch, Hülsenfrüchten und Getreidekörnern vorkommen), drang das Endotoxin nicht in ihre Blutbahn ein. Der Krankheitsprozess wurde an der Wurzel gepackt: keine Entzündung, keine Insulinresistenz, kein Diabetes. Solche Lebensmittel bezeichnen wir als Präbiotika, Substanzen, die die nützlichen Bakterien in Ihrem Darm ernähren (siehe Seite 282).

Bakterien und Gewichtsverlust

Bakterienstämme, die sich im Darm von adipösen Menschen befinden, unterscheiden sich von denen schlanker Menschen. Die Frage ist, welchen Unterschied macht das? Ein Übersichtsartikel aus dem Jahr 2012 in der Zeitschrift Nature zeigte, dass die Art und Weise, wie Ihr Körper Nahrung verdaut und in Energie umwandelt, von der Zusammensetzung Ihres Mikrobioms und den metabolischen Wechselwirkungen zwischen Ihren Bakterienarten abhängen kann. Eine kleine Studie aus dem Jahr 2018 ergab, dass diese Faktoren eine Rolle dabei spielen, ob Menschen erfolgreich abnehmen können oder nicht. Als Forscher einige Teilnehmer des Mayo Clinic Obesity Treatment Research Programs beobachteten, fanden sie heraus, dass diejenigen, die ihr Gewicht reduzieren konnten, über andere Bakterien verfügten als diejenigen, die keinen Erfolg hatten. Sie bemerkten auch, dass sich die Genexpression der Bakterien unterschied. In Übereinstimmung mit dem Nature-Artikel kamen sie zu dem Schluss, dass einige Bakterien beeinflussen, wie der Körper die Energie aus der Nahrung nutzt, und dass dies die Fähigkeit von Personen beeinflusst, Gewicht zu verlieren.

Hier noch ein weiterer wichtiger Punkt: Wenn fettleibige Menschen abnehmen, verlagert sich das Gleichgewicht ihres Mikrobioms zugunsten nützlicher Bakterien. Vielleicht ist es kein Zufall, dass genau das Gleiche geschieht, wenn sich Menschen einer Magen-Bypass-Operation unterziehen, wie oben besprochen. Dieser Eingriff ist inzwischen sehr beliebt, da er neben der Förderung einer nachhaltigen Gewichtsabnahme auch das Risiko der Entwicklung von Diabetes und Herz-Kreislauf-Erkrankungen verringert.

Darmbakterien, Genexpression und mehr

Bestimmte Substanzen in komplexen Kohlenhydraten ernähren die Bakterien in Ihrem Darm. Bakterien fermentieren diese Substanzen und produzieren wünschenswerte Endprodukte (siehe „Präbiotika", Seite 282), die nachweislich die Genexpression beeinflussen. Bakterien spielen auch eine Rolle bei der Regulierung des Gallensäurestoffwechsels. Gallensäuren helfen dem Körper, Nährstoffe aufzunehmen und verarbeiten, unter anderem Cholesterol, Nahrungsfette und fettlösliche Vitamine. Darüber hinaus beeinflussen Bakterien, wie Ihr Körper Cholin verarbeitet, eine Verbindung, die mitbestimmt, wie Ihr Körper mit Fetten umgeht. Ihre Mikroben interagieren mit Cholin in Verbindung mit bestimmten Enzymen. Wenn Ihre mikrobielle Ökologie nicht einwandfrei ist, wird dieser Prozess wahrscheinlich toxische Substanzen produzieren, ein Ereignis, das mit der Entwicklung von NAFLD bei Mäusen sowie mit Herz-Kreislauf-Erkrankungen verbunden ist.

Ihr zweites Gehirn

Die Gesundheit Ihres Mikrobioms beeinflusst jedes System in Ihrem Körper, einschließlich Ihres zentralen Nervensystems, das aus Gehirn und Rückenmark besteht. Die Bakterien in Ihrem Darm sind in ständiger Kommunikation mit Ihrem Gehirn, wahrscheinlich schon seit Sie ein Fötus waren, und es gibt Hinweise darauf, dass die Darmgesundheit auch eine wichtige Rolle für das geistige Wohlbefinden spielt.

Der Darm wird manchmal als unser „zweites Gehirn" bezeichnet. Die Darm-Hirn-Achse ist ein Begriff, mit dem Experten das Netzwerk definieren, das die beiden Einheiten verbindet. Ein Großteil ihrer direkten Kommunikation erfolgt über den Vagusnerv, der vom Gehirn durch den Bauch verläuft, aber sie sind auch durch chemische Botenstoffe wie Hormone und Neurotransmitter verbunden. Ihr Mikrobiom hilft dabei, so viel von diesem Darm-Hirn-Verkehr zu steuern, dass jüngste Forschungen darauf hinweisen, dass das Netzwerk in Gehirn-Darm-Mikrobiom-Achse umbenannt werden sollte.

Das Gehirn, der Darm und Stress

In einem 2012 in der Zeitschrift *Psychoneuroendocrinology* veröffentlichten Artikel berichteten Forscher, dass stressregulierende Bereiche des Gehirns besonders anfällig für den Einfluss von Darmbakterien sind und umgekehrt. Eine der wichtigsten Stressregulatoren des Körpers, die Hypothalamus-Hypophysen-Adrenalin-Achse (HPA-Achse), kann die mikrobielle Zusammensetzung beeinflussen. Wenn beispielsweise Säuglinge oder Kleinkinder von ihren Müttern getrennt werden, führt der Stress zu langfristigen Veränderungen ihrer HPA-Achse, und bis zum dritten Tag der Trennung ist mindestens eine Art von nützlichen Darmbakterien deutlich zurückgegangen.

Die Bindung zur Mutter spielt eine wichtige Rolle in der frühkindlichen Entwicklung. Sowohl Human- als auch Tierversuche haben die Trennungsangst bei jungen Nachkommen mit Langzeitwirkungen auf das Mikrobiom verbunden. Sie haben auch gezeigt, dass frühkindliche Traumata oder Stress der Entwicklung eines Reizdarmsyndroms vorausgehen können, einer häufigen gastrointestinalen Erkrankung, die kürzlich mit dem intestinalen Mikrobiom in Verbindung gebracht wurde.

Mental Health

Die spannende Forschung zum Mikrobiom umfasst auch seine Rolle bei der Förderung der psychischen Gesundheit. Mikrobielles Ungleichgewicht konnte mit mehreren Erkrankungen in Zusammenhang gebracht werden, darunter auch mit häufigen Problemen wie Angststörungen und Depression. Darmbakterien können Neurotransmitter wie Serotonin, Dopamin, Noradrenalin, GABA (Gamma-Aminobuttersäure) und Acetylcholin produzieren, welche die Stimmungsregulierung unterstützen. Die Neurotransmitter Serotonin und Dopamin sind als „Glückshormone" bekannt, weil sie – wie der Name schon sagt – dazu beitragen, Sie glücklich zu machen. Noradrenalin löst Ihre sogenannte Kampf-oder-Flucht-Reaktion aus, die Ihrem Gehirn hilft, klar zu denken und Ihr Herz schneller schlagen lässt, um mit Stress umgehen zu können. GABA wird wegen seiner Fähigkeit, Angstzustände zu lindern, manchmal als „natürliches Valium" bezeichnet, und Acetylcholin unterstützt unter anderem das Gedächtnis und bestimmte kognitive Fähigkeiten. Auf Grundlage dieser Informationen suchen Forscher nach Möglichkeiten, die Zusammensetzung von Darmbakterien zu verbessern, um psychiatrische Störungen zu verhindern und zu behandeln.

Wenn bestimmte Darmbakterien spezifische Lebensmittel verdauen, produzieren sie Substanzen, die als kurzkettige Fettsäuren (Short-Chain Fatty Acids, SCFA) bezeichnet werden. SCFA kurbeln unter anderem Ihre Gehirnleistung an. Eine Studie untersuchte die einmonatige Einnahme einer Pille, die 22 gesunde Männer mit Bifidobacterium longum, ein mit der SCFA-Produktion in Verbindung stehendes Bakterium, versorgte. Die Probanden, die die Bakterie zu sich nahmen, berichteten, dass sie sich weniger gestresst fühlten als die Kontrollgruppe, die ein Placebo einnahm. Bluttests zeigten, dass die Gruppe, die das Bifidobacterium einnahm, einen reduzierten Cortisolspiegel aufwies, der bekanntlich mit Stress in Zusammenhang steht. Auf einem Elektroenzephalogramm (EEG) zeigte sich außerdem, dass sich ihr Sehvermögen leicht verbesserte. Weitere Informationen zu SCFA finden Sie auf Seite 283.

Autismus

Autismus-Spektrum-Störungen umfassen eine Reihe komplexer Erkrankungen, von denen einige mit dem Immunsystem und möglicherweise dem Mikrobiom zu tun haben könnten. Skeptiker vermuten, dass Autismus eine neurologische Entwicklungsstörung ist, was es unwahrscheinlich machen würde, dass seine Wurzeln im Mikrobiom liegen. Allerdings verfügen wir inzwischen über einen schnell wachsenden Korpus an Evidenz, der Darmbakterien mit dem Gehirn verbindet, und es wächst das Bewusstsein, dass in einigen Fällen veränderte Darmbakterien zur Entwicklung von Autismus beitragen können. Über 70 Prozent der Kinder mit Autismus haben auch Verdauungsbeschwerden. Stuhlproben von Kindern mit Autismus zeigten ein niedrigeres SCFA-Produktions-Niveau, und je schwerer der Autismus, desto wahrscheinlicher war es, dass ein Kind auch Verdauungsprobleme hatte. Einige Forscher glauben, dass autistische Kinder andere Arten von Darmbakterien haben als neurotypische Kinder, und dass die Wiederherstellung eines gesunden Gleichgewichts in ihrem Mikrobiom bei der Behandlung der Krankheit hilfreich sein könnte.

IST MEIN HUND EIN PROBIOTIKUM?

Ärgern Sie sich nicht, wenn ihr Hund Schmutz ins Haus bringt. Sie sollten sich lieber bei ihm bedanken, denn er hat soeben die mikrobielle Vielfalt Ihrer Umgebung vergrößert. Wenn Sie Kinder haben, hat er gerade geholfen, ihre Gesundheit zu verbessern. Studien zeigen, dass Kinder, die mit einem Hund im Haus aufwachsen, weniger wahrscheinlich Krankheiten des Immunsystems entwickeln, wie zum Beispiel Allergien und Asthma. Besonders hilfreich sind Hunde als Mitbewohner in den ersten drei Lebensmonaten, wenn sich das Immunsystem eines Babys im aktiven Entwicklungsmodus befindet. Ein Hund bringt wertvolle Bakterien (laut einer Studie ganze 56 verschiedene Arten) in seine Umgebung, stimuliert das Immunsystem des Säuglings und fördert so seine Resistenz gegen mögliche Allergene im späteren Leben. Obwohl einige dieser Arten vielleicht nicht gerade von Vorteil sind, sind sehr viele dabei, denen ein Kind sonst nie begegnen würde, und die meisten Experten sind sich einig darüber, dass die Vorteile einer vierbeinigen Begleitung die Risiken bei weitem überwiegen.

Ein weiterer Vorteil liegt in der emotionalen Bindung zu Ihrem Hund. Einige Wissenschaftler vermuten, dass die Zusammensetzung Ihrer Darmbakterien mit dem Wohlbefinden zu tun haben, das sich durch den Kontakt mit Ihrem Hund ergibt. Ihre Bakterien genießen es, neue Freunde zu treffen, und das drücken sie aus, indem sie stimmungsändernde Neurotransmitter produzieren, die auch Sie glücklich machen.

Wer wohnt hier?

Wie wird bestimmt, welche Bakterien sich in Ihrem Darm ansiedeln? Es ist wahrscheinlich eine Kombination Ihrer Gene und Umweltfaktoren. Wo Sie leben ist sehr wichtig; Wissenschaftler meinen, dass sie anhand der Bakterien in ihrem Darm feststellen können, wo Sie leben oder zumindest für längere Zeit gelebt haben. Einige Studien haben auch einen Zusammenhang zwischen Ernährungsmustern und den Bakterientypen, die sich zu Clustern zusammenfinden und somit Ihre mikrobielle Gemeinde dominieren, erkannt. Zahlreiche weitere Faktoren wirken sich außerdem auf die Entwicklung Ihres Mikrobioms aus, und zwar unter anderem:

- **Hygiene.** Sauberer ist nicht unbedingt besser (siehe Seite 272).
- **Anwendung von Antibiotika.** Diese Arzneimittel töten nicht nur Pathogene, sondern verringern auch die Bakteriendiversität.
- **Chronischer Stress.** Stress ist schädlich, da er zu Störungen führt, die das mikrobielle Gleichgewicht aus der Bahn bringt und so ebenfalls die Artenvielfalt reduziert.
- **Aussetzung gegenüber Giftstoffen.** Umweltgifte in verschmutzter Luft, Schwermetalle oder polychlorierte Biphenyle (PCB) können die bakterielle Zusammensetzung beeinträchtigen und ihre Vielfalt verringern. Studien haben das Pestizid Glyphosat, das bei gentechnisch verändertem Saatgut verwendet wird, ebenfalls mit einer Störung der Darmbakterien in Zusammenhang gebracht, was in Verbindung mit zahlreichen modernen Erkrankungen stehen könnte.
- **Haustiere.** Der Kontakt mit Tieren erweitert normalerweise die bakterielle Diversität.
- **Die Luft, die Sie einatmen.** Staub hat einen besonders starken Einfluss und liefert große Mengen an Bakterien. Es wird geschätzt, dass wir täglich etwa 800.000 Bakterien einatmen. Staub ist in seiner bakteriellen Zusammensetzung vielfältig. Wissenschaftler interessieren sich mittlerweile für die Beziehung zwischen den Mikroben eines Haushalts und der Gesundheit seiner Bewohner.
- **Körperliche Aktivität.** Es hat sich gezeigt, dass eine sitzende Lebensweise die bakterielle Zusammensetzung des Darms beeinflusst.

Ernährung und Mikrobiom

Obwohl wir noch keine Formel für das ideale Mikrobiom haben, wissen wir, dass die Ernährung eine wichtige Rolle bei der Zusammensetzung der in Ihrem Darm lebenden Bakterientypen spielt sowie bei deren jeweiliger Repräsentation. Wenn Ihre Ernährung beispielsweise stark auf Fleisch und Milchprodukte ausgerichtet ist, wird eine Verlagerung des Fokus auf ballaststoffreiche pflanzliche Lebensmittel die Qualität Ihres Mikrobioms sofort verbessern. Eine 2014 in der Zeitschrift Nature veröffentlichte Studie berichtete, dass sich nach nur einem Tag mit pflanzlichen Nahrung die Menge an nützlichen Bakterien im Darm der Teilnehmer verbesserte, ebenso wie die Genexpression der bereits vorhandenen Spezies.

DYSBIOSE

In einem 2014 in der Zeitschrift Cell Metabolism veröffentlichten Artikel unterbreiteten die Mikrobiologen Justin und Erica Sonnenburg die These, dass das Mikrobiom eines typischen Menschen der westlichen Welt (auch wenn derjenige im Grunde als gesund angesehen wird) dysbiotisch ist, was bedeutet, dass er nicht genügend nützliche Bakterien enthält. Wenn das Gleichgewicht der Darmbakterien gestört ist, sind die Auswirkungen systemisch. Dysbiose ist mit einer Vielzahl von Erkrankungen verbunden, die von Adipositas und Typ-2-Diabetes über Atherosklerose bis hin zu Krebs reichen.

Die Schuld an diesem allgegenwärtigen Problem geben die Sonnenburgs einer geringen Aufnahme von für das Mikrobiom zugänglichen Kohlenhydraten. Obwohl die Ballaststoffe bei weitem die wichtigsten dieser Substanzen sind, umfasst die Kategorie auch Oligosaccharide, die in faserigen pflanzlichen Lebensmitteln wie Lauch und Topinambur sowie in Muttermilch enthalten sind. Die Forscher sind dabei, die Liste der als Präbiotika eingestuften Nahrungsbestandteile (siehe Seite 282) um verschiedene gesunde Fette (mehrfach ungesättigte Fettsäuren und konjugierte Linolsäure) sowie bestimmte Phytochemikalien in pflanzlichen Lebensmitteln zu erweitern. Studien zeigen, dass eine Ernährung, die reich an diesen nahrhaften Substanzen ist, Ihr Mikrobiom umgestalten kann, obwohl ihr potenzieller Nutzen von zwei Faktoren abhängt: der konsumierten Menge und den Bakterien, die bereits in Ihrem Darm leben.

Andere Untersuchungen deuten darauf hin, dass es mit Ihrem Mikrobiom fast genauso schnell bergab gehen kann. Eine 2019 in der Zeitschrift Microbiome veröffentlichte Mausstudie verknüpfte einen kurzfristigen Konsum – für nur zwei Wochen – einer „verwestlichten" Ernährung (mit hohem tierischen Fettanteil und niedrigem Ballaststoffgehalt) mit einer Verschiebung der Darmbakterien in Richtung eines Verhältnisses, das üblicherweise mit unterschwelligen Entzündungen und Glukoseintoleranz in Zusammenhang steht. Darüber hinaus stellten die Forscher Veränderungen in der Expression bestimmter Gene fest, die mit Entzündungen verbunden sind. Die Auswirkungen der Ernährung waren systemisch und stimmten mit physiologischen Veränderungen überein, die mit dem Beginn einer Fettleibigkeit verbunden waren. Ebenso bedeutsam war es für die Forscher, dass die Ernährung das Immunsystem der Mäuse beeinträchtigte und ihre Fähigkeit, Infektionskrankheiten zu bekämpfen, verringerte.

Gute Bakterien mögen kein Junk-Food

Im Interesse der Wissenschaft erlaubte der britische Genetiker Tim Spector seinem Sohn, 10 Tage lang nur verarbeitete Lebensmittel zu konsumieren. Obwohl er annahm, dass die Ernährung die mikrobielle Vielfalt im Darm negativ beeinflussen würde, war er nicht darauf vorbereitet, wie

Ballaststoffe, Ihr Darm und Ihre Gesundheit

Um die Jahrtausendwende waren sich die meisten Menschen der Zusammenhänge zwischen chronischen Erkrankungen wie Übergewicht, Herz-Kreislauf-Erkrankungen und Typ-2-Diabetes und dem sogenannten westlichen Lebensstil bewusst, der durch eine hohe Aufnahme von nährstoffarmen verarbeiteten Lebensmitteln gekennzeichnet ist. Diese Lebensmittel weisen unter anderem einen sehr geringen Anteil an Ballaststoffen auf, einer Art unverdaulichem Kohlenhydrat, das in pflanzlichen Lebensmitteln vorkommt. Ballaststoffe können in zwei Hauptgruppen unterteilt werden: lösliche und unlösliche. Heute untersuchen Wissenschaftler die Möglichkeit, dass eine ballaststoffarme Ernährung eine bedeutende Rolle als Ursache vieler moderner Krankheiten spielen könnte.

Lösliche Ballaststoffe

Lösliche Ballaststoffe verbinden sich mit Wasser zu einer gelartigen Substanz, die bestimmte gesundheitliche Vorteile hat. Sie hilft dabei, die Geschwindigkeit, mit der Sie Ihre Nahrung verdauen, zu regulieren und unterstützt die Nährstoffaufnahme. Weil Ihr Körper lösliche Ballaststoffe nur schwer absorbiert, binden sie sich an überschüssiges Cholesterin und helfen dabei, es aus Ihrem Körper zu entfernen. Es hat sich gezeigt, dass lösliche Ballaststoffe je nach eingenommener Menge, sowohl den Gesamt- als auch den LDL-Cholesterinspiegel (das „schlechte" Cholesterin) um bis zu 10 Prozent senken.

Lösliche Ballaststoffe verlangsamen auch die Geschwindigkeit, mit der Ihr Körper Zucker über die Ernährung aufnimmt. Wenn bei Ihnen ein Risiko für Prädiabetes oder Diabetes besteht, kann es helfen, Ihren Blutzuckerspiegel unter Kontrolle zu halten. Eine 2018 in der Zeitschrift Science veröffentlichte Studie zeigte, dass Menschen mit Typ-2-Diabetes, die eine ballaststoffreiche Ernährung befolgten, das Wachstum von Darmbakterienstämmen, die kurzkettige Fettsäuren (SCFA) produzierten, erhöhten. Diese SCFA sendeten Signale an andere Hormone, die die Insulinproduktion fördern und helfen, den Appetit zu kontrollieren. Die Probanden verbesserten ihre HgA1c-Werte – ein Maßstab dafür, wie gut der Blutzucker kontrolliert wird – und verloren an Gewicht.

Lösliche Ballaststoffe sind in Vollkorngetreide enthalten (insbesondere in Hafer, Gerste und Amaranth), aber auch in Erbsen, Bohnen, Linsen, Nüssen, Samen (einschließlich Leinsamen und Chiasamen) sowie einigen Obst- und Gemüsesorten.

Unlösliche Ballaststoffe

Anders als lösliche Ballaststoff lösen sich unlösliche Ballaststoffe nicht in Wasser. Das bedeutet, dass sie die Verdauung am Laufen halten, zum Teil durch eine Erhöhung der Stuhlmasse, was zu einem regelmäßigen Stuhlgang führt und Verstopfung vorbeugt. Quellen für unlösliche Ballaststoffe sind Vollkorn, Bohnen, Samen, die meisten Gemüsesorten (vor allem dunkles Blattgemüse, Kreuzblütler, Spargel und Sellerie) und Obst (vor allem Himbeeren, Birnen und Äpfel).

Essen Sie beide Typen

Es ist sinnvoll, eine Fülle beider Ballaststoffarten in Ihre tägliche Ernährung aufzunehmen. Sie helfen Ihnen nicht nur, Ihr Hungergefühl schneller zu stillen, sondern haben auch positive Auswirkungen auf Blutzucker, Cholesterin und die Gesamtverdauung. Es ist jedoch unmöglich, genügend Ballaststoffe zu erhalten, wenn Sie zu viele verarbeitete Lebensmittel zu sich nehmen. Raffiniertes Getreide sowie verarbeitetes Fleisch und Fett enthalten wenig oder gar keine Ballaststoffe, und tierische Lebensmittel haben überhaupt keine. Lebensmittel, die keine Ballaststoffe liefern, müssen mit einer Fülle von pflanzlichen Lebensmitteln ausgewogen werden, um eine ausreichende Aufnahme dieses Nährstoffs zu gewährleisten.

Ballaststoffe und Ihr Darm

In den 1960er Jahren wurden Wissenschaftler neugierig auf die Zusammenhänge zwischen Ballaststoffen und Gesundheit. Forscher fanden zum Beispiel heraus, dass Afrikaner viel niedrigere Raten an Darmkrebs, Diabetes und Herzerkrankungen hatten als Menschen in westlichen Ländern und sie stellten auch fest, dass ihre Ernährung viel mehr Ballaststoffe enthielt. In Jäger-Sammler-Gesellschaften nehmen Menschen in der Regel täglich mehr als 150 g Ballaststoffe zu sich. Damals hatten die Wissenschaftler nur wenige Erkenntnisse darüber, wie das Essen ballaststoffreicher Lebensmittel zu einer reduzierten Rate bestimmter Krankheiten führte. Inzwischen glauben sie, dass die Mikroben, die in unserem Darm leben und gerne Ballaststoffe futtern, eine Schlüsselrolle spielen.

Die meisten Menschen in den Industrieländern nehmen nicht genügend Ballaststoffe zu sich, um ihre hilfreichen kleinen Mikroorganismen richtig zu pflegen. Und laut Justin und Erica Sonnenburg, zwei (miteinander verheirateten) Mikrobiologen der Stanford University‘s School of Medicine, ist die Vielfalt der Mikroben, die in unserem Darm leben, im Laufe der Jahre dank unserer ballaststoffarmen Ernährung dramatisch zurückgegangen.

Nebenbei bemerkt ist es interessant zu spekulieren, wie sehr die Vorliebe unserer Gesellschaft für Weißbrot bei der Abtötung der heimischen Arten eine Rolle gespielt hat. Eine Studie, die 2013 im ISME Journal veröffentlicht wurde, ergab, dass der Verzehr von mehr Vollkornprodukten während eines Zeitraum von nur vier Wochen die Populationen von „guten Bakterien“ im Darm ihrer Probanden erhöhte. Verbesserte die größere bakterielle Vielfalt die Gesundheit dieser Menschen? Als die Forscher verschiedene metabolische und immunologische Marker betrachteten, kamen sie zu dem Schluss, dass die Antwort „Ja“ lautete. Sie konnten eine deutliche Verbesserung des Glukose- und Lipidstoffwechsels sowie des Immunsystems feststellen. Im Vergleich zu einigen anderen ballaststoffreichen Lebensmitteln schienen Vollkorngetreide eine einzigartige Fähigkeit zur Erhöhung der mikrobiellen Vielfalt zu haben. Die Forscher spekulierten, dass dies an ihrer „komplexen Komposition“ liegen könnte, die einer größeren Vielfalt an Bakterien als Nahrung dienen könnte als die, die ausschließlich von Ballaststoffen angezogen werden.

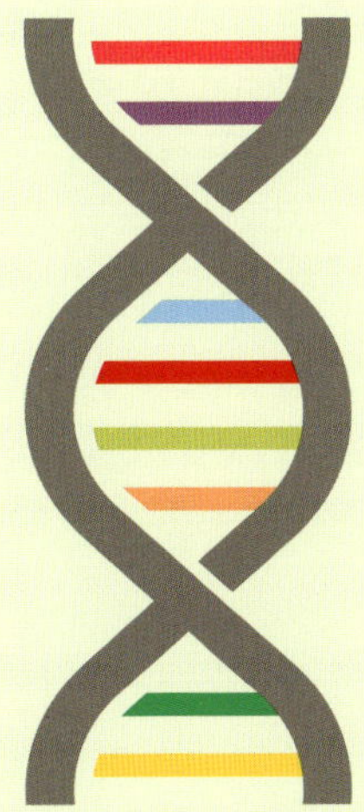

schnell und grundlegend diese Veränderung eintreten würde. Am vierten Tag seiner Fast-Food-Diät fühlte sich sein Sohn schrecklich. Wie er 2017 in der CBC-Reihe The Nature of Things kommentierte, fühlte er sich nach jeder Mahlzeit, als wäre er verkatert. In der Zwischenzeit schickte sein Vater, ein Wissenschaftler, fleißig Stuhlproben zur Analyse an ein Labor. Die Ergebnisse waren überraschend: Nach 10 Tagen war fast die Hälfte der Bakterienarten im Darm seines Sohnes vollständig verschwunden.

Wir verstehen nicht ganz, warum verarbeitete Lebensmittel so unmittelbar negative Auswirkungen auf das Darmmikrobiom haben. Eine häufige Annahme ist, dass seine kalorienreichen, fettreichen, nährstoffarmen Eigenschaften schuld sind, aber Forschungsergebnisse deuten darauf hin, dass auch andere Komponenten eine Rolle spielen könnten. Studien an Mäusen zeigen, dass die schädlichen Auswirkungen von den gängigen Lebensmittelzusatzstoffen wie Emulgatoren ausgehen könnten. Diese Substanzen, die in verarbeiteten Lebensmitteln allgegenwärtig sind, beeinflussen nachweislich die Bakterienzusammensetzung im Darm und verändern den Stoffwechsel. Künstliche Süßstoffe haben eine ähnliche Wirkung.

Präbiotika

Präbiotika sind Nahrung für die nützlichen Bakterien in Ihrem Darm, die ihnen helfen, sich zu vermehren und die Gesundheit zu fördern. Zu den Präbiotika gehören bestimmte Kohlenhydrate wie Inulin, Pektin, resistente Stärke und einige mit unaussprechlichen Namen wie Fructo-Oligosaccharide und Galacto-Oligosaccharide. Gute Nahrungsquellen für ballaststoffreiche Präbiotika sind Zwiebeln, Knoblauch, Lauch, Bananen, Topinambur, Zichorienwurzel, Jicama, Löwenzahnblätter, Vollkorn und Hülsenfrüchte.

Präbiotische Substanzen bleiben unverdaulich, bis sie Ihren Dickdarm erreichen, wo sie von den dort ansässigen Bakterien fermentiert und verschlungen werden. Die Bakterien bauen die unverdaulichen Verbindungen ab und schaffen dabei einen gesundheitlichen Nutzen für Sie, ihren Wirt. Sie produzieren z. B. bestimmte Vitamine (B12 und K) und können die Kalziumabsorption in Ihrem Darm erhöhen, wodurch die Knochendichte verbessert und Osteoporose verhindert wird. Sie produzieren auch kurzkettige Fettsäuren. SCFA sind heutzutage für Wissenschaftler von großem Interesse, nicht nur wegen ihrer Rolle für die Darmgesundheit, sondern auch wegen ihres offensichtlichen Beitrags zu Gesundheit und Wohlbefinden im Allgemeinen.

PHYTONÄHRSTOFFE

Obwohl Ballaststoffe ein Schlüsselfaktor für ein gesundes Mikrobiom sind (siehe „Ballaststoffe, Ihr Darm und Ihre Gesundheit“, Seite 280), deuten aktuelle Forschungsergebnisse darauf hin, dass auch andere Substanzen, einschließlich Phytonährstoffe, eine wichtige Rolle bei der Erhaltung Ihrer bakteriellen Ökologie spielen können. Phytonährstoffe sind Chemikalien, die von Pflanzen produziert werden; wie traditionelle Nährstoffe helfen sie, Sie gesund zu halten. Sie wirken auch wie Präbiotika, indem sie mit bestimmten Mikroben interagieren.

In ihrem Buch The Secret Life of Your Microbiome stellen Susan Prescott und Alan C. Logan fest, dass bestimmte Phytonährstoffe eine „außergewöhnliche" Fähigkeit haben, das Wachstum nützlicher Bakterien zu fördern. In dieser Kategorie sind Polyphenole besonders effektiv. Diese Stoffe sind in einer Vielzahl von Lebensmitteln enthalten, vor allem in Obst und Gemüse (besonders rotes und gelbes Gemüse), aber auch unter anderem in Nüssen, Samen, Kräutern, Gewürzen und Schokolade.

Obwohl Polyphenole mit vielen gesundheitlichen Vorteilen verbunden sind, sind sie in der Regel nicht ohne weiteres für den Körper verfügbar. Prescott und Logan zitierten eine Tierstudie aus dem Jahr 2016, die darauf hinwies, dass die typische westliche Ernährung die Fähigkeit des Körpers, Polyphenole zu verstoffwechseln, beeinträchtigen könnte, die durch Darm- und Leberenzyme sowie durch Bakterienabbau abgebaut werden. Eine Ernährung mit einem hohen Gehalt an verarbeiteten Lebensmitteln fördert die Dysbiose (siehe Seite 279), und ein hoher Anteil an „unfreundlichen" Darmbakterien beeinträchtigt die Fähigkeit des Körpers, die nützlichen Verbindungen aus Polyphenolen zu extrahieren. Andererseits tragen „gute" Mikroben, einschließlich derjenigen, die zu den Arten Lactobacillus und Bifidobacterium gehören, dazu bei, dass Polyphenole bioverfügbar sind. Glücklicherweise handelt es sich hierbei um ein Geben und Nehmen: Lebensmittel, die besonders reich an Polyphenolen sind, fördern das Wachstum nützlicher Bakterien.

Ein weiterer Vorteil von Polyphenolen ist, dass sie helfen können, den Gehalt an entzündungshemmenden Omega-3-Fettsäuren im Körper zu erhöhen und gleichzeitig entzündliche Omega-6-Fettsäuren zu reduzieren. Die Gewinnung von Omega-3-Fettsäuren aus pflanzlichen Lebensmitteln kann sich recht schwierig gestalten. Der Prozess der Umwandlung von ALA zu EPA und DHA ist bekanntlich nicht besonders effizient (er kann bis zu 8 Prozent betragen). Aber wir erkennen gerade, dass nützliche Bakterien bei der Verdauung von Polyphenolen neue biologisch aktive Chemikalien produzieren, die den Umwandlungsprozess erleichtern.

KURZKETTIGE FETTSÄUREN

Wenn die Bakterien in Ihrem Darm die unverdaulichen Verbindungen in Lebensmitteln abbauen, bilden sie, zusammen mit anderen Substanzen, kurzkettige Fettsäuren (SCFA, engl. short-chain fatty acids). Das wissenschaftliche Interesse an diesen molekularen Botenstoffen hat sich erhöht, weil immer mehr Beweise dafür vorliegen, dass sie die Gesundheit und das Wohlbefinden weit über den Magen-Darm-Trakt hinaus beeinflussen. Sie können beispielsweise Ihrem Körper dabei helfen, einige wichtige Nährstoffe zu synthetisieren und aufzunehmen. Wir beginnen gerade erst zu verstehen, wie dieses komplexe Ökosystem funktioniert, aber es ist wahrscheinlich, dass wir bisher sprichwörtlich nur die „Spitze des Eisbergs" kennen, was die Vorteile von SCFA anbelangt.

Die drei wichtigsten SCFA sind Acetat, Propionat und Butyrat. Zusammen machen sie etwa 95 Prozent des SCFA-Gehalts Ihres Körpers aus. Die Erforschung allergischer Atemwegserkrankung hat den Schutz vor Asthma speziell mit den SCFA Acetat und Propionat verknüpft. Mausstudien deuten darauf hin, dass die mütterliche Ernährung während der Schwangerschaft das Darmmikrobiom und die Genexpression des Fötus in einer Weise beeinflusst, die allergische Atemwegserkrankungen fördern oder unterdrücken kann. In einem Artikel aus dem Jahr 2015, der in Nature Communications veröffentlicht wurde, stellten die Forscher die Hypothese auf, dass Asthma Entwicklungsursprünge haben könnte, die sich auf einen niedrigen Gehalt an von der Mutter produzierten SCFA zurückführen lassen.

Vor etwa 20 Jahren begannen Wissenschaftler zu erkennen, dass SCFA – insbesondere Butyrat – entzündungshemmende Eigenschaften haben. Butyrat unterstützt die Funktion Ihrer regulatorischen T-Zellen, die unter anderem dazu beitragen, Ihr Immunsystem unter Kontrolle zu halten. Butyrat hilft auch dabei, die Entwicklung des metabolischen Syndroms zu verhindern und kann die Insulinempfindlichkeit verbessern. Darüber hinaus scheint es vor Darmkrebs zu schützen, möglicherweise durch die Hemmung der Aktivität der Histondeacetylase, eines Enzyms, das das Krebswachstum fördern kann. Butyrat ist besonders hilfreich für Menschen mit gastrointestinalen Problemen wie Reizdarmsyndrom und Morbus Crohn, vielleicht, weil es die Integrität der Darmschleimhaut stärkt. Wir verstehen zwar noch nicht ganz genau, wie das alles funktioniert, aber wir wissen, dass Butyrat die Aktivität bestimmter Gene erhöht, was wahrscheinlich eine Rolle für ihre positiven Auswirkungen spielt.

Probiotika

Ganze 1.000 Bakterienarten leben in einem gesunden Darm. Wie bereits erwähnt, können Sie das Wachstum von nützlichen Bakterien aktiv fördern, indem Sie sie mit einem hohen Anteil an Obst, Gemüse, Vollkorn, Hülsenfrüchten, Nüssen und Samen ernähren. Aber es gibt noch eine andere wirksame Möglichkeit, um Ihrem Mikrobiom einen Schub zu geben, und zwar durch den Verzehr von Mikroorganismen, die als Probiotika bezeichnet werden.

Probiotika sind nützliche Mikroben, die bekanntermaßen der Gesundheit zugute kommen. Neben Bakterien gehört auch eine häufige Hefeart, Saccharomyces boulardii, zu den Mikroben, die als probiotisch gelten. S. boulardii kann zur Behandlung und Vorbeugung einer Reihe von Magen-Darm-Problemen verwendet werden, einschließlich Reisedurchfall und Reizdarmsyndrom. In klinischen Studien wurde gezeigt, dass es bei der Vorbeugung und Behandlung von problematischen Infektionen mit Clostridium difficile helfen kann, die sich ein Mensch in der Regel in Krankenhäusern zuzieht. Im Allgemeinen sind Probiotika hilfreich bei der Behandlung von Darmerkrankungen, Hautallergien und Infektionen der Atemwege.

FERMENTIERTE LEBENSMITTEL

Lange vor der Entdeckung des Kühlschranks wurde die Fermentation zur Konservierung von Lebensmitteln eingesetzt. Doch erst 1857, als der Chemiker Louis Pasteur entdeckte, dass lebende Organismen – Hefe und Bakterien – für die Fermentation verantwortlich waren, wurde die Rolle von Bakterien bei diesem Prozess identifiziert. Hefe und Bakterien wandeln die Kohlenhydrate und den Zucker in Lebensmitteln und Getränken in Nebenprodukte um, die als Konservierungsmittel dienen. Wie sich herausstellt, können diese Nebenprodukte Vorteile haben, die weit über ihre Fähigkeit zur Konservierung von Lebensmitteln hinausgehen.

Obwohl einige Studien keinen klaren Nutzen durch den Verzehr fermentierter Lebensmittel erkennen, wissen wir, dass sie dazu beitragen, einige Nährstoffe bioverfügbarer zu machen. Im Wesentlichen steht die Fermentation am Anfang des Verdauungsprozesses, indem sie die Kohlenhydrate, Proteine und Fette vorverdaulich macht. Dies macht es Ihrem Körper leichter, die Nährstoffe, die die Lebensmittel liefern, aufzunehmen. Darüber hinaus reduziert die Fermentation den Gehalt an sogenannten „Antinährstoffen" in der Nahrung. Diese Verbindungen binden sich an Minerale und machen sie für den Körper weniger zugänglich. Phytinsäure ist ein typisches Beispiel. Während diese Substanz, die in Samen, Getreide und Hülsenfrüchten vorkommt, bekanntlich bestimmte gesundheitliche Vorteile hat, bindet sie sich auch an Mineralien wie Eisen, Zink und Kalzium im Verdauungstrakt und macht sie für den Körper schwerer zugänglich. Die Fermentierung von Lebensmitteln senkt den Gehalt an diesem Antinährstoff und erhöht die Bioverfügbarkeit der Mineralien.

Neueste Forschungsergebnisse deuten darauf hin, dass der Verzehr fermentierter Lebensmittel auch Ihrem zentralen Nervensystem zugute kommen kann, auch wenn die Beweislage noch schwach ist. Wissenschaftler spekulieren zu der Frage, wie es dazu kommt, aber es ist möglich, dass die neuen Chemikalien, die durch den Fermentationsprozess entstehen, Auswirkungen auf den Schutz des Nervensystems haben.

Ein weiterer Vorteil ist, dass einige der durch die Fermentation entstehenden Nebenprodukte das Wachstum von nützlichen Bakterien fördern können. Der regelmäßige Verzehr von Probiotika in Form von fermentierten Lebensmitteln scheint ein schneller Weg zu sein, um die Anzahl der „guten" Bakterien, die sich in Ihrem Darm befinden, zu erhöhen und die Bakterienvielfalt zu verbessern. Fermentierte Lebensmittel umfassen einige Milchprodukte (Joghurt, Kefir, Käse), Gemüse (Sauerkraut, Kimchi, saure Gurken), Sojaprodukte (Miso, Tempeh, Sojasauce), Vollkorn (Sauerteigbrot) und Tee (Kombucha).

Wir gehen traditionell davon aus, dass kommerziell hergestellte Lebensmittel in Bezug auf nützliche Bakterien und Hefen unzureichend sind, weil sie bei hoher Hitze verarbeitet werden, was alle lebenden Organismen zerstört. Neuere Forschungen zeigen jedoch, dass lebende Mikroben zwar vorzuziehen sind, aber „freundliche" Bakterien nicht lebendig sein müssen, um positive Auswirkungen zu haben. Zum Beispiel zeigte eine Studie an 118 Personen, dass der Verzehr eines pasteurisierten Milchprodukts die Anzahl der Bifidobacterium-Arten in ihrem Darm erhöhte. Andere Studien haben ähnliche Ergebnisse mit Lactobacillus-Bakterien gezeigt. Da die Förderung der bakteriellen Vielfalt eine Schlüsselstrategie zur Förderung der Darmgesundheit ist, ist es wahrscheinlich sinnvoll, verschiedene Arten von fermentierten Lebensmitteln zu verwenden. Allerdings ist Vorsicht geboten: Falsch fermentierte Lebensmittel können tödlich sein. Wenn Sie zu Hause fermentieren, befolgen Sie sorgfältig die Anweisungen zur Lebensmittelsicherheit.

PROBIOTISCHE ERGÄNZUNGSMITTEL

Während fermentierte Lebensmittel typischerweise mehr Bakterienarten als Nahrungsergänzungsmittel enthalten, kann eine probiotische Ergänzung nützlich sein, insbesondere, wenn Sie

WO SICH DIE SCHLECHTEN KEIME ANSAMMELN

Das Verständnis der Rolle des Mikrobioms bei der Krankheitsprävention ist ein relativ neues und wichtiges Forschungsgebiet. Es hat nicht nur einen Einfluss darauf, wie wir mit vielen chronischen Krankheiten umgehen, sondern ist auch für die Behandlung von schwerwiegenden Krankheiten relevant. Akute Problemsituationen wie Herzinfarkt oder Schlaganfall sowie Traumata (denken Sie nur an Verbrennungen und schwere Unfälle) haben bekanntlich eine sofortige und intensive Wirkung auf das Mikrobiom. Diese Störung wird wahrscheinlich durch einen Krankenhausaufenthalt noch verstärkt.

Vor einigen Jahren hatte ich einen relativ kleinen Eingriff, für den ich eine Nacht im Krankenhaus verbringen musste. Ich erinnere mich lebhaft an meinen Arzt, der mich warnte, dass mein Aufenthalt im Krankenhaus an sich schon ein Risikofaktor für mich war, der meine Aussicht auf die Entwicklung einer pflegebedingten Infektion (Health-Care-Associated Infection, HAI) vergrößerte. Etwa 10 Prozent der Menschen, die jemals auf einer Intensivstation lagen, haben eine HAI entwickelt, und 90 Prozent dieser Infektionen werden durch pathogene Bakterien verursacht. Krankenhäuser sind Orte, an denen diese fiesen Tierchen besonders gerne herumhängen.

Pathogene Bakterien stehen zum Angriff bereit, wenn Sie am anfälligsten für Infektionen sind. Wenn Sie in ein Krankenhaus eingeliefert werden, ist Ihr Immunsystem wahrscheinlich bereits geschwächt, entweder durch die Belastung des Lebens mit einer chronischen Erkrankung oder durch den Stress, der mit einem akuten Ereignis, wie beispielsweise einer Operation, verbunden ist. Eine Sepsis, eine potenziell tödliche Infektion im Zusammenhang mit einer Operation, wird durch Bakterien verursacht, die häufig im Blutkreislauf leben. Ärzte vermuten, dass der Stress der Operation, verbunden mit physiologischen Veränderungen im Zusammenhang mit einer kritischen Erkrankung, das Mikrobiom verändert und andere Körpersysteme beeinflusst, was im Endergebnis zu dieser gefährlichen Infektion führen kann.

Bei der Einweisung ins Krankenhaus liegen Sie unsicher auf dem Gipfel eines rutschigen Hanges. Sie sind entweder krank oder in Ihrer normalen Funktionsweise eingeschränkt. Viele standardisierte „evidenzbasierte" Krankenhauspraktiken schwächen Ihr Mikrobiom zusätzlich. Dazu gehören Routinebehandlungen mit Antibiotika, von denen bekannt ist, dass sie die mikrobielle Vielfalt schnell vernichten. Während wir nicht über eine große Fülle an Informationen über die Auswirkungen anderer Medikamente verfügen, ergab eine in *Scientific Reports* veröffentlichte Studie von 2018, dass nur ein Tag Morphiumbehandlung zu Dysbiose führte, einschließlich eines alarmierenden Anstiegs pathogener Bakterien und eines Verlusts von Bakterien, die mit der Stresstoleranz in Zusammenhang stehen. Darüber hinaus erfordern zahlreiche Untersuchungen und Verfahren eine Fastenzeit, die Ihnen die Nährstoffe entzieht, die Ihre Nutzbakterien nähren.

Und vergessen wir nicht, dass Ihre Bakterien damit beschäftigt sind, auf sich selbst aufzupassen. Einige Arten von pathogenen Bakterien stehen ständig in den Startlöschern und warten nur darauf, eine Schwäche zu erkennen und auszunutzen. Wie Robert Martindale, Professor für Chirurgie an der Oregon Health & Science University, mir in einem Interview sagte: „Bakterien spüren, wenn Ihr Körper gestresst ist – zum Beispiel durch eine Operation oder ein anderes akutes Ereignis – und sie nutzen Ihre Verletzlichkeit aus. Nehmen wir zum Beispiel E. coli. Dieses Bakterium ist normalerweise harmlos, aber wenn man gestresst ist, kann es sich in einen pathogenen Stamm verwandeln. Nützliches E. coli lebt glücklich in der Darmschleimhaut. Wenn es pathogen wird, zerstört es die Darmschleimhaut und dringt in die Blutbahn ein."

Vielleicht ist es kein Zufall, dass Dr. Martindale auch einen Bachelor-Abschluss in Ernährung hat. Seit vielen Jahren konzentriert er sich auf die Prävention von chirurgischen Infektionen, und dieses Interesse führte ihn in den Bereich der Probiotika. Er war ein Pionier bei der Verschreibung von Probiotika für Patienten, die sich einer Operation unterziehen.

Clostridium difficile ist die häufigste Ursache für eine Krankenhausinfektion und kann bei Hochrisikopatienten zum Tod führen. Es stellt weltweit ein großes und wachsendes Problem dar, denn inzwischen kommt es vermehrt zu hypervirulenten Stämmen. Dr. Martindale war einer der Autoren einer Studie aus dem Jahr 2018, die im American Journal of Surgery veröffentlicht wurde und verschiedene Ansätze zur Reduzierung der Erkrankungsrate bei C.-difficile-Infektionen untersuchte. Basierend auf einer Stichprobe von 6.000 Traumapatienten fanden die Forscher heraus, dass die signifikanteste Reduktion aus einer Kombination von Antibiotika und Probiotika resultiert. Sie stellten auch fest, dass der Zeitpunkt der Behandlung entscheidend war. „Es ist wichtig, die Probiotika zusammen mit den Antibiotika einzunehmen", erklärte mir Dr. Martindale. „Die Patienten, die beide gleichzeitig einnahmen, hatten praktisch keine Chance [0,7 Prozent], C. difficile zu entwickeln. Je länger die Einnahme der Probiotika verzögert wurde, desto größer war das Risiko. Nach fünf Tagen gab es überhaupt keinen Nutzen mehr."

Groß angelegte Übersichtsstudien über den Nutzen von Probiotika in der Chirurgie haben zu unterschiedlichen Ergebnissen geführt. Dr. Martindale glaubt, es könne daran liegen, dass die Wissenschaftler nicht die richtigen Fragen gestellt haben. „Probiotika sind keine Einheitslösung", stellte er fest. „Sie müssen die Bakterien auswählen und sie auf das spezifische Problem des Patienten zuschneiden. Wenn Sie sich zum Beispiel einer Darmoperation unterziehen, hat sich der Lactobacillus-Stamm als vorteilhaft erwiesen. Lactobacillus- und Bifidobakterium-Arten in Kombination eignen sich am besten für Magenoperationen. Wenn Sie die probiotische Behandlung vor der Operation durchführen, verringert es nachweislich das Infektionsrisiko und reduziert die Verweildauer im Krankenhaus."

bestimmte Bakterienarten vermeiden müssen (einige Stämme sind beispielsweise problematisch für Menschen, die Histamin schlecht vertragen). Ergänzungsmittel, die bestimmte Arten von Bakterien liefern, könnten hilfreich sein bei der Behandlung von bestimmten Krankheiten wie Durchfall und entzündliche Darmerkrankungen.

Aktuelle Forschungen deuten darauf hin, dass probiotische Nahrungsergänzungsmittel nur so lange nützlich sind, wie Sie das Ergänzungsmittel zur Verfügung stellen; die Fähigkeit der Bakterien zur Besiedlung scheint eingeschränkt. Sie können jedoch einen indirekten Einfluss haben, etwa durch die Einleitung von Prozessen, die die Vermehrung befreundeter Arten begünstigen und so zur Schaffung eines ausgewogeneren Mikrobioms beitragen. Sie können auch nützlich sein, um zur Stabilisierung mikrobieller Störungen beizutragen, wie sie beispielsweise durch den Einsatz von Antibiotika verursacht werden.

Körperliche Aktivität

Obwohl die Ernährung eine wichtige Rolle in der Flora Ihres Mikrobioms spielt, ist sie nicht der einzige Faktor, der gute Bakterien ernährt und die schlechten in Schach hält. Es ist seit langem bekannt, dass Bewegung die mikrobielle Zusammensetzung Ihres Darms verändern kann. Aktuelle Forschungen zeigen, dass es bei der Entwicklung dieser Veränderungen einen Unterschied zwischen schlanken und adipösen Personen gibt. Eine 2018 in der Zeitschrift Medicine & Science in Sports & Activity veröffentlichte Studie folgte auf Studien an Mäusen, die gezeigt hatten, dass die Verbesserung des Mikrobioms der Nagetiere durch Bewegung ihre Fähigkeit, Krankheitserregern etwas entgegenzusetzen, erhöht hatte. Zweiunddreißig Menschen, die keinen Sport trieben (etwa die Hälfte von ihnen war fettleibig), wurden in die Studie aufgenommen; die Probanden wurden angewiesen, ihre übliche Ernährung beizubehalten. Nach sechs Wochen eines Trainingsprogramms, das allmählich an Intensität zunahm, zeigten die schlanken Teilnehmer statistisch signifikant höhere Konzentrationen von nützlichen Bakterienarten, die SCFA produzieren, sowie höhere Konzentrationen von SCFA in ihrem Darm. Die Forscher konnten auch Unterschiede in der Genexpression der Bakterien bei diesen Probanden identifizieren. Höhere Konzentrationen von SCFA und ähnliche Veränderungen in der Genexpression konnten jedoch nicht bei den adipösen Teilnehmern beobachtet werden, die nur eine geringe (nicht statistisch signifikante) Zunahme der SCFA-produzierenden Bakterien aufwiesen.

Allen Teilnehmern wurde gesagt, sie sollten nach Abschluss des Programms mit dem Training aufhören, und nach sechs Wochen wurden ihre Darmbakterien erneut untersucht. Zu diesem Zeitpunkt hatten sich die meisten Vorteile des Trainingsprogramms bereits verflüchtigt. Die Forscher kamen zu dem Schluss, dass Bewegung nicht nur die Zusammensetzung der Darmbakterien, sondern auch ihre Funktion verbessert, und dass diese Vorteile auch vom Körpergewicht abhängen.

Ein komplexes Netz

Als ich mit der Arbeit an diesem Buch begann, hatte ich gar nicht vor, über das Mikrobiom zu schreiben, obwohl mich das Thema faszinierte, seit es vor etwa 10 Jahren immer öfter auf meinem Radar auftauchte. David Barker hat nicht viel darüber geschrieben, vielleicht weil die Forschung noch in den Kinderschuhen steckte, als er 2013 starb. Und da allgemein akzeptiert war, dass die Gebärmutter eine sterile Umgebung ist, schienen Bakterien für die Entwicklungsursprünge von Gesundheit und Krankheit nicht wirklich relevant zu sein. Heute ist es jedoch immer wahrscheinlicher, dass Mütter einen Teil ihres Mikrobioms an einen sich entwickelnden Fötus übertragen, und dass das Mikrobiom eines Kindes im Alter von drei Jahren bereits ziemlich gut entwickelt ist.

Die wissenschaftliche Forschung steht noch am Anfang, aber ich habe nicht den geringsten Zweifel daran, dass Mikroben eine wichtige Rolle für die menschliche Gesundheit spielen. Sie beeinflussen sicherlich die Funktion des Immunsystems und des Stoffwechsels, kommunizieren ständig mit dem Gehirn und beeinflussen die Stimmung und möglicherweise ganz unwahrscheinliche Erkrankungen, wie z. B. chronische Schmerzen. Während es schwierig ist, eine direkte Kausalität herzustellen, wurde einem Ungleichgewicht der Darmbakterien bei zahlreichen Erkrankungen eine Rolle zugeschrieben.

Wir wissen heute, dass die Zusammensetzung unserer Darmbakterien durch die Ernährung beeinflusst werden kann. Wir haben auch eine Fülle von Beweisen dafür, dass verarbeitete Lebensmittel schlecht für das Mikrobiom sind. Es ist wahrscheinlich nicht verwunderlich, dass sich der Ansatz, Ihre Darmbakterien zu hegen und zu pflegen, mit der grundlegenden Botschaft zur Vorbeugung von Krankheiten deckt, die in diesem Buch zu finden ist. Um Michael Pollan, Autor von Food Rules: An Eater's Manual, zu paraphrasieren: Essen Sie Vollwertkost, hauptsächlich Pflanzen, und niemals zu viel. Und essen Sie keine „nahrungsähnlichen" Produkte mit Namen, die Ihre Urgroßmutter gar nicht mehr als Lebensmittel erkennen würde, wie z. B. solche mit chemischen Zusatzstoffen oder Lebensmittelderivaten. Zweifellos ist das die beste Strategie zur Förderung der Gesundheit und zur Bekämpfung von Krankheiten – nicht nur jetzt, sondern auch für kommende Generationen.

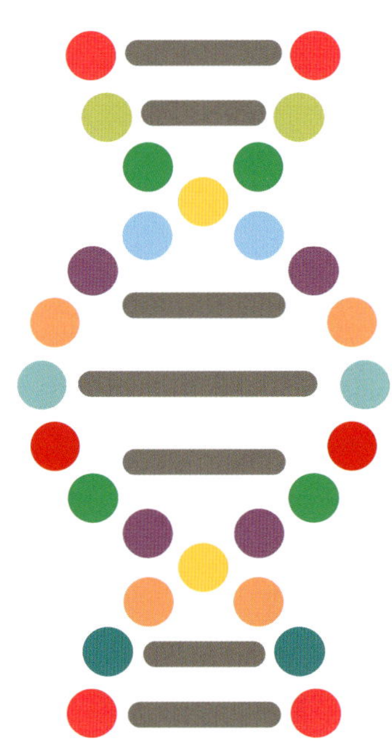

EPILOG

Ich bin Teil von allem, das ich getroffen habe.

— ALFRED, LORD TENNYSON, *ULYSSES*

Ich frage mich oft, ob David Barker jemals Ehrfurcht vor der erstaunlichen Reise hatte, die seine Forschung nach der Veröffentlichung der Barker-Hypothese im Jahr 1986 unternommen hat. Sein Bauchgefühl – dass Herzerkrankungen und Säuglingssterblichkeit irgendwie miteinander verbunden sein mussten – führte viele Wissenschaftler auf lange und kurvenreiche Wege, von der Identifizierung eines niedrigen Geburtsgewichts als Vorbote von Krankheiten im Erwachsenenalter bis hin zu den hochmodernen epigenetischen Forschungen, die heute durchgeführt werden. Und doch haben sie trotz der dramatischen Unterschiede zwischen frühen statistischen Beobachtungen und aktuellen genomweiten Studien alle zu dem gleichen Schluss geführt: Die allererste Lebensphase ist von äußerster Wichtigkeit bei der Entwicklung chronischer Krankheiten.

Vor allem geht es dabei um schlechte Ernährung, die sich wie ein schädlicher roter Faden durch viele chronische Krankheiten schlängelt und ihre Auswirkungen sowohl auf individueller als auch auf kollektiver Ebene entfaltet. Die Entwicklung in der Gebärmutter hängt in hohem Maße von der Ernährung ab, die ein Fötus in dieser wichtigen Phase erhält. Darüber hinaus wissen wir heute, dass bei einer über mehrere Generationen andauernden Unterernährung Krankheiten als historische Phänomene auftreten. Beispiele dafür sind der Schlaganfallgürtel im Süden der Vereinigten Staaten und die hohe Inzidenz von Diabetes in bisher nicht industrialisierten Ländern mit einer langen Geschichte schlecht ernährter Menschen wie Indien und China.

Es ist zwar klar, dass schlechte Ernährung eine Schlüsselrolle in der Vererbung chronischer Krankheiten spielt, aber auch die langfristigen Auswirkungen eines harten Lebens fordern ihren Tribut. Ein breites Forschungsspektrum verbindet verschiedene Störungen im frühen Leben mit einer schlechten Gesundheit. Eine Belastung in der Kindheit durch Erfahrungen wie Missbrauch,

Vernachlässigung und häusliche Gewalt kann erhebliche Auswirkungen auf die körperliche und geistige Gesundheit eines Erwachsenen haben. Auf Grundlage dieser Realität ist ein Forschungsgebiet entstanden, das die „sozialen Ursprünge von Krankheiten“ untersucht.

Heute ist das Einkommensgefälle – die dramatische und wachsende Kluft zwischen denen, die ganz oben auf der wirtschaftlichen Leiter stehen, und denen, die täglich darum kämpfen, über die Runden zu kommen – ein großes Problem geworden. Zahlreiche Studien haben untersucht, wie sich das Vorhandensein von Mindestlöhnen auf die Gesundheit von Personen auswirkt. Obwohl die Ergebnisse gemischt sind, konnten einige allgemeine Schlussfolgerungen gezogen werden. Zum einen ist das Überleben mit eingeschränkten Ressourcen unerbittlich. Wenn Sie ständig arbeiten müssen, um auch nur die aller grundlegendsten Bedürfnisse befriedigen zu können, ist vieles andere oft unmöglich, z. B. Zeit zum Entspannen zu finden, eine gesunde Ernährung oder grundlegende medizinische Versorgung. Und der daraus resultierende Stress kann Menschen auch zu schlechten Entscheidungen verleiten. Zum Beispiel verringern selbst geringe Erhöhungen des Mindestlohns – nur etwa 1 Dollar pro Stunde – die Wahrscheinlichkeit, dass Menschen mit niedrigem Einkommen anfangen zu rauchen.

Ein geringes Einkommen wurde speziell mit Adipositas in Verbindung gebracht, ein Zusammenhang, der vor etwa 30 Jahren immer deutlicher zu werden begann, wie eine Studie aus dem Jahr 2018, die in der frei zugänglichen Zeitschrift Palgrave Communications veröffentlicht wurde, angibt. Anhand von Daten aus Europa und den USA stellten die Forscher fest, dass Adipositas „überproportional häufig arme Menschen betrifft“, und zwar wegen der „Überfülle an billigen, kalorienreichen Nahrungsmitteln bei gleichzeitiger Abnahme der täglichen körperlichen Aktivität“. Hinzu kommt, dass Menschen, die arm sind, vor allem in der Nähe von Menschen, denen es viel besser geht, unter chronischem Stress leiden, der ihre Gesundheit an vielen verschiedenen Fronten negativ beeinflussen kann.

Eine 2018 in der Zeitschrift Lancet Public Health veröffentlichte Studie kam zu dem Schluss, dass die Einkommensungleichheit auch unsere Lebenserwartung beeinflusst. Im Jahr 2016 konnten die ärmsten Frauen in England erwarten, bis zu einem Alter von 78,8 Jahren zu leben, bei den Männern waren es 74. Die Lebenserwartung der wohlhabendsten Menschen war jedoch deutlich höher: Frauen wurden wahrscheinlich 86,7 Jahre alt, Männer 83,8 Jahre. Und was vielleicht noch besorgniserregender ist, ist, dass die Forscher auch herausfanden, dass Kinder unter fünf Jahren aus den ärmsten Familien 2,5-mal häufiger starben als Kinder aus wohlhabenden Familien.

In einem Kommentar zu dem Bericht bezeichnete der Hauptautor, Majid Ezzati, ein Experte im Bereich der Risikofaktoren für Krankheiten auf Bevölkerungsebene, das derzeitige Klima als „einen einzigen Sturm aus Faktoren, die sich auf die Gesundheit auswirken können und die dazu führen, dass arme Menschen jünger sterben.“ Er verweist ausdrücklich auf die Ernährungsunsicherheit als einen Schlüsselfaktor. Aus verschiedenen Gründen, einschließlich der Erschwinglichkeit, sind nährstoffarme verarbeitete Lebensmittel für die ärmsten Menschen in Ländern mit großen Einkommensunterschieden besser zugänglich. Dies gilt insbesondere für die Vereinigten Staaten, die offenbar das höchste Maß an wirtschaftlicher Ungleichheit unter den Industrieländern aufweisen.

Wir haben inzwischen mehr als genug Beweise, die uns zu dem Schluss kommen lassen, dass sozioökonomische Gerechtigkeit eine überaus wichtige Rolle bei der Entwicklung chronischer Krankheiten spielt. Schauen wir uns einmal eine Studie an, die 2016 im American Journal of Public Health veröffentlicht wurde. Sie stellte fest, dass in den Vereinigten Staaten die Anhebung des Mindestlohns auf einen Dollar über das staatlich vorgeschriebene Niveau hinaus die Zahl der Neugeborenen mit niedrigem Geburtsgewicht um 1 bis 2 Prozent und die Kindersterblichkeit um 4 Prozent senken würde. Es ist faszinierend, dass Wirtschaftswissenschaftler, die über die Vorteile der Erhöhung des Mindestlohns diskutieren, die Ergebnisse der öffentlichen Gesundheit nicht berücksichtigen. Sie scheinen sich der langfristigen wirtschaftlichen Vorteile nicht bewusst zu sein, die mit der Vorbeugung von Krankheiten verbunden sind, bevor diese überhaupt die Gelegenheit bekommen, sich zu entwickeln.

Ganz einfach gesagt: Menschen brauchen einen gesunden Start ins Leben. Die Nahrung, die eine Mutter während der Schwangerschaft zu sich nimmt, und die Umwelt, die ihre Nachkommen für die ersten tausend Lebenstage umgibt, spielen eine Schlüsselrolle für deren Gesundheit als Erwachsene. Die Frage ist also, warum tun wir nicht alles, um sicherzustellen, dass schwangere Frauen und Kinder gut ernährt werden? Ein umfangreicher Korpus an Forschungsarbeiten bestätigt die Bedeutung einer frühzeitigen Intervention – je früher, desto besser. So konnte beispielsweise Finnland dank seiner ausgezeichneten pränatalen Betreuungsprogramme, zu denen auch die viel gelobten Mutterschaftspakete gehören, die extrem hohe Säuglingssterblichkeit auf eine der niedrigsten der Welt senken (heute etwa 2,3 Babys von 1.000 Geburten).

Die Vereinigten Staaten haben die höchste Kindersterblichkeit aller westlichen Länder (6,5 pro 1.000 im Jahr 2016). Aber anstatt ein nationales pränatales Betreuungsprogramm einzuführen, ist es wahrscheinlicher, dass der Gesetzgeber die Steuern senkt und Programme einschränkt, die Frauen und Kindern zugute kommen. Viele scheinen sogar blind für Studien zu sein, die auf eine hohe Rentabilität hinweisen, einschließlich einer signifikanten Verbesserungen der schulischen Leistung, was z. B. bei Projekten zur Verbesserung des Kantinenessens in Schulen nachgewiesen werden konnte. Dieser Ansatz ist nicht nur unglaublich unmenschlich, er ist auch sehr kurzsichtig. Auf lange Sicht ist dieses Vorgehen extrem teuer, weil es hohe Raten von chronischen Krankheiten hervorbringt, die kostspielig in ihrer Behandlung sind.

Die Zahlen sind alarmierend und sollten uns als Weckruf dienen. Wie eine Schwangerschaft verläuft, hängt von vielen Faktoren ab, die ihr vorausgehen. Wir müssen uns besser um Frauen und Kinder kümmern, um sicherzustellen, dass zukünftige Generationen ein gesünderes Leben führen. Wir können diesen Prozess mit der Ermittlung und Umsetzung von gesundheitspolitischen Maßnahmen beginnen, die die Ernährung aller Mütter, Säuglinge und Kinder verbessern. Letztendlich wird dies uns allen zugute kommen, denn es trägt dazu bei, eine gerechtere und gesündere Gesellschaft zu schaffen.

GLOSSAR

100-JAHRE-EFFEKT: Die Idee, dass das komplette DNA-Paket eines Individuums lange vor der Empfängnis geformt wird, zum Teil, weil die Eizelle, aus der sich eine Person später entwickeln wird, in den Eierstöcken der Mutter entstanden ist, als sie wiederum selbst noch ein Fötus im Bauch ihrer eigenen Mutter war.

ADIPOSITAS: Ein Zustand krankhaften Übergewichts (Fettleibigkeit). Übermäßiges Bauchfett (auch viszerales Fett genannt) ist mit noch größeren Gesundheitsrisiken verbunden als eine bloße Adipositas, da es wichtige Organe wie Leber und Bauchspeicheldrüse beeinträchtigen kann.

ALLEL: Eine von zwei Versionen desselben Gens, abhängig von der DNA-Basissequenz der gepaarten Nukleotide.

ALLOSTATISCHE BELASTUNG: Die langfristige Abnutzung der Systeme, die dem Körper helfen, sich an Umwelteinflüsse wie Stress anzupassen. Wenn diese Auswirkungen anhaltend sind, werden die allostatischen Systeme überlastet und es kann zu einer Anfälligkeit für Krankheiten kommen.

ALLOSTATISCHE SYSTEME: Systeme, die helfen, den Körper als Reaktion auf Umwelteinflüsse auf Kurs zu halten.

BIOAKTIVE VERBINDUNGEN: Chemikalien in Lebensmitteln, die mit Ihrem Körper interagieren, um so die Gesundheit zu fördern.

BODY-MASS-INDEX (BMI): Ein Maß für das Körperfett, das durch Ihr Körpergewicht und Ihre Körpergröße bestimmt wird und als Werkzeug verwendet wird, um festzustellen, ob Sie übergewichtig sind.

CHROMOSOM: Der Teil einer Zelle, der sich in ihrem Kern befindet und die Gene enthält. Der Mensch hat 46 Chromosomen, 23 von jedem Elternteil.

DARMFLORA: Die Bakterien, die in Ihrer Speiseröhre, Ihrem Magen und Darm leben.

DNA (DESOXYRIBONUKLEINSÄURE): Die DNA, der Hauptbestandteil der Chromosomen, trägt die genetischen Informationen und sorgt dafür, dass sich eine Zelle bei der Teilung genau repliziert.

DNA-METHYLIERUNG: Eine chemische Reaktion, die in Zellen stattfindet, wenn eine Methylgruppe an die DNA bindet, wodurch die Expression des Gens, an das sie gebunden ist, verändert wird. Hypomethylierung bezieht sich auf den Zustand der Untermethylierung; Hypermethylierung bedeutet, dass sie übermethyliert wird.

DNA-SEQUENZIERUNG: Die Reihenfolge, in der die vier Nukleotide auf dem DNA-Molekül aneinandergereiht sind.

DYSBIOSE: Ein ungesundes Ungleichgewicht der Spezies der im Darm lebenden Bakterien, was ein übermäßiges Vorhandensein schädlicher Bakterien begünstigt.

EINZELGENSTÖRUNGEN: Krankheiten, die sich aus einer Mutation in einem bestimmten Gen ergeben.

EINZELNUKLEOTID-POLYMORPHISMUS: Die häufigste Art der genetischen Variation, Einzelnukleotid-Polymorphismen, sind normale Modifikationen, die in der gesamten DNA eines Individuums auftreten. Zu ihnen kommt es, wenn die Basensequenz der gekoppelten Nukleotide nicht der Basenpaarungsregel entspricht – zum Beispiel, wenn in einem bestimmten Abschnitt der DNA A mit C koppelt. Einzelnukleotid-Polymorphismen sind besonders nützlich für die Untersuchung gentechnischer Phänomene wie Reaktionen auf Arzneimittel und Krankheitsrisiken sowie für die Ahnenforschung.

ENDOKRINE DISRUPTOREN: Eine Gruppe von Giftstoffen (Toxinen), einschließlich Chemikalien, die in vielen bekannten Produkten vorkommen und die sich nachweislich negativ auf die Genexpression auswirken und somit möglicherweise die Voraussetzungen für die Entwicklung von Krankheiten schaffen.

ENDOKRINES SYSTEM: Ein Körpersystem, das alle Drüsen umfasst, die Hormone produzieren.

ENDOKRINOLOGIE: Das Studium der Hormone.

ENDOTOXIN: Ein Molekül, das sich in Bakterienzellen befindet. Es kann als Reaktion auf negative Stimulanzien in den Blutkreislauf gelangen und wird freigegeben, wenn die Zelle abstirbt.

ENERGIEDICHT: Auch „kaloriendicht". Ein Begriff, der verwendet wird, um Lebensmittel zu bezeichnen, die kalorienreich, aber im Verhältnis zu ihrem Gewicht nährstoffarm sind.

ENTWICKLUNGSURSPRÜNGE VON GESUNDHEIT UND KRANKHEIT (DEVELOPMENTAL ORIGINS OF HEALTH AND DISEASE DOHAD): Ein Forschungsgebiet, das sich auf die Identifizierung der Zusammenhänge zwischen den Bedingungen im Mutterleib und lebenslanger Gesundheit konzentriert.

ENZYME: Im ganzen Körper vorhandene Moleküle, die bestimmte chemische Reaktionen in den Zellen beschleunigen. Enzyme tragen dazu bei, dass die verschiedenen Körpersysteme – wie Verdauung, Stoffwechsel, Muskeln und das zentrale Nervensystem – richtig funktionieren.

EPIDEMIOLOGIE: Die Untersuchung von Krankheitsmustern in Gruppen von Menschen, mit dem Ziel, die zugrunde liegenden Ursachen von Krankheiten zu identifizieren.

EPIGENETIK: Ein biologischer Prozess, der zu vererbbaren Veränderungen führt (die an Zellen desselben Typs weitergegeben werden, den sie teilen), die auf zukünftige Generationen übertragen werden.

EPIGENETISCH: Mit seinem Präfix aus dem griechischen Wort epi, das „zusätzlich zu" bedeutet, bezieht sich dieses Wort auf Faktoren, die neben der DNA-Basissequenz die Funktion von Genen beeinflussen.

EPIGENETISCHE MARKER: Chemische Marker, die der DNA hinzugefügt werden und die die Auswirkungen von Erfahrungen aufzeichnen und die Genexpression verändern.

EPIGENETISCHE MODIFIKATION: Ein dynamischer Prozess, der die Genexpression beeinflusst und wie eine Art biologisches Gedächtnis funktioniert und Lebenserfahrung auf Zellen und Genomen „einprägt".

EPIGENETISCHE VERERBUNG: Die biologische Übertragung von Veränderungen der Genexpression auf die Nachkommen, die sich aus epigenetischen Veränderungen ergeben.

EPIGENOM: Das Netzwerk von Verbindungen um unsere Gene herum, das mit unserer Umwelt interagiert und die Genexpression als Reaktion auf äußere Einflüsse verändert.

FRUCHTBARKEIT: Bei Männern die Fähigkeit der Spermien, eine Eizelle zu befruchten, bei Frauen die Fähigkeit, schwanger zu werden.

GENEXPRESSION: Ein komplexer Prozess, bei dem genetische Informationen in Anweisungen zur Herstellung von Molekülen umgewandelt werden, die der Körper verwenden kann, wie beispielsweise Proteine. Sie wird durch epigenetische Veränderungen beeinflusst.

GENOM: Das genetische Material, aus dem ein Mensch aufgebaut ist, welches wiederum hauptsächlich aus Genen und DNA besteht.

GENOMWEITE ASSOZIATIONSSTUDIEN (GWAS): Beobachtungsstudien, die das Genom von Individuen untersuchen, um genetische Variationen im Zusammenhang mit bestimmten Krankheiten zu identifizieren.

GENREGULATION: Der Prozess des „Ein- und Ausschaltens“ bzw. „lauter oder leiser Stellens“ von Genen im Verlauf der Genexpression.

HISTONACETYLIERUNG: Eine spezifische Art der Histonmodifikation, die die Zugabe einer chemischen Gruppe, bekannt als Acetyl, beinhaltet.

HISTONMODIFIKATION: Epigenetischer Prozess, bei dem Histone (eine Art Protein) durch bestimmte chemische Gruppen modifiziert werden, was die Genexpression beeinflusst.

HORMON: Ein chemischer Botenstoff, der auf zellulärer Ebene wirkt. Hormone werden von den endokrinen Drüsen (zum Beispiel Nebennieren und Schilddrüse) ausgeschieden.

HPA-ACHSE (HYPOTHALAMUS-HYPOPHYSEN-ADRENALIN-ACHSE): Ein Körpersystem, das Teile des Gehirns mit den Nebennieren verbindet, die sich in den Nieren befinden. Dieses System spielt eine Schlüsselrolle bei der Reaktion des Körpers auf Stress.

HUNGER-/ÜBERGEWICHTS-PARADOX: Der scheinbar widersprüchliche Umstand, dass Hunger und Fettleibigkeit gleichzeitig in derselben Person und/oder demselben Haushalt existieren. Das Hunger-/Übergewichts-Paradox steht im Zusammenhang mit Ernährungsunsicherheit.

HYPOTHALAMUS: Der Teil des Gehirns, der die Appetitsättigung und den Stoffwechsel reguliert.

IN UTERO: Im Uterus (Gebärmutter), vor der Geburt.

INSULINRESISTENZ: Eine Erkrankung, bei der der Körper allmählich seine Fähigkeit verliert, Insulin zu verarbeiten.

INTERGENERATIONELLE VERERBUNG: Siehe epigenetische Vererbung.

INTRAUTERINE WACHSTUMSEINSCHRÄNKUNG: Eine Erkrankung, bei der ein Fötus aufgrund von Faktoren wie einer schlechten mütterlichen Ernährung kleiner als normal ist.

KETONKÖRPER: Verbindungen, die beim Fettabbau entstehen.

KETOSE: Der Zustand, in dem ein Körper Fett verbrennt, weil er nicht über eine ausreichende Zufuhr von Glukose zur Energiegewinnung verfügt.

KOMMENSAL: Ein Begriff, der verwendet wird, um die „freundlichen“ Bakterien zu beschreiben, die Ihr Mikrobiom bewohnen.

KRANKHEITSERREGER: Krankheitsverursachende Mikroorganismen, einschließlich Viren und einigen Arten von Bakterien und Pilzen.

KURZKETTIGE FETTSÄUREN: Nützliche Substanzen, die von Darmbakterien bei der Verdauung produziert werden.

LIPOTOXIZITÄT: Eine Ansammlung von Fett im Gewebe, wo es sich negativ auf Organe wie Herz und Leber auswirkt.

MENDELSCHE VERERBUNG: Ein Konzept, das auf Gregor Mendels Experimenten mit Erbsenpflanzen basiert, die zeigten, dass Merkmale dank dessen, was wir heute als Gene kennen, auf regelmäßige Art und Weise über Generationen weitergegeben werden.

METHYLGRUPPE: Eine Art Molekularstruktur, die in vielen Verbindungen vorkommt. Siehe auch DNA-Methylierung.

METHYLSPENDER: Nährstoffe, wie Folat und Vitamin B12, die im metabolisierten Zustand den Prozess der DNA-Methylierung unterstützen.

MIKROBIELLE KOLONISATION: Der Prozess des Erwerbs der Bakterienstämme, die Ihr Mikrobiom ausmachen.

MIKROBIELLE SIGNALISIERUNG: Die Fähigkeit der Mikroben, die in Ihrem Darm leben, mit entfernten Organen, wie dem Gehirn, zu kommunizieren.

MIKROBIELLE VIELFALT: Vielfalt der Bakterienarten, die auf und in einem Organismus leben. Es wird angenommen, dass eine große mikrobielle Vielfalt zu einer guten Gesundheit beitragen.

MIKROBIOM: Die Ansammlung von Bakterien, die in und auf Ihrem Körper leben.

MIKROBIOMZUGÄNGLICHE KOHLENHYDRATE: Substanzen, einschließlich Ballaststoffe und Oligosaccharide, die nützliche Bakterien ernähren.

MULTIFAKTORIELLE KRANKHEITEN: Krankheiten, an denen Hunderte von Genen beteiligt sind, die jeweils einen kleinen Beitrag zur Entwicklung einer Erkrankung leisten, was auch epigenetische Einflüsse umfassen kann.

NÄHRSTOFFDICHT: Beschreibt Lebensmittel, die einen hohen Nährstoffanteil im Verhältnis zu ihrem Gewicht aufweisen.

NEUROTRANSMITTER: Eine Chemikalie, die hilft, die Stimmung zu regulieren, wie Serotonin oder Dopamin.

NIEDRIGES GEBURTSGEWICHT: Ein Zustand, der Neugeborene beschreibt, die weniger als 2.500 g wiegen. David Barkers frühe Forschung identifizierte ein geringes Geburtsgewicht als Marker für ein erhöhtes Risiko für Krankheiten wie Fettleibigkeit, Typ-2-Diabetes und Herzerkrankungen.

NUKLEOTID-SEQUENZIERUNG: Wenn sich Zellen teilen, besagt die komplementäre Basenpaarungsregel, dass die vier Nukleotide mit einem bestimmten Partner – A mit T und C mit G – zu Basenpaaren binden. Variationen in dieser Sequenzierung produzieren Einzelnukleotid-Polymorphismen (Single-Nucleotid Polymorphismen, SNP).

NUKLEOTID: Eine chemische Verbindung, die die grundlegende Struktureinheit von DNA darstellt. Die DNA-Doppelhelix besteht aus vier Nukleotiden: Adenin (A), Thymin (T), Cytosin (C) und Guanin (G).

NUTRIEPIGENOMIK: Die Untersuchung der Art und Weise, in der Nährstoffe die Genexpression beeinflussen.

NUTRIGENOMIK: Die Untersuchung der Gen-Nährstoff-Interaktionen. Zielt darauf ab, zu verstehen, wie genetische Variationen die Aufnahme, Speicherung und Verwendung von Nährstoffen im Körper beeinflussen.

OBESOGEN: zur Entwicklung von Adipositas beitragend.

OBESOGENE UMGEBUNG: Ein Umfeld, in dem Faktoren, die Fettleibigkeit fördern, übermäßig vorhanden sind.

OBESOGENE: Chemische Verbindungen, die in gängigen Produkten enthalten sind, wie zum Beispiel verarbeitete Lebensmittel, Pestizide und verschreibungspflichtige Medikamente, die die Genexpression beeinflussen und den Stoffwechsel zum Speichern von Fett anregen.

ONKOGENE: Gene, die von der Norm abweichen, entweder durch Mutation oder durch erhöhte Expression, mit dem Potenzial, das Wachstum von Krebszellen zu initiieren.

PENETRANZ: Die Wahrscheinlichkeit, dass eine Person eine Krankheit entwickelt, die auf dem Tragen einer bestimmten genetischen Mutation beruht. Je höher die Penetranz, desto wahrscheinlicher ist es, dass der Träger die Krankheit entwickelt. Einige Einzelgenstörungen haben eine 100-prozentige Penetranz.

PHÄNOTYP: Die Manifestation der Eigenschaften oder Merkmale eines Organismus, die sich aus seinem Genotyp und den akkumulierten Umweltauswirkungen ergeben.

PHARMAKOGENOMIK: Das Studium der Prozesse durch welche unsere Gene die Reaktion des Körpers auf pharmazeutische Medikamente beeinflussen.

PHARMAKOGENOMISCHE UNTERSUCHUNGEN: Untersuchungen, die die Gene einer Person nutzen, um ihr Ansprechen auf eine medikamentöse Behandlung vorherzusagen.

PHYTOÖSTROGEN: Eine Form von Östrogen, die natürlich in Pflanzen vorkommt und häufig in Sojaprodukten vorhanden ist.

PLAZENTA-INSUFFIZIENZ: Eine Schwangerschaftskomplikation, bei der die Plazenta dem Fötus keine ausreichende Ernährung und/oder Sauerstoff liefern kann.

PRÄBIOTIKA: Lebensmittel, die die nützlichen Bakterien in Ihrem Darm ernähren.

PRÄFRONTALER KORTEX: Ein Teil des Gehirns, der mit dem verbunden ist, was Experten „exekutive Funktion" nennen. Er ist stark mit der Persönlichkeit und dem Sozialverhalten verbunden und reift in der Pubertät.

PROBIOTIKA: Gute Bakterien, die oft in Lebensmitteln zu finden sind und direkt der Gesundheit zugute kommen.

REAKTIVE SAUERSTOFFSPEZIES (REACTIVE OXYGEN SPECIES, ROS): Eine Art instabiles Molekül, das Sauerstoff enthält, wird oft als „freies Radikal" bezeichnet. Traditionell wurde angenommen, dass Zellschäden verursacht werden, wenn sich ROS ansammeln, ein Prozess, der oft mit der Rostansammlung an einem Auto verglichen wird. Neuere Untersuchungen deuten jedoch darauf hin, dass diese Substanzen in einigen Zusammenhängen von Vorteil sein könnten.

RNA-EXPRESSION: Siehe RNA-Signalisierung.

RNA-MODULATION: Siehe RNA-Signalisierung.

RNA-SIGNALISIERUNG: Ein epigenetischer Prozess, an dem ein bestimmtes Molekül beteiligt ist, das zahlreiche Teilmengen mit vielen verschiedenen Funktionen aufweist. Dazu gehören auch „Mikro-RNAs", die die Genexpression regulieren.

RNA: Ein Molekül, das wie die DNA eine Nukleinsäure ist, die bei biologischen Prozessen eine wichtige Rolle spielt, wie zum Beispiel die Regulierung von Genen und deren Expression.

SENESZENZ: Der Zustand, den die Zellen erreichen, wenn sie sich nicht weiter teilen, aber auch nicht absterben.

SOZIOÖKONOMISCHER STATUS (SÖS): Die Stellung einer Familie oder eines Einzelnen in der Gemeinschaft basierend auf einer vollständigen Bewertung von Faktoren wie Beruf, Einkommen und Bildung.

STAMMZELLE: Eine Zelle mit dem Potenzial, sich zu vielen verschiedenen Arten von Zellen zu entwickeln.

STOFFWECHSEL: Die chemischen Prozesse, die die Nährstoffe in der Nahrung abbauen und in Energie umwandeln, welche für die Aufrechterhaltung der Funktionsfähigkeit des Körpers erforderlich ist.

TELOMERASE: Ein Enzym, das oft als „Anti-Aging-Enzym" bezeichnet wird, da es die Telomere unterstützt und dabei hilft, sie möglichst lang zu erhalten.

TELOMERE: DNA-Teilchen am Ende eines Chromosoms, die es während des Teilungsprozesses schützen.

TRANSGENERATIONALE VERERBUNG: Siehe Epigenetik.

TRANSKRIPTION: Der erste Schritt der Genexpression, bei dem die DNA-Sequenz eines Gens kopiert wird, um RNA herzustellen.

TUMORSUPPRESSORGENE: Gene, die auf vielfältige Weise die Entwicklung und das Wachstum von Krebszellen verhindern.

VERHALTENSEPIGENETIK: Die Anwendung epigenetischer Prinzipien auf Auswirkungen auf das Verhalten (im weitesten Sinne), wie Elternschaft, Stress und sozioökonomischer Status. Diese relativ neue Wissenschaft kann uns helfen, den Zusammenhang zwischen natürlichen Vorgaben und Umwelteinflüssen genauer zu bestimmen.

VERSTOFFWECHSELN: Der Prozess des Nährstoffabbaus, damit diese vom Körper genutzt werden können.

VISZERALES FETT: Siehe Adipositas.

VORLÄUFERZELLEN: Verwandt mit Stammzellen, aber stärker fokussiert in ihrem Potenzial zur Differenzierung in bestimmte Zelltypen. Es handelt sich hierbei um ein sich entwickelndes Konzept, und eine genaue Definition ist noch in Arbeit.

DANKSAGUNGEN

SO VIELE MENSCHEN haben dabei geholfen, dieses Material aus einer Vielzahl von einzelnen Ideen in ein Buch zu verwandeln. Zuerst und vor allem Bob Moore. Wenn Sie schon einmal in den Staaten waren, kennen Sie ihn vielleicht als das freundliche Gesicht auf den Bob‘s Red Mill Vollkornpaketen. Ich kenne ihn als jemanden, dessen Leidenschaft für die Wichtigkeit einer guten Ernährung ganz einfach inspirierend ist. Ich bin Bob sehr dankbar, dass er mir die Arbeit von David Barker vorgestellt hat, sowie für seine Ermutigung und Unterstützung während des gesamten Prozesses der Recherche und des Schreibens dieses Buches.

Dr. Kent Thornburg, ein hochgeschätzter Wissenschaftler an der Oregon Health & Science University, hat freundlicherweise das Vorwort verfasst. Er hat auch das komplette Manuskript gegengelesen, um die wissenschaftliche Genauigkeit zu gewährleisten. Wie die besten Redakteure es nun einmal tun, sparte er nicht an roter Tinte, aber er setzte sie mit laserähnlicher Präzision ein. Die Epidemiologen Dr. Johan Eriksson von der University of Helsinki in Finnland und Dr. Caroline Fall von der University of Southampton in England haben ebenfalls weite Teile meines Materials überprüft. Ich danke Ihnen allen für Ihre Freundlichkeit und Unterstützung sowie dafür, dass Sie Ihr Fachwissen und Ihre wunderbaren Geschichten über David Barker weitergegeben haben. Alle Fehler, die sich eingeschlichen haben könnten, habe ganz allein ich selbst verschuldet.

Dr. Julie Briley und Dr. Courtney Jackson sind Naturheilkundlerinnen, Mitbegründer des Food as Medicine Institute an der National University of Natural Medicine in Portland, Oregon, und Mitautoren des ausgezeichneten Buches Food as Medicine Everyday. Sie haben eng mit mir zusammengearbeitet, um die Ernährungsinformationen in diesem Buch zu entwickeln. Dabei haben sie mir viel über einige der komplexen Wechselwirkungen zwischen Nährstoffen und dem menschlichen Körper beigebracht, wofür ich sehr dankbar bin. Dr. Robert Martindale war sehr hilfreich bei der Bereitstellung wertvoller Hintergrundinformationen über das Mikrobiom und seine Auswirkungen auf die Gesundheit.

Wie immer war das Redaktions- und Designteam von Robert Rose außergewöhnlich. Ein Lob an Gillian Watts, eine außerordentliche Indexerin und Co-Redakteurin, und natürlich an meine Redakteurin, Sue Sumeraj, mit der die Zusammenarbeit einfach wundervoll war. Besonders hervorheben möchte ich auch das Design dieses Buches. Vielen, vielen Dank an Laura Palese und Kevin Cockburn für ihre hervorragende Arbeit.

Ich möchte auch dem Marketing-Team von Robert Rose danken, insbesondere Kelly Glover und Megan Brush sowie Scott Manning und Abby Wellhouse von Scott Manning & Associates.

Und natürlich meiner Familie. Meiner Tochter Meredith, einer talentierten Redakteurin, die meine frühen Entwürfe gelesen und mir wertvolle Anregungen gegeben hat, die mir halfen, die richtige Richtung zu finden. Und last but not least, meinem Mann, Bob, für seine ständige Unterstützung und seine andauernde Bereitschaft, für ein ordentliches Abendessen und frische Blumen zu sorgen.

QUELLENANGABEN

Hauptquellen zu den Entwicklungswissenschaftlichen Ursprüngen von Gesundheit und Krankheit

Bagby SP. Developmental origins of renal disease: Should nephron protection begin at birth? *Clin J Am Soc Nephro* 4, no. 1 (2009): 10–13.

Bagby SP. Maternal nutrition, low nephron number and hypertension in later life: Pathways of nutritional programming. *J Nutr* 137, no. 4 (2007): 1066–72.

Barker D. The midwife, the coincidence, and the hypothesis. *BMJ* 327, no. 7429 (2003): 1428–30.

Barker DJ. Fetal origins of coronary heart disease. *BMJ* 311, no. 6998 (1995): 171–74.

Barker DJ, Eriksson JG, Forsén T, Osmond C. Fetal origins of adult disease: Strength of effects and biological basis. *Int J Epidemiol* 31, no. 6 (2002): 1235–59.

Barker DJ, Forsén T, Eriksson JG, Osmond C. Growth and living conditions in childhood and hypertension in adult life: A longitudinal study. *J Hypertens* 20, no. 10 (2002): 1951–56.

Barker DJ, Martyn CN, Osmond C, et al. Growth in utero and serum cholesterol concentrations in adult life. *BMJ* 307, no. 6918 (1993): 1524–27.

Barker DJ, Osmond C. Infant mortality, childhood nutrition and ischaemic heart disease in England and Wales. *Lancet* 1, no. 8489 (1986): 1077–81.

Barker DJ, Osmond C, Forsén TJ, et al. Trajectories of growth among children who have coronary events as adults. *N Engl J Med* 353, no. 17 (2005): 1802–9.

Barker DJ, Thornburg KL. The obstetric origins of health for a lifetime. *Clin Obstet Gynecol* 56, no. 3 (2013): 511–19.

Barker DJ, Thornburg KL. Placental programming of chronic diseases, cancer and lifespan: A review. *Placenta* 34, no. 10 (2013): 841–85.

Barker DJ, Winter PD, Osmond C, et al. Weight in infancy and death from ischaemic heart disease. *Lancet* 2, no. 8663 (1989): 577–80.

Barker DJP. *Nutrition in the Womb: How Better Nutrition During Development Will Prevent Heart Disease, Diabetes and Stroke*. Southampton, UK: D.J. Barker, 2008.

Cooper C, Eriksson JG, Forsén T, et al. Maternal height, childhood growth and risk of hip fracture in later life: A longitudinal study. *Osteoporos Int* 12, no. 8 (2001): 623–29.

Eriksson J, Forsén T, Tuomilehto J, et al. Catch-up growth in childhood and death from coronary heart disease: Longitudinal study. *BMJ* 318, no. 7181 (1999): 427–31.

Eriksson J, Forsén T, Tuomilehto J, et al. Early growth and coronary heart disease in later life: Longitudinal study. *BMJ* 322, no. 7292 (2001): 949–53.

Eriksson J, Forsén T, Tuomilehto J, et al. Fetal and childhood growth and hypertension in adult life. *Hypertension* 36, no. 5 (2000): 790–94.

Eriksson JG, Kajantie E, Osmond C, et al. Boys live dangerously in the womb. *Am J Hum Biol* 22, no. 3 (2010): 330–35.

Eriksson JG, Kajantie E, Thornburg KL, et al. Mother's body size and placental size predict coronary heart disease in men. *Eur Heart J* 32, no. 18 (2011): 2297–2303.

Eriksson JG, Lindi V, Uusitupa M, et al. The effects of the Pro12Ala polymorphism of the peroxisome proliferator-activated receptor-gamma2 gene on insulin sensitivity and insulin metabolism interact with size at birth. *Diabetes* 51, no. 7 (2002): 2321–24.

Forsén T, Eriksson JG, Tuomilehto J, et al. Mother's weight in pregnancy and coronary heart disease in a cohort of Finnish men: Follow up study. *BMJ* 315, no. 7112 (1997): 837–40.

Heijmans BT, Tobi EW, Stein AD, et al. Persistent epigenetic differences associated with prenatal exposure to famine in humans. *Proc Natl Acad Sci U S A* 105, no. 44 (2008): 17046–49.

Johnson LSB, Salonen M, Kajantie E, et al. Early life risk factors for incident atrial fibrillation in the Helsinki Birth Cohort Study. *J Am Heart Assoc* 6, no. 6 (2017).

Lucas A. Long-term programming effects of early nutrition — implications for the preterm infant. *J Perinatol* 25, suppl. 2 (2005): S2–6.

Lucas A. Programming by early nutrition: An experimental approach. *J Nutr* 128, suppl. 2 (1998): 401–6S.

Northstone K, Golding J, Davey Smith G, et al. Prepubertal start of father's smoking and increased body fat in his sons: Further characterisation of paternal transgenerational responses. *Eur J Hum Genet* 22, no. 12 (2014): 1382–86.

Pembrey M, Saffery R, Bygren LO, and Network in Epigenetic Epidemiology. Human transgenerational responses to early-life experience: Potential impact on development, health and biomedical research. *J Med Genet* 51, no. 9 (2014): 563–72.

Pembrey ME, Bygren LO, Kaati G, et al. Sex-specific, male-line transgenerational responses in humans. *Eur J Hum Genet* 14, no. 2 (2006): 159–66.

Phillips DI, Barker DJ, Hales CN, et al. Thinness at birth and insulin resistance in adult life. *Diabetologia* 37, no. 2 (1994): 150–54.

Polderman TJ, Benyamin B, de Leeuw CA, et al. Meta-analysis of the heritability of human traits based on fifty years of twin studies. *Nat Genet* 47, no. 7 (2015): 702–9.

Ravelli AC, van der Meulen JH, Michels RP, et al. Glucose tolerance in adults after prenatal exposure to famine. *Lancet* 351, no. 9097 (1998): 173–77.

Perälä M-M, Moltchanova E, Kaartinen NE, et al. The association between salt intake and adult systolic blood pressure is modified by birth weight. *Am J Clin Nutr* 93, no. 2 (2011): 422–26.

Roseboom T, de Rooij S, Painter R. The Dutch famine and its long-term consequences for human health. *Early Hum Dev* 82, no. 8 (2006): 485–91.

Roseboom TJ, van der Meulen JH, Osmond C, et al. Plasma lipid profiles of adults after prenatal exposure to the Dutch famine. *Am J Clin Nutr* 72, no. 5 (2000): 1101–6.

Roseboom TJ, van der Meulen JH, Ravelli AC, et al. Effects of prenatal exposure to the Dutch famine on adult disease in later life: An overview. *Mol Cell Endocrinol* 185, no. 1–2 (2001): 93–98.

Thornburg KL, Marshall N. The placenta is the center of the chronic disease universe. *Am J Obstet Gynecol* 213, no. 4, suppl. (2015): S14–20.

Thornburg KL, Shannon J, Thuillier P, Turker MS. In utero life and epigenetic predisposition for disease. *Adv Genet* 71 (2010): 57–78.

Tobi EW, Goeman JJ, Monajemi R, et al. DNA methylation signatures link prenatal famine exposure to growth and metabolism. *Nat Commun* 5 (2014): 5592.

Waterland RA, Jirtle RL. Transposable elements: Targets for early nutritional effects on epigenetic gene regulation. *Mol Cell Biol* 23, no. 15 (2003): 5293–300.

Winder NR, Krishnaveni GV, Veenaj SR, et al. Mother's lifetime nutrition and the size, shape and efficiency of the placenta. *Placenta* 32, no. 11 (2011): 806–10.

Ausgewählte Quellenangaben nach Kapitel

KAPITEL 1

Epstein D. How an 1836 famine altered the genes of children born decades later. Gizmodo, 26 August 2013. https://io9.gizmodo.com/how-an-1836-famine-altered-the-genes-of-children-born-d-1200001177.

Gardner MJ, Winter PD, Barker DJP. *Atlas of Mortality from Selected Diseases in England and Wales, 1968–1978*. Chichester, UK: Wiley, 1984.

Gillman MW, Rich-Edwards JW. The fetal origin of adult disease: From sceptic to convert. *Paediatr Perinat Epidemiol* 14, no. 3 (2000): 192–93.

Hall SS. Small and thin: The controversy over the fetal origins of adult health. *New Yorker*, 19 November 2007: 52–57.

Li J, Liu S, Li S, et al. Prenatal exposure to famine and the development of hyperglycemia and type 2 diabetes in adulthood across consecutive generations: A population-based cohort study of families in Suihua, China. *Am J Clin Nutr* 105, no. 1 (2017): 221–27.

KAPITEL 2

Alam MT, Zelezniak A, Mülleder M, et al. The metabolic background is a global player in *Saccharomyces* gene expression epistasis. *Nat Microbiol* 1 (2016): 15030.

Besingi W, Johansson A. Smoke-related DNA methylation changes in the etiology of human disease. *Hum Mol Genet* 23, no. 9 (2014): 2290–97.

Carey N. *The Epigenetics Revolution: How Modern Biology is Rewriting Our Understanding of Genetics, Disease and Inheritance*. New York: Columbia University Press, 2013.

Choi SW, Friso S. Epigenetics: A new bridge between nutrition and health. *Adv Nutr* 1, no. 1 (2010): 8–16.

Crider KS, Bailey LB, Berry RJ. Folic acid food fortification: Its history, effect, concerns, and future directions. *Nutrients* 3, no. 3 (2011): 370–84.

Denham J. Exercise and epigenetic inheritance of disease risk. *Acta Physiol (Oxf.)* 222, no. 1 (2018).

Fenech M, El-Sohemy A, Cahill L, et al. Nutrigenetics and nutrigenomics: Viewpoints on the current status and applications in nutrition research and practice. *J Nutrigenet Nutrigenomics* 4, no. 2 (2011): 69–89.

Francis, RC. *Epigenetics. How Environment Shapes Our Genes*. New York: W.W. Norton & Company, 2011.

Jorgensen RA. Epigenetics: Biology's quantum mechanics. *Front Plant Sci* 2 (2011): 10.

Lee HJ, Hore TA, Reik W. Reprogramming the methylome: Erasing memory and creating diversity. *Cell Stem Cell* 14, no. 6 (2014): 710–19.

McDade TW, Ryan C, Jones MJ, et al. Social and physical environments early in development predict DNA methylation of inflammatory genes in young adulthood. *Proc Natl Acad Sci U S A* 114, no. 29 (2017): 7611–16.

Mukherjee S. *The Gene: An Intimate History*. New York: Scribner, 2016.

Pavlidis C, Patrinos GP, Katsila T. Nutrigenomics: A controversy. *Appl Transl Genom* 4 (2015): 50–53.

Pembrey M, Saffery R, Bygren LO, et al. Human transgenerational responses to early-life experience: Potential impact on development, health and biomedical research. *J Med Genet* 51, no. 9 (2014) 563–72.

Rodgers AB, Morgan CP, Bronson SL, et al. Paternal stress exposure alters sperm microRNA content and reprograms offspring HPA stress axis regulation. *J Neurosci* 33, no. 21 (2013): 9003–12.

Sharma P, Dwivedi S. Nutrigenomics and nutrigenetics: New insight in disease prevention and cure. *Indian J Clin Biochem* 32, no. 4 (2017): 371–73.

Spannhoff A, Kim YK, Raynal NJ, et al. Histone deacetylase inhibitor activity in royal jelly might facilitate caste switching in bees. *EMBO Rep* 12, no. 3 (2011): 238–43.

Vinci T, Robert JS. Aristotle and modern genetics. *J Hist Ideas* 66, no. 2 (2005): 201–21.

KAPITEL 3

Coglin A. Childhood poverty leaves its mark on adult genetics. *New Scientist*, 26 October 2011. www.newscientist.com/article/dn20255-childhood-poverty-leaves-its-mark-on-adult-genetics.

Kanherkar RR, Bhatia-Dey N, Csoka AB. Epigenetics across the human lifespan. *Front Cell Dev Biol* 2 (2014): 49.

Rajakumar K. Pellagra in the United States: A historical perspective. *South Med J* 93, no. 3 (2000): 272–77.

Reynolds CM, Gray C, Li M, et al. Early life nutrition and energy balance disorders in offspring in later life. *Nutrients* 7, no. 9 (2015): 8090–111.

Skogen JC, Overland S. The fetal origins of adult disease: A narrative review of the epidemiological literature. *JRSM Short Rep* 3, no. 8 (2012): 59.

KAPITEL 4

Adler NE, Boyce T, Chesney MA, et al. Socioeconomic status and health: The challenge of the gradient. *Am Psychol* 49, no. 1 (1994): 15–24.

Danese A, Pariante CM, Caspi A, et al. Childhood maltreatment predicts adult inflammation in a life-course study. *Proc Natl Acad Sci U S A* 104, no. 4 (2007): 1319–24.

Di Q, Dai L, Wang Y, et al. Association of short-term exposure to air pollution with mortality in older adults. *JAMA* 318, no. 24 (2017): 2446–56.

Favé M-J, Lamaze FC, Soave D, et al. Gene-by-environment interactions in urban populations modulate risk phenotypes. *Nat Commun* 9, no. 1 (2018): 827.

Goodman S. Tests find more than 200 chemicals in newborn umbilical cord blood. *Scientific American*, 2 December 2009. www.scientificamerican.com/article/newborn-babies-chemicals-exposure-bpa.

Ho SM, Johnson A, Tarapore P, et al. Environmental epigenetics and its implication on disease risk and health outcomes. *ILAR J* 53, no. 3–4 (2012): 289–305.

Hodges RE, Minich DM. Modulation of metabolic detoxification pathways using foods and food-derived components: A scientific review with clinical application. *J Nutr Metab* 2015 (2015): 760689.

James D, Devaraj S, Bellur P, et al. Novel concepts of broccoli sulforaphanes and disease: Induction of phase II antioxidant and detoxification enzymes by enhanced-glucoraphanin broccoli. *Nutr Rev* 70, no. 11 (2012): 654–65.

Jurewicz J, Radwan M, Wielgomas B, et al. Human semen quality, sperm DNA damage, and the level of reproductive hormones in relation to urinary concentrations of parabens. *J Occup Environ Med* 59, no. 11 (2017): 1034–40.

Kiani J, Imam SZ. Medicinal importance of grapefruit juice and its interaction with various drugs. *Nutr J* 6 (2007): 33.

Kirchhoff R, Beckers C, Kirchhoff GM, et al. Increase in choleresis by means of artichoke extract. *Phytomedicine* 1, no. 2 (1994): 107–15.

Ku LC, Smith PB. Dosing in neonates: Special considerations in physiology and trial design. *Pediatr Res* 77, no. 1-1 (2015): 2–9.

Lee CH, Wettasinghe M, Bolling BW, et al. Betalains, phase II enzyme-inducing components from red beetroot (*Beta vulgaris* L.) extracts. *Nutr Cancer* 53, no. 1 (2005): 91–103.

Lu C, Toepel K, Irish R, et al. Organic diets significantly lower children's dietary exposure to organophosphorus pesticides. *Environ Health Perspect* 114, no. 2 (2006): 260–63.

Lucassen PJ, Naninck EF, van Goudoever JB, et al. Perinatal programming of adult hippocampal structure and function: Emerging roles of stress, nutrition and epigenetics. *Trends Neurosci* 36, no. 11 (2013): 621–31.

Obschonka M, Stuetzer M, Rentfrow PJ, et al. In the shadow of coal: How large-scale industries contributed to present-day regional differences in personality and well-being. *J Pers Soc Psychol* 155, no. 5 (2018): 903–27.

Ouellet-Morin I, Wong CC, Danese A, et al. Increased serotonin transporter gene (SERT) DNA methylation is associated with bullying victimization and blunted cortisol response to stress in childhood: A longitudinal study of discordant monozygotic twins. *Psychol Med* 43, no. 9 (2013): 1813–23.

Parker N, Wong AP, Leonard G, et al. Income inequality, gene expression, and brain maturation during adolescence. *Sci Rep* 7, no. 1 (2017): 7397.

Powell ND, Sloan EK, Bailey MT, et al. Social stress up-regulates inflammatory gene expression in the leukocyte transcriptome via ß-adrenergic induction of myelopoiesis. *Proc Natl Acad Sci U S A* 110, no. 41 (2013): 16574–79.

Sarapas C, Cai G, Bierer LM, et al. Genetic markers for PTSD risk and resilience among survivors of the World Trade Center attacks. *Dis Markers* 30, no. 2–3 (2011): 101–10.

Swartz JR, Hariri AR, Williamson DE. An epigenetic mechanism links socioeconomic status to changes in depression-related brain function in high-risk adolescents. *Mol Psychiatry* 22, no. 2 (2017): 209–14.

Yehuda R, Cai G, Sarapas C, et al. Gene expression patterns associated with posttraumatic stress disorder following exposure to the World Trade Center attacks. *Biol Psychiatry* 66, no. 7 (2009): 708–11.

Yehuda R, Engel SM, Brand SR, et al. Transgenerational effects of posttraumatic stress disorder in babies of mothers exposed to the World Trade Center attacks during pregnancy. *J Clin Endocrinol Metab* 90, no. 7 (2005): 4115–18.

Zanger UM, Schwab M. Cytochrome P450 enzymes in drug metabolism: Regulation of gene expression, enzyme activities, and impact of genetic variation. *Pharmacol Ther* 138, no. 1 (2013): 103–41.

KAPITEL 5

Briley J, Jackson C. *Food as Medicine Everyday: Reclaim Your Health with Whole Foods*. Portland, OR: NUNM Press, 2016.

Chiu YH, Williams PL, Gillman MW, et al. Association between pesticide residue intake from consumption of fruits and vegetables and pregnancy outcomes among women undergoing infertility treatment with assisted reproductive technology. *JAMA Intern Med* 178, no. 1 (2018): 17–26.

Cole ZA, Gale CR, Javaid MK, et al. Maternal dietary patterns during pregnancy and childhood bone mass: A longitudinal study. *J Bone Miner Res* 24, no. 4 (2009): 663–68.

Donkin I, Barrès R. Sperm epigenetics and influence of environmental factors. *Mol Metab* 14 (2018): 1–11.

Goodman S. Tests find more than 200 chemicals in newborn umbilical cord blood. *Scientific American*, 2 December 2009. www.scientificamerican.com/article/newborn-babies-chemicals-exposure-bpa.

Greenberg JA, Bell SJ, Ausdal WV. Omega-3 fatty acid supplementation during pregnancy. *Rev Obstet Gynecol* 1, no. 4 (2008): 162–69.

Houfflyn S, Matthys C, Soubry A. Male obesity: Epigenetic origin and effects in sperm and offspring. *Curr Mol Biol Rep* 3, no. 4 (2017): 288–96.

McGuire S. WHO guideline: Vitamin A supplementation in pregnant women. Geneva: WHO, 2011. *Adv Nutr* 3, no. 2 (2012): 215–16.

McMahon LP. Iron deficiency in pregnancy. *Obstet Med* 3, no. 1 (2010): 17–24.

Moore TG, Arefadib N, Deery A, West S. *The First Thousand Days: An Evidence Paper.* Parkville, Victoria: Centre for Community Child Health, Murdoch Children's Research Institute, 2017.

Mulligan ML, Felton SK, Riek AE, Bernal-Mizrachi C. Implications of vitamin D deficiency in pregnancy and lactation. *Am J Obstet Gynecol* 202, no. 5 (2010): 429. e1–9.

Niinistö S, Takkinen HM, Erlund I, et al. Fatty acid status in infancy is associated with the risk of type 1 diabetes-associated autoimmunity. *Diabetologia* 60, no. 7 (2017): 1223–33.

Nugent BM, O'Donnell CM, Epperson CN, Bale TL. Placental H3K27me3 establishes female resilience to prenatal insults. *Nat Commun* 9, no. 1 (2018): 2555.

Prescott S. *Origins: Early-Life Solutions to the Modern Health Crisis.* Crawley: University of Western Australia, 2015.

Watkins AJ, Dias I, Tsuro H, et al. Paternal diet programs offspring health through sperm- and seminal plasma-specific pathways in mice. *Proc Natl Acad Sci U S A* 115, no. 40 (2018): 10064–69.

KAPITEL 6

Adolescent Brain Cognitive Development Study. https://abcdstudy.org.

Belsky DW, Moffitt TE, Baker TB, et al. Polygenic risk and the developmental progression to heavy, persistent smoking and nicotine dependence: Evidence from a 4-decade longitudinal study. *JAMA Psychiatry* 70, no. 5 (2013): 534–42.

Casey BJ, Jones RM, Hare TA. The adolescent brain. *Ann N Y Acad Sci* 1124 (2008): 111–26.

Dahm CC, Chomistek AK, Jakobsen MU, et al. Adolescent diet quality and cardiovascular disease risk factors and incident cardiovascular disease in middle-aged women. *J Am Heart Assoc* 5, no. 12 (2016).

Dong Y, Pollock N, Stallmann-Jorgensen IS, et al. Low 25-hydroxyvitamin D levels in adolescents: Race, season, adiposity, physical activity, and fitness. *Pediatrics* 125, no. 6 (2010): 1104–11.

El Baza F, AlShahawi HA, Zahra S, AbdelHakim RA. Magnesium supplementation in children with attention deficit hyperactivity disorder. *Egypt J Med Hum Genet* 17, no. 1 (2016): 63–70.

Estes ML, McAllister AK. Maternal immune activation: Implications for neuropsychiatric disorders. *Science* 353, no. 6301 (2016): 772–77.

Finegersh A, Rompala GR, Martin DI, Homanics GE. Drinking beyond a lifetime: New and emerging insights into paternal alcohol exposure on subsequent generations. *Alcohol* 49, no. 5 (2015): 461–70.

Fisher MM, Eugster EA. What is in our environment that effects puberty? *Reprod Toxicol* 44 (2014): 7–14.

Friedman RA. What cookies and meth have in common. *New York Times*, 30 June 2017. www.nytimes.com/2017/06/30/opinion/sunday/what-cookies-and-meth-have-in-common.html.

Georgieff MK. Nutrition and the developing brain: Nutrient priorities and measurement. *Am J Clin Nutr* 85, no. 2 (2007): 614S–20S.

Hakim D. Are Honey Nut Cheerios healthy? We look inside the box. *New York Times*, 10 November 2017. www.nytimes.com/2017/11/10/business/honey-nut-cheerios-sugar.html.

Harrington R. Does artificial food coloring contribute to ADHD in children? *Scientific American*, 27 April 2015. www.scientificamerican.com/article/does-artificial-food-coloring-contribute-to-adhd-in-children.

Henriksen TB, Hjollund NH, Jensen TK, et al. Alcohol consumption at the time of conception and spontaneous abortion. *Am J Epidemiol* 160, no. 7 (2004): 661–67.

Johnson AD, Markowitz AJ. Associations between household food insecurity in early childhood and children's kindergarten skills. *Child Dev* 89, no. 2 (2018): e1–e17.

Konofal E, Lecendreux M, Arnulf I, Mouren MC. Iron deficiency in children with attention-deficit/hyperactivity disorder. *Arch Pediatr Adolesc Med* 158, no. 12 (2004): 1113–15.

Likes R, Madl RL, Zeisel SH, Craig SA. The betaine and choline content of a whole wheat flour compared to other mill streams. *J Cereal Sci* 46, no. 1 (2007): 93–95.

Lomniczi A, Ojeda SR. The emerging role of epigenetics in the regulation of female puberty. *Endocr Dev* 29 (2016): 1–16.

Lowette K, Roosen L, Tack J, Vanden Berghe P. Effects of high-fructose diets on central appetite signaling and cognitive function. *Front Nutr* 2 (2015): 5.

Milne E, Greenop KR, Scott RJ, et al. Parental alcohol consumption and risk of childhood acute lymphoblastic leukemia and brain tumors. *Cancer Causes Control* 24, no. 2 (2013): 391–402.

Moss M. *Salt Sugar Fat: How the Food Giants Hooked Us*. Toronto: McClelland & Stewart, 2013.

Page KA, Chan O, Arora J, et al. Effects of fructose vs glucose on regional cerebral blood flow in brain regions involved with appetite and reward pathways. *JAMA* 309, no. 1 (2013): 63–70.

Rendeiro C, Masnik AM, Mun JG, et al. Fructose decreases physical activity and increases body fat without affecting hippocampal neurogenesis and learning relative to an isocaloric glucose diet. *Sci Rep* 5 (2015): 9589.

Taubes G. *The Case Against Sugar*. New York: Alfred A. Knopf, 2016.

World Health Organization. Adolescent development. www.who.int/maternal_child_adolescent/topics/adolescence/development/en.

World Health Organization. *Nutrition in Adolescence: Issues and Challenges for the Health Sector*. Geneva: WHO, 2005.

KAPITEL 7

Arnason TG, Bowen MW, Mansell KD. Effects of intermittent fasting on health markers in those with type 2 diabetes: A pilot study. *World J Diabetes* 8, no. 4 (2017): 154–64.

Basaranoglu M, Basaranoglu G, Bugianesi E. Carbohydrate intake and nonalcoholic fatty liver disease: Fructose as a weapon of mass destruction. *Hepatobiliary Surg Nutr* 4, no. 2 (2015): 109–16.

Berger S, Raman G, Vishwanathan R, et al. Dietary cholesterol and cardiovascular disease: A systematic review and meta-analysis. *Am J Clin Nutr* 102, no. 2 (2015): 276–94.

Buric I, Farias M, Jong J, et al. What is the molecular signature of mind-body interventions? A systematic review of gene expression changes induced by meditation and related practices. *Front Immunol* 8 (2017): 670.

CARDIoGRAMplusC4D Consortium. Large-scale association analysis identifies new risk loci for coronary artery disease. *Nat Genet* 45, no. 1 (2013): 25–33.

Chrysohou C, Panagiotakos DB, Pitsavos C, et al. Adherence to the Mediterranean diet attenuates inflammation and coagulation process in healthy adults: The ATTICA Study. *J Am Coll Cardiol* 44, no. 1 (2004): 152–58.

Cohen HW, Hailpern SM, Fang J, Alderman MH. Sodium intake and mortality in the NHANES II follow-up study. *Am J Med* 119, no. 3 (2006): 275.e7–14.

Cohen S, Janicki-Deverts D, Doyle WJ, et al. Chronic stress, glucocorticoid receptor resistance, inflammation, and disease risk. *Proc Natl Acad Sci U S A* 109, no. 16 (2012): 5995–99.

Conti P, Shaik-Dasthagirisaeb Y. Atherosclerosis: A chronic inflammatory disease mediated by mast cells. *Cent Eur J Immunol* 40, no. 3 (2015): 380–86.

Corbin KD, Zeisel SH. Choline metabolism provides novel insights into non-alcoholic fatty liver disease and its progression. *Curr Opin Gastroenterol* 28, no. 2 (2012): 159–65.

Dalgaard K, Landgraf K, Heyne S, et al. Trim28 haploinsufficiency triggers bi-stable epigenetic obesity. *Cell* 164, no. 3 (2016): 353–64.

Danese A, Pariante CM, Caspi A, et al. Childhood maltreatment predicts adult inflammation in a life-course study. *Proc Natl Acad Sci U S A* 104, no. 4 (2007): 1319–24.

De Long NE, Holloway AC. Early-life chemical exposures and risk of metabolic syndrome. *Diabetes Metab Syndr Obes* 10 (2017): 101–9.

de Munter JS, Hu FB, Spiegelman D, et al. Whole grain, bran, and germ intake and risk of type 2 diabetes: A prospective cohort study and systematic review. *PLoS Med* 4, no. 8 (2007): e261.

Denham J. Exercise and epigenetic inheritance of disease risk. *Acta Physiol (Oxf)* 222, no. 1 (2018).

de Vocht F, Suderman M, Tilling K, et al. DNA methylation from birth to late adolescence and development of multiple-risk behaviours. *J Affect Disord* 227 (2018): 588–94.

Dhurandhar NV, Thomas D. The link between dietary sugar intake and cardiovascular disease mortality: An unresolved question. *JAMA* 313, no. 9 (2015): 959–60.

Di Ciaula A, Portincasa P. Fat, epigenome and pancreatic diseases: Interplay and common pathways from a toxic and obesogenic environment. *Eur J Intern Med* 25, no. 10 (2014): 865–73.

Dimitrov S, Hulteng E, Hong S. Inflammation and exercise: Inhibition of monocytic intracellular TNF production by acute exercise via ß2-adrenergic activation. *Brain Behav Immun* 61 (2017): 60–8.

DiNicolantonio JJ, O'Keefe JH, Lucan SC. Added fructose: A principal driver of type 2 diabetes mellitus and its consequences. *Mayo Clin Proc* 90, no. 3 (2015): 372–81.

Dje N'Guessan P, Riediger F, Vardarova K, et al. Statins control oxidized LDL-mediated histone modifications and gene expression in cultured human endothelial cells. *Arterioscler Thromb Vasc Biol* 29, no. 3 (2009): 380–86.

Dongiovanni P, Anstee QM, Valenti L. Genetic predisposition in NAFLD and NASH: Impact on severity of liver disease and response to treatment. *Curr Pharm Des* 19, no. 29 (2013): 5219–38.

Gilbert ER, Liu D. Anti-diabetic functions of soy isoflavone genistein: Mechanisms underlying effects on pancreatic ß-cell function. *Food Funct* 4, no. 2 (2013): 200–212.

Godfrey KM, Sheppard A, Gluckman PD, et al. Epigenetic gene promoter methylation at birth is associated with child's later adiposity. *Diabetes* 60, no. 5 (2011): 1528–34.

Harburg E, Gleibermann L, Roeper P, et al. Skin color, ethnicity, and blood pressure I: Detroit blacks. *Am J Public Health* 68, no. 12 (1978): 1177–83.

Herrera BM, Lindgren CM. The genetics of obesity. *Curr Diab Rep* 10, no. 6 (2010): 498–505.

Huang T, Xu M, Lee A, et al. Consumption of whole grains and cereal fiber and total and cause-specific mortality: Prospective analysis of 367,442 individuals. *BMC Med* 13 (2015): 59.

Hyppönen E, Virtanen SM, Kenward MG, et al. Obesity, increased linear growth, and risk of type 1 diabetes in children. *Diabetes Care* 23, no. 12 (2000): 1755–60.

Jamal O, Aneni EC, Shaharyar S, et al. Cigarette smoking worsens systemic inflammation in persons with metabolic syndrome. *Diabetol Metabol Syndr* 6 (2014): 79.

Jerram ST, Dang MN, Leslie RD. The role of epigenetics in type 1 diabetes. *Curr Diab Rep* 17, no. 10 (2017): 89.

Johnson LSB, Salonen M, Kajantie E, et al. Early life risk factors for incident atrial fibrillation in the Helsinki Birth Cohort Study. *J Am Heart Assoc* 6, no. 6 (2017).

Karachanak-Yankova S, Dimova R, Nikolova D, et al. Epigenetic alterations in patients with type 2 diabetes mellitus. *Balkan J Med Genet* 18, no. 2 (2016): 15–24.

Knip M, Simell O. Environmental triggers of type 1 diabetes. *Cold Spring Harb Perspect Med* 2, no. 7 (2012): a007690.

Kuneš J, Vaněčková I, Mikulášková B, et al. Epigenetics and a new look on metabolic syndrome. *Physiol Res* 64, no. 5 (2015): 611–20.

Lebenthal E, Bier DM. Novel concepts in the developmental origins of adult health and disease. *J Nutr* 137, no. 4 (2007): 1073–75.

Loucks EB, Lynch JW, Pilote L, et al. Life-course socioeconomic position and incidence of coronary heart disease: The Framingham Offspring Study. *Am J Epidemiol* 169, no. 7 (2009): 829–36.

Lu W, Li S, Li J, et al. Effects of omega-3 fatty acid in nonalcoholic fatty liver disease: A meta-analysis. *Gastroenterol Res Pract* 2016: 1459790.

Maintz L, Novak N. Histamine and histamine intolerance. *Am J Clin Nutr* 85, no. 5 (2007): 1185–96.

Martinelli N, Girelli D, Malerba G, et al. FADS genotypes and desaturase activity estimated by the ratio of arachidonic acid to linoleic acid are associated with inflammation and coronary artery disease. *Am J Clin Nutr* 88, no. 4 (2008): 941–49.

McDade TW, Ryan C, Jones MJ, et al. Social and physical environments early in development predict DNA methylation of inflammatory genes in young adulthood. *Proc Natl Acad Sci U S A* 114, no. 29 (2017): 7611–16.

Moore LL, Singer MR, Bradlee ML. Low sodium intakes are not associated with lower blood pressure levels among Framingham Offspring Study adults. *FASEB J* 31, no. 1 (suppl.) (2017).

Mujahid MS, Diez Roux AV, Morenoff JD, et al. Neighborhood characteristics and hypertension. *Epidemiology* 19, no. 4 (2008): 590–98.

Neuschwander-Tetri BA. Carbohydrate intake and nonalcoholic fatty liver disease. *Curr Opin Clin Nutr Metab Care* 16, no. 4 (2013): 446–52.

Newby PK, Maras J, Bakun P, et al. Intake of whole grains, refined grains, and cereal fiber measured with 7-d diet records and associations with risk factors for chronic disease. *Am J Clin Nutr* 86, no. 6 (2007): 1745–53.

Osmond C, Kajantie E, Forsén TJ, et al. Infant growth and stroke in adult life: The Helsinki Birth Cohort Study. *Stroke* 38, no. 2 (2007): 264–70.

Pacana T, Sanyal AJ. Vitamin E and non-alcoholic fatty liver disease. *Curr Opin Clin Nutr Metab Care* 15, no. 6 (2012): 641–48.

Reynolds CM, Gray C, Li M, et al. Early life nutrition and energy balance disorders in offspring in later life. *Nutrients* 7, no. 9 (2015): 8090–111.

Romero-Gómez M, Zelber-Sagi S, Trenell M. Treatment of NAFLD with diet, physical activity and exercise. *J Hepatol* 67, no. 4 (2017): 829–46.

Saben JL, Boudoures AL, Asghar Z, et al. Maternal metabolic syndrome programs mitochondrial dysfunction via germline changes across three generations. *Cell Rep* 16, no. 1 (2016): 1–8.

Sahyoun NR, Jacques PF, Zhang XL, et al. Whole-grain intake is inversely association with the metabolic syndrome and mortality in older adults. *Am J Clin Nutr* 83, no. 1 (2006): 124–31.

Singh GM, Micha R, Khatibzadeh S, et al. Estimated global, regional, and national disease burdens related to sugar-sweetened beverage consumption in 2010. *Circulation* 132, no. 8 (2015): 639–66.

Stephenson K. Cholesterol-lowering "portfolio diet" also reduces blood pressure, study finds. St Michael's Hospital, 7 November 2015. www.stmichaelshospital.com/media/detail.php?source=hospital_news/2015/20151107_hn.

Straub JM, New J, Hamilton CD, et al. Radiation-induced fibrosis: Mechanisms and implications for therapy. *J Cancer Res Clin Oncol* 141, no. 11 (2015): 1985–94.

Tedders SH, Fokong KD, McKenzie LE, et al. Low cholesterol is association with depression among US household population. *J Affect Disord* 135, nos. 1–3 (2011): 115–21.

Thériault S, Lali R, Chong M, et al. Polygenic contribution in individuals with early-onset coronary artery disease. *Circ Genom Precis Med* 11, no. 1 (2018): e001849.

Thompson R, Allam AH, Lombardi GP, et al. Atherosclerosis across 4000 years of human history: The Horus study of four ancient populations. *Lancet* 381, no. 9873 (2013): 1211–22.

van der Ploeg HP, Chey T, Korda RJ, et al. Sitting time and all-cause mortality risk in 222,497 Australian adults. *Arch Intern Med* 172, no. 6 (2012): 494–500.

van Dijk SJ, Tellam RL, Morrison JL, et al. Recent developments on the role of epigenetics in obesity and metabolic disease. *Clin Epigenetics* 7 (2015): 66.

Vickers MH. Developmental programming and transgenerational transmission of obesity. *Ann Nutr Metab* 64, suppl. 1 (2014): 26–34.

Weigel C, Veldwijk MR, Oakes CC, et al. Epigenetic regulation of diacylglycerol kinase alpha promotes radiation-induced fibrosis. *Nat Commun* 7 (2016): 10893.

Wijarnpreecha K, Thongprayoon C, Ungprasert P. Coffee consumption and risk of nonalcoholic fatty liver disease: A systematic review and meta-analysis. *Eur J Gastroenterol Hepatol* 29, no. 2 (2017): e8–e12.

Yajnik CS. The thin-fat man: Pilgrim's progress. Diabetes Unit, King Edward Memorial Hospital & Research Centre, Pune. www.kemdiabetes.org/About_Landing.html.

Yajnik CS, Fall CH, Coyaji KJ, et al. Neonatal anthropometry: The thin-fat Indian baby. The Pune Maternal Nutrition Study. *Int J Obes Relat Metab Disord* 27, no. 2 (2003): 173–80.

KAPITEL 8

Archer T. Epigenetic changes induced by exercise: Commentary. *J Reward Defic Syndr* 1, no. 2 (2015): 71–74.

Biswas A, Oh PI, Faulkner GE, et al. Sedentary time and its association with risk for disease incidence, mortality and hospitalization in adults: A systematic review and meta-analysis. *Ann Intern Med* 162, no. 2 (2015): 123–32.

Braicu C, Mehterov N, Vladimirov B, et al. Nutrigenomics in cancer: Revisiting the effects of natural compounds. *Semin Cancer Biol* 46 (2017): 84–106.

Brown BM, Peiffer JJ, Martins RN. Multiple effects of physical activity on molecular and cognitive signs of brain aging: Can exercise slow neurodegeneration and delay Alzheimer's disease? *Mol Psychiatry* 18, no. 8 (2013): 864–74.

Busch C, Burkard M, Leischner C, et al. Epigenetic activities of flavonoids in the prevention and treatment of cancer. *Clin Epigenetics* 7 (2015): 64.

Buxton JL, Walters RG, Visvikis-Siest S, et al. Childhood obesity is associated with shorter leukocyte telomere length. *J Clin Endocrinol Metab* 96, no. 5 (2011): 1500–5.

Chilton WL, Marques FZ, West J, et al. Acute exercise leads to regulation of telomere-associated genes and microRNA expression in immune cells. *PLoS One* 9, no. 4 (2014): e92088.

de Jager CA, Oulhaj A, Jacoby R, et al. Cognitive and clinical outcomes of homocysteine-lowering B-vitamin treatment in mild cognitive impairment: A randomized controlled trial. *Int J Geriatr Psychiatry* 27, no. 6 (2012): 592–600.

de la Monte SM, Wands JR. Alzheimer's disease is type 3 diabetes: Evidence reviewed. *J Diabetes Sci Technol* 2, no. 6 (2008): 1101–13.

Entringer S, Epel ES, Kumsta R, et al. Stress exposure in intrauterine life is associated with shorter telomere length in young adulthood. *Proc Natl Acad Sci U S A* 108, no. 33 (2011): e513–18.

Heidinger BJ, Blount JD, Boner W, et al. Telomere length in early life predicts lifespan. *Proc Natl Acad Sci U S A* 109, no. 5 (2012): 1743–48.

Heneka MT, Carson MJ, El Khoury J, et al. Neuroinflammation in Alzheimer's disease. *Lancet Neurol* 14, no. 4 (2015): 388–405.

Lahiri DK, Zawia NH, Greig NH, et al. Early-life events may trigger biochemical pathways for Alzheimer's disease: The "LEARn" model. *Biogerontology* 9, no. 6 (2008): 375–79.

McNeely E, Mordukhovich I, Staffa S, et al. Cancer prevalence among flight attendants compared to the general population. *Environ Health* 17, no. 1 (2018): 49.

O'Toole PW, Jefferey IB. Gut microbiota and aging. *Science* 350, no. 6265 (2015): 1214–15.

Rajagopalan P, Jahanshad N, Stein JL, et al. Common folate gene variant, MTHFR C677T, is associated with brain structure in two independent cohorts of people with mild cognitive impairment. *Neuroimage Clin* 1, no. 1 (2012): 179–87.

Raqib R, Alam DS, Sarker P, et al. Low birth weight is associated with altered immune function in rural Bangledeshi children: A birth cohort study. *Am J Clin Nutr* 85, no. 3 (2007): 845–52.

Robinson MM, Dasari S, Konopka AR, et al. Enhanced protein translation underlies improved metabolic and physical adaptations to different exercise training modes in young and old humans. *Cell Metab* 25, no. 3 (2017): 581–92.

Shalev L, Entringer S, Wadhwa PD, et al. Stress and telomere biology: A lifespan perspective. *Psychoneuroendocrinology* 38, no. 9 (2013): 1835–42.

Sharma S, Kelly TK, Jones PA. Epigenetics in cancer. *Carcinogenesis* 31, no. 1 (2010): 27–36.

Shin S, Sung J, Joung H. A fruit, milk and whole grain dietary pattern is positively associated with bone mineral density in Korean healthy adults. *Eur J Clin Nutr* 69, no. 4 (2015): 442–48.

Wang F, Meng J, Zhang L, et al. Morphine induces changes in the gut microbiome and metabolome in a morphine dependence model. *Sci Rep* 8, no. 1 (2018): 3596.

Wang LS, Kuo CT, Cho SJ, et al. Black raspberry-derived anthocyanins demethylate tumor suppressor genes through the inhibition of DNMT1 and DNMT3B in colon cancer. *Nutr Cancer* 65, no. 1 (2013): 118–25.

Yuan JM, Koh WP, Sun CL, et al. Green tea intake, ACE gene polymorphism and breast cancer risk among Chinese women in Singapore. *Carcinogenesis* 26, no. 8 (2005): 1389–94.

KAPITEL 9

Ackerman J. The ultimate social network. *Sci Am* 306, no. 6 (2012): 36–43.

Alam MT, Zelezniak A, Mülleder M, et al. The metabolic background is a global player in *Saccharomyces* gene expression epistasis. *Nat Microbiol* 1 (2016): 15030.

Alverdy JC, Hyoju SK, Weigerinck M, Gilbert JA. The gut microbiome and the mechanisms of surgical infection. *Br J Surg* 104, no. 2 (2017): e14–e23.

Bommiasamy AK, Connelly C, Moren A, et al. Institutional review of the implementation and use of a *Clostridium difficile* infection bundle and probiotics in adult trauma patients. *Am J Surg* 215, no. 5 (2018): 825–30.

Chassaing B, Koren O, Goodrich JK, et al. Dietary emulsifiers impact the mouse gut microbiota promoting colitis and metabolic syndrome. *Nature* 519, no. 7541 (2015): 92–96.

Courage KH. Fiber-famished gut microbes linked to poor health. *Scientific American*, 23 March 2015. www.scientificamerican.com/article/fiber-famished-gut-microbes-linked-to-poor-health1.

David LA, Maurice CF, Carmody RN, et al. Diet rapidly and reproducibly alters the human gut microbiome. *Nature* 505, no. 7484 (2014): 559–63.

Desai MS, Seekatz AM, Koropatkin NM, et al. A dietary fiber-deprived gut microbiota degrades the colonic mucus barrier and enhances pathogen susceptibility. *Cell* 167, no. 5 (2016): 1339–53.

Duda-Chodak A, Tarko T, Satora P, Sroka P. Interaction of dietary compounds, especially polyphenols, with the intestinal microbiota: A review. *Eur J Nutr* 54, no. 3 (2015): 325–41.

Exteberria U, Fernández-Quintela A, Milagro FI, et al. Impact of polyphenols and polyphenol-rich dietary sources on gut microbiota composition. *J Agric Food Chem* 61, no. 40 (2013): 9517–33.

Ghanim H, Sia CL, Upadhyay M, et al. Orange juice neutralizes the proinflammatory effect of a high-fat, high-carbohydrate meal and prevents endotoxin increase and Toll-like receptor expression. *Am J Clin Nutr* 91, no. 4 (2010): 940–49.

Goldsmith JR, Sartor RB. The role of diet on intestinal microbiota metabolism: Downstream impacts on host immune function and health, and therapeutic implications. *J Gastroenterol* 49, no. 5 (2014): 785–98.

Holscher HD. Dietary fiber and prebiotics and the gastrointestinal microbiota. *Gut Microbes* 8, no. 2 (2017): 172–84.

Hooper LV, Littman DR, Macpherson AJ. Interactions between the microbiota and the immune system. *Science* 336, no. 6086 (2012): 1268–73.

Indrio F, Martini S, Francavilla R, et al. Epigenetic matters: The link between early nutrition, microbiome, and long-term health development. *Front Pediatr* 5 (2017): 178.

Jones ML, Ganopolsky JG, Martoni CJ, et al. Emerging science of the human microbiome. *Gut Microbes* 5, no. 4 (2014): 446–57.

Jorgensen RA. Epigenetics: Biology's quantum mechanics. *Front Plant Sci* 2 (2011): 10.

Las Heras V, Clooney AG, Ryan FJ, et al. Short-term consumption of a high-fat diet increases host susceptibility to *Listeria monocytogenes* infection. *Microbiome* 7, no. 1 (2019): 7.

Liu H, Fu Y, Wang K. Asthma and risk of coronary heart disease: A meta-analysis of cohort studies. *Ann Allergy Asthma Immunol* 118, no. 6 (2017): 689–95.

Manzel A, Muller DN, Hafler DA, et al. Role of "Western diet" in inflammatory autoimmune diseases. *Curr Allergy Asthma Rep* 14, no. 1 (2014): 404.

Martínez I, Lattimer JM, Hubach KL, et al. Gut microbiome composition is linked to whole grain-induced immunological improvements. *ISME J* 7, no. 2 (2013): 269–80.

Nicholson JK, Holmes E, Kinross J, et al. Host-gut microbiota metabolic interactions. *Science* 336, no. 6086 (2012): 1262–67.

Parker W. The "hygiene hypothesis" for allergic disease is a misnomer. *BMJ* 348 (2014): g5267.

Prescott SL, Logan AC. *The Secret Life of Your Microbiome: Why Nature and Biodiversity Are Essential to Health and Happiness*. Gabriola Island, BC: New Society, 2017.

Schroeder BO, Bäckhed F. Signals from the gut microbiota to distant organs in physiology and disease. *Nat Med* 22, no. 10 (2016): 1079–89.

Shapiro H, Thaiss CA, Levy M, Elinav E. The cross talk between microbiota and the immune system: Metabolites take center stage. *Curr Opin Immunol* 30 (2014): 54–62.

Spector T. "It Takes Guts." Episode of *The Nature of Things*. Directed by L. Eisen. Toronto: 90th Parallel Productions/CBC. Broadcast 26 August 2017.

Suez J, Korem T, Zeevi D, et al. Artificial sweeteners induce glucose intolerance by altering the gut microbiota. *Nature* 514, no. 7521 (2014): 181–86.

Thorburn AN, McKenzie CI, Shen S, et al. Evidence that asthma is a developmental origin disease influenced by maternal diet and bacterial metabolites. *Nat Commun* 6 (2015): 7320.

Thursby E, Juge N. Introduction to the human gut microbiota. *Biochem J* 474, no. 11 (2017): 1823–36.

INDEX

A

B

C

D

E

F

G

H

I

J

K

L

M

N

O

P

R

S

T

U

V

W

Y

Z